The Orthopaedics Volume

Interpretation
of Clinical Pathway

2018年 版

临床路径释义
INTERPRETATION OF CLINICAL PATHWAY

骨科分册（上册）

田 伟主编

中国协和医科大学出版社

图书在版编目（CIP）数据

临床路径释义·骨科分册．上册／田伟主编．—北京：中国协和医科大学出版社，2018.7

ISBN 978-7-5679-1076-8

Ⅰ．①临…　Ⅱ．①田…　Ⅲ．①临床医学–技术操作规程 ②骨疾病–诊疗–技术操作规程　Ⅳ．①R4-65

中国版本图书馆 CIP 数据核字（2018）第 104842 号

临床路径释义·骨科分册（上册）

主　　　编：田　伟
责 任 编 辑：许进力　王朝霞
丛书总策划：林丽开
本 书 策 划：张晶晶　许进力

出版发行：**中国协和医科大学出版社**
　　　　　（北京东单三条九号　邮编 100730　电话 65260431）
网　　　址：www.pumcp.com
经　　　销：新华书店总店北京发行所
印　　　刷：北京文昌阁彩色印刷有限责任公司

开　　　本：787×1092　1/16 开
印　　　张：46.25
字　　　数：900 千字
版　　　次：2018 年 7 月第 1 版
印　　　次：2018 年 7 月第 1 次印刷
定　　　价：232.00 元

ISBN 978-7-5679-1076-8

《临床路径释义》丛书指导委员会名单

主 任 委 员 王贺胜

副主任委员（按姓氏笔画排序）

王 辰	刘志红	孙颖浩	吴孟超	邱贵兴	陈香美	陈赛娟	郎景和
赵玉沛	赵继宗	郝希山	胡盛寿	钟南山	高润霖	曹雪涛	葛均波
韩德民	曾益新	詹启敏	樊代明				

委 员（按姓氏笔画排序）

丁燕生	于 波	马 丁	马芙蓉	马晓伟	王 兴	王 杉	王 群
王大勇	王天有	王宁利	王伊龙	王行环	王拥军	王宝玺	王建祥
王春生	支修益	牛晓辉	文卫平	方贻儒	方唯一	巴 一	石远凯
申昆玲	田 伟	田光磊	代华平	冯 华	冯 涛	宁 光	母义明
邢小平	吕传真	吕朝晖	朱 兰	朱 军	向 阳	庄 建	刘 波
刘又宁	刘玉兰	刘宏伟	刘俊涛	刘洪生	刘惠亮	刘婷婷	刘潮中
闫永建	那彦群	孙 琳	杜立中	李 明	李立明	李仲智	李单青
李树强	李晓明	李陵江	李景南	杨爱明	杨慧霞	励建安	肖 毅
吴新宝	吴德沛	邹和建	沈 铿	沈 颖	宋宏程	张 伟	张力伟
张为远	张在强	张学军	张宗久	张星虎	张振忠	陆 林	岳 林
岳寿伟	金 力	金润铭	周 兵	周一新	周利群	周宗玫	郑 捷
郑忠伟	单忠艳	房居高	房静远	赵 平	赵 岩	赵金垣	赵性泉
胡 豫	胡大一	侯晓华	俞光岩	施慎逊	姜可伟	姜保国	洪天配
晋红中	夏丽华	夏维波	顾 晋	钱家鸣	倪 鑫	徐一峰	徐建明
徐保平	殷善开	黄晓军	葛立宏	董念国	曾小峰	蔡广研	黎晓新
霍 勇							

指导委员会办公室

主 任 王海涛

秘 书 张 萌

《临床路径释义》丛书编辑委员会名单

主任委员
赵玉沛　中国医学科学院北京协和医院

副主任委员
于晓初　中国医学科学院北京协和医院
郑忠伟　中国医学科学院
袁　钟　中国医学科学院
高文华　中国医学科学院北京协和医院
王海涛　中国医学科学院
刘爱民　中国医学科学院北京协和医院

委　员
俞桑丽　中国医学科学院
韩　丁　中国医学科学院北京协和医院
王　怡　中国医学科学院北京协和医院
吴欣娟　中国医学科学院北京协和医院
孙　红　中国医学科学院北京协和医院
李志远　中国医学科学院阜外医院
李　琳　中国医学科学院阜外医院
李庆印　中国医学科学院阜外医院
郝云霞　中国医学科学院阜外医院
王　艾　中国医学科学院肿瘤医院
何铁强　中国医学科学院肿瘤医院
徐　波　中国医学科学院肿瘤医院
李　睿　中国医学科学院血液病医院
马新娟　中国医学科学院血液病医院
吴信峰　中国医学科学院皮肤病医院
曹春燕　中国医学科学院皮肤病医院

《临床路径释义·骨科分册》编审专家名单

编写指导委员会委员（按姓氏笔画排序）

王以朋　中国医学科学院北京协和医院

王满宜　北京积水潭医院

牛晓辉　北京积水潭医院

田　伟　北京积水潭医院

刘　波　北京积水潭医院

刘忠军　北京大学第三医院

关振鹏　北京大学人民医院

邱　勇　南京市鼓楼医院

陈仲强　北京大学国际医院

周一新　北京积水潭医院

金大地　南方医科大学南方医院

姜保国　北京大学人民医院

翁习生　中国医学科学院北京协和医院

唐佩福　中国人民解放军总医院

曾炳芳　上海交通大学第六医院

裴福兴　四川大学华西医院

主　编

田　伟

副主编

田光磊　牛晓新　吴新宝

刘　波　冯　华　周一新

编　委（按姓氏笔画排序）

于峥嵘　北京大学第一医院

马　赛　北京积水潭医院

马建兵　西安交通大学医学院附属红会医院

王　飞　河北医科大学第三医院

王　蕾　上海交通大学医学院附属瑞金医院

韦　祎　北京积水潭医院

尹星华　北京积水潭医院

邓志平　北京积水潭医院

田　文　北京积水潭医院

冯　华　北京积水潭医院

冯　硕　北京积水潭医院

边　鹏　山东省立医院

朱仕文　北京积水潭医院

刘　宁　暨南大学第一附属医院

刘爱民　中国医学科学院北京协和医院

孙　宁　北京积水潭医院

孙　扬　北京积水潭医院

孙　旭　北京积水潭医院

纪　方　第二军医大学附属长海医院

李　宁　北京积水潭医院

李　旭　北京积水潭医院

李　远　北京积水潭医院

李文军　北京积水潭医院

李晓峰　广西医科大学第二附属医院

杨德金　北京积水潭医院

肖　斌　北京积水潭医院

吴昕峰　北京积水潭医院

吴韬宏　广西医科大学第二附属医院

何　川　第二军医大学附属长海医院

余　斌　南方医科大学南方医院创伤骨科

余可谊　中国医学科学院北京协和医院

沈靖南　广州中山大学附属第一医院

张　宁　北京积水潭医院

张　纪　北京积水潭医院

张　堃　西安交通大学医学院附属红会医院

张鲁燕　山东大学齐鲁医院

陈甜甜　山东大学齐鲁医院

邵宏翊　北京积水潭医院

易传军　北京积水潭医院

周　力　北京积水潭医院

周非非　北京大学第三医院

鱼　锋　北京积水潭医院

郑　山　北京积水潭医院

郑国权　中国人民解放军总医院

郎　昭　北京积水潭医院

郜永斌　北京积水潭医院

宫可同　天津市天津医院

姚建华　中国人民解放军陆军总医院

秦安京　首都医科大学附属复兴医院

柴益民　上海市第六人民医院

徐青镭　青岛大学附属医院
郭　阳　北京积水潭医院
唐杞衡　北京积水潭医院
黄　真　北京积水潭医院
崔冠宇　北京积水潭医院
梁炳生　山西医科大学附属第二医院
董　扬　上海市第六人民医院
韩　骁　北京积水潭医院
温树正　内蒙古医科大学第二附属医院
蔡　林　武汉大学中南医院
阚世廉　天津市天津医院
薛云皓　北京积水潭医院

总 序

作为公立医院改革试点工作的重要任务之一，实施临床路径管理对于促进医疗服务管理向科学化、规范化、专业化、精细化发展，落实国家基本药物制度，降低不合理医药费用，和谐医患关系，保障医疗质量和医疗安全等都具有十分重要的意义，是继医院评审、"以患者为中心"医院改革之后第三次医院管理的新发展。

临床路径是应用循证医学证据，综合多学科、多专业主要临床干预措施所形成的"疾病医疗服务计划标准"，是医院管理深入到病种管理的体现，主要功能是规范医疗行为、增强治疗行为和时间计划、提高医疗质量和控制不合理治疗费用，具有很强的技术指导性。它既包含了循证医学和"以患者为中心"等现代医疗质量管理概念，也具有重要的卫生经济学意义。临床路径管理起源于西方发达国家，至今已有 30 余年的发展历史。美国、德国等发达国家以及我国台湾、香港地区都已经应用了大量常见病、多发病的临床路径，并取得了一些成功的经验。20 世纪 90 年代中期以来，我国北京、江苏、浙江和山东等部分医院也进行了很多有益的尝试和探索。截至目前，全国 8400 余家公立医院开展了临床路径管理工作，临床路径管理范围进一步扩大；临床路径累计印发数量达到 1212 个，涵盖 30 余个临床专业，基本实现临床常见、多发疾病全覆盖，基本满足临床诊疗需要。国内外的实践证明，实施临床路径管理，对于规范医疗服务行为，促进医疗质量管理从粗放式的质量管理，进一步向专业化、精细化的全程质量管理转变具有十分重要的作用。

经过一段时间临床路径试点与推广工作，对适合我国国情的临床路径管理制度、工作模式、运行机制以及质量评估和持续改进体系进行了探索。希望通过《临床路径释义》一书，对临床路径相关内容进行答疑解惑及补充说明，帮助医护人员和管理人员准确地理解、把握和正确运用临床路径，起到一定的作用。

中华医学会　会长

序 言

骨科学作为专门研究骨骼-肌肉系统伤病的解剖、生理与病理、诊断以及治疗等的学科，是一门具有悠久历史的学科，也是不断汲取新知、蓬勃发展中的学科。伴随着时代和社会的变迁，骨科伤病谱也逐渐发生变化。随着交通事故、人口老龄化导致的骨科伤病逐渐增多，骨科的研究、防治重点及发展方向也在积极适应这一转变。而新技术的运用、实验医学及材料科学的发展同样至关重要，目前，我国骨科在内置物技术、非融合技术、微创技术、智能辅助技术如骨科机器人系统和3D打印技术等各领域都得到长足发展，临床骨科诊疗水平也随之不断提高。

临床路径作为临床医疗管理的工具之一，其核心是将某种疾病或手术涉及的关键检查、治疗、用药、护理等活动进行标准化，确保患者获得最优的诊疗服务。因此，临床路径具有规范医疗行为、保证医疗质量安全、提高医疗服务效率、控制医疗费用等方面作用，还可以科学测算医疗费用，也是推动支付方式改革的基础性工作之一。

2009 年起，我国将临床路径作为深化医改和推进公立医院工作改革的重要任务，选择了 112 个病种，在 100 家医院开展试点，其中包括骨科 7 个临床路径。临床路径试点工作开展至今，在制（修）订的科学化、合理化、精细化方面，在推广和管理方面都不断稳步推进。2016 年 8 月召开的全国卫生与健康大会，强调了分级诊疗制度、现代医院管理制度、全民医保制度、药品供应保障制度、综合监管制度的建设，而临床路径管理正是医院实现精细化、科学化管理的重要工具和支撑。2016 年底，国家卫生和计划生育委员会将新制（修）订的一批临床路径连同此前印发的有关临床路径进行了整理发布，旨在进一步推进深化医药卫生体制改革，规范诊疗行为，保障医疗质量与安全。相关指标数据显示：临床路径管理工作覆盖面不断扩大，管理水平有效提升。截至今年第一季度，全国近 7000 家公立医院开展了临床路径管理工作，占全国公立医院的 88.5%；医疗服务质量安全进一步得到保障；医院效率不断提高，全国平均住院日下降；临床用药更加规范；医疗费用增速放缓，结构趋于合理。

《临床路径释义》编写工作是推广临床路径的措施之一，目前《临床路径释义·骨外科分册》2018 版即将面世，本书在 2015 版《临床路径释义·骨科分册》基础上，对已出版的 19 个病种临床路径释义进行了修订，同时新增 72 个病种临床路径及释义，是对目前已发布的骨科临床路径较完整的总结和解读。

本次《临床路径释义·骨科分册》的修订，核心是强化临床路径的可操作性。基于此目的，我们组织了北京积水潭医院骨科专家团队负责编写，编者多是正在临床一线工作的医生，他们临床经验丰富，解读的临床路径更有临床操作性，释义更接地气。同时书稿经过了国内骨科权威专家审读，保障了科学性与专业性，同时内容更加细化，进一步明确了临床用药、所需检查等，对于部分疾病治疗费用也给出了大致参考范围。既反映了骨科诊疗实践的进展，也在现有证据循证评价基础上对骨科临床医疗实践提出了最优指导意见，更有利于骨科医务人员合理运用临床路径，也使得临床路径的实施能够惠及更多患者。

编者是在繁忙的临床、科研之余，利用业余时间编写此书，对现有的临床路径进行释义、解读，难免有不当之处，敬请各位同仁和读者朋友给予批评指正！

2018 年 5 月

前　言

开展临床路径工作是我国医药卫生改革的重要举措。临床路径在医疗机构中的实施为医院管理提供标准和依据，是医院管理的抓手，是实实在在的医院内涵建设的基础，是一场重要的医院管理革命。

为更好地贯彻国务院办公厅医疗卫生体制改革的有关精神，帮助各级医疗机构开展临床路径管理，保证临床路径试点工作顺利进行，自 2011 年起，受国家卫生和计划生育委员会委托，中国医学科学院承担了组织编写《临床路径释义》的工作。

在医院管理实践中，提高医疗质量、降低医疗费用、防止过度医疗是世界各国都在努力解决的问题。重点在于规范医疗行为，抑制成本增长与有效利用资源。研究与实践证实，临床路径管理是解决上述问题的有效途径，尤其在整合优化资源、节省成本、避免不必要检查与药物应用、建立较好医疗组合、提高患者满意度、减少文书作业、减少人为疏失等诸多方面优势明显。因此，临床路径管理在医改中扮演着重要角色。2016 年 11 月，中共中央办公厅、国务院办公厅转发《国务院深化医药卫生体制改革领导小组关于进一步推广深化医药卫生体制改革经验的若干意见》，提出加强公立医院精细化管理，将推进临床路径管理作为一项重要的经验和任务予以强调。国家卫生计生委也提出了临床路径管理"四个结合"的要求，即：临床路径管理与医疗质量控制和绩效考核相结合、与医疗服务费用调整相结合、与支付方式改革相结合、与医疗机构信息化建设相结合。

到目前为止，临床路径管理工作对绝大多数医院而言，是一项有挑战性的工作，不可避免地会遇到若干问题，既有临床方面的问题，也有管理方面的问题，最主要是对临床路径的理解一致性问题。这就需要统一思想，在实践中探索解决问题的最佳方案。《临床路径释义》是对临床路径的答疑解惑及补充说明，通过解读每一个具体操作流程，提高医疗机构和医务人员对临床路径管理工作的认识，帮助相关人员准确地理解、把握和正确运用临床路径，合理配置医疗资源规范医疗行为，提高医疗质量，保证医疗安全。

本书由田伟教授等数位知名专家亲自编写审定。编写前，各位专家认真研讨了临床路径在试行过程中各级医院所遇到的有普遍性的问题，在专业与管理两个层面，从医师、药师、护士、患者多个角度进行了释义和补充，供临床路径管理者和实践者参考。

对于每个病种，我们补充了"疾病编码"和"检索方法"两个项目，将临床路径表单细化为"医师表单""护士表单"和"患者表单"，并对临床路径及释义中涉及的"给药方案"进行了详细地解读，即细化为"给药流程图""用药选择""药学提示""注意事项"，并附以参考文献。同时，为帮助实现临床路径病案质量的全程监控，我们在附录中增设

"病案质量监控表单"，作为医务人员书写病案时的参考，同时作为病案质控人员在监控及评估时评定标准的指导。

疾病编码可以看作适用对象的释义，兼具标准化意义，使全国各医疗机构能够有统一标准，明确进入临床路径的范围。对于临床路径公布时个别不准确的编码我们也给予了修正和补充。增加"检索方法"是为了使医院运用信息化工具管理临床路径时，可以全面考虑所有因素，避免漏检、误检数据。这样医院检索获取的数据能更完整，也有助于卫生行政部门的统计和考核。

依国际惯例，临床路径表单细化为"医师表单""护士表单"和"患者表单"，责权分明，便于使用。这些仅为专家的建议方案，具体施行起来，各医疗单位还需根据实际情况修改。

根据最新公布的《医疗机构抗菌药物管理办法》，2009 年路径中涉及的抗菌药物均应按照要求进行调整。

实施临床路径管理意义重大，但也艰巨而复杂。在组织编写这套释义的过程中，我们对此深有体会。本书附录对制定/修订《临床路径释义》的基本方法与程序进行了详细的描述，因时间和条件限制，书中不足之处难免，欢迎同行诸君批评指正。

编　者
2018 年 5 月

目 录

第一章
锁骨骨折临床路径释义

一、锁骨骨折编码

1. 原编码：

疾病名称及编码：锁骨骨折（ICD-10：S72.301）

手术操作名称及编码：锁骨骨折切开复位内固定术

2. 修改编码：

疾病名称及编码：锁骨骨折（ICD-10：S42.000）

开放性锁骨骨折（ICD-10：S42.010）

手术操作名称及编码：锁骨骨折切开复位内固定术（ICD-9-CM-3：79.3904）

二、临床路径检索方法

S42.0 伴 79.3904

三、锁骨骨折临床路径标准住院流程

（一）适用对象

第一诊断为锁骨骨折（ICD-10：S72.301）。

行锁骨骨折切开复位内固定术。

> **释义**
>
> ■ 适用对象编码参见 ICD-10：S42.000 锁骨骨折疾病编码。
>
> ■ 适用于单纯的锁骨骨折，包括合并喙锁韧带损伤的锁骨远端骨折。如为开放性骨折、合并血管神经损伤、合并肩胛骨骨折的"漂浮肩"等，虽然同样需要手术治疗，但需要进入其他相应路径。

（二）诊断依据

根据《临床诊疗指南·骨科分册》（中华医学会编著，人民卫生出版社，2008），《外科学（下册）》（8 年制和 7 年制教材临床医学专用，人民卫生出版社）。

1. 病史：外伤史。

2. 体检有明确体征：患侧肩部肿胀、疼痛、活动受限。患侧锁骨畸形、反常活动及骨擦感。

3. 辅助检查：锁骨 X 线片显示锁骨骨折。

> **释义**
>
> ■ 本路径的制订主要参考国内权威参考书籍和诊疗指南。

> ■ 诊断依靠病史、体征及 X 线表现。通常患者存在明确的外伤史，可以为直接暴力或者间接暴力致伤。患者通常存在受伤部位的疼痛、肿胀及活动受限，查体可见明显的畸形、反常活动及骨擦感。X 线检查需要包含胸锁关节、肩锁关节、部分肱骨近端及上肺野在内的锁骨全长。向头侧投照 15°可以避免和肺部结构重叠。如观察锁骨前后方向移位，投照时需从头侧向尾侧约 45°投照。

（三）进入路径标准

第一诊断必须符合 ICD-10：S72.301 锁骨骨折疾病编码。

外伤引起的单纯锁骨骨折。

除外病理性骨折。

除外合并其他部位的骨折和损伤。

除外合并其他正在治疗的疾病。

需要进行手术治疗。

释义

> ■ 单纯的锁骨骨折指锁骨由直接或间接暴力所导致的骨折，骨折端可以为横断、短斜行、螺旋形、多节段骨折和粉碎性骨折等，包括合并喙锁韧带损伤的锁骨远端骨折。

（四）标准住院日

标准住院日是 1~11 天。

释义

> ■ 锁骨骨折推荐使用全身麻醉的麻醉方式，最快术后次日即可出院。如骨折程度相对严重、肿胀明显或合并皮肤损伤的患者，通常在肿胀和皮损缓解后再行手术治疗。术后观察伤口情况，无特殊处理后即可出院。总住院时间不超过 11 天符合本路径要求。

（五）住院期间的检查项目

1. 必需的检查项目：

（1）血常规、尿常规。

（2）肝肾功能、电解质、血糖。

（3）凝血功能。

（4）感染性疾病筛查（乙型肝炎、丙型肝炎、艾滋病、梅毒等）。

（5）双侧锁骨正侧位 X 线片。

（6）X 线胸片、心电图。

2. 根据患者病情进行的检查项目：

（1）双下肢血管 B 超。

（2）肺功能检查（≥60 岁或既往有心、肺部病史者）。

（3）肝胆脾胰肾 B 超。

（4）超声心动图。

（5）锁骨三维 CT。

（6）血气分析。

> **释义**
>
> ■血常规、尿常规、生化功能、凝血功能及感染性疾病筛查是最基本的常规检查，进入路径的患者均需完成。
>
> ■X 线为必需复查的项目，通常投照患侧锁骨正位，如需和健侧对比可拍双侧锁骨正位片。
>
> ■如患者患有血管方面疾患，应当行上肢血管 B 超。根据麻醉需要，年龄>60 岁的患者，建议行肺功能及超声心动、动态心电图等检查。肺功能检查如患者不配合，可行血气分析检查。如果骨折粉碎，可行三维 CT 明确骨折移位的方式及方向。

（六）治疗方案的选择

根据《临床诊疗指南·骨科分册》（中华医学会编著，人民卫生出版社，2008），《外科学（下册）》（8 年制和 7 年制教材临床医学专用，人民卫生出版社）。

1. 有喙锁韧带断裂的锁骨外侧端或外 1/3 的有移位锁骨骨折。

2. 锁骨骨折端短缩或者分离严重。

3. 无手术禁忌证。

> **释义**
>
> ■大部分的锁骨骨折均发生在锁骨中段，其中绝大多数患者可以采用保守治疗的方式。经典的手术指征包括：粉碎骨折块顶起皮肤，又不能采取闭合复位或者闭合复位失败；有血管神经损伤需要手术探查；开放性骨折；多发损伤；"漂浮肩"损伤；不能忍受保守方式制动，如癫痫发作等。而锁骨骨折断端短缩或分离严重曾经仅作为相对手术指征，而且短缩或分离标准一直存在较大争议。目前相对常用的标准为 1~2cm。

（七）预防性抗菌药物选择与使用时机

1. 抗菌药物：按照《抗菌药物临床应用指导原则（2015 年版）》（国卫办医发〔2015〕43 号）执行。

2. 预防静脉血栓栓塞症处理：参照《中国骨科大手术后静脉血栓栓塞症预防指南》。

> **释义**
>
> ■通常认为上肢骨折发生深静脉血栓的风险相对较低，仅对高危患者进行抗凝治疗。

（八）手术日为住院第 1~7 天

1. 麻醉方式：神经阻滞麻醉或全身麻醉。

2. 手术方式：锁骨骨折切开复位内固定术。

3. 手术内植物：接骨板、螺钉、弹性髓内钉、缝合锚等。

4. 输血：无。

> **释义**
>
> ■ 通过全身麻醉+神经阻滞麻醉可以获得良好的麻醉效果。通过直接显露骨折端，对其进行解剖复位，坚强内固定。对于成年人通常使用 3.5mm 系列 LCP 或解剖形态接骨板进行固定，也可以采用弹性髓内针的固定方式。对于合并喙锁韧带损伤的锁骨远端骨折，可以使用锁骨钩钢板固定，也可以配合使用缝合锚进行加强，再行骨折固定。

（九）术后恢复

1. 必需复查的检查项目：血常规、锁骨正侧位片。

2. 必要时查凝血功能、肝肾功能、电解质。

3. 术后处理：

（1）抗菌药物：按照《抗菌药物临床应用指导原则（2015 年版）》（国卫办医发〔2015〕43 号）执行。

（2）术后镇痛：参照《骨科常见疼痛的处理专家建议》。

（3）术后康复：以主动锻炼为主，被动锻炼为辅。

> **释义**
>
> ■ 术后复查血常规是判断患者是否出现手术感染的重要检查。术后影像学评价骨折复位和固定的程度。
>
> ■ 凝血功能、肝肾功能和电解质不作为锁骨骨折患者的常规检查项目，如有相关的主诉，可以行上述检查。
>
> ■ 通常术后 24 小时以内的疼痛最为严重，病房医师可以根据患者疼痛评分和术中、术后麻醉镇痛方式选择术后镇痛的方式。
>
> ■ 对于患者恢复，功能锻炼与骨折的复位和固定同等重要。术后早期可以首先进行肢体的被动活动，待肿胀略消退或不再加重时进行主动活动。在进行患侧肩关节功能锻炼的同时，还应当重视腕关节、肘关节的活动。在术后 1 个月内禁止患肢持重。

（十）出院标准

1. 体温正常，常规化验指标无明显异常。

2. 伤口愈合良好：引流片或引流管拔除，伤口无感染征象（或可在门诊处理的伤口情况）、无皮瓣坏死。

3. 术后 X 线片证实复位固定满意。

4. 没有需要住院处理的并发症和（或）合并症。

> **释义**
>
> ■ 患者出院前应完成所有必需检查项目，且开始功能锻炼，观察临床症状是否减轻或消失，有无伤口感染征象或其他并发症。

（十一）变异及原因分析

1. 围术期并发症：深静脉血栓形成、伤口感染、脱位、神经血管损伤等，造成住院日延长和费用增加。
2. 内科合并症：老年患者常合并内科疾病，如脑血管或心血管病、糖尿病、血栓等，骨折手术可能导致基础疾病加重而需要进一步治疗，从而延长治疗时间，并增加住院费用。
3. 植入材料的选择：由于骨折类型不同，使用不同的内固定材料，可能导致住院费用存在差异。

> **释义**
>
> ■ 按标准治疗方案如患者发生伤口感染、关节脱位、神经血管损伤等情况，需根据实际情况确定进一步治疗方案。如伤口出现发红，结合血常规、C反应蛋白及血沉等检查判断感染深度，如为表浅的感染，可以行伤口换药，广谱抗菌药物静脉滴注等治疗。如感染深在，已经出现伤口异常渗出，需要留取分泌物行细菌培养及药敏检查，伤口可早期行清创术。如出现骨折继发移位或者内固定失效，应当早期行翻修术。神经血管损伤应当根据受累及的神经和血管所造成的不良后果的程度、其他组织代偿能力和预后效果确定是否需要进行手术干预。
>
> ■ 内科合并症较多的患者发生手术及麻醉并发症的风险显著提高，术前应当对高危患者进行系统性评估，包括内科系统疾病和骨折情况的综合考虑。由于锁骨位置表浅，糖尿病患者即使在围术期获得较为满意的血糖值，其伤口感染的风险仍然较高。
>
> ■ 治疗费用的差异主要因患者受伤情况、骨折类型不同所造成的。

四、推荐表单

（一）医师表单

锁骨骨折临床路径医师表单

适用对象：第一诊断为锁骨骨折（ICD-10：S42.000）、开放性锁骨骨折（ICD-10：S42.010）

行锁骨骨折切开复位内固定术（ICD-9-CM-3：79.3904）

患者姓名：	性别：　　年龄：　　门诊号：	住院号：
住院日期：　　年　月　日	出院日期：　　年　月　日	标准住院日：1~11天

时间	住院第1天	住院第2天	住院第3天
主要诊疗工作	□ 询问病史及体格检查 □ 上级医师查房 □ 初步的诊断和治疗方案 □ 完成住院志、首次病程记录、上级医师查房等病历书写 □ 完善术前检查 □ 患肢临时三角巾或锁骨带固定	□ 上级医师查房 □ 继续完成术前化验检查 □ 完成必要的相关科室会诊	□ 上级医师查房，观察患肢皮肤软组织情况，术前评估和决定手术方案，完成各项术前准备 □ 完成上级医师查房记录等 □ 向患者和（或）家属交代围术期注意事项，并签署手术知情同意书、委托书（患者本人不能签字时）等 □ 麻醉医师查房，与患者和（或）家属交代麻醉注意事项，并签署麻醉知情同意书
重点医嘱	**长期医嘱：** □ 骨科护理常规 □ 二级护理 □ 饮食 □ 患肢三角巾或锁骨带外固定 □ 消肿治疗（必要时） **临时医嘱：** □ 血、尿常规检查；凝血功能；感染性疾病筛查；肝肾功能+电解质+血糖；X线胸片、心电图 □ 锁骨X线片 □ CT检查（视患者情况而定） □ 根据病情：双上肢血管超声、肺功能、超声心动图、血气分析	**长期医嘱：** □ 骨科护理常规 □ 二级护理 □ 饮食 □ 患肢三角巾或锁骨带外固定 □ 消肿治疗（必要时） □ 既往内科基础疾病用药 **临时医嘱：** □ 根据会诊科室要求开检查和化验单 □ 镇痛等对症处理	**长期医嘱：** □ 同前 **临时医嘱：** □ 术前医嘱：准备明日在臂丛麻醉/全身麻醉下行尺骨骨折切开复位内固定术 □ 术前禁食、禁水 □ 术前抗菌药物皮试 □ 其他特殊医嘱
病情变异记录	□ 无　□ 有，原因： 1. 2.	□ 无　□ 有，原因： 1. 2.	□ 无　□ 有，原因： 1. 2.
医师签名			

时间	术前	住院第 4 天（手术日）	住院第 5 天 （手术后第 1 天）
主要诊疗工作	□ 检查标记 □ 术前核查	□ 术者完成手术记录 □ 完成术后病程记录 □ 上级医师查房 □ 麻醉医师查房 □ 观察有无术后并发症，并做相应处理	□ 上级医师查房 □ 完成常规病程记录 □ 观察伤口、生命体征情况等，并做出相应处理 □ 如果放置引流片予以拔除，伤口换药
重点医嘱	**长期医嘱：** □ 骨科护理常规 □ 二级护理 □ 禁食 **临时医嘱：** □ 围术期抗菌药物	**长期医嘱：** □ 骨科护理常规 □ 一级护理 □ 饮食 □ 患肢抬高、制动 □ 留置引流片 □ 其他特殊医嘱 **临时医嘱：** □ 今日在神经阻滞麻醉/全身麻醉下行锁骨骨折切开复位内固定术 □ 心电监护、吸氧 6 小时 □ 围术期抗菌药物 □ 止吐、镇痛等对症处理 □ 伤口换药（必要时）	**长期医嘱：** □ 骨科护理常规 □ 一级护理 □ 饮食 □ 患肢抬高、制动 □ 留置引流管 □ 其他特殊医嘱 **临时医嘱：** □ 伤口换药 □ 镇痛等对症处理
病情变异记录	□ 无 □ 有，原因： 1. 2.	□ 无 □ 有，原因： 1. 2.	□ 无 □ 有，原因： 1. 2.
医师签名			

时间	住院第 6 天 （术后第 2 天）	住院第 7 天 （术后第 3 天）	住院第 8 天 （术后第 4 天）
主要诊疗工作	□ 上级医师查房 □ 住院医师完成病程记录 □ 伤口换药（必要时） □ 指导患者功能锻炼	□ 上级医师查房 □ 完成病程记录 □ 伤口换药（必要时） □ 指导患者功能锻炼	□ 上级医师查房，进行手术及伤口评估，确定有无手术并发症和切口愈合不良情况，明确能否出院 □ 完成出院志、病案首页、出院诊断证明书等所有病历 □ 向患者交代出院后的康复锻炼及注意事项，如复诊的时间、地点，发生紧急情况时的处理等
重点医嘱	**长期医嘱：** □ 骨科护理常规 □ 一级护理 □ 饮食 □ 患肢功能锻炼 □ 其他特殊医嘱 **临时医嘱：** □ 复查锁骨正位片 □ 伤口换药（必要时） □ 镇痛等对症处理	**长期医嘱：** □ 骨科护理常规 □ 二级护理 □ 饮食 □ 患肢功能锻炼 □ 其他特殊医嘱 **临时医嘱：** □ 复查血尿常规、肝肾功能、电解质（必要时） □ 伤口换药（必要时） □ 镇痛等对症处理	**出院医嘱：** □ 出院带药 □ ___日后拆线换药（根据伤口愈合情况，预约拆线时间） □ 1 个月后门诊复查 □ 如有不适，随时来诊
病情变异记录	□ 无 □ 有，原因： 1. 2.	□ 无 □ 有，原因： 1. 2.	□ 无 □ 有，原因： 1. 2.
医师签名			

（二）护士表单

锁骨骨折临床路径护士表单

适用对象：第一诊断为锁骨骨折（ICD-10：S42.000）、开放性锁骨骨折（ICD-10：S42.010）

行锁骨骨折切开复位内固定术（ICD-9-CM-3：79.3904）

患者姓名：		性别：　　年龄：　　门诊号：	住院号：
住院日期：　　年　月　日		出院日期：　　年　月　日	标准住院日：1~11天

时间	住院第1天	住院第2天	住院第3天
健康宣教	□ 入院宣教 □ 介绍主管医师、护士 □ 介绍环境、设施 □ 介绍住院注意事项 □ 介绍探视和陪伴制度 □ 介绍贵重物品制度	□ 药物宣教 □ 围术期宣教 □ 宣教手术前准备及检查后注意事项 □ 告知手术后检查后饮食 □ 告知患者在检查中配合医师 □ 主管护士与患者沟通，消除患者紧张情绪 □ 告知检查后可能出现的情况及应对方式	□ 药物宣教 □ 围术期宣教 □ 宣教手术前准备及检查后注意事项 □ 告知手术后检查后饮食 □ 告知患者在检查中配合医师 □ 主管护士与患者沟通，消除患者紧张情绪 □ 告知检查后可能出现的情况及应对方式
护理处置	□ 核对患者，佩戴腕带 □ 建立入院护理病历 □ 协助患者留取各种标本 □ 测量体重	□ 协助医师完成手术前的相关化验	□ 协助医师完成手术前的相关化验
基础护理	□ 三级护理 □ 晨晚间护理 □ 排泄管理 □ 患者安全管理	□ 三级护理 □ 晨晚间护理 □ 排泄管理 □ 患者安全管理	□ 三级护理 □ 晨晚间护理 □ 排泄管理 □ 患者安全管理
专科护理	□ 观察患肢末梢血运、感觉 □ 护理查体 □ 病情观察 □ 肢体肿胀情况 □ 末梢血运 □ 手指感觉、活动情况 □ 需要时，填写跌倒及压疮防范表 □ 需要时，请家属陪伴 □ 确定饮食种类 □ 心理护理	□ 观察患肢末梢血运、感觉 □ 护理查体 □ 病情观察 □ 肢体肿胀情况 □ 末梢血运 □ 手指感觉、活动情况 □ 需要时，填写跌倒及压疮防范表 □ 需要时，请家属陪伴 □ 确定饮食种类 □ 心理护理	□ 观察患肢末梢血运、感觉 □ 护理查体 □ 病情观察 □ 肢体肿胀情况 □ 末梢血运 □ 手指感觉、活动情况 □ 需要时，填写跌倒及压疮防范表 □ 需要时，请家属陪伴 □ 确定饮食种类 □ 心理护理
重点医嘱	□ 详见医嘱执行单	□ 详见医嘱执行单	□ 详见医嘱执行单
病情变异记录	□ 无　□ 有，原因： 1. 2.	□ 无　□ 有，原因： 1. 2.	□ 无　□ 有，原因： 1. 2.
护士签名			

时间	术前	住院第 4 天（手术日）	住院第 5 天 （手术后第 1 天）
健康宣教	□ 药物宣教 □ 手术前宣教 □ 宣教手术前准备及检查后注意事项 □ 告知手术后检查后饮食 □ 告知患者在检查中配合医师 □ 主管护士与患者沟通，消除患者紧张情绪，告知检查后可能出现的情况及应对方式	□ 手术当日宣教 □ 告知饮食、体位要求 □ 告知手术后需禁食、禁水要求 □ 给予患者及家属心理支持 □ 再次明确探视陪伴须知	□ 手术后宣教 □ 术后患肢活动注意事项 □ 功能锻炼注意事项 □ 饮食指导
护理处置	□ 协助医师完成手术前的相关化验 □ 皮试 □ 备皮 □ 提醒患者禁食、禁水要求	□ 与手术室交接 □ 提醒患者术前排尿 □ 核对患者资料及带药 □ 接患者，核对患者及资料	□ 遵医嘱完成相关检查
基础护理	□ 三级护理 □ 晨晚间护理 □ 排泄管理 □ 患者安全管理	□ 二级或一级护理 □ 晨晚间护理 □ 患者安全管理	□ 三级护理 □ 晨晚间护理 □ 排泄管理 □ 患者安全管理
专科护理	□ 观察患肢末梢血运、感觉 □ 护理查体 □ 病情观察 □ 肢体肿胀情况 □ 末梢血运 □ 手指感觉、活动情况 □ 需要时，填写跌倒及压疮防范表 □ 需要时，请家属陪伴 □ 确定饮食种类 □ 心理护理	□ 遵医嘱予补液 □ 病情观察 □ 观察患者伤口敷料是否存在渗血 □ 疼痛程度观察 □ 观察手指血运及感觉活动 □ 心理护理	□ 病情观察 □ 观察患者伤口敷料是否存在渗血 □ 疼痛程度观察 □ 观察手指血运及感觉活动 □ 术后心理与生活护理 □ 指导患者术后功能锻炼
重点医嘱	□ 详见医嘱执行单	□ 详见医嘱执行单	□ 详见医嘱执行单
病情变异记录	□ 无　□ 有，原因： 1. 2.	□ 无　□ 有，原因： 1. 2.	□ 无　□ 有，原因： 1. 2.
护士签名			

时间	住院第 6 天 （术后第 2 天）	住院第 7 天 （术后第 3 天）	住院第 8 天 （术后第 4 天）
健康宣教	□ 手术后宣教 □ 术后患肢活动注意事项 □ 功能锻炼注意事项 □ 饮食指导	□ 手术后宣教 □ 术后患肢活动注意事项 □ 功能锻炼注意事项 □ 饮食指导	□ 出院宣教 □ 复查时间 □ 服药方法 □ 活动休息 □ 指导饮食 □ 指导办理出院手续
护理处置	□ 遵医嘱完成相关检查	□ 遵医嘱完成相关检查	□ 办理出院手续
基础护理	□ 三级护理 □ 晨晚间护理 □ 排泄管理 □ 患者安全管理	□ 三级护理 □ 晨晚间护理 □ 排泄管理 □ 患者安全管理	□ 三级护理 □ 晨晚间护理 □ 患者安全管理
专科护理	□ 病情观察 □ 观察患者伤口敷料是否存在渗血 □ 疼痛程度观察 □ 观察手指血运及感觉活动 □ 术后心理与生活护理 □ 指导患者术后功能锻炼	□ 病情观察 □ 观察患者伤口敷料是否存在渗血 □ 疼痛程度观察 □ 观察手指血运及感觉活动 □ 术后心理与生活护理 □ 指导患者术后功能锻炼	□ 病情观察 □ 观察患者伤口敷料是否存在渗血 □ 疼痛程度观察 □ 观察手指血运及感觉活动 □ 术后心理与生活护理 □ 指导患者术后功能锻炼
重点医嘱	□ 详见医嘱执行单	□ 详见医嘱执行单	□ 详见医嘱执行单
病情变异记录	□ 无　□ 有，原因： 1. 2.	□ 无　□ 有，原因： 1. 2.	□ 无　□ 有，原因： 1. 2.
护士签名			

（三）患者表单

锁骨骨折临床路径患者表单

适用对象：第一诊断为锁骨骨折（ICD－10：S42.000）、开放性锁骨骨折（ICD－10：S42.010）

行锁骨骨折切开复位内固定术（ICD-9-CM-3：79.3904）

患者姓名：		性别： 年龄： 门诊号：		住院号：
住院日期： 年 月 日		出院日期： 年 月 日		标准住院日：1~11 天

时间	入院	术前	手术当天
医患配合	□ 配合询问病史、收集资料，请务必详细告知既往史、用药史、过敏史 □ 配合进行体格检查 □ 有任何不适请告知医师	□ 配合完成手术前相关检查、化验，如采血、留尿、心电图、X 线胸片 □ 医师与患者及家属介绍病情及术前谈话签字	□ 配合完善相关检查、化验，如采血、留尿 □ 配合医师摆好手术体位
护患配合	□ 配合测量体温、脉搏、呼吸3 次，血压、体重 1 次 □ 配合完成入院护理评估（简单询问病史、过敏史、用药史） □ 接受入院宣教（环境介绍、病室规定、订餐制度、贵重物品保管等） □ 配合执行探视和陪伴制度 □ 有任何不适请告知护士	□ 配合测量体温、脉搏、呼吸3 次，询问大便 1 次 □ 接受手术前宣教 □ 接受饮食宣教 □ 接受药物宣教	□ 配合监测体温、脉搏、呼吸 3 次，询问大便 1 次 □ 送手术室前，协助完成核对，带齐影像资料及用药 □ 返回病房后，配合接受生命体征的监测 □ 配合检查意识（全身麻醉者） □ 配合缓解疼痛 □ 接受手术后宣教 □ 接受饮食宣教 □ 接受药物宣教 □ 有任何不适请告知护士
饮食	□ 遵医嘱饮食	□ 遵医嘱饮食	□ 术前需按要求禁食、禁水 □ 手术后，根据麻醉方式及患者实际情况依照麻醉医师和病房护士的指导进食、进水
排泄	□ 正常排尿便	□ 正常排尿便	□ 正常排尿便
活动	□ 正常活动	□ 正常活动	□ 患肢暂时制动

时间	手术后	出院
医患配合	□ 配合伤口换药 □ 配合完善术后影像学检查和抽血化验检查等 □ 配合功能锻炼	□ 接受出院前指导 □ 知道复查程序 □ 获取出院诊断书
护患配合	□ 配合定时监测生命体征，每日询问大便情况 □ 配合检查手部感觉及运动 □ 接受输液、服药等治疗 □ 接受进食、进水、排便等生活护理 □ 配合活动，预防皮肤压力伤 □ 注意活动安全，避免坠床或跌倒 □ 配合执行探视及陪伴	□ 接受出院宣教 □ 办理出院手续 □ 获取出院带药 □ 知道服药方法、作用、注意事项 □ 知道复印病历程序
饮食	□ 遵医嘱饮食	□ 遵医嘱饮食
排泄	□ 正常排尿便	□ 正常排尿便
活动	□ 正常适度活动，患肢免持重	□ 正常适度活动，患肢免持重

附：原表单（2016 年版）

锁骨骨折临床路径表单

适用对象：第一诊断为锁骨骨折（ICD-10：S72.301）
行锁骨骨折切开复位内固定术

患者姓名：	性别： 年龄： 门诊号：	住院号：
住院日期： 年 月 日	出院日期： 年 月 日	标准住院日：1~11 天

时间	住院第 1 天	住院第 2 天	住院第 3 天
诊疗工作	□ 询问病史及体格检查 □ 上级医师查房 □ 初步的诊断和治疗方案 □ 完成住院志、首次病程、上级医师查房等病历书写 □ 完善术前检查 □ 患肢临时三角巾或锁骨带固定	□ 上级医师查房 □ 继续完成术前化验检查 □ 完成必要的相关科室会诊	□ 上级医师查房，观察患肢皮肤软组织情况，术前评估和决定手术方案，完成各项术前准备 □ 完成上级医师查房记录等 □ 向患者和（或）家属交代围术期注意事项，并签署手术知情同意书、委托书（患者本人不能签字时）等 □ 麻醉医师查房，与患者和（或）家属交代麻醉注意事项，并签署麻醉知情同意书
重点医嘱	长期医嘱： □ 骨科护理常规 □ 二级护理 □ 饮食 □ 患肢三角巾或锁骨带外固定 □ 消肿治疗（必要时） 临时医嘱： □ 血、尿常规检查；凝血功能；感染性疾病筛查；肝肾功能+电解质+血糖；X 线胸片、心电图 □ 锁骨正侧位 X 线片 □ 锁骨三维 CT 检查（视患者情况而定） □ 根据病情：双下肢血管超声、肺功能、超声心动图、血气分析	长期医嘱： □ 骨科护理常规 □ 二级护理 □ 饮食 □ 患肢三角巾或锁骨带外固定 □ 消肿治疗（必要时） □ 既往内科基础疾病用药 临时医嘱： □ 根据会诊科室要求开检查和化验单 □ 镇痛等对症处理	长期医嘱： □ 同前 临时医嘱： □ 术前医嘱：准备明日在神经阻滞麻醉/全身麻醉下行锁骨骨折切开复位内固定术 □ 术前禁食、禁水 □ 术前抗菌药物皮试 □ 其他特殊医嘱
护理工作	□ 入院宣教：介绍病房环境、设施和设备等 □ 入院护理评估 □ 观察患肢末梢血运、感觉	□ 观察患者病情变化 □ 心理和生活护理	□ 提醒患者术前禁食、禁水 □ 术前心理护理
变异	□ 无 □ 有，原因：	□ 无 □ 有，原因：	□ 无 □ 有，原因：
护士签名			
医师签名			

时间	住院第 4 天（手术日）术前	住院第 4 天（手术日）术后	住院第 5 天（手术后第 1 天）
诊疗工作	□ 检查标记 □ 术前核查	□ 术者完成手术记录 □ 完成术后病程记录 □ 上级医师查房 □ 麻醉医师查房 □ 观察有无术后并发症并做相应处理	□ 上级医师查房 □ 完成常规病程记录 □ 观察伤口、引流量、生命体征情况等，并做出相应处理
重点医嘱	**长期医嘱：** □ 骨科护理常规 □ 二级护理 □ 禁食 **临时医嘱：** □ 围术期抗菌药物	**长期医嘱：** □ 骨科护理常规 □ 一级护理 □ 饮食 □ 患肢抬高、制动 □ 留置引流片 □ 其他特殊医嘱 **临时医嘱：** □ 今日在神经阻滞麻醉/全身麻醉下行锁骨骨折切开复位内固定术 □ 心电监护、吸氧 6 小时 □ 围术期抗菌药物 □ 止吐、镇痛等对症处理 □ 伤口换药（必要时）	**长期医嘱：** □ 骨科护理常规 □ 一级护理 □ 饮食 □ 患肢抬高、制动 □ 留置引流片 □ 其他特殊医嘱 **临时医嘱：** □ 伤口换药 □ 镇痛等对症处理
主要护理工作	□ 提醒患者术前禁食、禁水 □ 术前心理护理	□ 观察患者病情，并做好引流量等相关记录 □ 术后心理与生活护理 □ 指导患者术后功能锻炼	□ 观察患者病情变化 □ 术后心理与生活护理 □ 指导患者术后功能锻炼
变异	□ 无 □ 有，原因：	□ 无 □ 有，原因：	□ 无 □ 有，原因：
护士签名			
医师签名			

时间	住院第 6 天 （术后第 2 天）	住院第 7 天 （术后第 3 天）	住院第 8 天 （术后第 4 天）
诊疗工作	□ 上级医师查房 □ 住院医师完成病程记录 □ 拔除引流片，伤口换药 □ 指导患者功能锻炼	□ 上级医师查房 □ 完成病程记录 □ 伤口换药（必要时） □ 指导患者功能锻炼	□ 上级医师查房，进行手术及伤口评估，确定有无手术并发症和切口愈合不良情况，明确能否出院 □ 完成出院志、病案首页、出院诊断证明书等所有病历书写 □ 向患者交代出院后的康复锻炼及注意事项，如复诊的时间、地点，发生紧急情况时的处理等
重点医嘱	长期医嘱： □ 骨科护理常规 □ 一级护理 □ 饮食 □ 患肢悬吊制动 □ 其他特殊医嘱 临时医嘱： □ 伤口换药（必要时） □ 镇痛等对症处理	长期医嘱： □ 骨科护理常规 □ 二级护理 □ 饮食 □ 患肢悬吊制动 □ 其他特殊医嘱 临时医嘱： □ 复查血尿常规、肝肾功能、电解质（必要时） □ 伤口换药（必要时） □ 镇痛等对症处理	出院医嘱： □ 出院带药 □ 日后拆线换药（根据伤口愈合情况预约拆线时间） □ 1 个月后门诊复查 □ 如有不适，随时来诊
护理工作	□ 观察患者病情变化 □ 术后心理与生活护理 □ 指导患者功能锻炼	□ 观察患者病情变化 □ 指导患者功能锻炼 □ 心理和生活护理	□ 指导患者办理出院手续 □ 出院宣教
变异	□ 无 □ 有，原因：	□ 无 □ 有，原因：	□ 无 □ 有，原因：
护士签名			
医师签名			

第二章

肱骨干骨折临床路径释义

一、肱骨干骨折编码

1. 原编码：

疾病名称及编码：肱骨干骨折闭合性骨折（ICD-10：S42.301）

手术操作名称及编码：肱骨干骨折内固定术（ICD-9-CM-3：78.52/79.11/79.31）

2. 修改编码：

疾病名称及编码：肱骨干骨折闭合性骨折（ICD-10：S42.300）

手术操作名称及编码：肱骨干骨折内固定术（ICD-9-CM-3：78.52/79.11/79.31）

二、临床路径检索方法

S42.300 伴 78.52/79.11/79.31 并且年龄>16 岁

三、肱骨干骨折临床路径标准住院流程

（一）适用对象

第一诊断为闭合性肱骨干骨折（ICD-10：S42.301）。

行肱骨干骨折内固定术（ICD-9-CM-3：78.52/79.11/79.31）。

> 释义
>
> ■ 本临床路径适用对象是第一诊断为闭合性肱骨干骨折的患者。
> ■ 适用对象中不包括肿瘤等病因造成的病理性骨折、合并肱骨干骨折的多发损伤患者、儿童患者、陈旧性骨折或骨折不愈合、开放性骨折。

（二）诊断依据

根据《临床诊疗指南·骨科分册》（中华医学会编著，人民卫生出版社，2008）等。

1. 病史：外伤史。

2. 体格检查：患肢肿胀、疼痛、活动受限、畸形、反常活动等。

3. 辅助检查：X 线检查发现肱骨干骨折。

> 释义
>
> ■ 注意有无桡神经症状。
> ■ 正确的诊断与分类需依靠肱骨干正侧位 X 线片。

（三）选择治疗方案的依据

根据《临床诊疗指南·骨科分册》（中华医学会编著，人民卫生出版社，2008）等。

1. 骨折断端间有肌肉、肌腱等软组织嵌入。
2. 手法复位与外固定难以维持骨折复位，达不到功能复位标准。
3. 出现继发性神经、血管损伤者，需急诊手术。
4. 患肢肿胀持续性加重，有形成骨筋膜室综合征或局部张力水泡形成者，需急诊手术。

> **释义**
>
> ■ 骨折手术指征主要为不能维持满意的复位，一般认为复位不满意的标准是任何方向成角>15°~20°，旋转>30°，短缩>2~3cm。
> ■ 与骨折同时出现的桡神经损伤不是绝对手术指征，进行性的神经损伤或者闭合复位后出现的神经损伤是手术指征。
> ■ 相对手术指征包括：①多段骨折；②患者合作性差，或患者不能耐受保守治疗；③肥胖，尤其是胸部过大影响复位以及固定者；④中段1/3的横断或短斜骨折；⑤近端的长斜型骨折；⑥假体周围骨折。
> ■ 本处讨论的是进入路径的肱骨干骨折手术指征，合并多处骨折，双上肢骨折，漂浮肘，开放性骨折，穿透伤合并神经损伤，病理性骨折等均为手术指征，但因未进入路径不予讨论。

（四）标准住院日为≤16天

> **释义**
>
> ■ 骨折常造成明显肿胀，严重肿胀者需要等待肿胀消退后方可进行手术。必要时术前可进行石膏制动。

（五）进入路径标准

1. 第一诊断必须符合 ICD-10：S42.301 闭合性肱骨干骨折疾病编码。
2. 外伤引起的单纯性、新鲜肱骨干骨折。
3. 除外病理性骨折。
4. 除外合并其他部位的骨折和损伤。
5. 当患者合并其他疾病，但住院期间不需要特殊处理也不影响第一诊断的临床路径流程实施时，可以进入路径。

> **释义**
>
> ■ 本路径不适用于合并其他骨折的多发损伤患者，开放性骨折也需退出本路径。
> ■ 合并疾病的院内会诊以及常规处理需要不影响临床路径流程，否则退出本路径。

（六）术前准备（术前评估）3~5天

1. 必需的检查项目：
（1）血常规、尿常规+镜检。

（2）电解质、肝功能、肾功能、凝血功能、感染性疾病筛查（乙型肝炎、丙型肝炎、梅毒、艾滋病）。

（3）胸部 X 线平片、心电图。

（4）肱骨正侧位 X 线检查。

2. 根据患者病情可选择的检查项目：骨科 CT 检查、血气分析、肺功能检查、超声心动图等。

3. 消肿药物的应用：甘露醇等。

释义

■ 以上项目属术前必需完成的检查项目。部分患者需要进行 CT 检查进一步了解骨折情况。老年、既往有心肺疾病等内科基础疾病患者需有针对性选择血气分析、肺功能检查、超声心动图等检查。

■ 根据术前检查的结果，安排进一步检查项目，如果住院期间需要特殊处理，可以退出本路径。

（七）抗菌药物选择

1. 抗菌药物：按照《抗菌药物临床应用指导原则》（卫医发〔2004〕285 号）执行。建议使用第一、二代头孢菌素，头孢曲松。

（1）推荐使用头孢唑林钠肌内或静脉注射：

1）成人：0.5~1 克/次，一日 2~3 次。

2）儿童：一日量为 20~30mg/kg 体重，分 3~4 次给药。

3）对本药或其他头孢菌素类药过敏者，对青霉素类药有过敏性休克史者禁用；肝肾功能不全者、有胃肠道疾病史者慎用。

4）使用本药前须进行皮试。

（2）推荐头孢呋辛钠肌内或静脉注射：

1）成人：0.75~1.5 克/次，一日 3 次。

2）儿童：平均一日剂量为 60mg/kg，严重感染可用到 100mg/kg，分 3~4 次给予。

3）肾功能不全患者按照肌酐清除率制订给药方案：肌酐清除率>20ml/min 者，每日 3 次，每次 0.75~1.5g；肌酐清除率 10~20ml/min 者，每次 0.75g，一日 2 次；肌酐清除率<10ml/min 者，每次 0.75g，一日 1 次。

4）对本药或其他头孢菌素类药过敏者，对青霉素类药有过敏性休克史者禁用；肝肾功能不全者、有胃肠道疾病史者慎用。

5）使用本药前须进行皮试。

（3）推荐头孢曲松钠肌内注射、静脉注射或静脉滴注：

1）成人：1 克/次，一次肌内注射或静脉滴注。

2）儿童：儿童用量一般按成人量的 1/2 给予。

3）对本药或其他头孢菌素类药过敏者、对青霉素类药有过敏性休克史者禁用；肝肾功能不全者、有胃肠道疾病史者慎用。

2. 预防性使用抗菌药物，时间为术前 0.5 小时，手术超过 3 小时加用 1 次抗菌药物，术中出血量>1500ml 时加用 1 次；总预防性用药时间一般不超过 24 小时，个别情况可延长至 48 小时。

> **释义**
>
> ■ 骨与关节手术感染多为革兰阳性球菌，故首选第一、第二代头孢菌素作为预防用药，不需联合用药。
>
> ■ 抗菌药物应在术前 30 分钟、上止血带之前输注完毕，使手术切口暴露时局部组织中已达到足以杀灭手术过程中入侵切口细菌的药物浓度。出血量过多时，也考虑加用抗菌药物。

（八）手术日为入院第 4~6 天

1. 麻醉方式：全身麻醉。
2. 手术方式：肱骨干骨折内固定术。
3. 手术内固定物：根据患者病情选择锁定钢板，或动力加压钢板或带锁髓内针内固定。
4. 术中用药：麻醉用药、抗菌药物。
5. 输血：视术中具体情况而定。
6. 粉碎性骨折建议行植骨术。
7. 不能单独使用螺钉内固定。
8. 除粉碎性骨折及植骨患者，不建议术后辅助外固定治疗。

> **释义**
>
> ■ 应根据患者具体情况选择麻醉方式，与麻醉师沟通，说明手术入路，尽可能选择全身影响小的麻醉方式。
>
> ■ 根据患者骨折情况，选择合适的手术入路。
>
> ■ 单钢板固定时，尽量选用窄 4.5mm 系列钢板，而不是 3.5mm 系列钢板。

（九）术后住院恢复 ≤12 天

1. 必需复查的检查项目：血常规，X 线检查。
2. 可选择的检查项目：电解质、肝功能、肾功能。
3. 术后用药：
（1）抗菌药物使用：抗菌药物使用按照《抗菌药物临床应用指导原则》（卫医发〔2004〕285 号）执行，并根据患者的病情决定抗菌药物的选择与使用时间。
（2）术后镇痛：参照《骨科常见疼痛的处理专家建议》。
（3）其他药物：根据患者病情可考虑使用：
1）消肿药物：静滴甘露醇。
2）预防血栓形成药物：低分子肝素钙皮下注射或口服拜阿司匹林。
3）必要时给予营养神经药等。
4. 保护下功能锻炼。

> **释义**
>
> ■ 术后可根据恢复情况适当缩短住院天数。

> ■ 至少在术后第 1 天或第 2 天复查一次血常规，以了解有无明显贫血、白细胞计数升高等异常情况。
> ■ 如患者既往有肝脏或肾脏疾病病史，或术后出现少尿、下肢或眼睑水肿等情况，应复查肝肾功能。
> ■ 术后必需复查肱骨正侧位 X 线片判断骨折复位情况及内固定位置是否良好，必要时用 CT 检查骨折复位情况及内固定位置。
> ■ 选择抗菌药物时要根据手术部位的常见病原菌、患者病理生理状况、抗菌药物的抗菌谱、抗菌药物的药动学特点、抗菌药物的不良反应等综合考虑。原则上应选择相对广谱、效果肯定、安全及价格相对低廉的抗菌药物。
> ■ 如术后肿胀明显，首先给予抬高患肢，冰敷，可口服或者静脉使用消肿药物，必要时可以给予制动。
> ■ 如固定良好，应鼓励患者早期非负重活动，包括肌肉收缩、屈伸关节，注意减少骨折端的旋转应力，早期禁止持重。

（十）出院标准

1. 体温正常，常规化验检查无明显异常。
2. 伤口愈合良好：引流管拔除，伤口无感染征象（或可在门诊处理的伤口情况）。
3. 术后 X 线片证实复位固定满意。
4. 没有需要住院处理的并发症和（或）合并症。

释义

> ■ 患者出院前应一般情况良好，骨折固定符合相关标准，切口无异常情况，临床允许出院继续观察休养。如果发生相关并发症，可能会延长住院时间。
> ■ 体温高首先应考虑有无感染可能，可结合血常规、局部伤口情况及患者主诉综合分析。应当注意明显贫血、伤口局部血肿吸收也是发热的原因，但体温一般不高于 39℃。
> ■ 出院前应仔细观察伤口情况，确定伤口无明显红肿、持续渗液方可出院。

（十一）变异及原因分析

1. 可伴有其他损伤，应当严格掌握入选标准。部分患者因骨折本身的合并症而延期治疗，如合并桡神经损伤需要一期探查或二期治疗，骨折本身对骨的血循环破坏较重，术后易出现骨折延迟愈合、不愈合等。
2. 老年患者易有合并症，如骨质疏松、糖尿病、心脑血管疾病等，骨折后合并症可能加重，需同时治疗，住院时间延长。
3. 内固定物选择：根据骨折类型选择适当的内固定物，可能导致住院费用存在差异。
4. 开放性骨折不进入本路径。

释义

■ 按标准治疗方案如发生严重的并发症，需要转入相应路径。

■ 医师认可的变异原因主要是指患者入选路径后，医师在检查及治疗过程中发现患者合并存在一些事前未预知的对本路径治疗可能产生影响的情况，需要中止执行路径或者是延长治疗时间、增加治疗费用。医师需在表单中明确说明。

■ 因患者方面的主观原因导致执行路径出现变异，也需要医师在表单中予以说明。

（十二）参考费用标准

30000~50000 元（根据使用内固定耗材的不同，费用存在差异）。

四、肱骨干骨折临床路径用药方案

【用药选择】

1. 术前治疗基础疾病的药物应继续规律应用。

2. 术中抗菌药物应于术前 30 分钟滴注，骨关节感染以革兰阳性球菌为主，故首选第一、二代头孢菌素，若皮试阳性可选用头孢曲松。

3. 无血栓类疾病高危因素患者不建议术后药物抗凝。

【药学提示】

已知对磺胺类药物过敏患者禁用帕瑞昔布。

【注意事项】

术后应避免注射用非甾类镇痛药与口服非甾类镇痛药合用，以免增加胃肠道不良事件风险。

五、推荐表单

（一）医师表单

肱骨干骨折临床路径医师表单

适用对象：第一诊断为肱骨干骨折闭合性骨折（ICD-10：S42.300）

行肱骨干骨折切开复位内固定术（ICD-9-CM-3：78.52/79.11/79.31）

患者姓名：	性别： 年龄： 门诊号：	住院号：
住院日期： 年 月 日	出院日期： 年 月 日	标准住院日：≤16 天

时间	住院第 1 天	住院第 2 天	住院第 3~4 天（术前日）
主要诊疗工作	□ 询问病史及体格检查 □ 上级医师查房 □ 初步的诊断和治疗方案 □ 完成住院志、首次病程、上级医师查房等病历书写 □ 开检查检验单 □ 完成必要的相关科室会诊 □ 行患肢牵引或制动	□ 上级医师查房与手术前评估 □ 明确诊断和手术方案 □ 完成上级医师查房记录 □ 完善术前检查项目 □ 收集检查检验结果并评估病情 □ 请相关科室会诊	□ 上级医师查房，术前评估和决定手术方案 □ 完成上级医师查房记录等 □ 向患者和（或）家属交代围术期注意事项，并签署手术知情同意书、输血同意书、委托书（患者本人不能签字时）、自费用品协议书 □ 麻醉医师查房，并与患者和（或）家属交代麻醉注意事项，签署麻醉知情同意书 □ 完成各项术前准备
重点医嘱	**长期医嘱：** □ 骨科常规护理 □ 二级护理 □ 饮食 □ 患肢牵引或制动 **临时医嘱：** □ 血常规、血型、尿常规 □ 凝血功能 □ 电解质、肝肾功能 □ 感染性疾病筛查 □ 胸部 X 线平片、心电图 □ 根据病情：肌电图、肺功能、超声心动图、血气分析、CT □ 肱骨全长正侧位片（包括邻近关节）	**长期医嘱：** □ 骨科护理常规 □ 二级护理 □ 饮食 □ 患者既往内科基础疾病用药 **临时医嘱：** □ 根据会诊科室要求安排检查检验 □ 镇痛等对症处理	**长期医嘱：**同前 **临时医嘱：** □ 术前医嘱：明日在臂丛神经阻滞或全身麻醉下行肱骨干骨折内固定术 □ 术前禁食、禁水 □ 术前用抗菌药物皮试 □ 术前留置导尿管（全身麻醉） □ 术区备皮 □ 配血 □ 其他特殊医嘱
病情变异记录	□ 无 □ 有，原因： 1. 2.	□ 无 □ 有，原因： 1. 2.	□ 无 □ 有，原因： 1. 2.
医师签名			

时间	住院第 5 天 （手术日）	住院第 6 天 （术后第 1 日）	住院第 7 天 （术后第 2 日）
主要诊疗工作	□ 手术 □ 向患者和（或）家属交代手术过程概况及术后注意事项 □ 术者完成手术记录 □ 完成术后病程记录 □ 上级医师查房 □ 麻醉医师查房 □ 观察有无术后并发症并做相应处理	□ 上级医师查房 □ 完成常规病程记录 □ 观察伤口、引流量、生命体征、患肢远端感觉运动情况等，并做出相应处理	□ 上级医师查房 □ 完成病程记录 □ 拔除引流管，伤口换药 □ 指导患者功能锻炼
重点医嘱	长期医嘱： □ 骨科术后护理常规 □ 一级护理 □ 饮食 □ 患肢抬高 □ 留置引流管并记引流量 □ 抗菌药物 □ 其他特殊医嘱 临时医嘱： □ 今日在臂丛神经阻滞和（或）全身麻醉下行肱骨干骨折内固定术 □ 心电监护、吸氧（根据病情需要） □ 补液 □ 胃黏膜保护剂（酌情） □ 止吐、镇痛等对症处理 □ 查血常规 □ 输血（根据病情需要）	长期医嘱： □ 骨科术后护理常规 □ 一级护理 □ 饮食 □ 患肢抬高 □ 留置引流管并记引流量 □ 抗菌药物 □ 其他特殊医嘱 临时医嘱： □ 复查血常规 □ 输血和（或）补晶体、胶体液（根据病情需要） □ 换药 □ 镇痛等对症处理（根据病情需要）	长期医嘱： □ 骨科术后护理常规 □ 一级护理 □ 饮食 □ 患肢抬高 □ 抗菌药物 □ 其他特殊医嘱 临时医嘱： □ 输血和（或）补晶体、胶体液（必要时） □ 换药，拔引流管 □ 镇痛等对症处理（根据病情需要）
病情变异记录	□ 无 □ 有，原因： 1. 2.	□ 无 □ 有，原因： 1. 2.	□ 无 □ 有，原因： 1. 2.
医师签名			

时间	住院第 8 天 （术后第 3 日）	住院第 9 天 （术后第 4 日）	住院第 10~16 天 （术后第 5~11 日）
主要诊疗工作	□ 上级医师查房 □ 住院医师完成病程记录 □ 伤口换药（必要时） □ 指导患者功能锻炼	□ 上级医师查房 □ 住院医师完成病程记录 □ 伤口换药（必要时） □ 指导患者功能锻炼 □ 摄患侧肱骨全长正侧位片	□ 上级医师查房，进行手术及伤口评估，确定有无手术并发症和切口愈合不良情况，明确能否出院 □ 完成出院志、病案首页、出院诊断证明书等病历书写 □ 向患者交代出院后的康复锻炼及注意事项，如复诊的时间、地点，发生紧急情况时的处理等
重要医嘱	**长期医嘱：** □ 骨科术后护理常规 □ 二级护理 □ 饮食 □ 抗菌药物：如体温正常、伤口情况良好、无明显红肿时可以停止抗菌药物治疗 □ 其他特殊医嘱 □ 术后功能锻炼 **临时医嘱：** □ 复查血尿常规、生化（必要时） □ 补液（必要时） □ 换药（必要时） □ 镇痛等对症处理	**长期医嘱：** □ 骨科术后护理常规 □ 二级护理 □ 饮食 □ 抗菌药物：如体温正常、伤口情况良好、无明显红肿时可以停止抗菌药物治疗 □ 其他特殊医嘱 □ 术后功能锻炼 **临时医嘱：** □ 复查血尿常规、生化（必要时） □ 补液（必要时） □ 换药（必要时） □ 镇痛等对症处理	**出院医嘱：** □ 出院带药 □ ___日后拆线换药（根据伤口愈合情况预约拆线时间） □ 出院后骨科和（或）康复科门诊复查 □ 不适随诊
病情变异记录	□ 无　□ 有，原因： 1. 2.	□ 无　□ 有，原因： 1. 2.	□ 无　□ 有，原因： 1. 2.
医师签名			

（二）护士表单

肱骨干骨折临床路径护士表单

适用对象：第一诊断为肱骨干骨折闭合性骨折（ICD-10：S42.300）
行肱骨干骨折内固定术（ICD-9-CM-3：78.52/79.11/79.31）

患者姓名：	性别：	年龄：	门诊号：	住院号：
住院日期：　年　月　日	出院日期：　年　月　日			标准住院日：≤16 天

时间	住院第 1 天	住院第 1~4 天（术前日）	住院第 1~5 天（手术日）
健康宣教	□ 入院宣教 □ 介绍主管医师、护士 □ 介绍病室环境、设施、设备 □ 介绍规章制度及注意事项 □ 介绍疾病相关注意事项	□ 术前宣教 □ 宣教疾病知识、术前准备、手术过程 □ 告知准备物品 □ 告知术后饮食、活动及探视规定 □ 告知术后可能出现的情况及应对方式 □ 告知家属等候区位置	□ 手术当日宣教 □ 告知监护设备、管路功能及注意事项 □ 饮食指导 □ 告知术后可能出现的情况及应对方式 □ 再次明确探视陪伴须知
护理处置	□ 核对患者，佩戴腕带 □ 建立入院病历 □ 评估患者并书写护理评估单 □ 卫生处置：剪指（趾）甲、沐浴，更换病号服 □ 用软枕抬高患肢	□ 协助医师完成术前检查、化验 □ 术前准备 □ 禁食、禁水 □ 备皮 □ 配血 □ 抗菌药物皮试 □ 肠道准备	□ 送手术 □ 摘除患者各种活动物品 □ 核对患者信息 □ 核对带药 □ 填写手术交接单，签字确认 □ 接手术 □ 核对患者及资料，签字确认
基础护理	□ 二级护理 □ 晨晚间护理 □ 饮食指导 □ 排泄护理 □ 患者安全管理	□ 二级护理或一级护理 □ 晨晚间护理 □ 饮食指导 □ 排泄护理 □ 患者安全管理	□ 特级/一级护理 □ 晨晚间护理 □ 卧位护理：协助床上移动、保持功能体位 □ 饮食指导、排便情况 □ 患者安全管理
专科护理	□ 护理查体 □ 评估患肢感觉活动，末梢血运 □ 评估患肢肿胀及皮肤情况，并遵医嘱抬高患肢 □ 需要时，填写跌倒及皮肤压疮防范表，床头悬挂防跌倒提示牌 □ 保持石膏固定牢固、有效 □ 遵医嘱予以消肿、镇痛治疗 □ 给予患者及家属心理支持	□ 遵医嘱完成相关检查 □ 评估患肢肿胀及皮肤情况，并遵医嘱抬高患肢 □ 保持石膏固定牢固、有效 □ 遵医嘱予消肿、镇痛治疗 □ 遵医嘱予功能锻炼指导 □ 遵医嘱予预防深静脉血栓治疗 □ 给予患者及家属心理支持	□ 病情观察，书写特护记录或一般护理记录 □ 日间 q2h、夜间 q4h 评估生命体征、意识、患肢感觉活动及血运情况、皮肤及肿胀情况、伤口敷料、引流管、尿管情况、出入量，如有病情变化随时记录 □ 遵医嘱予患肢抬高 □ 遵医嘱予预防深静脉血栓治疗 □ 遵医嘱予抗菌药物、消肿、镇痛、止吐、补液药物治疗 □ 给予患者及家属心理支持

续　表

时间	住院第 1 天	住院第 1~4 天 （术前日）	住院第 1~5 天 （手术日）
重点 医嘱	□ 详见医嘱执行单	□ 详见医嘱执行单	□ 详见医嘱执行单
病情 变异 记录	□ 无　□ 有，原因： 1. 2.		□ 无　□ 有，原因： 1. 2.
护士 签名			

时间	住院第2~9天 （术后1~4天）	住院第10~16天 （术后第5~9日）
健康宣教	□ 术后宣教 □ 药物作用时间及频率 □ 饮食、活动指导 □ 复查患者对术前宣教内容的掌握程度 □ 功能锻炼指导 □ 佩戴支具注意事项 □ 安全宣教 □ 镇痛治疗及注意事项	□ 出院宣教 □ 复查时间 □ 用药方法 □ 饮食指导 □ 活动休息 □ 支具佩戴 □ 办理出院手续程序及时间
护理处置	□ 遵医嘱完成相关治疗	□ 办理出院手续 □ 书写出院小结
基础护理	□ 一级/二级护理 □ 晨晚间护理 □ 饮食指导 □ 排泄护理 □ 患者安全管理	□ 二级护理 □ 晨晚间护理 □ 饮食指导 □ 排泄护理 □ 患者安全管理
专科护理	□ 病情观察，写护理记录 □ 评估生命体征、意识、患肢感觉和活动及血运、皮肤及肿胀情况、伤口敷料、引流管、尿管情况、出入量，如有病情变化随时记录 □ 遵医嘱予患肢抬高 □ 遵医嘱予康复锻炼指导 □ 遵医嘱予抗菌药物、消肿、镇痛、抗血栓药物治疗 □ 给予患者及家属心理支持	□ 病情观察、书写护理记录 □ 评估生命体征、意识、患肢感觉和活动及血运情况 □ 遵医嘱指导出院后康复锻炼 □ 给予患者及家属心理指导
重点医嘱	□ 详见医嘱执行单	□ 详见医嘱执行单
病情变异记录	□ 无 □ 有，原因： 1. 2.	□ 无 □ 有，原因： 1. 2.
护士签名		

（三）患者表单

肱骨干骨折临床路径患者表单

适用对象：第一诊断为肱骨干骨折闭合性骨折（ICD-10：S42.300）

行肱骨干内固定术（ICD-9-CM-3：78.52/79.11/79.31）

患者姓名：	性别： 年龄： 门诊号：	住院号：
住院日期： 年 月 日	出院日期： 年 月 日	标准住院日：≤16 天

时间	入 院	手术前	手术当天
医患配合	□ 配合询问病史、收集资料，请务必详细告知既往史、用药史、过敏史 □ 如服用抗凝剂，请明确告知 □ 配合医师进行体格检查 □ 如有任何不适请告知医师 □ 请配合医师完成患肢石膏固定	□ 配合完善术前相关检查、化验，如采血、留尿、心电图、X线胸片、患肢X线检查、CT、MRI、肺功能 □ 医师与患者及家属介绍病情及手术方案、时间；手术谈话、术前签字 □ 麻醉师与患者进行术前访视	□ 配合评估手术效果 □ 配合检查肢体感觉、活动情况 □ 有任何不适请告知医师
护患配合	□ 配合测量体温、脉搏、呼吸、血压、体重 □ 配合佩戴腕带 □ 配合护士完成入院评估（简单询问病史、过敏史、用药史） □ 接受入院宣教（环境介绍、病室规定、订餐制度、贵重物品保管、探视制度等） □ 有任何不适请告知护士	□ 配合测量体温、脉搏、呼吸、询问排便次数1次/天 □ 接受术前宣教 □ 配合手术范围备皮 □ 准备好必要用物，弯头吸管、尿壶、便盆等 □ 取下义齿、饰品等，贵重物品交家属保管	□ 清晨配合测量体温、脉搏、呼吸1次 □ 送手术前，协助完成核对，脱去衣物，上手术车 □ 返病房后，协助完成核对，配合过病床 □ 配合检查意识、肢体感觉及活动 □ 配合术后吸氧、心电监护、输液、床上排尿或留置尿管，患肢伤口处可能有引流管 □ 遵医嘱采取正确体位 □ 有任何不适请告知护士
饮食	□ 普食 □ 糖尿病饮食 □ 低盐低脂饮食	□ 术前12小时禁食、禁水	□ 返病室后禁食、禁水6小时 □ 6小时后无恶心、呕吐可适量饮水 □ 禁食、禁水
排泄	□ 正常排尿便	□ 正常排尿便	□ 床上排尿便 □ 保留尿管
活动	□ 患肢抬高	□ 患肢抬高	□ 卧床休息，保护管路 □ 患肢抬高 □ 患肢活动

时间	手术后	出　院
医患配合	□ 配合检查肢体感觉活动 □ 需要时，伤口换药 □ 配合佩戴支具 □ 配合拔除伤口引流管、尿管 □ 配合伤口拆线	□ 接受出院前指导 □ 知道复查程序
护患配合	□ 配合定时监测生命体征、每日询问排便次数 □ 配合检查肢体感觉活动 □ 配合夹闭尿管，锻炼膀胱功能 □ 接受进食、进水、排便等生活护理 □ 注意安全，避免坠床或跌倒 □ 配合采取正确体位 □ 如需要，配合正确佩戴支具 □ 配合执行探视及陪伴制度	□ 接受出院宣教 □ 准备齐就诊卡、押金条 □ 知道用药方法、作用、注意事项 □ 知道护理伤口方法 □ 知道正确佩戴支具 □ 知道复印病历的方法和时间 □ 办理出院手续 □ 获取出院证明书 □ 获取出院带药
饮食	□ 正常饮食 □ 糖尿病饮食 □ 低盐低脂饮食	□ 根据医嘱饮食
排泄	□ 正常排尿便 □ 防治便秘	□ 正常排尿便 □ 防治便秘
活动	□ 注意保护管路，勿牵拉、打折 □ 根据医嘱活动	□ 根据医嘱，适量活动，避免疲劳

附：原表单（2011 年版）

肱骨干骨折临床路径医师表单

适用对象：第一诊断为闭合性肱骨干骨折（ICD-10：S42.301）
行肱骨干骨折内固定术（ICD-9-CM-3：78.52/79.11/79.31）

患者姓名：	性别： 年龄： 住院号：	门诊号：
住院日期： 年 月 日	出院日期： 年 月 日	标准住院日：≤16 天

时间	住院第 1 天	住院第 2 天	住院第 3~4 天（术前日）
主要诊疗工作	□ 询问病史及体格检查 □ 上级医师查房 □ 初步的诊断和治疗方案 □ 完成住院志、首次病程、上级医师查房等病历书写 □ 开检查检验单 □ 完成必要的相关科室会诊 □ 行患肢牵引或制动	□ 上级医师查房与手术前评估 □ 明确诊断和手术方案 □ 完成上级医师查房记录 □ 完善术前检查项目 □ 收集检查检验结果并评估病情 □ 请相关科室会诊	□ 上级医师查房，术前评估和决定手术方案 □ 完成上级医师查房记录等 □ 向患者和（或）家属交代围术期注意事项，并签署手术知情同意书、输血同意书、委托书（患者本人不能签字时）、自费用品协议书 □ 麻醉医师查房并与患者和（或）家属交代麻醉注意事项，签署麻醉知情同意书 □ 完成各项术前准备
重点医嘱	长期医嘱： □ 骨科常规护理 □ 二级护理 □ 饮食 □ 患肢牵引、制动 临时医嘱： □ 血常规、血型、尿常规 □ 凝血功能 □ 电解质、肝肾功能 □ 感染性疾病筛查 □ 胸部 X 线平片、心电图 □ 根据病情：肌电图、肺功能、超声心动图、血气分析、CT □ 肱骨全长正侧位片（包括邻近关节）	长期医嘱： □ 骨科护理常规 □ 二级护理 □ 饮食 □ 患者既往内科基础疾病用药 临时医嘱： □ 根据会诊科室要求安排检查检验 □ 镇痛等对症处理	长期医嘱：同前 临时医嘱： □ 术前医嘱：明日在臂丛神经阻滞或全身麻醉下行肱骨干骨折内固定术 □ 术前禁食、禁水 □ 术前用抗菌药物皮试 □ 术前留置导尿管（全身麻醉） □ 术区备皮 □ 配血 □ 其他特殊医嘱
主要护理工作	□ 入院介绍（病房环境、设施等） □ 入院护理评估 □ 观察患肢牵引、制动情况及护理	□ 观察患者病情变化 □ 防止皮肤压疮护理 □ 心理和生活护理	□ 做好备皮等术前准备 □ 提醒患者术前禁食、禁水 □ 术前心理护理

时间	住院第 1 天	住院第 2 天	住院第 3~4 天（术前日）
病情 变异 记录	□无　□有，原因： 1. 2.	□无　□有，原因： 1. 2.	□无　□有，原因： 1. 2.
护士 签名			
医师 签名			

时间	住院第5天 （手术日）	住院第6天 （术后第1日）	住院第7天 （术后第2日）
主要诊疗工作	□ 手术 □ 向患者和（或）家属交代手术过程概况及术后注意事项 □ 术者完成手术记录 □ 完成术后病程记录 □ 上级医师查房 □ 麻醉医师查房 □ 观察有无术后并发症并做相应处理	□ 上级医师查房 □ 完成常规病程记录 □ 观察伤口、引流量、生命体征、患肢远端感觉和运动情况等，并作出相应处理	□ 上级医师查房 □ 完成病程记录 □ 拔除引流管，伤口换药 □ 指导患者功能锻炼
重点医嘱	**长期医嘱：** □ 骨科术后护理常规 □ 一级护理 □ 饮食 □ 患肢抬高 □ 留置引流管并记引流量 □ 抗菌药物 □ 其他特殊医嘱 **临时医嘱：** □ 今日在臂丛神经阻滞和（或）全身麻醉下行肱骨干骨折内固定术 □ 心电监护、吸氧（根据病情需要） □ 补液 □ 胃黏膜保护剂（酌情） □ 止吐、镇痛等对症处理 □ 急查血常规 □ 输血（根据病情需要）	**长期医嘱：** □ 骨科术后护理常规 □ 一级护理 □ 饮食 □ 患肢抬高 □ 留置引流管并记引流量 □ 抗菌药物 □ 其他特殊医嘱 **临时医嘱：** □ 复查血常规 □ 输血和（或）补晶体、胶体液（根据病情需要） □ 换药 □ 镇痛等对症处理（根据病情需要）	**长期医嘱：** □ 骨科术后护理常规 □ 一级护理 □ 饮食 □ 患肢抬高 □ 抗菌药物 □ 其他特殊医嘱 **临时医嘱：** □ 输血和（或）补晶体、胶体液（必要时） □ 换药，拔引流管 □ 镇痛等对症处理（根据病情需要）
主要护理工作	□ 观察患者病情变化并及时报告医师 □ 术后心理与生活护理 □ 指导术后患者功能锻炼	□ 观察患者病情并做好引流量等相关记录。 □ 术后心理与生活护理 □ 指导术后患者功能锻炼	□ 观察患者病情变化 □ 术后心理与生活护理 □ 指导术后患者功能锻炼
病情变异记录	□ 无 □ 有，原因： 1. 2.	□ 无 □ 有，原因： 1. 2.	□ 无 □ 有，原因： 1. 2.
护士签名			
医师签名			

时间	住院第 8 天 （术后第 3 日）	住院第 9 天 （术后第 4 日）	住院第 10~16 天 （术后第 5~11 日）
主要诊疗工作	□ 上级医师查房 □ 住院医师完成病程记录 □ 伤口换药（必要时） □ 指导患者功能锻炼	□ 上级医师查房 □ 住院医师完成病程记录 □ 伤口换药（必要时） □ 指导患者功能锻炼 □ 摄患侧肱骨全长正侧位片	□ 上级医师查房，进行手术及伤口评估，确定有无手术并发症和切口愈合不良情况，明确能否出院 □ 完成出院志、病案首页、出院诊断证明书等病历书写 □ 向患者交代出院后的康复锻炼及注意事项，如复诊的时间、地点，发生紧急情况时的处理等
重要医嘱	**长期医嘱：** □ 骨科术后护理常规 □ 二级护理 □ 饮食 □ 抗菌药物：如体温正常、伤口情况良好、无明显红肿时可以停止抗菌药物治疗 □ 其他特殊医嘱 □ 术后功能锻炼 **临时医嘱：** □ 复查血尿常规、生化（必要时） □ 补液（必要时） □ 换药（必要时） □ 镇痛等对症处理	**长期医嘱：** □ 骨科术后护理常规 □ 二级护理 □ 饮食 □ 抗菌药物：如体温正常、伤口情况良好、无明显红肿时可以停止抗菌药物治疗 □ 其他特殊医嘱 □ 术后功能锻炼 **临时医嘱：** □ 复查血尿常规、生化（必要时） □ 补液（必要时） □ 换药（必要时） □ 镇痛等对症处理	**出院医嘱：** □ 出院带药 □ ___日后拆线换药（根据伤口愈合情况预约拆线时间） □ 出院后骨科和（或）康复科门诊复查 □ 不适随诊
主要护理工作	□ 观察患者病情变化 □ 术后心理与生活护理 □ 指导患者功能锻炼	□ 观察患者病情变化 □ 指导患者功能锻炼 □ 术后心理和生活护理	□ 指导患者办理出院手续 □ 出院宣教
病情变异记录	□ 无　□ 有，原因： 1. 2.	□ 无　□ 有，原因： 1. 2.	□ 无　□ 有，原因： 1. 2.
护士签名			
医师签名			

第三章

肱骨髁骨折临床路径释义

一、肱骨髁部骨折编码

1. 原编码：

疾病名称及编码：肱骨髁上骨折（ICD-10：S42.401）

肱骨外髁骨折（ICD-10：S42.402）

肱骨髁间骨折（ICD-10：S42.403）

肱骨内髁骨折（ICD-10：S42.404）

手术操作名称及编码：肱骨髁骨折内固定术（ICD-9-CM-3：78.52/79.11/79.31）

2. 修改编码：

疾病名称及编码：肱骨髁闭合性骨折（ICD-10：S42.401-S42.404）

手术操作名称及编码：肱骨髁骨折内固定术（ICD-9-CM-3：78.52/79.11/79.31）

二、临床路径检索方法

S42.401-S42.404 伴（78.52/79.11/79.31），并且年龄>16 岁

三、肱骨髁骨折临床路径标准住院流程

（一）适用对象

第一诊断为闭合性肱骨髁骨折（ICD-10：S42.401）。

行肱骨髁骨折内固定术（ICD-9-CM-3：78.52/79.11/79.31）。

> **释义**
>
> ■ 本临床路径适用对象是第一诊断为闭合性肱骨髁骨折的患者。
>
> ■ 适用对象中不包括肿瘤等病因造成的病理性骨折、肱骨髁骨折的多发损伤患者、儿童患者、陈旧性骨折或骨折不愈合、开放性骨折。

（二）诊断依据

根据《临床诊疗指南·骨科分册》（中华医学会编著，人民卫生出版社，2008）等。

1. 病史：外伤史。

2. 体格检查：患肢肿胀、疼痛、活动受限、畸形，反常活动。

3. 辅助检查：X 线检查发现肱骨髁骨折。

> **释义**
>
> ■ 肱骨髁骨折的临床表现无特殊，正确的诊断与分类需依靠肘关节正侧位 X 线片，必要时 CT 检查。

（三）选择治疗方案的依据

根据《临床诊疗指南·骨科分册》（中华医学会编著，人民卫生出版社，2008）等。

1. 年龄在 16 岁以上。
2. 伤前生活质量及活动水平。
3. 全身状况允许手术。
4. 首选钢板螺钉内固定，也可根据具体情况选择其他治疗方式。

> **释义**
>
> ■ 肱骨髁骨折为关节内骨折，要求解剖复位，早期活动，分离移位以及关节面移位大者建议手术治疗，以期获得更好的功能恢复。

（四）标准住院日为 ≤16 天

> **释义**
>
> ■ 骨折常造成明显肿胀，严重肿胀者需要等待肿胀消退后方可进行手术。必要时术前可进行石膏制动或者颈腕吊带固定。

（五）进入路径标准

1. 第一诊断必须符合 ICD-10：S42.401 闭合性肱骨髁骨折疾病编码。
2. 外伤引起的单纯性、新鲜肱骨髁骨折。
3. 除外病理性骨折。
4. 除外合并其他部位的骨折和损伤。
5. 当患者合并其他疾病，但住院期间不需要特殊处理也不影响第一诊断的临床路径流程实施时，可以进入路径。

> **释义**
>
> ■ 本路径不适用于合并其他骨折的多发损伤患者，开放性骨折也需退出本路径。
> ■ 合并疾病的院内会诊以及常规处理不影响临床路径流程。

（六）术前准备（术前评估）≤5 天

1. 必需的检查项目：
（1）血常规、尿常规+镜检。
（2）电解质、肝功能、肾功能、凝血功能、感染性疾病筛查（乙型肝炎、丙型肝炎、梅毒、艾滋病）。
（3）胸部 X 线平片、心电图。
（4）骨科 X 线检查。
2. 根据患者病情可选择的检查项目：CT 检查、肌电图、血气分析、肺功能检查、超声心动图等。

> **释义**
>
> ■ 以上项目属术前必需完成的检查项目。部分患者需要进行 CT 检查进一步了解骨折情况。老年、既往有心肺疾病等内科基础疾病患者需有针对性选择血气分析、肺功能检查、超声心动图等检查。
>
> ■ 根据术前检查的结果，安排进一步检查项目，如果住院期间需要特殊处理，可以退出本路径。

（七）预防性抗菌药物选择与使用时机

1. 抗菌药物：按照《抗菌药物临床应用指导原则》（卫医发〔2004〕285 号）执行。建议使用第一、二代头孢菌素，头孢曲松。

（1）推荐使用头孢唑林钠肌内或静脉注射：

1）成人：0.5~1 克/次，一日 2~3 次。

2）对本药或其他头孢菌素类药过敏者，对青霉素类药有过敏性休克史者禁用；肝肾功能不全者、有胃肠道疾病史者慎用。

3）使用本药前须进行皮试。

（2）推荐头孢呋辛钠肌内或静脉注射：

1）成人：0.75~1.5 克/次，一日 3 次。

2）肾功能不全患者按照肌酐清除率制订给药方案：肌酐清除率>20ml/min 者，每日 3 次，每次 0.75~1.5g；肌酐清除率 10~20ml/min 者，每次 0.75g，一日 2 次；肌酐清除率<10ml/min 者，每次 0.75g，一日 1 次。

3）对本药或其他头孢菌素类药过敏者，对青霉素类药有过敏性休克史者禁用；肝肾功能不全者、有胃肠道疾病史者慎用。

4）使用本药前须进行皮试。

（3）推荐头孢曲松钠肌内注射、静脉注射或静脉滴注：

1）成人：1 克/次，一次肌内注射或静脉滴注。

2）对本药或其他头孢菌素类药过敏者、对青霉素类药有过敏性休克史者禁用；肝肾功能不全者、有胃肠道疾病史者慎用。

2. 预防性使用抗菌药物，时间为术前 0.5 小时，手术超过 3 小时加用 1 次抗菌药物；总预防性用药时间一般不超过 24 小时，个别情况可延长至 48 小时。

> **释义**
>
> ■ 骨与关节手术感染多为革兰阳性球菌，故首选第一、第二代头孢菌素作为预防用药，不需联合用药。

（八）手术日为入院第 1~5 天

1. 麻醉方式：臂丛神经阻滞和（或）全身麻醉。

2. 手术方式：肱骨髁骨折内固定术。

3. 手术内固定物：钢板螺钉。

4. 术中用药：麻醉用药、抗菌药物。

5. 输血：视术中具体情况而定。

> **释义**
>
> ■ 应根据患者具体情况选择麻醉方式，尽可能选择全身影响小的麻醉方式。
> ■ 手术方式及内植物选择应根据骨折情况进行选择，最常选择的是钢板螺钉，视情况决定是否尺神经前置，是否需要进行尺骨鹰嘴截骨以及相应的内固定。一般情况下无需输血，但特殊必要的情况下也有输血可能。

（九）术后住院恢复≤11 天

1. 必需复查的项目：血常规、X 线检查。
2. 可选择的检查项目：电解质、凝血功能、肝功能、肾功能。
3. 术后用药：
（1）抗菌药物选择与使用时机应当按照《抗菌药物临床应用指导原则》（卫医发〔2004〕285 号）执行。如可疑感染，需做相应的微生物学检查，必要时做药敏试验。
（2）术后镇痛：参照《骨科常见疼痛的处理专家建议》。
（3）其他药物：消肿、促骨折愈合，必要时给予营养神经药物等。
4. 保护下功能锻炼。

> **释义**
>
> ■ 术后必需复查正侧位 X 线片判断骨折复位及内固定位置是否良好，必要时用 CT 检查骨折复位情况及内固定位置。
> ■ 如术后肿胀明显，首先给予抬高患肢、冰敷，可口服或者静脉使用消肿药物，必要时可以给予制动。
> ■ 如固定良好，应鼓励患者早期非负重活动，包括肌肉收缩、屈伸关节，早期禁止持重。

（十）出院标准

1. 体温正常，常规化验检查无明显异常。
2. 伤口愈合良好：引流管拔除，伤口无感染征象（或可在门诊处理的伤口情况）。
3. 术后 X 线片证实复位固定满意。
4. 没有需要住院处理的并发症和（或）合并症。

> **释义**
>
> ■ 患者出院前应一般情况良好，骨折固定符合相关标准，切口无异常情况，临床允许出院继续观察休养。如果发生相关并发症，可能会延长住院时间。
> ■ 体温高首先应考虑有无感染可能，可结合血常规、局部伤口情况及患者主诉综合分析。应当注意明显贫血、伤口局部血肿吸收也是发热的原因，但体温一般不高于 39℃。
> ■ 出院前应仔细观察伤口情况，确定伤口无明显红肿、持续渗液方可出院。

（十一）变异及原因分析

1. 可伴有其他损伤，应当严格掌握入选标准。部分患者因骨折本身的合并症而延期治疗，如合并神经血管损伤需要一期探查或二期治疗等。

2. 老年患者易有合并症，如骨质疏松、糖尿病、心脑血管疾病等，骨折后合并症可能加重，需同时治疗，住院时间延长。

3. 内固定物选择：根据骨折类型选择适当的内固定物，可能导致住院费用存在差异。

4. 开放性骨折不进入本路径。

> **释义**
>
> ■ 按标准治疗方案如发生严重的并发症，需要转入相应路径。
>
> ■ 医师认可的变异原因主要是指患者入选路径后，医师在检查及治疗过程中发现患者合并存在一些事前未预知的对本路径治疗可能产生影响的情况，需要中止执行路径或者是延长治疗时间、增加治疗费用。医师需在表单中明确说明。
>
> ■ 因患者方面的主观原因导致执行路径出现变异，也需要医师在表单中予以说明。

（十二）参考费用标准

40000~8000 元（根据使用内固定耗材的不同，费用存在差异）。

四、肱骨髁骨折临床路径给药方案

【用药选择】

1. 术前治疗基础疾病的药物应继续规律应用。

2. 术中抗菌药物应于术前 30 分钟滴注，骨关节感染以革兰阳性球菌为主，故首选第一、二代头孢菌素，若皮试阳性可选用头孢曲松。

3. 无血栓类疾病高危因素患者不建议术后药物抗凝。

【药学提示】

已知对磺胺类药物过敏患者禁用帕瑞昔布。

【注意事项】

术后应避免注射用非甾类镇痛药与口服非甾类镇痛药合用，以免增加胃肠道不良事件风险。

五、推荐表单

（一）医师表单

肱骨髁骨折临床路径医师表单

适用对象：第一诊断为肱骨髁闭合性骨折（ICD-10：S42.401-S42.404）

行肱骨髁骨折内固定术（ICD-9-CM-3：78.52/79.11/79.31）

患者姓名：	性别： 年龄： 门诊号：	住院号：
住院日期： 年 月 日	出院日期： 年 月 日	标准住院日：≤16 天

时间	住院第 1 天	住院第 2 天	住院第 3~4 天（术前日）
主要诊疗工作	□ 询问病史及体格检查 □ 上级医师查房 □ 初步的诊断和治疗方案 □ 完成住院志、首次病程、上级医师查房等病历书写 □ 开检查检验单 □ 完成必要的相关科室会诊 □ 行患肢牵引或制动	□ 上级医师查房与手术前评估 □ 确定诊断和手术方案 □ 完成上级医师查房记录 □ 完善术前检查项目 □ 收集检查检验结果并评估病情 □ 请相关科室会诊	□ 上级医师查房，术前评估和决定手术方案 □ 完成上级医师查房记录等 □ 向患者和（或）家属交代围术期注意事项，并签署手术知情同意书、输血同意书、委托书（患者本人不能签字时）、自费用品协议书 □ 麻醉医师查房，并与患者和（或）家属交代麻醉注意事项，并签署麻醉知情同意书 □ 完成各项术前准备
重点医嘱	**长期医嘱：** □ 骨科常规护理 □ 二级护理 □ 饮食 □ 患肢牵引或制动 **临时医嘱：** □ 血常规、血型、尿常规 □ 凝血功能 □ 电解质、肝肾功能 □ 感染性疾病筛查 □ 胸部 X 线平片、心电图 □ 根据病情：肌电图、肺功能、超声心动图、血气分析、CT □ 肱骨全长正侧位 X 片（必要时）	**长期医嘱：** □ 骨科护理常规 □ 二级护理 □ 饮食 □ 患者既往内科基础疾病用药 **临时医嘱：** □ 根据会诊科室要求安排检查检验 □ 镇痛等对症处理	**长期医嘱：**同前 **临时医嘱：** □ 术前医嘱：明日在臂丛神经阻滞或全身麻醉下行肱骨髁骨折复位内固定术 □ 术前禁食、禁水 □ 术前用抗菌药物皮试 □ 术前留置导尿管（全身麻醉） □ 术区备皮 □ 配血 □ 其他特殊医嘱
病情变异记录	□ 无 □ 有，原因： 1. 2.	□ 无 □ 有，原因： 1. 2.	□ 无 □ 有，原因： 1. 2.
医师签名			

时间	住院第 4~5 天 （手术日）	住院第 6 天 （术后第 1 日）	住院第 7 天 （术后第 2 日）
主要诊疗工作	□ 手术 □ 向患者和（或）家属交代手术过程概况及术后注意事项 □ 术者完成手术记录 □ 完成术后病程记录 □ 上级医师查房 □ 麻醉医师查房 □ 观察有无术后并发症并做相应处理	□ 上级医师查房 □ 完成常规病程记录 □ 观察伤口、引流量、生命体征、患肢远端感觉和运动情况等，并做出相应处理	□ 上级医师查房 □ 完成病程记录 □ 拔除引流管，伤口换药 □ 指导患者功能锻炼
重点医嘱	长期医嘱： □ 骨科术后护理常规 □ 一级护理 □ 饮食 □ 患肢抬高 □ 留置引流管并记引流量 □ 抗菌药物 □ 其他特殊医嘱 临时医嘱： □ 今日在臂丛神经阻滞和（或）全身麻醉下行肱骨髁骨折复位内固定术 □ 心电监护、吸氧（根据病情需要） □ 补液 □ 胃黏膜保护剂（酌情） □ 止吐、镇痛等对症处理 □ 急查血常规 □ 输血（根据病情需要）	长期医嘱： □ 骨科术后护理常规 □ 一级护理 □ 饮食 □ 患肢抬高 □ 留置引流管并记引流量 □ 抗菌药物 □ 其他特殊医嘱 临时医嘱： □ 复查血常规 □ 输血和（或）补晶体、胶体液（根据病情需要） □ 换药 □ 镇痛等对症处理	长期医嘱： □ 骨科术后护理常规 □ 一级护理 □ 饮食 □ 患肢抬高 □ 留置引流管并记引流量 □ 抗菌药物 □ 其他特殊医嘱 临时医嘱： □ 复查血常规（必要时） □ 输血和（或）补晶体、胶体液（必要时） □ 换药，拔引流管 □ 镇痛等对症处理
病情变异记录	□ 无　□ 有，原因： 1. 2.	□ 无　□ 有，原因： 1. 2.	□ 无　□ 有，原因： 1. 2.
医师签名			

时间	住院第 8 天 （术后第 3 日）	住院第 9 天 （术后第 4 日）	住院第 10~16 天 （术后第 5~11 日）
主要诊疗工作	□ 上级医师查房 □ 住院医师完成病程记录 □ 伤口换药（必要时） □ 指导患者功能锻炼	□ 上级医师查房 □ 住院医师完成病程记录 □ 伤口换药（必要时） □ 指导患者功能锻炼 □ 摄患侧肘关节正侧位片（必要时肱骨全长正侧位片）	□ 上级医师查房，进行手术及伤口评估，确定有无手术并发症和切口愈合不良情况，明确能否出院 □ 完成出院志、病案首页、出院诊断证明书等病历书写 □ 向患者交代出院后的康复锻炼及注意事项，如复诊的时间、地点，发生紧急情况时的处理等
重要医嘱	**长期医嘱：** □ 骨科术后护理常规 □ 二级护理 □ 饮食 □ 抗菌药物：如体温正常、伤口情况良好、无明显红肿时可以停止抗菌药物治疗 □ 其他特殊医嘱 □ 术后功能锻炼 **临时医嘱：** □ 复查血尿常规、生化（必要时） □ 补液（必要时） □ 换药（必要时） □ 镇痛等对症处理	**长期医嘱：** □ 骨科术后护理常规 □ 二级护理 □ 饮食 □ 抗菌药物：如体温正常、伤口情况良好、无明显红肿时可以停止抗菌药物治疗 □ 其他特殊医嘱 □ 术后功能锻炼 **临时医嘱：** □ 复查血尿常规、生化（必要时） □ 补液（必要时） □ 换药（必要时） □ 镇痛等对症处理	**出院医嘱：** □ 出院带药 □ <u>14</u> 日后拆线换药（根据伤口愈合情况预约拆线时间） □ 出院后骨科和（或）康复科门诊复查 □ 不适随诊
病情变异记录	□ 无 □ 有，原因： 1. 2.	□ 无 □ 有，原因： 1. 2.	□ 无 □ 有，原因： 1. 2.
医师签名			

（二）护士表单

肱骨髁骨折临床路径护士表单

适用对象：第一诊断为肱骨髁闭合性骨折（ICD-10：S42.401-S42.404）
行肱骨髁骨折内固定术（ICD-9-CM-3：78.52/79.11/79.31）

患者姓名：	性别： 年龄： 门诊号：	住院号：
住院日期： 年 月 日	出院日期： 年 月 日	标准住院日：≤16 天

时间	住院第 1 天	住院第 1~4 天 （术前日）	住院第 1~5 天 （手术日）
健康宣教	□ 入院宣教 □ 介绍主管医师、护士 □ 介绍病室环境、设施、设备 □ 介绍规章制度及注意事项 □ 介绍疾病相关注意事项	□ 术前宣教 □ 宣教疾病知识、术前准备、手术过程 □ 告知准备物品 □ 告知术后饮食、活动及探视规定 □ 告知术后可能出现的情况及应对方式 □ 告知家属等候区位置	□ 手术当日宣教 □ 告知监护设备、管路功能及注意事项 □ 饮食指导 □ 告知术后可能出现的情况及应对方式 □ 再次明确探视陪伴须知
护理处置	□ 核对患者，佩戴腕带 □ 建立入院病历 □ 评估患者并书写护理评估单 □ 卫生处置：剪指（趾）甲、沐浴，更换病号服 □ 用软枕抬高患肢	□ 协助医师完成术前检查、化验 □ 术前准备 □ 禁食、禁水 □ 备皮 □ 配血 □ 抗菌药物皮试	□ 送手术 □ 摘除患者各种活动物品 □ 核对患者信息 □ 核对带药 □ 填写手术交接单，签字确认 □ 接手术 □ 核对患者及资料，签字确认
基础护理	□ 二级护理 □ 晨晚间护理 □ 饮食指导 □ 排泄护理 □ 患者安全管理	□ 二级护理或一级护理 □ 晨晚间护理 □ 饮食指导 □ 排泄护理 □ 患者安全管理	□ 一级护理 □ 晨晚间护理 □ 卧位护理：协助床上移动、保持功能体位 □ 饮食指导、排便情况 □ 患者安全管理
专科护理	□ 护理查体 □ 评估患肢感觉活动，末梢血运 □ 评估患肢肿胀及皮肤情况，并遵医嘱抬高患肢 □ 需要时，填写跌倒及皮肤压疮防范表，床头悬挂防跌倒提示牌 □ 保持石膏固定牢固、有效 □ 遵医嘱予以消肿、镇痛治疗 □ 给予患者及家属心理支持	□ 遵医嘱完成相关检查 □ 评估患肢肿胀及皮肤情况，并遵医嘱抬高患肢 □ 保持石膏固定牢固、有效 □ 遵医嘱予消肿、镇痛治疗 □ 遵医嘱予功能锻炼指导 □ 遵医嘱予预防深静脉血栓治疗 □ 给予患者及家属心理支持	□ 病情观察，书写特护记录或一般护理记录 □ 日间 q2h、夜间 q4h 评估生命体征、意识、患肢感觉和活动及血运情况、皮肤及肿胀情况、伤口敷料、引流管、尿管情况、出入量，如有病情变化随时记录 □ 遵医嘱予患肢抬高 □ 遵医嘱予预防深静脉血栓治疗 □ 遵医嘱予抗菌药物、消肿、镇痛、止吐、补液药物治疗 □ 给予患者及家属心理支持

续　表

时间	住院第 1 天	住院第 1~4 天 （术前日）	住院第 1~5 天 （手术日）
重点 医嘱	□ 详见医嘱执行单	□ 详见医嘱执行单	□ 详见医嘱执行单
病情 变异 记录	□ 无　□ 有，原因： 1. 2.		□ 无　□ 有，原因： 1. 2.
护士 签名			

时间	住院第 2~9 天 （术后 1~4 天）	住院第 10~16 天 （术后第 5~9 日）
健康宣教	□ 术后宣教 □ 药物作用时间及频率 □ 饮食、活动指导 □ 复查患者对术前宣教内容的掌握程度 □ 功能锻炼指导 □ 佩戴支具注意事项 □ 安全宣教 □ 镇痛治疗及注意事项	□ 出院宣教 □ 复查时间 □ 用药方法 □ 饮食指导 □ 活动休息 □ 支具佩戴 □ 办理出院手续程序及时间
护理处置	□ 遵医嘱完成相关治疗	□ 办理出院手续 □ 书写出院小结
基础护理	□ 一级/二级护理 □ 晨晚间护理 □ 饮食指导 □ 排泄护理 □ 患者安全管理	□ 二级护理 □ 晨晚间护理 □ 饮食指导 □ 排泄护理 □ 患者安全管理
专科护理	□ 病情观察，写护理记录 □ 评估生命体征、意识、患肢感觉活动及血运、皮肤及肿胀情况、伤口敷料、引流管、尿管情况、出入量，如有病情变化随时记录 □ 遵医嘱予患肢抬高 □ 遵医嘱予康复锻炼指导 □ 遵医嘱予抗菌药物、消肿、镇痛、抗血栓药物治疗 □ 给予患者及家属心理支持	□ 病情观察、书写护理记录 □ 评估生命体征、意识、患肢感觉和活动及血运情况 □ 遵医嘱指导出院后康复锻炼 □ 给予患者及家属心理指导
重点医嘱	□ 详见医嘱执行单	□ 详见医嘱执行单
病情变异记录	□ 无　□ 有，原因： 1. 2.	□ 无　□ 有，原因： 1. 2.
护士签名		

（三）患者表单

肱骨髁骨折临床路径患者表单

适用对象：第一诊断为肱骨髁闭合性骨折（ICD-10：S42.401-S42.404）
行肱骨髁骨折内固定术（ICD-9-CM-3：78.52/79.11/79.31）

患者姓名：		性别： 年龄： 门诊号：	住院号：
住院日期： 年 月 日		出院日期： 年 月 日	标准住院日：≤16 天

时间	入 院	手术前	手术当天
医患配合	□ 配合询问病史、收集资料，请务必详细告知既往史、用药史、过敏史 □ 如服用抗凝剂，请明确告知 □ 配合医师进行体格检查 □ 如有任何不适请告知医师 □ 请配合医师完成患肢石膏固定	□ 配合完善术前相关检查、化验，如采血、留尿、心电图、X线胸片、患肢X线检查、CT、MRI、肺功能 □ 医师与患者及家属介绍病情及手术方案、时间；手术谈话、术前签字 □ 麻醉师与患者进行术前访视	□ 配合评估手术效果 □ 配合检查肢体感觉、活动情况 □ 有任何不适请告知医师
护患配合	□ 配合测量体温、脉搏、呼吸、血压、体重 □ 配合佩戴腕带 □ 配合护士完成入院评估（简单询问病史、过敏史、用药史） □ 接受入院宣教（环境介绍、病室规定、订餐制度、贵重物品保管、探视制度等） □ 有任何不适请告知护士	□ 配合测量体温、脉搏、呼吸、询问排便次数1次/天 □ 接受术前宣教 □ 配合手术范围备皮 □ 准备好必要用物，弯头吸管、尿壶、便盆等 □ 取下义齿、饰品等，贵重物品交家属保管	□ 清晨配合测量体温、脉搏、呼吸1次 □ 送手术前，协助完成核对，脱去衣物，上手术车 □ 返病房后，协助完成核对，配合过病床 □ 配合检查意识、肢体感觉和活动 □ 配合术后吸氧、心电监护、输液、床上排尿或留置尿管，患肢伤口处可能有引流管 □ 遵医嘱采取正确体位 □ 有任何不适请告知护士
饮食	□ 普食 □ 糖尿病饮食 □ 低盐低脂饮食	□ 术前12小时禁食、禁水	□ 返病室后禁食、禁水6小时 □ 6小时后无恶心、呕吐可适量饮水 □ 禁食、禁水
排泄	□ 正常排尿便	□ 正常排尿便	□ 床上排尿便 □ 保留尿管
活动	□ 患肢抬高	□ 患肢抬高	□ 卧床休息，保护管路 □ 患肢抬高 □ 患肢活动

时间	手术后	出　院
医患配合	□ 配合检查肢体感觉、活动 □ 需要时，伤口换药 □ 配合佩戴支具 □ 配合拔除伤口引流管、尿管 □ 配合伤口拆线	□ 接受出院前指导 □ 知道复查程序
护患配合	□ 配合定时监测生命体征，每日询问排便次数 □ 配合检查肢体感觉活动 □ 配合夹闭尿管，锻炼膀胱功能 □ 接受进食、进水、排便等生活护理 □ 注意安全，避免坠床或跌倒 □ 配合采取正确体位 □ 如需要，配合正确佩戴支具 □ 配合执行探视及陪伴制度	□ 接受出院宣教 □ 准备齐就诊卡、押金条 □ 知道用药方法、作用、注意事项 □ 知道护理伤口方法 □ 知道正确佩戴支具 □ 知道复印病历的方法和时间 □ 办理出院手续 □ 获取出院证明书 □ 获取出院带药
饮食	□ 正常饮食 □ 糖尿病饮食 □ 低盐低脂饮食	□ 根据医嘱饮食
排泄	□ 正常排尿便 □ 防治便秘	□ 正常排尿便 □ 防治便秘
活动	□ 注意保护管路，勿牵拉、打折 □ 根据医嘱活动	□ 根据医嘱，适量活动，避免疲劳

附：原表单（2011年版）

肱骨髁骨折临床路径原表单

适用对象：第一诊断为肱骨髁骨折（ICD-10：S42.401）

行肱骨髁骨折内固定术（ICD-9-CM-3：78.52/79.11/79.31）

患者姓名：	性别： 年龄： 住院号：	门诊号：
住院日期： 年 月 日	出院日期： 年 月 日	标准住院日：≤16 天

时间	住院第 1 天	住院第 2 天	住院第 3~4 天（术前日）
主要诊疗工作	□ 询问病史及体格检查 □ 上级医师查房 □ 初步的诊断和治疗方案 □ 完成住院志、首次病程、上级医师查房等病历书写 □ 开检查检验单 □ 完成必要的相关科室会诊 □ 行患肢牵引或制动	□ 上级医师查房与手术前评估 □ 确定诊断和手术方案 □ 完成上级医师查房记录 □ 完善术前检查项目 □ 收集检查检验结果并评估病情 □ 请相关科室会诊	□ 上级医师查房，术前评估和决定手术方案 □ 完成上级医师查房记录等 □ 向患者和（或）家属交代围术期注意事项，并签署手术知情同意书、输血同意书、委托书（患者本人不能签字时）、自费用品协议书 □ 麻醉医师查房，并与患者和（或）家属交代麻醉注意事项，并签署麻醉知情同意书 □ 完成各项术前准备
重点医嘱	长期医嘱： □ 骨科常规护理 □ 二级护理 □ 饮食 □ 患肢牵引、制动 临时医嘱： □ 血常规、血型、尿常规 □ 凝血功能 □ 电解质、肝肾功能 □ 感染性疾病筛查 □ 胸部 X 线平片、心电图 □ 根据病情：肌电图、肺功能、超声心动图、血气分析、CT □ 肱骨全长正侧位片（必要时）	长期医嘱： □ 骨科护理常规 □ 二级护理 □ 饮食 □ 患者既往内科基础疾病用药 临时医嘱： □ 根据会诊科室要求安排检查检验 □ 镇痛等对症处理	长期医嘱：同前 临时医嘱： □ 术前医嘱：明日在臂丛神经阻滞或全身麻醉下行肱骨髁骨折内固定术 □ 术前禁食、禁水 □ 术前用抗菌药物皮试 □ 术前留置导尿管（全身麻醉） □ 术区备皮 □ 配血 □ 其他特殊医嘱
主要护理工作	□ 入院介绍（病房环境、设施等） □ 入院护理评估 □ 观察患肢牵引、制动情况及护理	□ 观察患者病情变化 □ 防止皮肤压疮护理 □ 心理和生活护理	□ 做好备皮等术前准备 □ 提醒患者术前禁食、禁水 □ 术前心理护理

时间	住院第 1 天	住院第 2 天	住院第 3~4 天 （术前日）
病情 变异 记录	□无 □有，原因： 1. 2.	□无 □有，原因： 1. 2.	□无 □有，原因： 1. 2.
护士 签名			
医师 签名			

时间	住院第4~5天 （手术日）	住院第6天 （术后第1日）	住院第7天 （术后第2日）
主要诊疗工作	□ 手术 □ 向患者和（或）家属交代手术过程概况及术后注意事项 □ 术者完成手术记录 □ 完成术后病程记录 □ 上级医师查房 □ 麻醉医师查房 □ 观察有无术后并发症并做相应处理	□ 上级医师查房 □ 完成常规病程记录 □ 观察伤口、引流量、生命体征、患肢远端感觉和运动情况等，并做出相应处理	□ 上级医师查房 □ 完成病程记录 □ 拔除引流管，伤口换药 □ 指导患者功能锻炼
重点医嘱	长期医嘱： □ 骨科术后护理常规 □ 一级护理 □ 饮食 □ 患肢抬高 □ 留置引流管并记引流量 □ 抗菌药物 □ 其他特殊医嘱 临时医嘱： □ 今日在臂丛神经阻滞和（或）全身麻醉下行肱骨髁骨折内固定术 □ 心电监护、吸氧（根据病情需要） □ 补液 □ 胃黏膜保护剂（酌情） □ 止吐、镇痛等对症处理 □ 急查血常规 □ 输血（根据病情需要）	长期医嘱： □ 骨科术后护理常规 □ 一级护理 □ 饮食 □ 患肢抬高 □ 留置引流管并记引流量 □ 抗菌药物 □ 其他特殊医嘱 临时医嘱： □ 复查血常规 □ 输血和（或）补晶体、胶体液（根据病情需要） □ 换药 □ 镇痛等对症处理	长期医嘱： □ 骨科术后护理常规 □ 一级护理 □ 饮食 □ 患肢抬高 □ 留置引流管并记引流量 □ 抗菌药物 □ 其他特殊医嘱 临时医嘱： □ 复查血常规（必要时） □ 输血和（或）补晶体、胶体液（必要时） □ 换药，拔引流管 □ 镇痛等对症处理
主要护理工作	□ 观察患者病情变化并及时报告医师 □ 术后心理与生活护理 □ 指导术后患者功能锻炼	□ 观察患者病情并做好引流量等相关记录 □ 术后心理与生活护理 □ 指导术后患者功能锻炼	□ 观察患者病情变化 □ 术后心理与生活护理 □ 指导术后患者功能锻炼
病情变异记录	□ 无 □ 有，原因： 1. 2.	□ 无 □ 有，原因： 1. 2.	□ 无 □ 有，原因： 1. 2.
护士签名			
医师签名			

时间	住院第8天 （术后第3日）	住院第9天 （术后第4日）	住院第10~16天 （术后第5~11日）
主要诊疗工作	□ 上级医师查房 □ 住院医师完成病程记录 □ 伤口换药（必要时） □ 指导患者功能锻炼	□ 上级医师查房 □ 住院医师完成病程记录 □ 伤口换药（必要时） □ 指导患者功能锻炼 □ 摄患侧肘关节正侧位片（必要时肱骨全长正侧位片）	□ 上级医师查房，进行手术及伤口评估，确定有无手术并发症和切口愈合不良情况，明确能否出院 □ 完成出院志、病案首页、出院诊断证明书等病历书写 □ 向患者交代出院后的康复锻炼及注意事项，如复诊的时间、地点，发生紧急情况时的处理等
重要医嘱	长期医嘱： □ 骨科术后护理常规 □ 二级护理 □ 饮食 □ 抗菌药物：如体温正常、伤口情况良好、无明显红肿时可以停止抗菌药物治疗 □ 其他特殊医嘱 □ 术后功能锻炼 临时医嘱： □ 复查血尿常规、生化（必要时） □ 补液（必要时） □ 换药（必要时） □ 镇痛等对症处理	长期医嘱： □ 骨科术后护理常规 □ 二级护理 □ 饮食 □ 抗菌药物：如体温正常、伤口情况良好、无明显红肿时可以停止抗菌药物治疗 □ 其他特殊医嘱 □ 术后功能锻炼 临时医嘱： □ 复查血尿常规、生化（必要时） □ 补液（必要时） □ 换药（必要时） □ 镇痛等对症处理	出院医嘱： □ 出院带药 □ ___ 日后拆线换药（根据伤口愈合情况预约拆线时间） □ 出院后骨科和（或）康复科门诊复查 □ 不适随诊
主要护理工作	□ 观察患者病情变化 □ 术后心理与生活护理 □ 指导患者功能锻炼	□ 观察患者病情变化 □ 指导患者功能锻炼 □ 术后心理和生活护理	□ 指导患者办理出院手续 □ 出院宣教
病情变异记录	□ 无 □ 有，原因： 1. 2.	□ 无 □ 有，原因： 1. 2.	□ 无 □ 有，原因： 1. 2.
护士签名			
医师签名			

第四章

尺骨鹰嘴骨折临床路径释义

一、尺骨鹰嘴骨折编码

疾病名称及编码：尺骨鹰嘴骨折（ICD-10：S52.001）

手术操作名称及编码：尺骨鹰嘴骨折内固定术（ICD-9-CM-3：79.12/79.32/78.53）

二、临床路径检索方法

S52.001 伴（79.12 或 79.32 或 78.53）并且年龄>16 岁

三、尺骨鹰嘴骨折临床路径标准住院流程

（一）适用对象

第一诊断为闭合性尺骨鹰嘴骨折（ICD-10：S52.001），行尺骨鹰嘴骨折内固定术（ICD-9-CM-3：78.53/79.12/79.32）。

> **释义**
>
> ■ 本临床路径适用对象是第一诊断为闭合性尺骨鹰嘴骨折的患者。
> ■ 适用对象中不包括肿瘤等病因造成的病理性骨折、包括有尺骨鹰嘴骨折的多发损伤患者、儿童患者、陈旧性骨折或骨折不愈合、开放性骨折等。

（二）诊断依据

根据《外科学（下册）》（8 年制和 7 年制临床医学专用教材，人民卫生出版社，2005）。

1. 病史：外伤史。
2. 体格检查：患肢肿胀、疼痛、活动受限、畸形、反常活动。
3. 辅助检查：X 线检查发现尺骨鹰嘴骨折。

> **释义**
>
> ■ 尺骨鹰嘴骨折的临床表现无特殊，正确的诊断与分类需依靠肘关节正侧位 X 线片

（三）选择治疗方案的依据

根据《外科学（下册）》（8 年制和 7 年制临床医学专用教材，人民卫生出版社，2005）。

1. 年龄在 16 岁以上。
2. 伤前生活质量及活动水平。
3. 全身状况允许手术。
4. 首选克氏针张力带固定，也可根据具体情况选择其他治疗方式。

> **释义**
>
> ■尺骨鹰嘴骨折为关节内骨折，分离移位以及关节面移位大者建议手术治疗，以期获得更好的功能恢复。合并伸肘无力的尺骨鹰嘴撕脱骨折同样建议手术治疗。目前观点，对于移位不明显的尺骨鹰嘴骨折，为了早期的功能康复也可以采用手术治疗的方式。

（四）标准住院日为≤16天

> **释义**
>
> ■尺骨鹰嘴附近软组织覆盖有限，骨折常造成明显肿胀，严重肿胀者需要等待肿胀消退后方可进行手术。必要时术前可进行石膏制动。

（五）进入路径标准

1. 第一诊断必须符合ICD-10：S52.001闭合性尺骨鹰嘴骨折疾病编码。
2. 外伤引起的单纯性、新鲜尺骨鹰嘴骨折。
3. 除外病理性骨折。
4. 除外合并其他部位的骨折和损伤。
5. 当患者合并其他疾病，但住院期间不需要特殊处理也不影响第一诊断的临床路径流程实施时，可以进入路径。

> **释义**
>
> ■本路径不适用于合并其他骨折的多发损伤患者，开放性骨折也需退出本路径。
> ■合并疾病的院内会诊以及常规处理不影响临床路径流程。

（六）术前准备（术前评估）≤5天

1. 必需的检查项目：
（1）血常规、血型、尿常规+镜检。
（2）电解质检查、肝功能测定、肾功能测定、凝血功能检查、感染性疾病筛查（乙型肝炎、丙型肝炎、梅毒、艾滋病）。
（3）胸部X线平片、心电图。
（4）骨科X线检查：肘关节正侧位。
2. 根据患者病情可选择的检查项目：CT检查、肌电图、血气分析、肺功能检查、超声心动图等。

> **释义**
>
> ■ 以上项目属术前必需完成的检查项目。部分患者需要进行 CT 检查进一步了解骨折情况，如骨折端是否粉碎、关节面是否存在压缩等。老年、既往有心肺疾病等内科基础疾病患者需有针对性选择血气分析、肺功能检查、超声心动图等检查。
>
> ■ 根据术前检查的结果，安排进一步检查项目，如果住院期间需要特殊处理，可以出本路径。

（七）预防性抗菌药物选择与使用时机

1. 按照《抗菌药物临床应用指导原则》（卫医发〔2004〕285 号）执行，并根据患者的病情决定抗菌药物的选择与使用时间。建议使用第一、二代头孢菌素，头孢曲松。
2. 术前 30 分钟预防性用抗菌药物；手术超过 3 小时加用 1 次抗菌药物。

> **释义**
>
> ■ 骨与关节手术感染多为革兰阳性球菌，故首选第一、第二代头孢菌素作为预防用药，不需联合用药。
>
> ■ 抗菌药物应在术前 30 分钟、上止血带之前输注完毕，使手术切口暴露时局部组织中的药物达到最高浓度。

（八）手术日为入院第 1~5 天

1. 麻醉方式：臂丛神经阻滞和（或）全身麻醉。
2. 手术方式：尺骨鹰嘴骨折内固定术。
3. 手术内固定物：克氏针张力带。
4. 术中用药：麻醉用药、抗菌药。
5. 输血：视术中具体情况而定。

> **释义**
>
> ■ 应根据患者具体情况选择麻醉方式，尽可能选择全身影响小的麻醉方式。
>
> ■ 手术方式及内植物选择应根据骨折情况进行选择，最常选择的是克氏针张力带、钢板螺钉等，如果为撕脱性骨折可以考虑使用缝合锚恢复肱三头肌的连续性。一般情况下无需输血，但特殊必要的情况下也有输血可能。

（九）术后住院恢复≤11 天

1. 必需复查的项目：血常规、X 线检查。
2. 可选择的检查项目：电解质、凝血功能、肝肾功能、CT。
3. 术后用药：
（1）抗菌药物使用：抗菌药物使用按照《抗菌药物临床应用指导原则》（卫医发〔2004〕285 号）执行，并根据患者的病情决定抗菌药物的选择与使用时间。建议使用第一、第二代头孢菌素，头孢曲松。

（2）术后镇痛：参照《骨科常见疼痛的处理专家建议》。

（3）其他药物：消肿、促骨折愈合，必要时给予营养神经药物等。

4. 保护下功能锻炼。

> **释义**
>
> ■ 术后可根据恢复情况适当缩短住院天数。
>
> ■ 至少在术后第1天或第2天复查一次血常规，以了解有无明显贫血、白细胞计数升高等异常情况。
>
> ■ 如患者既往有肝脏或肾脏疾病病史，或术后出现少尿、下肢或眼睑水肿等情况，应复查肝肾功能。
>
> ■ 术后必需复查正侧位X线片判断骨折复位及内固定位置是否良好，必要时用CT检查骨折复位情况及内固定位置。
>
> ■ 选择抗菌药物时要根据手术部位的常见病原菌、患者病理生理状况、抗菌药物的抗菌谱、抗菌药物的药动学特点、抗菌药物的不良反应等综合考虑。原则上应选择相对广谱、效果肯定、安全及价格相对低廉的抗菌药物。
>
> ■ 如术后肿胀明显，首先给予抬高患肢、冰敷，可口服或者静脉使用消肿药物，必要时可以给予制动。
>
> ■ 如固定良好，应鼓励患者早期非负重活动，包括肌肉收缩、屈伸关节，早期禁止持重。

（十）出院标准

1. 体温正常，常规化验检查无明显异常。

2. 伤口愈合好（或可在门诊处理的伤口情况），伤口无感染征象。

3. 术后X线片证实复位固定满意。

4. 没有需要住院处理的并发症和（或）合并症。

> **释义**
>
> ■ 患者出院前应一般情况良好，骨折固定符合相关标准，切口无异常情况，临床允许出院继续观察休养。如果发生相关并发症，可能会延长住院时间。
>
> ■ 体温高首先应考虑有无感染可能，可结合血常规、局部伤口情况及患者主诉综合分析。应当注意明显贫血、伤口局部血肿吸收也是发热的原因，但体温一般不高于39℃。
>
> ■ 出院前应仔细观察伤口情况，确定伤口无明显红肿、持续渗液方可出院。

（十一）变异及原因分析

1. 并发症：本病可伴有其他损伤，应当严格掌握入选标准。部分患者因骨折本身的合并症而延期治疗，如大量出血需术前输血、血栓形成、血肿引起体温增高等。

2. 合并症：老年患者易有合并症，如骨质疏松、糖尿病、心脑血管疾病等，骨折后合并症可能加重，需同时治疗，住院时间延长。

3. 开放性骨折不进入本路径。

> **释义**
>
> ■ 按标准治疗方案如发生严重的并发症，需要转入相应路径。
>
> ■ 医师认可的变异原因主要是指患者入选路径后，医师在检查及治疗过程中发现患者合并存在一些事前未预知的对本路径治疗可能产生影响的情况，需要中止执行路径或者是延长治疗时间、增加治疗费用。医师需在表单中明确说明。
>
> ■ 因患者方面的主观原因导致执行路径出现变异，也需要医师在表单中予以说明。

四、尺骨鹰嘴骨折临床路径给药方案

【用药选择】

1. 术前治疗基础疾病的药物应继续规律应用。

2. 术中抗菌药物应于术前 30 分钟滴注，骨关节感染以革兰阳性球菌为主，故首选第一、第二代头孢菌素，若皮试阳性可选用头孢曲松。

3. 无血栓类疾病高危因素患者不建议术后药物抗凝。

【药学提示】

已知对磺胺类药物过敏患者禁用帕瑞昔布。

【注意事项】

术后应避免注射用非甾类镇痛药与口服非甾类镇痛药合用，以免增加胃肠道不良事件风险。

五、推荐表单

（一）医师表单

尺骨鹰嘴骨折临床路径医师表单

适用对象：第一诊断为尺骨鹰嘴骨折（ICD-10：S52.001）

行尺骨鹰嘴骨折内固定术（ICD-9-CM-3：79.12/79.32/78.53）

患者姓名：		性别：　　年龄：　　门诊号：		住院号：
住院日期：　　年　月　日		出院日期：　　年　月　日		标准住院日：≤16天

时间	住院第 1 天	住院第 2 天	住院第 3~4 天（术前日）
主要诊疗工作	□ 询问病史及体格检查 □ 上级医师查房 □ 初步的诊断和治疗方案 □ 完成住院志、首次病程、上级医师查房等病历书写 □ 开检查检验单 □ 完成必要的相关科室会诊 □ 行患肢石膏（支具）制动	□ 上级医师查房与手术前评估 □ 确定诊断和手术方案 □ 完成上级医师查房记录 □ 完善术前检查项目 □ 收集检查检验结果并评估病情 □ 请相关科室会诊	□ 上级医师查房，术前评估和决定手术方案 □ 完成上级医师查房记录等 □ 向患者和（或）家属交代围术期注意事项，并签署手术知情同意书、输血同意书、委托书（患者本人不能签字时）、自费用品协议书 □ 麻醉医师查房，并与患者和（或）家属交代麻醉注意事项，签署麻醉知情同意书 □ 完成各项术前准备
重点医嘱	**长期医嘱：** □ 骨科常规护理 □ 二级护理 □ 饮食 □ 患肢牵引、制动 **临时医嘱：** □ 血常规、血型、尿常规 □ 凝血功能 □ 电解质、肝肾功能 □ 感染性疾病筛查 □ 胸部 X 线平片、心电图 □ 根据病情：肺功能、超声心动图、血气分析 □ 肘关节 CT 或 MRI（必要时）	**长期医嘱：** □ 骨科护理常规 □ 二级护理 □ 饮食 □ 患者既往内科基础疾病用药 **临时医嘱：** □ 根据会诊科室要求安排检查化验 □ 镇痛等对症处理	**长期医嘱：**同前 **临时医嘱：** □ 术前医嘱：明日在臂丛神经阻滞或全身麻醉下行尺骨鹰嘴骨折内固定术 □ 术前禁食、禁水 □ 术前用抗菌药物皮试 □ 术前留置导尿管（全身麻醉） □ 术区备皮 □ 其他特殊医嘱
病情变异记录	□无　□有，原因： 1. 2.	□无　□有，原因： 1. 2.	□无　□有，原因： 1. 2.
医师签名			

时间	住院第 5 天 （手术日）	住院第 6 天 （术后第 1 日）	住院第 7 天 （术后第 2 日）
主要诊疗工作	□ 手术 □ 向患者和（或）家属交代手术过程概况及术后注意事项 □ 术者完成手术记录 □ 完成术后病程记录 □ 上级医师查房 □ 麻醉医师查房 □ 观察有无术后并发症并做相应处理	□ 上级医师查房 □ 完成常规病程记录 □ 观察伤口、引流量、生命体征、患肢远端感觉和运动情况等，并做出相应处理	□ 上级医师查房 □ 完成病程记录 □ 拔除引流管，伤口换药 □ 指导患者功能锻炼
重点医嘱	**长期医嘱：** □ 骨科术后护理常规 □ 一级护理 □ 饮食 □ 患肢抬高 □ 留置引流管并记引流量 □ 抗菌药物 □ 其他特殊医嘱 **临时医嘱：** □ 今日在臂丛神经阻滞和（或）全身麻醉下行尺骨鹰嘴骨折内固定术 □ 心电监护、吸氧（根据病情需要） □ 补液 □ 胃黏膜保护剂 □ 止吐、镇痛等对症处理 □ 急查血常规 □ 输血（根据病情需要）	**长期医嘱：** □ 骨科术后护理常规 □ 一级护理 □ 饮食 □ 患肢抬高 □ 留置引流管并记引流量 □ 抗菌药物 □ 其他特殊医嘱 **临时医嘱：** □ 复查血常规 □ 输血和（或）补晶体、胶体液（根据病情需要） □ 换药 □ 镇痛等对症处理	**长期医嘱：** □ 骨科术后护理常规 □ 一级护理 □ 饮食 □ 患肢抬高 □ 抗菌药物 □ 其他特殊医嘱 **临时医嘱：** □ 复查血常规（必要时） □ 输血和（或）补晶体、胶体液（必要时） □ 换药，拔引流管 □ 镇痛等对症处理
病情变异记录	□ 无　□ 有，原因： 1. 2.	□ 无　□ 有，原因： 1. 2.	□ 无　□ 有，原因： 1. 2.
医师签名			

时间	住院第 8 天 （术后第 3 日）	住院第 9 天 （术后第 4 日）	住院第 10~16 天 （术后第 6~12 日）
主要诊疗工作	□ 上级医师查房 □ 住院医师完成病程记录 □ 伤口换药（必要时） □ 指导患者功能锻炼	□ 上级医师查房 □ 住院医师完成病程记录 □ 伤口换药（必要时） □ 指导患者功能锻炼 ■ 摄患侧肘关节正侧位片	□ 上级医师查房，进行手术及伤口评估，确定有无手术并发症和切口愈合不良情况，明确能否出院 □ 完成出院志、病案首页、出院诊断证明书等所有病历书写 □ 向患者交代出院后的康复锻炼及注意事项，如复诊的时间、地点，发生紧急情况时的处理等
重要医嘱	**长期医嘱：** □ 骨科术后护理常规 □ 二级护理 □ 饮食 □ 抗菌药物：如体温正常、伤口情况良好、无明显红肿时可以停止抗菌药物治疗 □ 其他特殊医嘱 □ 术后功能锻炼 **临时医嘱：** □ 复查血尿常规、生化（必要时） □ 补液（必要时） □ 换药（必要时） □ 镇痛等对症处理	**长期医嘱：** □ 骨科术后护理常规 □ 二级护理 □ 饮食 □ 抗菌药物：如体温正常、伤口情况良好、无明显红肿时可以停止抗菌药物治疗 □ 其他特殊医嘱 □ 术后功能锻炼 **临时医嘱：** □ 复查血尿常规、生化（必要时） □ 补液（必要时） □ 换药（必要时） □ 镇痛等对症处理	**出院医嘱：** □ 出院带药 □ ＿＿＿日后拆线换药（根据伤口愈合情况预约拆线时间） □ 出院后骨科和（或）康复科门诊复查 □ 不适随诊
病情变异记录	□ 无　□ 有，原因： 1. 2.	□ 无　□ 有，原因： 1. 2.	□ 无　□ 有，原因： 1. 2.
医师签名			

（二）护士表单

尺骨鹰嘴骨折临床路径护士表单

适用对象：第一诊断为尺骨鹰嘴骨折（ICD-10：S52.001）

行尺骨鹰嘴骨折内固定术（ICD-9-CM-3：79.12/79.32/78.53）

患者姓名：	性别：　　年龄：　　门诊号：	住院号：
住院日期：　　年　月　日	出院日期：　　年　月　日	标准住院日：≤16 天

时间	住院第 1 天	住院第 1~4 天（术前日）	住院第 1~5 天（手术日）
健康宣教	□ 入院宣教 □ 介绍主管医师、护士 □ 介绍病室环境、设施、设备 □ 介绍规章制度及注意事项 □ 介绍疾病相关注意事项	□ 术前宣教 □ 宣教疾病知识、术前准备、手术过程 □ 告知准备物品 □ 告知术后饮食、活动及探视规定 □ 告知术后可能出现的情况及应对方式 □ 告知家属等候区位置	□ 手术当日宣教 □ 告知监护设备、管路功能及注意事项 □ 饮食指导 □ 告知术后可能出现的情况及应对方式 □ 再次明确探视陪伴须知
护理处置	□ 核对患者，佩戴腕带 □ 建立入院病历 □ 评估患者并书写护理评估单 □ 卫生处置：剪指（趾）甲、沐浴，更换病号服 □ 用软枕抬高患肢	□ 协助医师完成术前检查、化验 □ 术前准备 □ 禁食、禁水 □ 备皮 □ 配血 □ 抗菌药物皮试	□ 送手术 □ 摘除患者各种活动物品 □ 核对患者信息 □ 核对带药 □ 填写手术交接单，签字确认 □ 接手术 □ 核对患者及资料，签字确认
基础护理	□ 二级护理 □ 晨晚间护理 □ 饮食指导 □ 排泄护理 □ 患者安全管理	□ 二级护理 □ 晨晚间护理 □ 饮食指导 □ 排泄护理 □ 患者安全管理	□ 一级护理 □ 晨晚间护理 □ 卧位护理：协助床上移动，保持功能体位 □ 饮食指导、排便情况 □ 患者安全管理
专科护理	□ 护理查体 □ 评估患肢感觉活动、末梢血运 □ 评估患肢肿胀及皮肤情况并遵医嘱抬高患肢 □ 需要时，填写跌倒及皮肤压疮防范表，床头悬挂防跌倒提示牌 □ 保持石膏固定牢固、有效 □ 遵医嘱予以消肿、镇痛治疗 □ 给予患者及家属心理支持	□ 遵医嘱完成相关检查 □ 评估患肢肿胀及皮肤情况，并遵医嘱抬高患肢 □ 保持石膏固定牢固、有效 □ 遵医嘱予消肿、镇痛治疗 □ 遵医嘱予功能锻炼指导 □ 遵医嘱予预防深静脉血栓治疗 □ 给予患者及家属心理支持	□ 病情观察，书写特护记录或一般护理记录 □ 日间 q2h、夜间 q4h 评估生命体征、意识、患肢感觉活动及血运情况、皮肤及肿胀情况、伤口敷料、引流管、尿管情况、出入量，如有病情变化随时记录 □ 遵医嘱予患肢抬高 □ 遵医嘱予预防深静脉血栓治疗 □ 遵医嘱予抗菌药物、消肿、镇痛、止吐、补液药物治疗 □ 给予患者及家属心理支持

续　表

时间	住院第 1 天	住院第 1~4 天（术前日）	住院第 1~5 天（手术日）
重点医嘱	□ 详见医嘱执行单	□ 详见医嘱执行单	□ 详见医嘱执行单
病情变异记录	□ 无　□ 有，原因： 1. 2.		□ 无　□ 有，原因： 1. 2.
护士签名			

时间	住院第2~9天 （术后1~4天）	住院第10~16天 （术后第5~9日）
健康宣教	□ 术后宣教 □ 药物作用时间及频率 □ 饮食、活动指导 □ 复查患者对术前宣教内容的掌握程度 □ 功能锻炼指导 □ 佩戴支具注意事项 □ 安全宣教 □ 镇痛治疗及注意事项	□ 出院宣教 □ 复查时间 □ 用药方法 □ 饮食指导 □ 活动休息 □ 支具佩戴 □ 办理出院手续程序及时间
护理处置	□ 遵医嘱完成相关治疗	□ 办理出院手续 □ 书写出院小结
基础护理	□ 一级/二级护理 □ 晨晚间护理 □ 饮食指导 □ 排泄护理 □ 患者安全管理	□ 二级护理 □ 晨晚间护理 □ 饮食指导 □ 排泄护理 □ 患者安全管理
专科护理	□ 病情观察，写护理记录 □ 评估生命体征、意识、患肢感觉活动及血运、皮肤及肿胀情况、伤口敷料、引流管、尿管情况、出入量，如有病情变化随时记录 □ 遵医嘱予患肢抬高 □ 遵医嘱予康复锻炼指导 □ 遵医嘱予抗菌药物、消肿、镇痛、抗血栓药物治疗 □ 给予患者及家属心理支持	□ 病情观察、书写护理记录 □ 评估生命体征、意识、患肢感觉活动及血运情况 □ 遵医嘱指导出院后康复锻炼 □ 给予患者及家属心理指导
重点医嘱	□ 详见医嘱执行单	□ 详见医嘱执行单
病情变异记录	□ 无　□ 有，原因： 1. 2.	□ 无　□ 有，原因： 1. 2.
护士签名		

（三）患者表单

尺骨鹰嘴骨折临床路径患者表单

适用对象：第一诊断为尺骨鹰嘴骨折（ICD-10：S52.001）

行尺骨鹰嘴骨折内固定术（ICD-9-CM-3：79.12/79.32/78.53）

患者姓名：		性别： 年龄： 门诊号：	住院号：
住院日期： 年 月 日		出院日期： 年 月 日	标准住院日：≤16 天

时间	入 院	手术前	手术当天
医患配合	□ 配合询问病史、收集资料，请务必详细告知既往史、用药史、过敏史 □ 如服用抗凝剂，请明确告知 □ 配合医师进行体格检查 □ 如有任何不适请告知医师 □ 请配合医师完成患肢石膏固定	□ 配合完善术前相关检查、化验，如采血、留尿、心电图、X线胸片、患肢X线检查、CT、MRI、肺功能 □ 医师与患者及家属介绍病情及手术方案、时间；手术谈话、术前签字 □ 麻醉师与患者进行术前访视	□ 配合评估手术效果 □ 配合检查肢体感觉、活动情况 □ 有任何不适请告知医师
护患配合	□ 配合测量体温、脉搏、呼吸、血压、体重 □ 配合佩戴腕带 □ 配合护士完成入院评估（简单询问病史、过敏史、用药史） □ 接受入院宣教（环境介绍、病室规定、订餐制度、贵重物品保管、探视制度等） □ 有任何不适请告知护士	□ 配合测量体温、脉搏、呼吸、询问排便次数1次/天 □ 接受术前宣教 □ 配合手术范围备皮 □ 准备好必要用物，弯头吸管、尿壶、便盆等 □ 取下义齿、饰品等，贵重物品交家属保管	□ 清晨配合测量体温、脉搏、呼吸1次 □ 送手术前，协助完成核对，脱去衣物，上手术车 □ 返病房后，协助完成核对，配合过病床 □ 配合检查意识、肢体感觉活动 □ 配合术后吸氧、心电监护、输液、床上排尿或留置尿管，患肢伤口处可能有引流管 □ 遵医嘱采取正确体位 □ 有任何不适请告知护士
饮食	□ 普食 □ 糖尿病饮食 □ 低盐低脂饮食	□ 术前12小时禁食、禁水	□ 返病室后禁食、禁水6小时 □ 6小时后无恶心、呕吐可适量饮水 □ 禁食、禁水
排泄	□ 正常排尿便	□ 正常排尿便	□ 床上排尿便 □ 保留尿管
活动	□ 患肢抬高	□ 患肢抬高	□ 卧床休息，保护管路 □ 患肢抬高 □ 患肢活动

时间	手术后	出　院
医患配合	□ 配合检查肢体感觉活动 □ 需要时，伤口换药 □ 配合佩戴支具 □ 配合拔除伤口引流管、尿管 □ 配合伤口拆线	□ 接受出院前指导 □ 知道复查程序
护患配合	□ 配合定时监测生命体征，每日询问排便次数 □ 配合检查肢体感觉活动 □ 配合夹闭尿管，锻炼膀胱功能 □ 接受进食、进水、排便等生活护理 □ 注意安全，避免坠床或跌倒 □ 配合采取正确体位 □ 如需要，配合正确佩戴支具 □ 配合执行探视及陪伴制度	□ 接受出院宣教 □ 准备齐就诊卡、押金条 □ 知道用药方法、作用、注意事项 □ 知道护理伤口方法 □ 知道正确佩戴支具 □ 知道复印病历的方法和时间 □ 办理出院手续 □ 获取出院证明书 □ 获取出院带药
饮食	□ 正常饮食 □ 糖尿病饮食 □ 低盐低脂饮食	□ 根据医嘱饮食
排泄	□ 正常排尿便 □ 防治便秘	□ 正常排尿便 □ 防治便秘
活动	□ 注意保护管路，勿牵拉、打折 □ 根据医嘱活动	□ 根据医嘱，适量活动，避免疲劳

附：原表单（2011 版）

尺骨鹰嘴骨折临床路径表单

适用对象：第一诊断为闭合性尺骨鹰嘴骨折（ICD-10：S52.001）
行尺骨鹰嘴骨折内固定术（ICD-9-CM-3：78.53/79.12/79.32）

患者姓名：	性别： 年龄： 住院号：	门诊号：
住院日期： 年 月 日	出院日期： 年 月 日	标准住院日：≤16 天

时间	住院第 1 天	住院第 2 天	住院第 3~4 天（术前日）
主要诊疗工作	□ 询问病史及体格检查 □ 上级医师查房 □ 初步的诊断和治疗方案 □ 完成住院志、首次病程、上级医师查房等病历书写 □ 开检查检验单 □ 完成必要的相关科室会诊 □ 行患肢石膏（支具）制动	□ 上级医师查房与手术前评估 □ 确定诊断和手术方案 □ 完成上级医师查房记录 □ 完善术前检查项目 □ 收集检查检验结果并评估病情 □ 请相关科室会诊	□ 上级医师查房，术前评估和决定手术方案 □ 完成上级医师查房记录等 □ 向患者和（或）家属交代围术期注意事项，并签署手术知情同意书、输血同意书、委托书（患者本人不能签字时）、自费用品协议书 □ 麻醉医师查房，并与患者和（或）家属交代麻醉注意事项，签署麻醉知情同意书 □ 完成各项术前准备
重点医嘱	长期医嘱： □ 骨科常规护理 □ 二级护理 □ 饮食 □ 患肢牵引、制动 临时医嘱： □ 血常规、血型、尿常规 □ 凝血功能 □ 电解质、肝肾功能 □ 感染性疾病筛查 □ 胸部 X 线平片、心电图 □ 根据病情：肺功能、超声心动图、血气分析 □ 肘关节 CT 或 MRI（必要时）	长期医嘱： □ 骨科护理常规 □ 二级护理 □ 饮食 □ 患者既往内科基础疾病用药 临时医嘱： □ 根据会诊科室要求安排检查化验 □ 镇痛等对症处理	长期医嘱：同前 临时医嘱： □ 术前医嘱：明日在臂丛神经阻滞或全身麻醉下行尺骨鹰嘴骨折内固定术 □ 术前禁食、禁水 □ 术前用抗菌药物皮试 □ 术前留置导尿管（全身麻醉） □ 术区备皮 □ 其他特殊医嘱
主要护理工作	□ 入院介绍（病房环境、设施等） □ 入院护理评估 □ 观察患肢牵引、制动情况及护理	□ 观察患者病情变化 □ 防止皮肤压疮护理 □ 心理和生活护理	□ 做好备皮等术前准备 □ 提醒患者术前禁食、禁水 □ 术前心理护理

时间	住院第1天	住院第2天	住院第3~4天（术前日）
病情 变异 记录	□无　□有，原因： 1. 2.	□无　□有，原因： 1. 2.	□无　□有，原因： 1. 2.
护士 签名			
医师 签名			

时间	住院第 5 天 （手术日）	住院第 6 天 （术后第 1 日）	住院第 7 天 （术后第 2 日）
主要诊疗工作	□ 手术 □ 向患者和（或）家属交代手术过程概况及术后注意事项 □ 术者完成手术记录 □ 完成术后病程记录 □ 上级医师查房 □ 麻醉医师查房 □ 观察有无术后并发症并做相应处理	□ 上级医师查房 □ 完成常规病程记录 □ 观察伤口、引流量、生命体征、患肢远端感觉运动情况等，并做出相应处理	□ 上级医师查房 □ 完成病程记录 □ 拔除引流管，伤口换药 □ 指导患者功能锻炼
重点医嘱	长期医嘱： □ 骨科术后护理常规 □ 一级护理 □ 饮食 □ 患肢抬高 □ 留置引流管并记引流量 □ 抗菌药物 □ 其他特殊医嘱 临时医嘱： □ 今日在臂丛神经阻滞和（或）全身麻醉下行尺骨鹰嘴骨折内固定术 □ 心电监护、吸氧（根据病情需要） □ 补液 □ 胃黏膜保护剂 □ 止吐、镇痛等对症处理 □ 急查血常规 □ 输血（根据病情需要）	长期医嘱： □ 骨科术后护理常规 □ 一级护理 □ 饮食 □ 患肢抬高 □ 留置引流管并记引流量 □ 抗菌药物 □ 其他特殊医嘱 临时医嘱： □ 复查血常规 □ 输血和（或）补晶体、胶体液（根据病情需要） □ 换药 □ 镇痛等对症处理	长期医嘱： □ 骨科术后护理常规 □ 一级护理 □ 饮食 □ 患肢抬高 □ 抗菌药物 □ 其他特殊医嘱 临时医嘱： □ 复查血常规（必要时） □ 输血和（或）补晶体、胶体液（必要时） □ 换药，拔引流管 □ 镇痛等对症处理
主要护理工作	□ 观察患者病情变化并及时报告医师 □ 术后心理与生活护理 □ 指导术后患者功能锻炼	□ 观察患者病情并做好引流量等相关记录 □ 术后心理与生活护理 □ 指导术后患者功能锻炼	□ 观察患者病情变化 □ 术后心理与生活护理 □ 指导术后患者功能锻炼
病情变异记录	□ 无 □ 有，原因： 1. 2.	□ 无 □ 有，原因： 1. 2.	□ 无 □ 有，原因： 1. 2.
护士签名			
医师签名			

时间	住院第 8 天 （术后第 3 日）	住院第 9 天 （术后第 4 日）	住院第 10~16 天 （术后第 6~12 日）
主要诊疗工作	□ 上级医师查房 □ 住院医师完成病程记录 □ 伤口换药（必要时） □ 指导患者功能锻炼	□ 上级医师查房 □ 住院医师完成病程记录 □ 伤口换药（必要时） □ 指导患者功能锻炼 □ 摄患侧肘关节正侧位片	□ 上级医师查房，进行手术及伤口评估，确定有无手术并发症和切口愈合不良情况，明确能否出院 □ 完成出院志、病案首页、出院诊断证明书等所有病历书写 □ 向患者交代出院后的康复锻炼及注意事项，如复诊的时间、地点，发生紧急情况时的处理等
重要医嘱	**长期医嘱：** □ 骨科术后护理常规 □ 二级护理 □ 饮食 □ 抗菌药物：如体温正常、伤口情况良好、无明显红肿时可以停止抗菌药物治疗 □ 其他特殊医嘱 □ 术后功能锻炼 **临时医嘱：** □ 复查血尿常规、生化（必要时） □ 补液（必要时） □ 换药（必要时） □ 镇痛等对症处理	**长期医嘱：** □ 骨科术后护理常规 □ 二级护理 □ 饮食 □ 抗菌药物：如体温正常、伤口情况良好、无明显红肿时可以停止抗菌药物治疗 □ 其他特殊医嘱 □ 术后功能锻炼 **临时医嘱：** □ 复查血尿常规、生化（必要时） □ 补液（必要时） □ 换药（必要时） □ 镇痛等对症处理	**出院医嘱：** □ 出院带药 □ ＿＿＿日后拆线换药（根据伤口愈合情况预约拆线时间） □ 出院后骨科和（或）康复科门诊复查 □ 不适随诊
主要护理工作	□ 观察患者病情变化 □ 术后心理与生活护理 □ 指导患者功能锻炼	□ 观察患者病情变化 □ 指导患者功能锻炼 □ 术后心理和生活护理	□ 指导患者办理出院手续 □ 出院宣教
病情变异记录	□ 无　□ 有，原因： 1. 2.	□ 无　□ 有，原因： 1. 2.	□ 无　□ 有，原因： 1. 2.
护士签名			
医师签名			

第五章

尺桡骨干骨折临床路径释义

一、尺桡骨干骨折编码

1. 原编码：

疾病名称及编码：尺桡骨干闭合性骨折（ICD-10：S52.401）

手术操作名称及编码：尺桡骨干骨折内固定术（ICD-9-CM-3：78.53/79.12/79.32）

2. 修改编码：

疾病名称及编码：尺桡骨干闭合性骨折（ICD-10：S52.400）

手术操作名称及编码：尺桡骨干骨折内固定术（ICD-9-CM-3：78.53/79.12/79.32）

二、临床路径检索方法

S52.400 伴（78.53/79.12/79.32）并且年龄>16 岁

三、尺桡骨干骨折临床路径标准住院流程

（一）适用对象

第一诊断为闭合性尺桡骨干骨折（ICD-10：S52.401）。

行尺桡骨干骨折内固定术（ICD-9-CM-3：78.53/79.12/79.32）。

> **释义**
>
> ■ 本临床路径适用对象是第一诊断为闭合性尺桡骨干骨折的患者。
> ■ 适用对象中不包括肿瘤等病因造成的病理性骨折、包括有尺桡骨干骨折的多发损伤患者、儿童患者、陈旧性骨折或骨折不愈合、开放性骨折。

（二）诊断依据

根据《外科学（下册）》（8 年制和 7 年制临床医学专用教材，人民卫生出版社，2005）。

1. 病史：外伤史。
2. 体格检查：患肢肿胀、疼痛、活动受限、畸形、反常活动。
3. 辅助检查：X 线检查发现尺桡骨干骨折。

> **释义**
>
> ■ 尺桡骨干骨折的临床表现无特殊，正确的诊断与分类需依靠前臂正侧位 X 线片，注意 X 线片必须包括腕关节以及肘关节。
> ■ 注意血管神经损伤的可能，警惕骨筋膜室综合征，尤其是高能量损伤。

（三）选择治疗方案的依据

根据《外科学（下册）》（8 年制和 7 年制教材临床医学专用，人民卫生出版社，2005）。

1. 年龄在 16 岁以上。
2. 伤前生活质量及活动水平。
3. 全身状况允许手术。
4. 首选钢板螺钉内固定，也可根据具体情况选择其他治疗方式。

> **释义**
>
> ■ 尺桡骨干的手术指征建议为：①所有移位的成人尺桡骨骨折；②所有移位的单一桡骨骨折；③单一尺骨骨折成角>10°；④所有的孟氏骨折；⑤所有的盖氏骨折；⑥骨折并发骨筋膜室综合征；⑦双侧骨折；⑧合并肱骨干骨折。
>
> ■ 非手术治疗比较少见，非手术治疗的指征为单一的远 2/3 处尺骨骨折，而且移位<50%并成角<10°。

（四）标准住院日为≤16 天

> **释义**
>
> ■ 如果术中伤口张力高，可以考虑一期不闭合伤口，使用 VSD 或者减张，可能导致住院日延长。

（五）进入路径标准

1. 第一诊断必须符合 ICD-10：S52.401 尺桡骨干骨折疾病编码。
2. 外伤引起的单纯性、新鲜肱骨髁骨折。
3. 除外病理性骨折。
4. 除外合并其他部位的骨折和损伤。
5. 当患者合并其他疾病，但住院期间不需要特殊处理也不影响第一诊断的临床路径流程实施时，可以进入路径。

> **释义**
>
> ■ 本路径不适用于合并其他骨折的多发损伤患者，开放性骨折也需退出本路径。
>
> ■ 合并疾病的院内会诊以及常规处理不影响临床路径流程为标准，不符合标准者退出。

（六）术前准备（术前评估）≤7 天

1. 必需的检查项目：
（1）血常规、血型、尿常规+镜检。
（2）电解质检查、肝功能测定、肾功能测定、凝血功能检查、感染性疾病筛查（乙型肝炎、丙型肝炎、梅毒、艾滋病）。

（3）胸部 X 线平片、心电图。

（4）骨科 X 线检查。

2. 根据患者病情可选择的检查项目：CT 检查、肌电图、血气分析、肺功能检查、超声心动图等。

> **释义**
>
> ■以上项目属术前必需完成的检查项目。部分患者需要进行 CT 检查进一步了解骨折情况。老年、既往有心肺疾病等基础疾病患者需有针对性选择血气分析、肺功能检查、超声心动图、24 小时动态心电图、动态血压监测等。
>
> ■根据术前检查的结果安排进一步检查项目，如果住院期间需要特殊处理，可以出本路径。
>
> ■无法立即手术者应该使用石膏制动临时固定，注意观察患者肿胀情况。

（七）预防性抗菌药物选择与使用时机

1. 按照《抗菌药物临床应用指导原则》（卫医发〔2004〕285 号）执行，并根据患者的病情决定抗菌药物的选择与使用时间。建议使用第一、第二代头孢菌素，头孢曲松。

2. 术前 30 分钟预防性用抗菌药物；手术超过 3 小时加用 1 次抗菌药物。

> **释义**
>
> ■骨与关节手术感染多为革兰阳性球菌，故首选第一、第二代头孢菌素作为预防用药，不需联合用药。
>
> ■抗菌药物应在术前 30 分钟、上止血带之前输注完毕，使手术切口暴露时局部组织中已达到足以杀灭手术过程中入侵切口细菌的药物浓度。

（八）手术日为入院第 1~7 天

1. 麻醉方式：臂丛神经阻滞和（或）全身麻醉。

2. 手术方式：尺桡骨干骨折内固定术。

3. 手术内固定物：钢板螺钉或髓内钉（开放骨折可考虑选择外固定架）。

4. 术中用药：麻醉用药、抗菌药、止血药物。

5. 输血：视术中具体情况而定。

> **释义**
>
> ■应根据患者具体情况选择麻醉方式，尽可能选择全身影响小的麻醉方式。
>
> ■手术方式及内植物选择应根据骨折情况进行选择，最常选择的是钢板螺钉等，髓内钉不作为常规选择。在个别情况下，如果软组织情况太差，可以考虑外架固定，不作为常规选择。
>
> ■钢板螺钉固定，解剖复位，早期活动为首选方案。
>
> ■复位要求等同关节内骨折，需要解剖复位。
>
> ■注意勿要缝合深筋膜层，注意患者肿胀情况，必要时伤口不闭合。

■ 一般情况下无需输血，但特殊必要的情况下也有输血可能。

■ 应松止血带止血后缝合，必要时留置引流。尺桡骨干骨折内固定术剥离显露范围较广泛，必要时可使用止血药，如注射用尖吻蝮蛇血凝酶。

（九）术后住院恢复6~9天

1. 必需复查的项目：血常规、X线检查。
2. 可选择的检查项目：电解质、肝肾功能、CT。
3. 术后用药：
（1）抗菌药物使用：抗菌药物使用按照《抗菌药物临床应用指导原则》（卫医发〔2004〕285号）执行，并根据患者的病情决定抗菌药物的选择与使用时间。建议使用第一、第二代头孢菌素，头孢曲松。
（2）术后镇痛：参照《骨科常见疼痛的处理专家建议》。
（3）其他药物：消肿、促骨折愈合，必要时营养神经等。
4. 保护下功能锻炼。

释义

■ 术后可根据恢复情况适当缩短住院天数。

■ 至少在术后第1天或第2天复查一次血常规，以了解有无明显贫血、白细胞计数升高等异常情况。

■ 如患者既往有肝脏或肾脏疾病病史，或术后出现少尿、下肢或眼睑水肿等情况，应复查肝肾功能。

■ 术后必需复查正侧位X线片判断骨折复位及内固定位置是否良好，必要时用CT检查骨折复位情况及内固定位置。

■ 选择抗菌药物时要根据手术部位的常见病原菌、患者病理生理状况、抗菌药物的抗菌谱、抗菌药物的药动学特点、抗菌药物的不良反应等综合考虑。原则上应选择相对广谱、效果肯定、安全及价格相对低廉的抗菌药物。

■ 术后注意观察患肢情况，如术后肿胀明显，首先给予抬高患肢，冰敷，可口服或者静脉使用消肿药物，必要时可以给予制动。如果肿胀严重，注意骨筋膜室综合征的可能，及时给予减张处理。为促进骨折愈合、缩短骨折愈合的时间，可使用云南白药胶囊等愈伤、消肿、抗炎止痛类药物。

■ 如固定良好，应鼓励患者早期非负重活动，包括肌肉收缩、屈伸关节，早期禁止持重。

（十）出院标准

1. 体温正常，常规化验检查无明显异常。
2. 伤口愈合好（或可在门诊处理的伤口情况），伤口无感染征象。
3. 术后X线片证实复位固定满意。
4. 没有需要住院处理的并发症和（或）合并症。

> **释义**
>
> ■患者出院前应一般情况良好，骨折固定符合相关标准，切口无异常情况，临床允许出院继续观察休养。如果发生相关并发症，可能会延长住院时间。
>
> ■体温高首先应考虑有无感染可能，可结合血常规、局部伤口情况及患者主诉综合分析。应当注意明显贫血、伤口局部血肿吸收也是发热的原因，但体温一般不高于 39℃。
>
> ■出院前应仔细观察伤口情况，确定伤口无明显红肿、持续渗液方可出院。

（十一）变异及原因分析

1. 并发症：本病可伴有其他损伤，应当严格掌握入选标准。部分患者因骨折本身的合并症而延期治疗，如大量出血需术前输血，血栓形成、血肿引起体温增高，骨折本身对骨的血循环破坏较重，术后易出现骨折延迟愈合、不愈合等。

2. 合并症：老年患者易有合并症，如骨质疏松、糖尿病、心脑血管疾病等，骨折后合并症可能加重，需同时治疗，住院时间延长。

3. 内固定物选择：根据骨折类型选择适当的内固定物。

4. 开放性骨折不进入本路径。

> **释义**
>
> ■按标准治疗方案如发生严重的并发症，需要转入相应路径。例如术后伤口无法闭合，需要 2 次手术闭合或者植皮等。
>
> ■医师认可的变异原因主要是指患者入选路径后，医师在检查及治疗过程中发现患者合并存在一些事前未预知的对本路径治疗可能产生影响的情况，需要中止执行路径或者是延长治疗时间、增加治疗费用。医师需在表单中明确说明。
>
> ■因患者方面的主观原因导致执行路径出现变异，也需要医师在表单中予以说明。

四、尺桡骨干骨折临床路径给药方案

【用药选择】

1. 术前治疗基础疾病的药物应继续规律应用。

2. 术中抗菌药物应于术前 30 分钟滴注，骨关节感染以革兰阳性球菌为主，故首选第一、第二代头孢菌素，若皮试阳性可选用头孢曲松。

3. 无血栓类疾病高危因素患者不建议术后药物抗凝。

【药学提示】

已知对磺胺类药物过敏患者禁用帕瑞昔布。

【注意事项】

术后应避免注射用非甾类镇痛药与口服非甾类镇痛药合用，以免增加胃肠道不良事件风险。

五、推荐表单

（一）医师表单

尺桡骨干骨折临床路径医师表单

适用对象：第一诊断为尺桡骨干闭合性骨折（ICD-10：S52.400)

行尺桡骨干骨折内固定术（ICD-9-CM-3：78.53/79.12/79.32）

患者姓名：	性别： 年龄： 门诊号：	住院号：
住院日期： 年 月 日	出院日期： 年 月 日	标准住院日：≤16 天

时间	住院第1天	住院第2天	住院第3~6天 （术前日）
主要诊疗工作	□ 询问病史及体格检查 □ 上级医师查房 □ 初步的诊断和治疗方案 □ 完成住院志、首次病程、上级医师查房等病历书写 □ 开检查检验单 □ 完成必要的相关科室会诊 □ 行患肢牵引或制动	□ 上级医师查房与手术前评估 □ 确定诊断和手术方案 □ 完成上级医师查房记录 □ 完善术前检查项目 □ 收集检查检验结果并评估病情 □ 请相关科室会诊	□ 上级医师查房，术前评估和决定手术方案 □ 完成上级医师查房记录等 □ 向患者和（或）家属交代围术期注意事项，并签署手术知情同意书、输血同意书、委托书（患者本人不能签字时）、自费用品协议书 □ 麻醉医师查房，并与患者和（或）家属交代麻醉注意事项，签署麻醉知情同意书 □ 完成各项术前准备
重点医嘱	长期医嘱： □ 骨科常规护理 □ 二级护理 □ 饮食 □ 患肢牵引、制动 临时医嘱： □ 血常规、血型、尿常规 □ 凝血功能 □ 电解质、肝肾功能 □ 感染性疾病筛查 □ 胸部 X 线平片、心电图 □ 根据病情：肺功能、超声心动图、血气分析 □ 尺桡骨全长正侧位片（包括邻近关节）	长期医嘱： □ 骨科护理常规 □ 二级护理 □ 饮食 □ 患者既往内科基础疾病用药 临时医嘱： □ 根据会诊科室要求安排检查和化验单 □ 镇痛等对症处理	长期医嘱：同前 临时医嘱： □ 术前医嘱：明日在臂丛神经阻滞或全身麻醉下行尺桡骨干骨折内固定术 □ 术前禁食、禁水 □ 术前用抗菌药物皮试 □ 术前留置导尿管（全身麻醉） □ 术区备皮 □ 其他特殊医嘱
病情变异记录	□ 无 □ 有，原因： 1. 2.	□ 无 □ 有，原因： 1. 2.	□ 无 □ 有，原因： 1. 2.
医师签名			

时间	住院第 7 天 （手术日）	住院第 8 天 （术后第 1 日）	住院第 9 天 （术后第 2 日）
主要诊疗工作	□ 手术 □ 向患者和（或）家属交代手术过程概况及术后注意事项 □ 术者完成手术记录 □ 完成术后病程记录 □ 上级医师查房 □ 麻醉医师查房 □ 观察有无术后并发症并做相应处理	□ 上级医师查房 □ 完成常规病程记录 □ 观察伤口、引流量、生命体征、患肢远端感觉运动情况等，并做出相应处理	□ 上级医师查房 □ 完成病程记录 □ 拔除引流管，伤口换药 □ 指导患者功能锻炼
重点医嘱	**长期医嘱：** □ 骨科术后护理常规 □ 一级护理 □ 饮食 □ 患肢抬高 □ 留置引流管并记引流量 □ 抗菌药物 □ 其他特殊医嘱 **临时医嘱：** □ 今日在臂丛神经阻滞和（或）全身麻醉下行尺桡骨干骨折内固定术 □ 心电监护、吸氧（根据病情需要） □ 补液 □ 胃黏膜保护剂（酌情） □ 止吐、镇痛、消肿等对症处理 □ 急查血常规 □ 输血（根据病情需要）	**长期医嘱：** □ 骨科术后护理常规 □ 一级护理 □ 饮食 □ 患肢抬高 □ 留置引流管并记引流量 □ 抗菌药物 □ 其他特殊医嘱 **临时医嘱：** □ 复查血常规（酌情） □ 输血和（或）补晶体、胶体液（根据病情需要） □ 换药 □ 镇痛、消肿等对症处理（酌情）	**长期医嘱：** □ 骨科术后护理常规 □ 一级护理 □ 饮食 □ 患肢抬高 □ 抗菌药物 □ 其他特殊医嘱 **临时医嘱：** □ 复查血常规（必要时） □ 输血和（或）补晶体、胶体液（必要时） □ 换药，拔引流管 □ 镇痛、消肿等对症处理
病情变异记录	□ 无　□ 有，原因： 1. 2.	□ 无　□ 有，原因： 1. 2.	□ 无　□ 有，原因： 1. 2.
医师签名			

时间	住院第 10 天 （术后第 3 日）	住院第 11 天 （术后第 4 日）	住院第 12~16 天 （术后第 5~9 日）
主要诊疗工作	□ 上级医师查房 □ 住院医师完成病程记录 □ 伤口换药（必要时） □ 指导患者功能锻炼	□ 上级医师查房 □ 住院医师完成病程记录 □ 伤口换药（必要时） □ 指导患者功能锻炼 □ 摄患侧尺桡骨全长正侧位片	□ 上级医师查房，进行手术及伤口评估，确定有无手术并发症和切口愈合不良情况，明确能否出院 □ 完成出院志、病案首页、出院诊断证明书等病历书写 □ 向患者交代出院后的康复锻炼及注意事项，如复诊的时间、地点，发生紧急情况时的处理等
重要医嘱	**长期医嘱：** □ 骨科术后护理常规 □ 二级护理 □ 饮食 □ 抗菌药物：如体温正常、伤口情况良好、无明显红肿时可以停止抗菌药物治疗 □ 其他特殊医嘱 □ 术后功能锻炼 **临时医嘱：** □ 复查血尿常规、生化（必要时） □ 补液（必要时） □ 换药（必要时） □ 镇痛、消肿等对症处理（必要时）	**长期医嘱：** □ 骨科术后护理常规 □ 二级护理 □ 饮食 □ 抗菌药物：如体温正常、伤口情况良好、无明显红肿时可以停止抗菌药物治疗 □ 其他特殊医嘱 □ 术后功能锻炼 **临时医嘱：** □ 复查血尿常规、生化（必要时） □ 补液（必要时） □ 换药（必要时） □ 镇痛等对症处理（必要时）	**出院医嘱：** □ 出院带药 □ ___日后拆线换药（根据伤口愈合情况预约拆线时间） □ 出院后骨科和（或）康复科门诊复查 □ 不适随诊
病情变异记录	□ 无 □ 有，原因： 1. 2.	□ 无 □ 有，原因： 1. 2.	□ 无 □ 有，原因： 1. 2.
医师签名			

（二）护士表单

尺桡骨干骨折临床路径护士表单

适用对象：第一诊断为尺桡骨干闭合性骨折（ICD-10：S52.400）
行尺桡骨干骨折内固定术（ICD-9-CM-3：78.53/79.12/79.32）

患者姓名：	性别：　　年龄：　　门诊号：	住院号：
住院日期：　　年　月　日	出院日期：　　年　月　日	标准住院日：≤16 天

时间	住院第 1 天	住院第 1~6 天（术前日）	住院第 1~7 天（手术日）
健康宣教	□ 入院宣教 □ 介绍主管医师、护士 □ 介绍病室环境、设施、设备 □ 介绍规章制度及注意事项 □ 介绍疾病相关注意事项	□ 术前宣教 □ 宣教疾病知识、术前准备、手术过程 □ 告知准备物品 □ 告知术后饮食、活动及探视规定 □ 告知术后可能出现的情况及应对方式 □ 告知家属等候区位置	□ 手术当日宣教 □ 告知监护设备、管路功能及注意事项 □ 饮食指导 □ 告知术后可能出现的情况及应对方式 □ 再次明确探视陪伴须知
护理处置	□ 核对患者，佩戴腕带 □ 建立入院病历 □ 评估患者并书写护理评估单 □ 卫生处置：剪指（趾）甲、沐浴，更换病号服 □ 用软枕抬高患肢	□ 协助医师完成术前检查、化验 □ 术前准备 □ 禁食、禁水 □ 备皮 □ 配血 □ 抗菌药物皮试 □ 肠道准备	□ 送手术 □ 摘除患者各种活动物品 □ 核对患者信息 □ 核对带药 □ 填写手术交接单，签字确认 □ 接手术 □ 核对患者及资料，签字确认
基础护理	□ 二级护理或一级护理 □ 晨晚间护理 □ 饮食指导 □ 排泄护理 □ 患者安全管理	□ 二级护理或一级护理 □ 晨晚间护理 □ 饮食指导 □ 排泄护理 □ 患者安全管理	□ 特级/一级护理 □ 晨晚间护理 □ 卧位护理：协助床上移动、保持功能体位 □ 饮食指导、排便情况 □ 患者安全管理
专科护理	□ 护理查体 □ 评估患肢感觉活动、末梢血运 □ 评估患肢肿胀及皮肤情况并遵医嘱抬高患肢 □ 需要时，填写跌倒及皮肤压疮防范表，床头悬挂防跌倒提示牌 □ 保持石膏固定牢固、有效 □ 遵医嘱予以消肿、镇痛治疗 □ 给予患者及家属心理支持	□ 遵医嘱完成相关检查 □ 评估患肢肿胀及皮肤情况并遵医嘱抬高患肢 □ 保持石膏固定牢固、有效 □ 遵医嘱予消肿、镇痛治疗 □ 遵医嘱予功能锻炼指导 □ 遵医嘱予预防深静脉血栓治疗 □ 给予患者及家属心理支持	□ 病情观察，书写特护记录或一般护理记录 □ 日间 q2h、夜间 q4h 评估生命体征、意识、患肢感觉活动及血运情况、皮肤及肿胀情况、伤口敷料、引流管、尿管情况、出入量，如有病情变化随时记录 □ 遵医嘱予患肢抬高 □ 遵医嘱予预防深静脉血栓治疗 □ 遵医嘱予抗菌药物、消肿、镇痛、止吐、补液药物治疗 □ 给予患者及家属心理支持

续　表

时间	住院第 1 天	住院第 1~6 天（术前日）	住院第 1~7 天（手术日）
重点医嘱	□ 详见医嘱执行单	□ 详见医嘱执行单	□ 详见医嘱执行单
病情变异记录	□ 无　□ 有，原因： 1. 2.		□ 无　□ 有，原因： 1. 2.
护士签名			

时间	住院第 2~11 天 （术后 1~4 天）	住院第 12~16 天 （术后第 5~9 日）
健康宣教	□ 术后宣教 □ 药物作用时间及频率 □ 饮食、活动指导 □ 复查患者对术前宣教内容的掌握程度 □ 功能锻炼指导 □ 佩戴支具注意事项 □ 安全宣教 □ 镇痛治疗及注意事项	□ 出院宣教 □ 复查时间 □ 用药方法 □ 饮食指导 □ 活动休息 □ 支具佩戴 □ 办理出院手续程序及时间
护理处置	□ 遵医嘱完成相关治疗	□ 办理出院手续 □ 书写出院小结
基础护理	□ 一级/二级护理 □ 晨晚间护理 □ 饮食指导 □ 排泄护理 □ 患者安全管理	□ 二级护理 □ 晨晚间护理 □ 饮食指导 □ 排泄护理 □ 患者安全管理
专科护理	□ 病情观察，写护理记录 □ 评估生命体征、意识、患肢感觉活动及血运、皮肤及肿胀情况、伤口敷料、引流管、尿管情况、出入量，如有病情变化随时记录 □ 遵医嘱予患肢抬高 □ 遵医嘱予康复锻炼指导 □ 遵医嘱予抗菌药物、消肿、镇痛、抗血栓药物治疗 □ 给予患者及家属心理支持	□ 病情观察、书写护理记录 □ 评估生命体征、意识、患肢感觉活动及血运情况 □ 遵医嘱指导出院后康复锻炼 □ 给予患者及家属心理指导
重点医嘱	□ 详见医嘱执行单	□ 详见医嘱执行单
病情变异记录	□ 无　□ 有，原因： 1. 2.	□ 无　□ 有，原因： 1. 2.
护士签名		

（三）患者表单

尺桡骨干骨折临床路径患者表单

适用对象：第一诊断为尺桡骨干闭合性骨折（ICD-10：S52.400）

行尺桡骨干骨折内固定术（ICD-9-CM-3：78.53/79.12/79.32）

患者姓名：	性别： 年龄： 门诊号：	住院号：
住院日期： 年 月 日	出院日期： 年 月 日	标准住院日：≤16 天

时间	入 院	手术前	手术当天
医患配合	□ 配合询问病史、收集资料，请务必详细告知既往史、用药史、过敏史 □ 如服用抗凝剂，请明确告知 □ 配合医师进行体格检查 □ 如有任何不适请告知医师 □ 请配合医师完成患肢石膏固定	□ 配合完善术前相关检查、化验，如采血、留尿、心电图、X 线胸片、患肢 X 线检查、CT、MRI、肺功能 □ 医师与患者及家属介绍病情及手术方案、时间；手术谈话、术前签字 □ 麻醉师与患者进行术前访视	□ 配合评估手术效果 □ 配合检查肢体感觉活动情况 □ 有任何不适请告知医师
护患配合	□ 配合测量体温、脉搏、呼吸、血压、体重 □ 配合佩戴腕带 □ 配合护士完成入院评估（简单询问病史、过敏史、用药史） □ 接受入院宣教（环境介绍、病室规定、订餐制度、贵重物品保管、探视制度等） □ 有任何不适请告知护士	□ 配合测量体温、脉搏、呼吸、询问排便次数 1 次/天 □ 接受术前宣教 □ 配合手术范围备皮 □ 准备好必要用物，弯头吸管、尿壶、便盆等 □ 取下义齿、饰品等，贵重物品交家属保管	□ 清晨配合测量体温、脉搏、呼吸 1 次 □ 送手术前，协助完成核对，脱去衣物，上手术车 □ 返病房后，协助完成核对，配合过病床 □ 配合检查意识、肢体感觉活动 □ 配合术后吸氧、心电监护、输液、床上排尿或留置尿管，患肢伤口处可能有引流管 □ 遵医嘱采取正确体位 □ 有任何不适请告知护士
饮食	□ 普食 □ 糖尿病饮食 □ 低盐低脂饮食	□ 术前 12 小时禁食、禁水	□ 返病室后禁食、禁水 6 小时 □ 6 小时后无恶心、呕吐可适量饮水 □ 禁食、禁水
排泄	□ 正常排尿便	□ 正常排尿便	□ 床上排尿便 □ 保留尿管
活动	□ 患肢抬高	□ 患肢抬高	□ 卧床休息，保护管路 □ 患肢抬高 □ 患肢活动

时间	手术后	出 院
医患配合	□ 配合检查肢体感觉活动 □ 需要时，伤口换药 □ 配合佩戴支具 □ 配合拔除伤口引流管、尿管 □ 配合伤口拆线	□ 接受出院前指导 □ 知道复查程序
护患配合	□ 配合定时监测生命体征，每日询问排便次数 □ 配合检查肢体感觉活动 □ 配合夹闭尿管，锻炼膀胱功能 □ 接受进食、进水、排便等生活护理 □ 注意安全，避免坠床或跌倒 □ 配合采取正确体位 □ 如需要，配合正确佩戴支具 □ 配合执行探视及陪伴制度	□ 接受出院宣教 □ 准备齐就诊卡、押金条 □ 知道用药方法、作用、注意事项 □ 知道护理伤口方法 □ 知道正确佩戴支具 □ 知道复印病历的方法和时间 □ 办理出院手续 □ 获取出院证明书 □ 获取出院带药
饮食	□ 正常饮食 □ 糖尿病饮食 □ 低盐低脂饮食	□ 根据医嘱饮食
排泄	□ 正常排尿便 □ 防治便秘	□ 正常排尿便 □ 防治便秘
活动	□ 注意保护管路，勿牵拉、打折 □ 根据医嘱活动	□ 根据医嘱，适量活动，避免疲劳

附：原表单（2011 版）

尺桡骨干骨折临床路径表单

适用对象：第一诊断为闭合性尺桡骨干骨折（ICD-10：S52.401）

行尺桡骨干骨折内固定术（ICD-9-CM-3：78.53/79.12/79.32）

患者姓名：	性别： 年龄： 住院号：	门诊号：
住院日期： 年 月 日	出院日期： 年 月 日	标准住院日：≤16 天

时间	住院第 1 天	住院第 2 天	住院第 3~6 天 （术前日）
主要诊疗工作	□ 询问病史及体格检查 □ 上级医师查房 □ 初步的诊断和治疗方案 □ 完成住院志、首次病程、上级医师查房等病历书写 □ 开检查检验单 □ 完成必要的相关科室会诊 □ 行患肢牵引或制动	□ 上级医师查房与手术前评估 □ 确定诊断和手术方案 □ 完成上级医师查房记录 □ 完善术前检查项目 □ 收集检查检验结果并评估病情 □ 请相关科室会诊	□ 上级医师查房，术前评估和决定手术方案 □ 完成上级医师查房记录等 □ 向患者和（或）家属交代围术期注意事项，并签署手术知情同意书、输血同意书、委托书（患者本人不能签字时）、自费用品协议书 □ 麻醉医师查房，并与患者和（或）家属交代麻醉注意事项，签署麻醉知情同意书 □ 完成各项术前准备
重点医嘱	**长期医嘱：** □ 骨科常规护理 □ 二级护理 □ 饮食 □ 患肢牵引、制动 **临时医嘱：** □ 血常规、血型、尿常规 □ 凝血功能 □ 电解质、肝肾功能 □ 感染性疾病筛查 □ 胸部 X 线平片、心电图 □ 根据病情：肺功能、超声心动图、血气分析 □ 尺桡骨全长正侧位片（包括邻近关节）	**长期医嘱：** □ 骨科护理常规 □ 二级护理 □ 饮食 □ 患者既往内科基础疾病用药 **临时医嘱：** □ 根据会诊科室要求安排检查和化验单 □ 镇痛等对症处理	**长期医嘱：**同前 **临时医嘱：** □ 术前医嘱：明日在臂丛神经阻滞或全身麻醉下行尺桡骨干骨折内固定术 □ 术前禁食、禁水 □ 术前用抗菌药物皮试 □ 术前留置导尿管（全身麻醉） □ 术区备皮 □ 其他特殊医嘱
主要护理工作	□ 入院介绍 □ 入院护理评估 □ 观察患肢牵引、制动情况及护理	□ 观察患者病情变化 □ 防止皮肤压疮护理 □ 心理和生活护理	□ 做好备皮等术前准备 □ 提醒患者术前禁食、禁水 □ 术前心理护理

续 表

时间	住院第 1 天	住院第 2 天	住院第 3~6 天 （术前日）
病情 变异 记录	□无 □有，原因： 1. 2.	□无 □有，原因： 1. 2.	□无 □有，原因： 1. 2.
护士 签名			
医师 签名			

时间	住院第 7 天 （手术日）	住院第 8 天 （术后第 1 日）	住院第 9 天 （术后第 2 日）
主要诊疗工作	□ 手术 □ 向患者和（或）家属交代手术过程概况及术后注意事项 □ 术者完成手术记录 □ 完成术后病程记录 □ 上级医师查房 □ 麻醉医师查房 □ 观察有无术后并发症并做相应处理	□ 上级医师查房 □ 完成常规病程记录 □ 观察伤口、引流量、生命体征、患肢远端感觉运动情况等，并做出相应处理	□ 上级医师查房 □ 完成病程记录 □ 拔除引流管，伤口换药 □ 指导患者功能锻炼
重点医嘱	长期医嘱： □ 骨科术后护理常规 □ 一级护理 □ 饮食 □ 患肢抬高 □ 留置引流管并记引流量 □ 抗菌药物 □ 其他特殊医嘱 临时医嘱： □ 今日在臂丛神经阻滞和（或）全身麻醉下行尺桡骨干骨折内固定术 □ 心电监护、吸氧（根据病情需要） □ 补液 □ 胃黏膜保护剂（酌情） □ 止吐、镇痛、消肿等对症处理 □ 急查血常规 □ 输血（根据病情需要）	长期医嘱： □ 骨科术后护理常规 □ 一级护理 □ 饮食 □ 患肢抬高 □ 留置引流管并记引流量 □ 抗菌药物 □ 其他特殊医嘱 临时医嘱： □ 复查血常规（酌情） □ 输血和（或）补晶体、胶体液（根据病情需要） □ 换药 □ 镇痛、消肿等对症处理（酌情）	长期医嘱： □ 骨科术后护理常规 □ 一级护理 □ 饮食 □ 患肢抬高 □ 抗菌药物 □ 其他特殊医嘱 临时医嘱： □ 复查血常规（必要时） □ 输血和（或）补晶体、胶体液（必要时） □ 换药，拔引流管 □ 镇痛、消肿等对症处理
主要护理工作	□ 观察患者病情变化并及时报告医师 □ 术后心理与生活护理 □ 指导术后患者功能锻炼	□ 观察患者病情并做好引流量等相关记录 □ 术后心理与生活护理 □ 指导术后患者功能锻炼	□ 观察患者病情变化 □ 术后心理与生活护理 □ 指导术后患者功能锻炼
病情变异记录	□ 无 □ 有，原因： 1. 2.	□ 无 □ 有，原因： 1. 2.	□ 无 □ 有，原因： 1. 2.
护士签名			
医师签名			

时间	住院第 10 天 （术后第 3 日）	住院第 11 天 （术后第 4 日）	住院第 12~16 天 （术后第 5~9 日）
主要诊疗工作	□ 上级医师查房 □ 住院医师完成病程记录 □ 伤口换药（必要时） □ 指导患者功能锻炼	□ 上级医师查房 □ 住院医师完成病程记录 □ 伤口换药（必要时） □ 指导患者功能锻炼 □ 摄患侧尺桡骨全长正侧位片	□ 上级医师查房，进行手术及伤口评估，确定有无手术并发症和切口愈合不良情况，明确能否出院 □ 完成出院志、病案首页、出院诊断证明书等病历书写 □ 向患者交代出院后的康复锻炼及注意事项，如复诊的时间、地点，发生紧急情况时的处理等
重要医嘱	长期医嘱： □ 骨科术后护理常规 □ 二级护理 □ 饮食 □ 抗菌药物：如体温正常、伤口情况良好、无明显红肿时可以停止抗菌药物治疗 □ 其他特殊医嘱 □ 术后功能锻炼 临时医嘱： □ 复查血尿常规、生化（必要时） □ 补液（必要时） □ 换药（必要时） □ 镇痛、消肿等对症处理（必要时）	长期医嘱： □ 骨科术后护理常规 □ 二级护理 □ 饮食 □ 抗菌药物：如体温正常、伤口情况良好、无明显红肿时可以停止抗菌药物治疗 □ 其他特殊医嘱 □ 术后功能锻炼 临时医嘱： □ 复查血尿常规、生化（必要时） □ 补液（必要时） □ 换药（必要时） □ 镇痛等对症处理（必要时）	出院医嘱： □ 出院带药 □ ＿＿日后拆线换药（根据伤口愈合情况预约拆线时间） □ 出院后骨科和（或）康复科门诊复查 □ 不适随诊
主要护理工作	□ 观察患者病情变化 □ 术后心理与生活护理 □ 指导患者功能锻炼	□ 观察患者病情变化 □ 指导患者功能锻炼 □ 术后心理和生活护理	□ 指导患者办理出院手续 □ 出院宣教
病情变异记录	□ 无　□ 有，原因： 1. 2.	□ 无　□ 有，原因： 1. 2.	□ 无　□ 有，原因： 1. 2.
护士签名			
医师签名			

第六章

尺骨骨折临床路径释义

一、尺骨骨折编码

1. 原编码：

未提供编码

2. 修改编码：

疾病名称及编码：尺骨干骨折（ICD-10：S52.2）

尺骨上端骨折（ICD-10：S52.002）

二、临床路径检索方法

（S52.2 / S52.002）伴 79.3202

三、尺骨骨折临床路径标准住院流程

（一）适用对象

第一诊断为尺骨骨折，行尺骨骨折切开复位内固定术。

> **释义**
>
> ■ 适用对象编码参见 ICD-10 尺骨骨折疾病编码。
>
> ■ 适用于单纯的尺骨干骨折，包括合并桡骨头脱位的孟氏骨折。如为尺骨冠状突、尺骨鹰嘴、尺骨茎突等类型的骨折，需要进入其他相应路径。

（二）诊断依据

1. 病史：外伤史。

2. 体检有明确体征：患侧前臂部肿胀、疼痛、活动受限。患侧尺骨畸形、反常活动及骨擦感。

3. 辅助检查：前臂 X 线片显示尺骨骨折。

> **释义**
>
> ■ 本路径的制订主要参考国内权威参考书籍和诊疗指南。
>
> ■ 诊断依靠病史、体征及 X 线表现。通常患者存在明确的外伤史，国外教材通常将尺骨干骨折称为"警棍伤"，常为直接暴力致伤。患者通常存在受伤部位的疼痛、肿胀及活动受限，查体可见明显的畸形、反常活动及骨擦感。X 线检查需要包含肘关节和腕关节的前臂全长 2 张平片，其标准的投照方法为：①肘关节正位、前臂侧位；②肘关节侧位、前臂正位。需要严密观察上尺桡及肱桡关节对合关系。

（三）进入路径标准

第一诊断必须符合 ICD-10 尺骨骨折疾病编码。

1. 外伤引起的单纯尺骨骨折。
2. 除外开放性骨折。
3. 除外合并筋膜室综合征。
4. 除外病理性骨折。
5. 除外合并其他部位的骨折和损伤。
6. 除外合并其他正在治疗的疾病。
7. 需要进行手术治疗。

释义

■ 单纯的尺骨干骨折指尺骨干由直接或间接暴力所导致的骨折，骨折端可以为横断、短斜行、螺旋形、多节段骨折和粉碎性骨折等，包括合并桡骨头脱位的孟氏骨折。应当除外尺骨冠状突、尺骨鹰嘴、尺骨茎突等类型的骨折。

（四）标准住院日

标准住院日是 1~11 天。

释义

■ 简单的尺骨干骨折可作为急诊手术或者日间手术，采用臂丛神经阻滞的麻醉方式，最快术后当日即可出院。如骨折程度相对严重、肿胀明显的患者，通常在肿胀缓解后再行手术治疗。术后观察伤口情况，无特殊处理后即可出院。总住院时间不超过 11 天符合本路径要求。

（五）住院期间的检查项目

1. 必需的检查项目：
（1）血常规、尿常规。
（2）肝肾功能、电解质、血糖。
（3）凝血功能。
（4）感染性疾病筛查（乙型肝炎、丙型肝炎、艾滋病、梅毒等）。
（5）前臂正侧位 X 线片。
（6）X 线胸片、心电图。
2. 根据患者病情进行的检查项目：
（1）双上肢血管 B 超。
（2）肺功能检查（≥60 岁或既往有心、肺部病史者）。
（3）肝胆脾胰肾 B 超。
（4）超声心动图、24 小时心电图。
（5）尺骨三维 CT 检查。

> 释义
>
> ■ 血常规、尿常规、生化功能、凝血功能及感染性疾病筛查是最基本的常规检查，进入路径的患者均需完成。
>
> ■ X 线为必需复查的项目，2 张平片标准的投照方法为：①肘关节正位、前臂侧位；②肘关节侧位、前臂正位。
>
> ■ 如患者患有血管方面疾患，应当行上肢血管 B 超。根据麻醉需要，年龄>60 岁的患者，建议行肺功能及超声心动、动态心电图等检查。肺功能检查如患者不配合，可行血气分析检查。如果为粉碎性骨折，可行三维 CT 明确骨折移位的方式及方向。

（六）治疗方案的选择

手术指征：

1. 移位的尺骨骨折。
2. 尺骨骨折成角>10°。
3. 合并尺桡关节脱位。
4. 无手术禁忌证。

> 释义
>
> ■ 前臂的旋转功能十分重要，通常将尺桡骨的骨折按照关节内骨折原则处理，即尽量要求骨折的解剖复位。如果骨折粉碎、无明确复位标志，需要注意尺骨的生理性弧度，恢复骨折对线。如果复位不佳，不仅会导致骨折的畸形愈合，还将造成肱桡关节关系异常，严重影响功能。尺骨骨折复位固定后，需要在前臂各个旋转位置透视桡骨头，所有角度均无肱桡关节脱位。

（七）预防性抗菌药物选择与使用时机

抗菌药物：按照《抗菌药物临床应用指导原则（2015 年版）》（国卫办医发〔2015〕43 号）执行。

（八）手术日

住院第 1~7 天。

1. 麻醉方式：臂丛麻醉。
2. 手术方式：尺骨骨折切开复位内固定术。
3. 手术内植物：接骨板或其他内固定物。
4. 输血：无。

> 释义
>
> ■ 通过臂丛神经麻醉可以获得良好的麻醉效果。手术通常在止血带下操作。通过直接显露骨折端，对其进行解剖复位，坚强内固定。对于成年人通常使用 3.5mm 系列 LCP、LC-DCP 或 DCP 进行固定。对于未成年人，还可以采用弹性髓内针的固定方式。

（九）术后恢复

1. 必需复查的检查项目：血常规、前臂正侧位片。

2. 必要时查凝血功能、肝肾功能、电解质。

3. 术后处理：

（1）抗菌药物：按照《抗菌药物临床应用指导原则（2015 年版）》（国卫办医发〔2015〕43 号）执行。

（2）术后镇痛：参照《骨科常见疼痛的处理专家建议》。

（3）术后康复：以主动锻炼为主，被动锻炼为辅。

> **释义**
>
> ■ 术后复查血常规是判断患者是否出现手术感染的重要检查。前臂正侧位片的拍照要求为：①肘关节正位、前臂侧位；②肘关节侧位、前臂正位。术后影像学评价骨折复位和固定的程度。
>
> ■ 凝血功能、肝肾功能和电解质不作为尺骨干骨折患者的常规检查项目，如有相关的主诉，可以行上述检查。
>
> ■ 通常术后 24 小时以内的疼痛最为严重，病房医师可以根据患者疼痛评分和术中、术后麻醉镇痛方式选择术后镇痛的方式。
>
> ■ 对于患者恢复，功能锻炼与骨折的复位和固定同等重要。术后早期可以首先进行肢体的被动活动，待肿胀略消退或不再加重时进行主动活动。前臂的功能锻炼除了旋前及旋后功能以外，应当重视腕关节、肘关节以及肩关节的活动。在术后 1 个月内禁止患肢持重。

（十）出院标准

1. 体温正常，常规化验指标无明显异常。

2. 伤口愈合良好：引流片或引流管拔除，伤口无感染征象（或可在门诊处理的伤口情况）、无皮瓣坏死。

3. 术后 X 线片证实复位固定满意。

4. 没有需要住院处理的并发症和（或）合并症。

> **释义**
>
> ■ 患者出院前应完成所有必需检查项目，且开始功能锻炼，观察临床症状是否减轻或消失，有无伤口感染征象或其他并发症。

（十一）变异及原因分析

1. 围术期并发症：伤口感染、脱位、神经血管损伤等，造成住院日延长和费用增加。

2. 内科合并症：老年患者常合并内科疾病，如脑血管或心血管病、糖尿病、血栓等，骨折手术可能导致基础疾病加重而需要进一步治疗，从而延长治疗时间，并增加住院费用。

3. 植入材料的选择：由于骨折类型不同，使用不同的内固定材料，可能导致住院费用存在差异。

释义

■ 按标准治疗方案如患者发生伤口感染、关节脱位、神经血管损伤等情况，需根据实际情况确定进一步治疗方案。如伤口出现发红，结合血常规、C反应蛋白及血沉等检查判断感染深度，如为表浅的感染，可以行伤口换药、广谱抗菌药物静脉滴注等治疗。如感染深在，已经出现伤口异常渗出，需要留取分泌物行细菌培养及药敏检查，伤口可早期行清创术。关节脱位通常继发于骨折复位不良，如出现明确的关节脱位，应当早期行翻修术。神经血管损伤应当根据受累的神经和血管所造成的不良后果的程度、其他组织代偿能力和预后效果确定是否需要进行手术干预。

■ 内科合并症较多的患者发生手术及麻醉并发症的风险显著提高，术前应当对高危患者进行系统性评估，包括内科系统疾病和骨折情况的综合考虑。由于尺骨位置表浅，糖尿病患者即使在围术期获得较为满意的血糖值，其伤口感染的风险仍然较高。

■ 治疗费用的差异主要因患者受伤情况、骨折类型不同所造成。

四、推荐表单

（一）医师表单

尺骨骨折临床路径医师表单

适用对象：第一诊断为尺骨干骨折（ICD-10：S52.2）、尺骨上端骨折（ICD-10：S52.002）
行尺骨骨折切开复位内固定术

患者姓名：	性别：　年龄：　门诊号：	住院号：
住院日期：　　年　月　日	出院日期：　　年　月　日	标准住院日：1~11 天

时间	住院第 1 天	住院第 2 天	住院第 3 天
主要诊疗工作	□ 询问病史及体格检查 □ 上级医师查房 □ 初步的诊断和治疗方案 □ 完成住院志、首次病程、上级医师查房等病历书写 □ 完善术前检查 □ 患肢临时石膏固定	□ 上级医师查房 □ 继续完成术前化验检查 □ 完成必要的相关科室会诊	□ 上级医师查房，观察患肢皮肤软组织情况，术前评估和决定手术方案，完成各项术前准备 □ 完成上级医师查房记录等 □ 向患者和（或）家属交代围术期注意事项并签署手术知情同意书、委托书（患者本人不能签字时）等 □ 麻醉医师查房，与患者和（或）家属交代麻醉注意事项，并签署麻醉知情同意书
重点医嘱	长期医嘱： □ 骨科护理常规 □ 二级护理 □ 饮食 □ 患肢石膏外固定 □ 消肿治疗（必要时） 临时医嘱： □ 血、尿常规检查；凝血功能；感染性疾病筛查；肝肾功能+电解质+血糖；X 线胸片、心电图 □ 前臂正侧位 X 线片 □ CT 检查（视患者情况定） □ 双上肢血管超声、肺功能、超声心动图、血气分析（根据病情定）	长期医嘱： □ 骨科护理常规 □ 二级护理 □ 饮食 □ 患肢石膏外固定 □ 消肿治疗（必要时） □ 既往内科基础疾病用药 临时医嘱： □ 根据会诊科室要求开检查和化验单 □ 镇痛等对症处理	长期医嘱： □ 同前 临时医嘱： □ 术前医嘱：准备明日在臂丛麻醉/全身麻醉下行尺骨骨折切开复位内固定术 □ 术前禁食、禁水 □ 术前抗菌药物皮试 □ 其他特殊医嘱
病情变异记录	□ 无　□ 有，原因： 1. 2.	□ 无　□ 有，原因： 1. 2.	□ 无　□ 有，原因： 1. 2.
医师签名			

时间	术前	住院第 4 天（手术日）　术后	住院第 5 天 （手术后第 1 天）
主要诊疗工作	□ 检查标记 □ 术前核查	□ 术者完成手术记录 □ 完成术后病程记录 □ 上级医师查房 □ 麻醉医师查房 □ 观察有无术后并发症并做相应处理，尤其是筋膜室综合征	□ 上级医师查房 □ 完成常规病程记录 □ 观察伤口、体温、生命体征情况等，并做出相应处理 □ 如果放置引流片予以拔除，伤口换药
重点医嘱	**长期医嘱：** □ 骨科护理常规 □ 二级护理 □ 禁食 **临时医嘱：** □ 围术期抗菌药物	**长期医嘱：** □ 骨科护理常规 □ 一级护理 □ 饮食 □ 患肢抬高、制动 □ 留置引流片 □ 其他特殊医嘱 **临时医嘱：** □ 今日在臂丛麻醉/全身麻醉下行尺骨骨折切开复位内固定术 □ 心电监护、吸氧 6 小时 □ 围术期抗菌药物 □ 止吐、镇痛等对症处理 □ 伤口换药（必要时）	**长期医嘱：** □ 骨科护理常规 □ 一级护理 □ 饮食 □ 患肢抬高、制动 □ 留置引流管 □ 其他特殊医嘱 **临时医嘱：** □ 伤口换药 □ 镇痛等对症处理
病情变异记录	□ 无　□ 有，原因： 1. 2.	□ 无　□ 有，原因： 1. 2.	□ 无　□ 有，原因： 1. 2.
医师签名			

时间	住院第 6 天 （术后第 2 天）	住院第 7 天 （术后第 3 天）	住院第 8 天 （术后第 4 天）
主要诊疗工作	□ 上级医师查房 □ 住院医师完成病程记录 □ 伤口换药（必要时） □ 指导患者功能锻炼	□ 上级医师查房 □ 完成病程记录 □ 伤口换药（必要时） □ 指导患者功能锻炼	□ 上级医师查房，进行手术及伤口评估，确定有无手术并发症和切口愈合不良情况，明确能否出院 □ 完成出院志、病案首页、出院诊断证明书等所有病历书写 □ 向患者交代出院后的康复锻炼及注意事项，如复诊的时间、地点，发生紧急情况时的处理等
重点医嘱	长期医嘱： □ 骨科护理常规 □ 一级护理 □ 饮食 □ 患肢功能锻炼 □ 其他特殊医嘱 临时医嘱： □ 复查前臂正侧位片 □ 伤口换药（必要时） □ 镇痛等对症处理	长期医嘱： □ 骨科护理常规 □ 二级护理 □ 饮食 □ 患肢功能锻炼 □ 其他特殊医嘱 临时医嘱： □ 复查血尿常规、肝肾功能、电解质（必要时） □ 伤口换药（必要时） □ 镇痛等对症处理	出院医嘱： □ 出院带药 □ ＿＿日后拆线换药（根据伤口愈合情况，预约拆线时间） □ 1 个月后门诊复查 □ 如有不适，随时来诊
病情变异记录	□ 无　□ 有，原因： 1. 2.	□ 无　□ 有，原因： 1. 2.	□ 无　□ 有，原因： 1. 2.
医师签名			

（二）护士表单

尺骨骨折临床路径护士表单

适用对象：第一诊断为尺骨干骨折（ICD-10：S52.2）、尺骨上端骨折（ICD-10：S52.002）
行尺骨骨折切开复位内固定术

患者姓名：		性别： 年龄： 门诊号：		住院号：
住院日期： 年 月 日		出院日期： 年 月 日		标准住院日：1~11 天

时间	住院第 1 天	住院第 2 天	住院第 3 天
健康宣教	□ 入院宣教 □ 介绍主管医师、护士 □ 介绍环境、设施 □ 介绍住院注意事项 □ 介绍探视和陪伴制度 □ 介绍贵重物品制度	□ 药物宣教 □ 围术期宣教 □ 宣教手术前准备及检查后注意事项 □ 告知手术后检查后饮食 □ 告知患者在检查中配合医师 □ 主管护士与患者沟通，消除患者紧张情绪 □ 告知检查后可能出现的情况及应对方式	□ 药物宣教 □ 围术期宣教 □ 宣教手术前准备及检查后注意事项 □ 告知手术后检查后饮食 □ 告知患者在检查中配合医师 □ 主管护士与患者沟通，消除患者紧张情绪 □ 告知检查后可能出现的情况及应对方式
护理处置	□ 核对患者，佩戴腕带 □ 建立入院护理病历 □ 协助患者留取各种标本 □ 测量体重	□ 协助医师完成手术前的相关化验	□ 协助医师完成手术前的相关化验
基础护理	□ 二级护理 □ 晨晚间护理 □ 排泄管理 □ 患者安全管理	□ 二级护理 □ 晨晚间护理 □ 排泄管理 □ 患者安全管理	□ 二级护理 □ 晨晚间护理 □ 排泄管理 □ 患者安全管理
专科护理	□ 观察患肢末梢血运、感觉 □ 护理查体 □ 病情观察 　肢体肿胀情况 　末梢血运 　手指感觉活动情况 □ 需要时，填写跌倒及压疮防范表 □ 需要时，请家属陪伴 □ 确定饮食种类 □ 心理护理	□ 观察患肢末梢血运、感觉 □ 护理查体 □ 病情观察 　肢体肿胀情况 　末梢血运 　手指感觉活动情况 □ 需要时，填写跌倒及压疮防范表 □ 需要时，请家属陪伴 □ 确定饮食种类 □ 心理护理	□ 观察患肢末梢血运、感觉 □ 护理查体 □ 病情观察 　肢体肿胀情况 　末梢血运 　手指感觉活动情况 □ 需要时，填写跌倒及压疮防范表 □ 需要时，请家属陪伴 □ 确定饮食种类 □ 心理护理
重点医嘱	□ 详见医嘱执行单	□ 详见医嘱执行单	□ 详见医嘱执行单
病情变异记录	□ 无 □ 有，原因： 1. 2.	□ 无 □ 有，原因： 1. 2.	□ 无 □ 有，原因： 1. 2.
护士签名			

时间	术前	住院第 4 天（手术日）	住院第 5 天（手术后第 1 天）
健康宣教	□ 药物宣教 □ 手术前宣教 □ 宣教手术前准备及检查后注意事项 □ 告知手术后检查后饮食 □ 告知患者在检查中配合医师 □ 主管护士与患者沟通，消除患者紧张情绪，告知检查后可能出现的情况及应对方式	□ 手术当日宣教 □ 告知饮食、体位要求 □ 告知手术后需禁食、禁水要求 □ 给予患者及家属心理支持 □ 再次明确探视陪伴须知	□ 手术后宣教 □ 术后患肢活动注意事项 □ 功能锻炼注意事项 □ 饮食指导
护理处置	□ 协助医师完成手术前的相关化验 □ 皮试 □ 备皮 □ 提醒患者禁食、禁水要求	□ 与手术室交接 □ 提醒患者术前排尿 □ 核对患者资料及带药 □ 接患者，核对患者及资料	□ 遵医嘱完成相关检查
基础护理	□ 二级护理 □ 晨晚间护理 □ 排泄管理 □ 患者安全管理	□ 二级或一级护理 □ 晨晚间护理 □ 患者安全管理	□ 一级护理 □ 晨晚间护理 □ 排泄管理 □ 患者安全管理
专科护理	□ 观察患肢末梢血运感觉 □ 护理查体 □ 病情观察 　肢体肿胀情况 　末梢血运 　手指感觉活动情况 □ 需要时，填写跌倒及压疮防范表 □ 需要时，请家属陪伴 □ 确定饮食种类 □ 心理护理	□ 遵医嘱予补液 □ 病情观察 □ 观察患者伤口敷料是否存在渗血 □ 疼痛程度观察 □ 观察手指血运及感觉活动 □ 心理护理	□ 病情观察 □ 观察患者伤口敷料是否存在渗血 □ 疼痛程度观察 □ 观察手指血运及感觉活动 □ 术后心理与生活护理 □ 指导患者术后功能锻炼
重点医嘱	□ 详见医嘱执行单	□ 详见医嘱执行单	□ 详见医嘱执行单
病情变异记录	□ 无　□ 有，原因： 1. 2.	□ 无　□ 有，原因： 1. 2.	□ 无　□ 有，原因： 1. 2.
护士签名			

时间	住院第 6 天 （术后第 2 天）	住院第 7 天 （术后第 3 天）	住院第 8 天 （术后第 4 天）
健康宣教	□ 手术后宣教 □ 术后患肢活动注意事项 □ 功能锻炼注意事项 □ 饮食指导	□ 手术后宣教 □ 术后患肢活动注意事项 □ 功能锻炼注意事项 □ 饮食指导	□ 出院宣教 □ 复查时间 □ 服药方法 □ 活动休息 □ 指导饮食 □ 指导办理出院手续
护理处置	□ 遵医嘱完成相关检查	□ 遵医嘱完成相关检查	□ 办理出院手续
基础护理	□ 一级护理 □ 晨晚间护理 □ 排泄管理 □ 患者安全管理	□ 一级护理 □ 晨晚间护理 □ 排泄管理 □ 患者安全管理	□ 二级护理 □ 晨晚间护理 □ 患者安全管理
专科护理	□ 病情观察 □ 观察患者伤口敷料是否存在渗血 □ 疼痛程度观察 □ 观察手指血运及感觉活动 □ 术后心理与生活护理 □ 指导患者术后功能锻炼	□ 病情观察 □ 观察患者伤口敷料是否存在渗血 □ 疼痛程度观察 □ 观察手指血运及感觉活动 □ 术后心理与生活护理 □ 指导患者术后功能锻炼	□ 病情观察 □ 观察患者伤口敷料是否存在渗血 □ 疼痛程度观察 □ 观察手指血运及感觉活动 □ 术后心理与生活护理 □ 指导患者术后功能锻炼
重点医嘱	□ 详见医嘱执行单	□ 详见医嘱执行单	□ 详见医嘱执行单
病情变异记录	□ 无　□ 有，原因： 1. 2.	□ 无　□ 有，原因： 1. 2.	□ 无　□ 有，原因： 1. 2.
护士签名			

（三）患者表单

尺骨骨折临床路径患者表单

适用对象：第一诊断为尺骨干骨折（ICD-10：S52.2）、尺骨上端骨折（ICD-10：S52.002）
　　　　　行尺骨骨折切开复位内固定术

患者姓名：	性别：　　年龄：　　门诊号：	住院号：
住院日期：　　年　月　日	出院日期：　　年　月　日	标准住院日：1~11 天

时间	入院	术前	手术当天
医患配合	□ 配合询问病史、收集资料，请务必详细告知既往史、用药史、过敏史 □ 配合进行体格检查 □ 有任何不适请告知医师	□ 配合完善手术前相关检查、化验，如采血、留尿、心电图、X 线胸片 □ 医师与患者及家属介绍病情及术前谈话签字	□ 配合完善相关检查、化验 □ 如采血、留尿 □ 配合医师摆好手术体位
护患配合	□ 配合测量体温、脉搏、呼吸 3 次，血压、体重 1 次 □ 配合完成入院护理评估（简单询问病史、过敏史、用药史） □ 接受入院宣教（环境介绍、病室规定、订餐制度、贵重物品保管等） □ 配合执行探视和陪伴制度 □ 有任何不适请告知护士	□ 配合测量体温、脉搏、呼吸 3 次，询问大便 1 次 □ 接受手术前宣教 □ 接受饮食宣教 □ 接受药物宣教	□ 配合测量体温、脉搏、呼吸 3 次、询问大便 1 次 □ 送手术室前，协助完成核对，带齐影像资料及用药 □ 返回病房后，配合接受生命体征的监测 □ 配合检查意识（全身麻醉者） □ 配合缓解疼痛 □ 接受手术后宣教 □ 接受饮食宣教 □ 接受药物宣教 □ 有任何不适请告知护士
饮食	□ 遵医嘱饮食	□ 遵医嘱饮食	□ 术前需按要求禁食、禁水 □ 手术后，根据麻醉方式及患者实际情况依照麻醉医师和病房护士的指导进食、进水
排泄	□ 正常排尿便	□ 正常排尿便	□ 正常排尿便
活动	□ 正常活动	□ 正常活动	□ 患肢暂时制动

时间	手术后	出院
医患配合	□ 配合伤口换药 □ 配合完善术后影像学检查和抽血化验检查等 □ 配合功能锻炼	□ 接受出院前指导 □ 知道复查程序 □ 获取出院诊断书
护患配合	□ 配合定时监测生命体征，每日询问大便情况 □ 配合检查手部感觉及运动 □ 接受输液、服药等治疗 □ 接受进食、进水、排便等生活护理 □ 配合活动，预防皮肤压力伤 □ 注意活动安全，避免坠床或跌倒 □ 配合执行探视及陪伴	□ 接受出院宣教 □ 办理出院手续 □ 获取出院带药 □ 知道服药方法、作用、注意事项 □ 知道复印病历程序
饮食	□ 遵医嘱饮食	□ 遵医嘱饮食
排泄	□ 正常排尿便	□ 正常排尿便
活动	□ 正常适度活动，患肢免持重	□ 正常适度活动，患肢免持重

附：原表单（2016 年版）

尺骨骨折临床路径表单

适用对象：第一诊断为尺骨骨折
行尺骨骨折切开复位内固定术

患者姓名：		性别： 年龄： 门诊号：	住院号：
住院日期： 年 月 日		出院日期： 年 月 日	标准住院日：1~11 天

时间	住院第 1 天	住院第 2 天	住院第 3 天
主要诊疗工作	□ 询问病史及体格检查 □ 上级医师查房 □ 初步的诊断和治疗方案 □ 完成住院志、首次病程、上级医师查房等病历书写 □ 完善术前检查 □ 患肢临时石膏固定	□ 上级医师查房 □ 继续完成术前化验检查 □ 完成必要的相关科室会诊	□ 上级医师查房，观察患肢皮肤软组织情况，术前评估和决定手术方案，完成各项术前准备 □ 完成上级医师查房记录等 □ 向患者和（或）家属交代围术期注意事项并签署手术知情同意书、委托书（患者本人不能签字时）等 □ 麻醉医师查房，与患者和（或）家属交代麻醉注意事项并签署麻醉知情同意书
重点医嘱	长期医嘱： □ 骨科护理常规 □ 二级护理 □ 饮食 □ 患肢石膏外固定 □ 消肿治疗（必要时） 临时医嘱： □ 血、尿常规检查；凝血功能；感染性疾病筛查；肝肾功能+电解质+血糖；胸片、心电图 □ 前臂正侧位 X 线片 □ CT 检查、（视患者情况而定） □ 根据病情：双上肢血管超声、肺功能、超声心动图、血气分析	长期医嘱： □ 骨科护理常规 □ 二级护理 □ 饮食 □ 患肢石膏外固定 □ 消肿治疗（必要时） □ 既往内科基础疾病用药 临时医嘱： □ 根据会诊科室要求开检查和化验单 □ 镇痛等对症处理	长期医嘱： □ 同前 临时医嘱： □ 术前医嘱：准备明日在臂丛麻醉/全身麻醉下行尺骨骨折切开复位内固定术 □ 术前禁食、禁水 □ 术前抗菌药物皮试 □ 其他特殊医嘱
主要护理工作	□ 入院宣教：介绍病房环境、设施和设备等 □ 入院护理评估 □ 观察患肢末梢血运感觉	□ 观察患者病情变化 □ 心理和生活护理	□ 提醒患者术前禁食、禁水 □ 术前心理护理

续　表

时间	住院第 1 天	住院第 2 天	住院第 3 天
病情 变异 记录	□ 无 □ 有，原因： 1. 2.	□ 无 □ 有，原因： 1. 2.	□ 无 □ 有，原因： 1. 2.
护士 签名			
医师 签名			

时间	术前	住院第 4 天（手术日）	住院第 5 天 （手术后第 1 天）
主要诊疗工作	□ 检查标记 □ 术前核查	□ 术者完成手术记录 □ 完成术后病程 □ 上级医师查房 □ 麻醉医师查房 □ 观察有无术后并发症并做相应处理，尤其是筋膜室综合征	□ 上级医师查房 □ 完成常规病程记录 □ 观察伤口、引流量、体温、生命体征情况等，并做出相应处理
重点医嘱	**长期医嘱：** □ 骨科护理常规 □ 二级护理 □ 禁食 **临时医嘱：** □ 围术期抗菌药物	**长期医嘱：** □ 骨科护理常规 □ 一级护理 □ 饮食 □ 患肢抬高、制动 □ 留置引流片 □ 其他特殊医嘱 **临时医嘱：** □ 今日在臂丛麻醉/全身麻醉下行尺骨骨折切开复位内固定术 □ 心电监护、吸氧 6 小时 □ 围术期抗菌药物 □ 止吐、镇痛等对症处理 □ 伤口换药（必要时）	**长期医嘱：** □ 骨科护理常规 □ 一级护理 □ 饮食 □ 患肢抬高、制动 □ 留置引流管 □ 其他特殊医嘱 **临时医嘱：** □ 伤口换药 □ 镇痛等对症处理
主要护理工作	□ 提醒患者术前禁食、禁水 □ 术前心理护理	□ 观察患者病情并做好引流量等相关记录 □ 术后心理与生活护理 □ 指导患者术后功能锻炼	□ 观察患者病情变化 □ 术后心理与生活护理 □ 指导患者术后功能锻炼
病情变异记录	□ 无　□ 有，原因： 1. 2.	□ 无　□ 有，原因： 1. 2.	□ 无　□ 有，原因： 1. 2.
护士签名			
医师签名			

时间	住院第 6 天 （术后第 2 天）	住院第 7 天 （术后第 3 天）	住院第 8 天 （术后第 4 天）
主要诊疗工作	□ 上级医师查房 □ 住院医师完成病程记录 □ 拔除引流管，伤口换药 □ 指导患者功能锻炼	□ 上级医师查房 □ 完成病程记录 □ 伤口换药（必要时） □ 指导患者功能锻炼	□ 上级医师查房，进行手术及伤口评估，确定有无手术并发症和切口愈合不良情况，明确能否出院 □ 完成出院志、病案首页、出院诊断证明书等所有病历书写 □ 向患者交代出院后的康复锻炼及注意事项，如复诊的时间、地点，发生紧急情况时的处理等
重点医嘱	**长期医嘱：** □ 骨科护理常规 □ 一级护理 □ 饮食 □ 患肢功能锻炼 □ 其他特殊医嘱 **临时医嘱：** □ 复查前臂正侧位片 □ 伤口换药（必要时） □ 镇痛等对症处理	**长期医嘱：** □ 骨科护理常规 □ 二级护理 □ 饮食 □ 患肢功能锻炼 □ 其他特殊医嘱 **临时医嘱：** □ 复查血尿常规、肝肾功能、电解质（必要时） □ 伤口换药（必要时） □ 镇痛等对症处理	**出院医嘱：** □ 出院带药 □ ___日后拆线换药（根据伤口愈合情况，预约拆线时间） □ 1 个月后门诊复查 □ 如有不适，随时来诊
主要护理工作	□ 观察患者病情变化 □ 术后心理与生活护理 □ 指导患者功能锻炼	□ 观察患者病情变化 □ 指导患者功能锻炼 □ 心理和生活护理	□ 指导患者办理出院手续 □ 出院宣教
病情变异记录	□ 无　□ 有，原因： 1. 2.	□ 无　□ 有，原因： 1. 2.	□ 无　□ 有，原因： 1. 2.
护士签名			
医师签名			

第七章

桡骨远端骨折临床路径释义

一、桡骨远端骨折编码

疾病名称及编码：桡骨远端骨折（ICD-10：S52.501，S63.004）

手术操作名称及编码：桡骨钢板内固定术（ICD-9-CM-3：78.53005）

二、临床路径检索方法

（S52.501，S63.004）伴（78.53005）

三、桡骨远端骨折临床路径标准住院流程

（一）适用对象

第一诊断为桡骨远端骨折（ICD-10：S52.501，S63.004）

行桡骨钢板内固定术（ICD-9-CM-3：78.53005）。

> **释义**
>
> ■ 本临床路径适用对象是第一诊断为闭合性桡骨远端骨折的患者。
>
> ■ 适用对象中不包括肿瘤等病因造成的病理性骨折、合并桡骨远端骨折的多发损伤患者、儿童患者、陈旧性骨折或骨折不愈合、开放性骨折。

（二）诊断依据

根据《外科学（下册）》（8年制和7年制临床医学专用教材，人民卫生出版社，2005年8月）。

1. 病史：外伤史。

2. 体格检查：患肢肿胀、疼痛、活动受限、畸形、反常活动。

3. 辅助检查：X线检查发现桡骨远端骨折。

> **释义**
>
> ■ 注意有无鼻烟窝压痛，必要时拍摄舟骨位X线片以除外舟骨骨折。
>
> ■ 注意是否存在开放伤口。
>
> ■ 常合并尺骨茎突骨折。
>
> ■ 正确的诊断与分类需依靠腕关节正侧位X线片，必要时CT检查。

（三）选择治疗方案的依据

根据《外科学（下册）》（8年制和7年制教材临床医学专用，人民卫生出版社，2005年8月）。

1. 年龄在 16 岁以上。

2. X 线显示为不稳定骨折，复位后位置欠佳

3. 伤前生活质量及活动水平，全身状况允许手术。

4. 首选钢板螺钉内固定，也可根据具体情况选择其他治疗方式。

> **释义**
>
> ■复位后位置欠佳常见于复位后长度短缩大、掌倾角差、腕关节力线差等。掌侧关节内骨折，远端骨折块掌侧移位，皮质粉碎，原始移位大等情况容易发生不稳定。
>
> ■治疗方案的选择与患者本人的需求、年龄以及一般状况有关。

（四）标准住院日为≤16 天

> **释义**
>
> ■骨折常造成明显肿胀，严重肿胀者需要等待肿胀消退后方可进行手术，术前可进行石膏制动。

（五）进入路径标准

1. 第一诊断必须符合 ICD-10：S52.501，S63.004 桡骨远端骨折疾病编码。

2. 外伤引起的单纯性、新鲜桡骨远端骨折。

3. 除外病理性骨折。

4. 除外合并其他部位的骨折和损伤。

5. 当患者合并其他疾病，但住院期间不需要特殊处理也不影响第一诊断的临床路径流程实施时，可以进入路径。

> **释义**
>
> ■本路径不适用于合并其他骨折的多发损伤患者，开放性骨折也需退出本路径。
>
> ■合并疾病的院内会诊以及常规处理不影响临床路径流程。

（六）术前准备（术前评估）≤7 天

1. 必需的检查项目：

（1）血常规、血型、尿常规+镜检。

（2）电解质检查、肝功能测定、肾功能测定、凝血功能检查、感染性疾病筛查（乙型肝炎、丙型肝炎、梅毒、艾滋病）。

（3）胸部 X 线平片、心电图。

（4）骨科 X 线检查。

2. 根据患者病情可选择的检查项目：CT 检查、血气分析、肺功能检查、超声心动图等。

> **释义**
>
> ■ 以上项目属术前必需完成的检查项目。部分患者需要进行 CT 检查进一步了解关节内骨折情况。老年、既往有心肺疾病等内科基础疾病患者需有针对性选择血气分析、肺功能检查、超声心动图等检查。
>
> ■ 根据术前检查的结果安排进一步检查项目，如果住院期间需要特殊处理，可以出本路径。

（七）预防性抗菌药物选择与使用时机

1. 按照《抗菌药物临床应用指导原则（2015 年版）》（国卫办医发〔2015〕43 号）执行，并根据患者的病情决定抗菌药物的选择与使用时间。建议使用第一、第二代头孢菌素。
2. 术前 30 分钟预防性用抗菌药物；手术超过 3 小时加用 1 次抗菌药物。

> **释义**
>
> ■ 骨与关节手术感染多为革兰阳性球菌，故首选第一、第二代头孢菌素作为预防用药，不需联合用药。
>
> ■ 抗菌药物应在术前 30 分钟、上止血带之前输注完毕，使手术切口暴露时局部组织中已达到足以杀灭手术过程中入侵切口细菌的药物浓度。出血量过多时，也考虑加用抗菌药物。

（八）手术日为入院第 1~7 天

1. 麻醉方式：臂丛神经阻滞和（或）全身麻醉。
2. 手术方式：桡骨远端切开复位内固定术。
3. 手术内固定物：钢板螺钉或外固定架（开放骨折或软组织情况欠佳可考虑）。
4. 术中用药：麻醉用药、抗菌药。
5. 输血：常规不需要输血，如有特殊情况，视术中具体情况而定。

> **释义**
>
> ■ 应根据患者具体情况选择麻醉方式，与麻醉师沟通，说明手术入路，尽可能选择全身影响小的麻醉方式。
>
> ■ 根据患者骨折情况，选择合适的手术入路，常见有掌侧入路以及背侧入路。
>
> ■ 松止血带充分止血，切勿缝合深筋膜，常规留置引流。

（九）术后住院恢复 6~9 天

1. 必需复查的项目：血常规、X 线检查。
2. 可选择的检查项目：电解质、肝肾功能、CT。
3. 术后用药：
（1）抗菌药物使用：抗菌药物使用按照《抗菌药物临床应用指导原则（2015 年版）》（国

卫办医发〔2015〕43号）执行，并根据患者的病情决定抗菌药物的选择与使用时间。建议使用第一、第二代头孢菌素。

（2）术后镇痛：参照《骨科常见疼痛的处理专家建议》。

（3）其他药物：消肿、促骨折愈合，必要时给予营养神经等。

4. 保护下功能锻炼。

> **释义**
>
> ■ 术后可根据恢复情况适当缩短住院天数。
>
> ■ 至少在术后第1天或第2天复查一次血常规，以了解有无明显贫血、白细胞计数升高等异常情况。
>
> ■ 如患者既往有肝脏或肾脏疾病病史，或术后出现少尿、下肢或眼睑浮肿等情况，应复查肝肾功能。
>
> ■ 术后必需复查腕关节正侧位X线片判断骨折复位及内固定位置是否良好，必要时用CT检查骨折复位情况及内固定位置。
>
> ■ 选择抗菌药物时要根据手术部位的常见病原菌、患者病理生理状况、抗菌药物的抗菌谱、抗菌药物的药动学特点、抗菌药物的不良反应等综合考虑。原则上应选择相对广谱、效果肯定、安全及价格相对低廉的抗菌药物。
>
> ■ 如术后肿胀明显，首先给予抬高患肢、冰敷，可口服或者静脉使用消肿药物，必要时可以给予制动。如果有骨筋膜室综合征的可能性，必须果断切开减张，宁枉勿纵。
>
> ■ 如固定良好，应鼓励患者早期非负重活动，包括肌肉收缩、屈伸关节，早期禁止持重。

（十）出院标准

1. 体温正常，常规化验检查无明显异常。

2. 伤口愈合好（或可在门诊处理的伤口情况），伤口无感染征象。

3. 术后X线片证实复位固定满意。

4. 没有需要住院处理的并发症和（或）合并症。

> **释义**
>
> ■ 患者出院前应一般情况良好，骨折固定符合相关标准，切口无异常情况，临床允许出院继续观察休养。如果发生相关并发症，可能会延长住院时间。
>
> ■ 体温高首先应考虑有无感染可能，可结合血常规、局部伤口情况及患者主诉综合分析。应当注意明显贫血、伤口局部血肿吸收也是发热的原因，但一般不高于39℃。
>
> ■ 出院前应仔细观察伤口情况，确定伤口无明显红肿、持续渗液方可出院。

（十一）变异及原因分析

1. 并发症：本病可伴有其他损伤，应当严格掌握入选标准。部分患者因骨折本身的合并症而延期治疗，如软组织情况欠佳无法手术，大量出血需术前输血，血栓形成、血肿引起体温增高，骨折本身对骨的血循环破坏较重，术后易出现骨折延迟愈合、不愈合等。

2. 合并症：老年患者易有合并症，如骨质疏松、糖尿病、心脑血管疾病等，骨折后合并症可能加重，需同时治疗，住院时间延长。

3. 内固定物选择：根据骨折类型选择适当的内固定物。

4. 开放性骨折不进入本路径。

释义

■ 按标准治疗方案如发生严重的并发症，需要转入相应路径。

■ 医师认可的变异原因主要是指患者入选路径后，医师在检查及治疗过程中发现患者合并存在一些事前未预知的对本路径治疗可能产生影响的情况，需要中止执行路径或者是延长治疗时间、增加治疗费用。医师需在表单中明确说明。

■ 因患者方面的主观原因导致执行路径出现变异，也需要医师在表单中予以说明。

（十二）参考费用标准

40000～60000 元（根据使用内固定耗材的不同，费用存在差异）。

四、桡骨远端骨折临床路径给药方案

【用药选择】

1. 术前治疗基础疾病的药物应继续规律应用。

2. 术中抗菌药物应于术前30分钟滴注，骨关节感染以革兰阳性球菌为主，故首选第一、第二代头孢菌素，若皮试阳性可选用头孢曲松。

3. 无血栓类疾病高危因素患者不建议术后药物抗凝。

【药学提示】

已知对磺胺类药物过敏患者禁用帕瑞昔布。

【注意事项】

术后应避免注射用非甾类镇痛药与口服非甾类镇痛药合用，以免增加胃肠道不良事件风险。

五、推荐表单

（一）医师表单

桡骨远端骨折临床路径医师表单

适用对象：第一诊断为桡骨远端骨折（ICD-10：S52.501，S63.004）

行桡骨钢板内固定术（ICD-9-CM-3：78.53005）

患者姓名：	性别：　　年龄：　　门诊号：	住院号：
住院日期：　　年　月　日	出院日期：　　年　月　日	标准住院日≤16天

时间	住院第1天	住院第2天	住院第3~6天（术前日）
主要诊疗工作	□ 询问病史及体格检 □ 上级医师查房 □ 初步的诊断和治疗方案 □ 完成住院志、首次病程、上级医师查房等病历书写 □ 开检查检验单 □ 完成必要的相关科室会诊 □ 行患肢牵引或制动	□ 上级医师查房与手术前评估 □ 明确诊断和手术方案 □ 完成上级医师查房记录 □ 完善术前检查项目 □ 收集检查检验结果并评估病情 □ 请相关科室会诊	□ 上级医师查房，术前评估和决定手术方案 □ 完成上级医师查房记录等 □ 向患者和（或）家属交代围术期注意事项并签署手术知情同意书、输血同意书、委托书（患者本人不能签字时）、自费用品协议书 □ 麻醉医师查房并与患者和（或）家属交代麻醉注意事项，签署麻醉知情同意书 □ 完成各项术前准备
重点医嘱	**长期医嘱：** □ 骨科护理常规 □ 二级护理 □ 饮食 □ 患肢制动 **临时医嘱：** □ 血常规、血型、尿常规 □ 凝血功能 □ 电解质、肝肾功能 □ 传染性疾病筛查 □ 胸部X线平片、心电图 □ 根据病情：肌电图、肺功能、超声心动图、血气分析、CT □ 腕关节正侧位	**长期医嘱：** □ 骨科护理常规 □ 二级护理 □ 饮食 □ 患者既往内科基础疾病用药 **临时医嘱：** □ 根据会诊科室要求安排检查检验 □ 镇痛等对症处理	**长期医嘱：**同前 **临时医嘱：** □ 术前医嘱：明日在臂丛神经阻滞或全身麻醉下行桡骨远端骨折内固定术 □ 术前禁食、禁水 □ 术前用抗菌药物皮试 □ 术前留置导尿管（全身麻醉） □ 术区备皮 □ 配血（必要时） □ 其他特殊医嘱
病情变异记录	□ 无　□ 有，原因： 1. 2.	□ 无　□ 有，原因： 1. 2.	□ 无　□ 有，原因： 1. 2.
医师签名			

时间	住院第7天 （手术日）	住院第8天 （术后第1日）	住院第9天 （术后第2日）
主要诊疗工作	□ 手术 □ 向患者和（或）家属交代手术过程概况及术后注意事项 □ 术者完成手术记录 □ 完成术后病程记录 □ 上级医师查房 □ 麻醉医师查房 □ 观察有无术后并发症并做相应处理	□ 上级医师查房 □ 完成常规病程记录 □ 观察伤口、引流量、生命体征、患肢远端感觉及运动情况等，并做出相应处理	□ 上级医师查房 □ 完成病程记录 □ 拔除引流管，伤口换药 □ 指导患者功能锻炼
重点医嘱	**长期医嘱：** □ 骨科术后护理常规 □ 一级护理 □ 饮食 □ 患肢抬高 □ 留置引流管并记引流量 □ 抗菌药物 □ 其他特殊医嘱 **临时医嘱：** □ 今日在臂丛神经阻滞和（或）全身麻醉下行桡骨远端骨折内固定术 □ 心电监护、吸氧（根据病情需要） □ 补液 □ 胃黏膜保护剂（酌情） □ 止吐、镇痛等对症处理 □ 急查血常规 □ 输血（根据病情需要）	**长期医嘱：** □ 骨科术后护理常规 □ 一级护理 □ 饮食 □ 患肢抬高 □ 留置引流管并记引流量 □ 抗菌药物 □ 其他特殊医嘱 **临时医嘱：** □ 复查血常规 □ 输血和（或）补晶体、胶体液（根据病情需要） □ 换药 □ 镇痛等对症处理（根据病情需要）	**长期医嘱：** □ 骨科术后护理常规 □ 一级护理 □ 饮食 □ 患肢抬高 □ 抗菌药物 □ 其他特殊医嘱 **临时医嘱：** □ 输血和（或）补晶体、胶体液（必要时） □ 换药，拔引流管（根据引流情况） □ 镇痛等对症处理（根据病情需要）
病情变异记录	□ 无 □ 有，原因： 1. 2.	□ 无 □ 有，原因： 1. 2.	□ 无 □ 有，原因： 1. 2.
医师签名			

时间	住院第 10 天 （术后第 3 日）	住院第 11 天 （术后第 4 日）	住院第 12~16 天 （术后第 5~9 日）
主要诊疗工作	□ 上级医师查房 □ 住院医师完成病程记录 □ 伤口换药（必要时） □ 指导患者功能锻炼	□ 上级医师查房 □ 住院医师完成病程记录 □ 伤口换药（必要时） □ 指导患者功能锻炼 □ 摄患侧腕关节正侧位片	□ 上级医师查房，进行手术及伤口评估，确定有无手术并发症和切口愈合不良情况，明确能否出院 □ 完成出院志、病案首页、出院诊断证明书等病历书写 □ 向患者交代出院后的康复锻炼及注意事项，如复诊的时间、地点，发生紧急情况时的处理等
重要医嘱	长期医嘱： □ 骨科术后护理常规 □ 二级护理 □ 饮食 □ 抗菌药物：如体温正常、伤口情况良好、无明显红肿时可以停止抗菌药物治疗 □ 其他特殊医嘱 □ 术后功能锻炼 临时医嘱： □ 复查血尿常规、生化（必要时） □ 补液（必要时） □ 换药（必要时） □ 镇痛等对症处理	长期医嘱： □ 骨科术后护理常规 □ 二级护理 □ 饮食 □ 抗菌药物：如体温正常、伤口情况良好、无明显红肿时可以停止抗菌药物治疗 □ 其他特殊医嘱 □ 术后功能锻炼 临时医嘱： □ 复查血尿常规、生化（必要时） □ 补液（必要时） □ 换药（必要时） □ 镇痛等对症处理	出院医嘱： □ 出院带药：＿＿ 日后拆线换药（根据伤口愈合情况预约拆线时间） □ 出院后骨科和（或）康复科门诊复查 □ 不适随诊
病情变异记录	□ 无　□ 有，原因： 1. 2.	□ 无　□ 有，原因： 1. 2.	□ 无　□ 有，原因： 1. 2.
医师签名			

（二）护士表单

桡骨远端骨折临床路径护士表单

适用对象：第一诊断为桡骨远端骨折（ICD-10：S52.501，S63.004）

行桡骨钢板内固定术（ICD-9-CM-3：78.53005）

患者姓名：		性别：　年龄：　门诊号：		住院号：
住院日期：　　年　月　日		出院日期：　　年　月　日		标准住院日≤16天

时间	住院第1天	住院第1~6天（术前日）	住院第1~7天（手术日）
健康宣教	□ 入院宣教 □ 介绍主管医师、护士 □ 介绍病室环境、设施、设备 □ 介绍规章制度及注意事项 □ 介绍疾病相关注意事项	□ 术前宣教 □ 宣教疾病知识、术前准备、手术过程 □ 告知准备物品 □ 告知术后饮食、活动及探视规定 □ 告知术后可能出现的情况及应对方式 □ 告知家属等候区位置	□ 手术当日宣教 □ 告知监护设备、管路功能及注意事项 □ 饮食指导 □ 告知术后可能出现的情况及应对方式 □ 再次明确探视陪伴须知
护理处置	□ 核对患者，佩戴腕带 □ 建立入院病历 □ 评估患者并书写护理评估单 □ 卫生处置：剪指（趾）甲、沐浴，更换病号服 □ 用软枕抬高患肢	□ 协助医师完成术前检查、化验 □ 术前准备 □ 禁食、禁水 □ 备皮 □ 配血 □ 抗菌药物皮试 □ 肠道准备	□ 送手术 □ 摘除患者各种活动物品 □ 核对患者信息 □ 核对带药 □ 填写手术交接单，签字确认 □ 接手术 □ 核对患者及资料，签字确认
基础护理	□ 二级护理 □ 晨晚间护理 □ 饮食指导 □ 排泄护理 □ 患者安全管理	□ 二级护理 □ 晨晚间护理 □ 饮食指导 □ 排泄护理 □ 患者安全管理	□ 一级护理 □ 晨晚间护理 □ 卧位护理：协助床上移动、保持功能体位 □ 饮食指导、排便情况 □ 患者安全管理
专科护理	□ 护理查体 □ 评估患肢感觉活动、末梢血运 □ 评估患肢肿胀及皮肤情况，并遵医嘱抬高患肢 □ 需要时，填写跌倒及皮肤压疮防范表，床头悬挂防跌倒提示牌 □ 保持石膏固定牢固、有效 □ 遵医嘱予以消肿、镇痛治疗 □ 给予患者及家属心理支持	□ 遵医嘱完成相关检查 □ 评估患肢肿胀及皮肤情况，并遵医嘱抬高患肢 □ 保持石膏固定牢固、有效 □ 遵医嘱予消肿、镇痛治疗 □ 遵医嘱予功能锻炼指导 □ 遵医嘱予预防深静脉血栓治疗 □ 给予患者及家属心理支持	□ 病情观察，书写特护记录或一般护理记录 □ 日间q2h、夜间q4h评估生命体征、意识、患肢感觉活动及血运情况、皮肤及肿胀情况、伤口敷料、引流管、尿管情况、出入量，如有病情变化随时记录 □ 遵医嘱予患肢抬高 □ 遵医嘱予预防深静脉血栓治疗 □ 遵医嘱予抗菌药物、消肿、镇痛、止吐、补液药物治疗 □ 给予患者及家属心理支持

续　表

时间	住院第 1 天	住院第 1~6 天（术前日）	住院第 1~7 天（手术日）
重点医嘱	□ 详见医嘱执行单	□ 详见医嘱执行单	□ 详见医嘱执行单
病情变异记录	□ 无　□ 有，原因： 1. 2.		□ 无　□ 有，原因： 1. 2.
护士签名			

时间	住院第 2~11 天 （术后 1~4 天）	住院第 12~16 天 （术后第 5~9 日）
健康宣教	□ 术后宣教 □ 药物作用时间及频率 □ 饮食、活动指导 □ 复查患者对术前宣教内容的掌握程度 □ 功能锻炼指导 □ 佩戴支具注意事项 □ 安全宣教 □ 镇痛治疗及注意事项	□ 出院宣教 □ 复查时间 □ 用药方法 □ 饮食指导 □ 活动休息 □ 支具佩戴 □ 办理出院手续程序及时间
护理处置	□ 遵医嘱完成相关治疗	□ 办理出院手续 □ 书写出院小结
基础护理	□ 一级/二级护理 □ 晨晚间护理 □ 饮食指导 □ 排泄护理 □ 患者安全管理	□ 二级护理 □ 晨晚间护理 □ 饮食指导 □ 排泄护理 □ 患者安全管理
专科护理	□ 病情观察，写护理记录 □ 评估生命体征、意识、患肢感觉活动及血运、皮肤及肿胀情况、伤口敷料、引流管、尿管情况、出入量、如有病情变化随时记录 □ 遵医嘱予患肢抬高 □ 遵医嘱予康复锻炼指导 □ 遵医嘱予抗菌药物、消肿、镇痛、抗血栓药物治疗 □ 给予患者及家属心理支持	□ 病情观察、书写护理记录 □ 评估生命体征、意识、患肢感觉活动及血运情况 □ 遵医嘱指导出院后康复锻炼 □ 给予患者及家属心理指导
重点医嘱	□ 详见医嘱执行单	□ 详见医嘱执行单
病情变异记录	□ 无　□ 有，原因： 1. 2.	□ 无　□ 有，原因： 1. 2.
护士签名		

(三) 患者表单

桡骨远端骨折临床路径患者表单

适用对象：第一诊断为桡骨远端骨折（ICD-10：S52.501，S63.004）
行桡骨钢板内固定术（ICD-9-CM-3：78.53005）

患者姓名：	性别： 年龄： 门诊号：	住院号：
住院日期： 年 月 日	出院日期： 年 月 日	标准住院日≤16 天

时间	入 院	手术前	手术当天
医患配合	□ 配合询问病史、收集资料，请务必详细告知既往史、用药史、过敏史 □ 如服用抗凝剂，请明确告知 □ 配合医师进行体格检查 □ 如有任何不适请告知医师 □ 请配合医师完成患肢石膏固定	□ 配合完善术前相关检查、化验，如采血、留尿、心电图、X 线胸片、患肢 X 线检查、CT、MRI、肺功能 □ 医师与患者及家属介绍病情及手术方案、时间；手术谈话、术前签字 □ 麻醉师与患者进行术前访视	□ 配合评估手术效果 □ 配合检查肢体感觉活动情况 □ 有任何不适请告知医师
护患配合	□ 配合测量体温、脉搏、呼吸、血压、体重 □ 配合佩戴腕带 □ 配合护士完成入院评估（简单询问病史、过敏史、用药史） □ 接受入院宣教（环境介绍、病室规定、订餐制度、贵重物品保管、探视制度等） □ 有任何不适请告知护士	□ 配合测量体温、脉搏、呼吸、询问排便次数 1 次/天 □ 接受术前宣教 □ 配合手术范围备皮 □ 准备好必要用物，如弯头吸管、尿壶、便盆等 □ 取下义齿、饰品等，贵重物品交家属保管	□ 清晨配合测量体温、脉搏、呼吸 1 次 □ 送手术前协助完成核对，脱去衣物，上手术车 □ 返病房后，协助完成核对，配合过病床 □ 配合检查意识、肢体感觉及活动 □ 配合术后吸氧、心电监护、 □ 输液、床上排尿或留置尿管，患肢伤口处可能有引流管 □ 遵医嘱采取正确体位 □ 有任何不适请告知护士
饮食	□ 普食 □ 糖尿病饮食 □ 低盐低脂饮食	□ 术前 12 小时禁食、禁水	□ 返病室后禁食、禁水 6 小时 □ 6 小时后无恶心、呕吐可适量饮水 □ 禁食、禁水
排泄	□ 正常排尿便	□ 正常排尿便	□ 床上排尿便 □ 保留尿管
活动	□ 患肢抬高	□ 患肢抬高	□ 卧床休息，保护管路 □ 患肢抬高 □ 患肢活动

时间	手术后	出　院
医 患 配 合	□ 配合检查肢体感觉、活动 □ 需要时，伤口换药 □ 配合佩戴支具 □ 配合拔除伤口引流管、尿管 □ 配合伤口拆线	□ 接受出院前指导 □ 知道复查程序
护 患 配 合	□ 配合定时监测生命体征、每日询问排便次数 □ 配合检查肢体感觉、活动 □ 配合夹闭尿管，锻炼膀胱功能 □ 接受进食、进水、排便等生活护理 □ 注意安全，避免坠床或跌倒 □ 配合采取正确体位 □ 如需要，配合正确佩戴支具 □ 配合执行探视及陪伴制度	□ 接受出院宣教 □ 准备齐就诊卡、押金条 □ 知道用药方法、作用、注意事项 □ 知道护理伤口方法 □ 知道正确佩戴支具 □ 知道复印病历的方法和时间 □ 办理出院手续 □ 获取出院证明书 □ 获取出院带药
饮 食	□ 正常饮食 □ 糖尿病饮食 □ 低盐低脂饮食	□ 根据医嘱饮食
排 泄	□ 正常排尿便 □ 防治便秘	□ 正常排尿便 □ 防治便秘
活 动	□ 注意保护管路，勿牵拉、打折 □ 根据医嘱活动	□ 根据医嘱，适量活动，避免疲劳

附：原表单（2016 年版）

桡骨远端骨折临床路径

适用对象：第一诊断为桡骨远端骨折（ICD-10：S52.501，S63.004）
行桡骨钢板内固定术（ICD-9-CM-3：78.53005）

患者姓名：	性别： 年龄： 住院号：	门诊号：
住院日期： 年 月 日	出院日期： 年 月 日	标准住院日：≤16 日

时间	住院第 1 天	住院第 2 天	住院第 3~6 天（术前日）
主要诊疗工作	□ 询问病史及体格检查 □ 上级医师查房 □ 初步的诊断和治疗方案 □ 完成住院志、首次病程、上级医师查房等病历书写 □ 开检查检验单 □ 完成必要的相关科室会诊 □ 行患肢牵引或制动	□ 上级医师查房与手术前评估 □ 确定诊断和手术方案 □ 完成上级医师查房记录 □ 完善术前检查项目 □ 收集检查检验结果并评估病情 □ 请相关科室会诊	□ 上级医师查房，术前评估和决定手术方案 □ 完成上级医师查房记录等 □ 向患者和（或）家属交代围术期注意事项并签署手术知情同意书、必要时输血同意书、委托书（患者本人不能签字时）、自费用品协议书 □ 麻醉医师查房并与患者和（或）家属交代麻醉注意事项并签署麻醉知情同意书 □ 完成各项术前准备
重点医嘱	**长期医嘱：** □ 骨科护理常规 □ 二级护理 □ 饮食 □ 患肢牵引、制动 **临时医嘱：** □ 血常规、血型、尿常规 □ 凝血功能 □ 电解质、肝肾功能 □ 感染性疾病筛查 □ 胸部 X 线平片、心电图 □ 根据病情：肺功能、超声心动图、血气分析 □ 腕关节正侧位（包括邻近关节）	**长期医嘱：** □ 骨科护理常规 □ 二级护理 □ 饮食 □ 患者既往内科基础疾病用药 **临时医嘱：** □ 根据会诊科室要求安排检查和化验单 □ 镇痛等对症处理	**长期医嘱：** 同前 **临时医嘱：** □ 术前医嘱 □ 明日在臂丛神经阻滞或全身麻醉下行桡骨远端骨折内固定术 □ 术前禁食、禁水 □ 术前用抗菌药物皮试 □ 术前留置导尿管（全身麻醉） □ 术区备皮 □ 其他特殊医嘱
主要护理工作	□ 入院介绍 □ 入院护理评估 □ 观察患肢制动情况及护理	□ 观察患者病情变化，注意石膏固定情况，观察手指血运，感觉和活动情况 □ 心理和生活护理	□ 做好备皮等术前准备 □ 提醒患者术前禁食、禁水 □ 术前心理护理

续　表

时间	住院第 1 天	住院第 2 天	住院第 3~6 天 （术前日）
病情 变异 记录	□无　□有，原因： 1. 2.	□无 □有，原因： 1. 2.	□无　□有，原因： 1. 2.
护士 签名			
医师 签名			

时间	住院第 7 天 （手术日）	住院第 8 天 （术后第 1 日）	住院第 9 天 （术后第 2 日）
主要诊疗工作	□ 手术 □ 向患者和（或）家属交代手术过程概况及术后注意事项 □ 术者完成手术记录 □ 完成术后病程记录 □ 上级医师查房 □ 麻醉医师查房 □ 观察有无术后并发症并做相应处理	□ 上级医师查房 □ 完成常规病程记录 □ 观察伤口、引流量、生命体征、患肢远端感觉及运动情况等，并做出相应处理	□ 上级医师查房 □ 完成病程记录 □ 拔除引流管，伤口换药 □ 指导患者功能锻炼
重点医嘱	长期医嘱： □ 骨科术后护理常规 □ 一级护理 □ 饮食 □ 患肢抬高 □ 留置引流管并记引流量 □ 抗菌药物 □ 其他特殊医嘱 临时医嘱： □ 今日在臂丛神经阻滞和（或）全身麻醉下行桡骨远端骨折内固定术 □ 心电监护、吸氧（根据病情需要） □ 补液 □ 胃黏膜保护剂（酌情） □ 止吐、镇痛、消肿等对症处理 □ 急查血常规 □ 输血（根据病情需要）	长期医嘱： □ 骨科术后护理常规 □ 一级护理 □ 饮食 □ 患肢抬高 □ 留置引流管并记引流量 □ 抗菌药物 □ 其他特殊医嘱 临时医嘱： □ 复查血常规（酌情） □ 输血和（或）补晶体、胶体液（根据病情需要） □ 换药 □ 镇痛、消肿等对症处理（酌情）	长期医嘱： □ 骨科术后护理常规 □ 一级护理 □ 饮食 □ 患肢抬高 □ 抗菌药物 □ 其他特殊医嘱 临时医嘱： □ 复查血常规（必要时） □ 输血和（或）补晶体、胶体液（必要时） □ 换药，拔引流管 □ 镇痛、消肿等对症处理
主要护理工作	□ 观察患者病情变化并及时报告医师 □ 术后心理与生活护理 □ 指导术后患者功能锻炼	□ 观察患者病情并做好引流量等相关记录。 □ 术后心理与生活护理 □ 指导术后患者功能锻炼	□ 观察患者病情变化 □ 术后心理与生活护理 □ 指导术后患者功能锻炼
病情变异记录	□ 无　□ 有，原因： 1. 2.	□ 无　□ 有，原因： 1. 2.	□ 无　□ 有，原因： 1. 2.
护士签名			
医师签名			

时间	住院第 10 天 （术后第 3 日）	住院第 11 天 （术后第 4 日）	住院第 12~16 天 （术后第 5~9 日）
主要诊疗工作	□ 上级医师查房 □ 住院医师完成病程记录 □ 伤口换药（必要时） □ 指导患者功能锻炼	□ 上级医师查房 □ 住院医师完成病程记录 □ 伤口换药（必要时） □ 指导患者功能锻炼 □ 摄患侧桡骨远端正侧位片	□ 上级医师查房，进行手术及伤口评估，确定有无手术并发症和切口愈合不良情况，明确能否出院 □ 完成出院志、病案首页、出院诊断证明书等病历 □ 向患者交代出院后的康复锻炼及注意事项，如复诊的时间、地点，发生紧急情况时的处理等
重要医嘱	长期医嘱： □ 骨科术后护理常规 □ 二级护理 □ 饮食 □ 抗菌药物：如体温正常、伤口情况良好、无明显红肿时可以停止抗菌药物治疗 □ 其他特殊医嘱 □ 术后功能锻炼 临时医嘱： □ 复查血尿常规、生化（必要时） □ 补液（必要时） □ 换药（必要时） □ 镇痛、消肿等对症处理（必要时）	长期医嘱： □ 骨科术后护理常规 □ 二级护理 □ 饮食 □ 抗菌药物：如体温正常，伤口情况良好、无明显红肿时可以停止抗菌药物治疗 □ 其他特殊医嘱 □ 术后功能锻炼 临时医嘱： □ 复查血尿常规、生化（必要时） □ 补液（必要时） □ 换药（必要时） □ 镇痛等对症处理（必要时）	出院医嘱： □ 出院带药 □ ___ 日后拆线换药（根据伤口愈合情况预约拆线时间） □ 出院后骨科和（或）康复科门诊复查 □ 不适随诊
主要护理工作	□ 观察患者病情变化 □ 术后心理与生活护理 □ 指导患者功能锻炼	□ 观察患者病情变化 □ 指导患者功能锻炼 □ 术后心理和生活护理	□ 指导患者办理出院手续 □ 出院宣教
病情变异记录	□ 无　□ 有，原因： 1. 2.	□ 无　□ 有，原因： 1. 2.	□ 无　□ 有，原因： 1. 2.
护士签名			
医师签名			

第八章

桡骨骨折临床路径释义

一、桡骨骨折编码

1. 原编码：

疾病名称及编码：桡骨骨折

手术操作名称及编码：桡骨骨折切开复位内固定术

2. 修改编码：

疾病名称及编码：桡骨干骨折（ICD-10：S52.300）

手术操作名称及编码：桡骨骨折切开复位内固定术（ICD-9-CM-3：79.3201）

二、临床路径检索方法

S52.3 伴 79.3201

三、桡骨骨折临床路径标准住院流程

（一）适用对象

第一诊断为桡骨骨折。行桡骨骨折切开复位内固定术。

> **释义**
>
> ■ 适用对象编码参见桡骨骨折疾病编码。
>
> ■ 适用于单纯的桡骨干骨折，包括合并下尺桡关节脱位的盖氏骨折，如为桡骨头、桡骨颈、桡骨远端等类型的骨折，需要进入其他相应路径。

（二）诊断依据

1. 病史：外伤史。

2. 体检有明确体征：患侧前臂部肿胀、疼痛、活动受限。患侧桡骨畸形、反常活动及骨擦感。

3. 辅助检查：桡骨 X 线片显示桡骨骨折。

> **释义**
>
> ■ 本路径的制订主要参考国内权威参考书籍和诊疗指南。
>
> ■ 诊断依靠病史、体征及 X 线表现。通常患者存在明确的外伤史，可以是直接暴力或者间接暴力致伤。患者通常存在受伤部位的疼痛、肿胀及活动受限，查体可见明显的畸形、反常活动及骨擦感。X 线检查需要包含肘关节和腕关节的前臂全长。2 张平片标准的投照方法为：①肘关节正位、前臂侧位；②肘关节侧位、前臂正位。需要严密观察下尺桡及肱桡关节对合关系。

（三）进入路径标准

第一诊断必须符合桡骨骨折疾病编码

外伤引起的单纯桡骨骨折

除外开放性骨折

除外合并筋膜室综合征

除外病理性骨折

除外合并其他部位的骨折和损伤

除外合并其他正在治疗的疾病

需要进行手术治疗

> **释义**
>
> ■ 单纯的桡骨干骨折指桡骨干部由直接或间接暴力所导致的骨折，骨折端可以为横断、短斜行、螺旋形、多节段骨折和粉碎性骨折等，包括合并下尺桡关节脱位的盖氏骨折。应当除外桡骨头、桡骨颈、桡骨远端等类型的骨折。

（四）标准住院日

标准住院日是 1~11 天。

> **释义**
>
> ■ 简单的桡骨干骨折可作为急诊手术或者日间手术，采用臂丛神经阻滞的麻醉方式，最快术后当日即可出院。如骨折程度相对严重、肿胀明显的患者，通常在肿胀缓解后再行手术治疗。术后观察伤口情况，无特殊处理后即可出院。总住院时间不超过 11 天符合本路径要求。

（五）住院期间的检查项目

1. 必需的检查项目：

（1）血常规、尿常规。

（2）肝肾功能、电解质、血糖。

（3）凝血功能。

（4）感染性疾病筛查（乙型肝炎、丙型肝炎、艾滋病、梅毒等）。

（5）前臂正侧位 X 线片。

（6）X 线胸片、心电图。

2. 根据患者病情进行的检查项目：

（1）双上肢血管 B 超。

（2）肺功能检查（≥60 岁或既往有心、肺部病史者）。

（3）肝、胆、脾、胰、肾 B 超。

（4）超声心动图、24 小时心电图。

（5）桡骨三维 CT。

> **释义**
>
> ■血常规、尿常规、生化功能、凝血功能及感染性疾病筛查是最基本的常规检查，进入路径的患者均需完成。
>
> ■X线片为必需复查的项目，2张平片标准的投照方法为：①肘关节正位、前臂侧位；②肘关节侧位、前臂正位。
>
> ■如患者患有血管方面疾患，应当行上肢血管B超。根据麻醉需要，年龄高于60岁的患者，建议行肺功能及超声心动、动态心电图等检查。肺功能检查如患者不配合，可行血气分析检查。如果骨折粉碎，可行三维CT明确骨折移位的方式及方向。

（六）治疗方案的选择

手术指征：

1. 移位的桡骨骨折。
2. 合并尺桡关节脱位
3. 无手术禁忌证。

> **释义**
>
> ■前臂的旋转功能十分重要，通常将尺桡骨的骨折按照关节内骨折原则处理，即尽量要求骨折的解剖复位。如果骨折粉碎、无明确复位标志，需要注意桡骨的生理性弧度，恢复骨折对线。如果复位不佳，不仅会导致骨折的畸形愈合，还将造成上下尺桡关节关系异常，严重影响功能。桡骨骨折复位固定后，需要在前臂各个旋转位置透视下尺桡关节，所有角度均无该关节脱位或半脱位。

（七）预防性抗菌药物选择与使用时机

抗菌药物：按照《抗菌药物临床应用指导原则（2015年版）》（国卫办医发〔2015〕43号）执行。

（八）手术日，住院第1~7天

1. 麻醉方式：臂丛麻醉。
2. 手术方式：桡骨骨折切开复位内固定术。
3. 手术内植物：接骨板或其他内固定物。
4. 输血：无。

> **释义**
>
> ■通过臂丛神经麻醉可以获得良好的麻醉效果。手术通常在止血带下操作。通过直接显露骨折端对其进行解剖复位，坚强内固定。对于成年人通常使用3.5mm系列LCP、LC-DCP或DCP进行固定。对于未成年人，还可以采用弹性髓内针的固定方式。

（九）术后恢复

1. 必需复查的检查项目：血常规、前臂正侧位片。
2. 必要时查凝血功能、肝肾功能、电解质。
3. 术后处理：
（1）抗菌药物：按照《抗菌药物临床应用指导原则（2015年版）》（国卫办医发〔2015〕43号）执行。
（2）术后镇痛：参照《骨科常见疼痛的处理专家建议》。
（3）术后康复：以主动锻炼为主，被动锻炼为辅。

> **释义**
>
> ■术后复查血常规是判断患者是否出现手术感染的重要检查。前臂正侧位片的拍照要求为：①肘关节正位、前臂侧位；②肘关节侧位、前臂正位。术后影像学评价骨折复位和固定的程度。
>
> ■凝血功能、肝肾功能和电解质不作为桡骨干骨折患者的常规检查项目，如有相关的主诉，可以行上述检查。
>
> ■通常术后24小时以内的疼痛最为严重，病房医师可以根据患者疼痛评分和术中、术后麻醉镇痛方式选择术后镇痛的方式。
>
> ■对于患者恢复，功能锻炼与骨折的复位和固定同等重要。术后早期可以首先进行肢体的被动活动，待肿胀略消退或不再加重时进行主动活动。前臂的功能锻炼除了旋前及旋后功能以外，应当重视腕关节、肘关节以及肩关节的活动。在术后1个月内禁止患肢持重。

（十）出院标准

1. 体温正常，常规化验指标无明显异常。
2. 伤口愈合良好：引流片或引流管拔除，伤口无感染征象（或可在门诊处理的伤口情况）、无皮瓣坏死。
3. 术后X线片证实复位固定满意。
4. 没有需要住院处理的并发症和（或）合并症。

> **释义**
>
> ■患者出院前应完成所有必需检查项目，且开始功能锻炼，观察临床症状是否减轻或消失，有无伤口感染征象或其他并发症。

（十一）变异及原因分析

1. 围术期并发症：伤口感染、脱位、神经血管损伤等，造成住院日延长和费用增加。
2. 内科合并症：老年患者常合并内科疾病，如脑血管或心血管病、糖尿病、血栓等，骨折手术可能导致基础疾病加重而需要进一步治疗，从而延长治疗时间，并增加住院费用。
3. 植入材料的选择：由于骨折类型不同，使用不同的内固定材料，可能导致住院费用存在差异。

释义

■ 按标准治疗方案如患者发生伤口感染、关节脱位、神经血管损伤等情况，需根据实际情况确定进一步治疗方案。如伤口出现发红，结合血常规、C反应蛋白及血沉等检查判断感染深度，如为表浅的感染，可以行伤口换药，广谱抗菌药物静脉滴注等治疗。如感染深在，已经出现伤口异常渗出，需要留取分泌物行细菌培养及药敏检查，伤口可早期行清创术。关节脱位通常继发于骨折复位不良，如出现明确的关节脱位，应当早期行翻修术。神经血管损伤应当根据受累及的神经和血管所造成的不良后果的程度、其他组织代偿能力和预后效果确定是否需要进行手术干预。

■ 内科合并症较多的患者发生手术及麻醉并发症的风险显著提高，术前应当对高危患者进行系统性评估，包括内科系统疾病和骨折情况的综合考虑。由于前臂掌侧肌肉组织丰富，如果为高能量损伤，其软组织损伤同样严重，即使患肢肿胀术前已经消退，术后术区周围肿胀严重，造成相关并发症的风险仍然较高。

■ 治疗费用的差异主要因患者受伤情况、骨折类型不同所造成。

四、推荐表单

（一）医师表单

桡骨骨折临床路径医师表单

适用对象：第一诊断为桡骨干骨折（ICD-10：S52.300）

行桡骨骨折切开复位内固定术（ICD-9-CM-3：79.3201）

患者姓名：	性别：　年龄：　门诊号：	住院号：
住院日期：　年　月　日	出院日期：　年　月　日	标准住院日：1~11 天

时间	住院第 1 天	住院第 2 天	住院第 3 天
主要诊疗工作	□ 询问病史及体格检查 □ 上级医师查房 □ 初步的诊断和治疗方案 □ 完成住院志、首次病程记录、上级医师查房等病历书写 □ 完善术前检查 □ 患肢临时石膏固定	□ 上级医师查房 □ 继续完成术前化验检查 □ 完成必要的相关科室会诊	□ 上级医师查房，观察患肢皮肤软组织情况，术前评估和决定手术方案，完成各项术前准备 □ 完成上级医师查房记录等 □ 向患者和（或）家属交代围术期注意事项，并签署手术知情同意书、委托书（患者本人不能签字时）等 □ 麻醉医师查房，与患者和（或）家属交代麻醉注意事项，并签署麻醉知情同意书
重点医嘱	**长期医嘱：** □ 骨科护理常规 □ 二级护理 □ 饮食 □ 患肢石膏外固定 □ 消肿治疗 **临时医嘱：** □ 血、尿常规检查；凝血功能；感染性疾病筛查；肝肾功能+电解质+血糖；X 线胸片、心电图 □ 前臂正侧位 X 线片 □ CT 检查（视患者情况而定） □ 根据病情：双上肢血管超声、肺功能、超声心动图、血气分析	**长期医嘱：** □ 骨科护理常规 □ 二级护理 □ 饮食 □ 患肢石膏外固定 □ 消肿治疗 □ 既往内科基础疾病用药 **临时医嘱：** □ 根据会诊科室要求开检查和化验单 □ 镇痛等对症处理	**长期医嘱：** □ 同前 **临时医嘱：** □ 术前医嘱：准备明日在臂丛麻醉/全身麻醉下行桡骨骨折切开复位内固定术 □ 术前禁食、禁水 □ 术前抗菌药物皮试 □ 其他特殊医嘱
病情变异记录	□ 无　□ 有，原因： 1. 2.	□ 无　□ 有，原因： 1. 2.	□ 无　□ 有，原因： 1. 2.
医师签名			

时间	术前	住院第 4 天（手术日）术后	住院第 5 天（手术后第 1 天）
主要诊疗工作	□ 检查标记 □ 术前核查	□ 术者完成手术记录 □ 完成术后病程记录 □ 上级医师查房 □ 麻醉医师查房 □ 观察有无术后并发症并做相应处理，尤其是筋膜室综合征	□ 上级医师查房 □ 完成常规病程记录 □ 观察伤口、引流量、生命体征情况等，并做出相应处理 □ 引流量<50ml 可拔除引流管，伤口换药
重点医嘱	**长期医嘱：** □ 骨科护理常规 □ 二级护理 □ 禁食 **临时医嘱：** □ 围术期抗菌药物	**长期医嘱：** □ 骨科护理常规 □ 一级护理 □ 饮食 □ 患肢抬高、制动 □ 留置引流管或者引流片 □ 其他特殊医嘱 **临时医嘱：** □ 今日在臂丛麻醉/全身麻醉下行桡骨骨折切开复位内固定术 □ 心电监护、吸氧 6 小时 □ 围术期抗菌药物 □ 止吐、镇痛等对症处理 □ 伤口换药（必要时）	**长期医嘱：** □ 骨科护理常规 □ 一级护理 □ 饮食 □ 患肢抬高、制动 □ 留置引流管 □ 其他特殊医嘱 **临时医嘱：** □ 伤口换药 □ 镇痛等对症处理
病情变异记录	□ 无　□ 有，原因： 1. 2.	□ 无　□ 有，原因： 1. 2.	□ 无　□ 有，原因： 1. 2.
医师签名			

时间	住院第 6 天 （术后第 2 天）	住院第 7 天 （术后第 3 天）	住院第 8 天 （术后第 4 天）
主要诊疗工作	□ 上级医师查房 □ 住院医师完成病程记录 □ 拔除引流管，伤口换药 □ 指导患者功能锻炼	□ 上级医师查房 □ 完成病程记录 □ 伤口换药（必要时） □ 指导患者功能锻炼	□ 上级医师查房，进行手术及伤口评估，确定有无手术并发症和切口愈合不良情况，明确能否出院 □ 完成出院志、病案首页、出院诊断证明书等所有病历书写 □ 向患者交代出院后的康复锻炼及注意事项，如复诊的时间、地点，发生紧急情况时的处理等
重点医嘱	**长期医嘱：** □ 骨科护理常规 □ 一级护理 □ 饮食 □ 患肢功能锻炼 □ 其他特殊医嘱 **临时医嘱：** □ 复查前臂正侧位片 □ 伤口换药（必要时） □ 镇痛等对症处理	**长期医嘱：** 骨科护理常规 □ 二级护理 □ 饮食 □ 患肢功能锻炼 □ 其他特殊医嘱 **临时医嘱：** □ 复查血尿常规、肝肾功能、电解质（必要时） □ 伤口换药（必要时） □ 镇痛等对症处理	**出院医嘱：** □ 出院带药 □ ___ 日后拆线换药（根据伤口愈合情况，预约拆线时间） □ 1 个月后门诊复查 □ 如有不适，随时来诊
病情变异记录	□ 无 □ 有，原因： 1. 2.	□ 无 □ 有，原因： 1. 2.	□ 无 □ 有，原因： 1. 2.
医师签名			

（二）护士表单

桡骨骨折临床路径护士表单

适用对象：第一诊断为桡骨干骨折（ICD-10：S52.300）
行桡骨骨折切开复位内固定术（ICD-9-CM-3：79.3201）

患者姓名：	性别：　　年龄：　　门诊号：	住院号：
住院日期：　　年　月　日	出院日期：　　年　月　日	标准住院日：1~11 天

时间	住院第 1 天	住院第 2 天	住院第 3 天
健康宣教	□ 入院宣教 □ 介绍主管医师、护士 □ 介绍环境、设施 □ 介绍住院注意事项 □ 介绍探视和陪伴制度 □ 介绍贵重物品制度	□ 药物宣教 □ 围术期宣教 □ 宣教手术前准备及检查后注意事项 □ 告知手术后、检查后饮食 □ 告知患者在检查中配合医师 □ 主管护士与患者沟通，消除患者紧张情绪 □ 告知检查后可能出现的情况及应对方式	□ 药物宣教 □ 围术期宣教 □ 宣教手术前准备及检查后注意事项 □ 告知手术后检查后饮食 □ 告知患者在检查中配合医师 □ 主管护士与患者沟通，消除患者紧张情绪 □ 告知检查后可能出现的情况及应对方式
护理处置	□ 核对患者，佩戴腕带 □ 建立入院护理病历 □ 协助患者留取各种标本 □ 测量体重	□ 协助医师完成手术前的相关化验	□ 协助医师完成手术前的相关化验
基础护理	□ 二级护理 □ 晨晚间护理 □ 排泄管理 □ 患者安全管理	□ 二级护理 □ 晨晚间护理 □ 排泄管理 □ 患者安全管理	□ 二级护理 □ 晨晚间护理 □ 排泄管理 □ 患者安全管理
专科护理	□ 观察患肢末梢血运、感觉 □ 护理查体 □ 病情观察 □ 肢体肿胀情况 □ 末梢血运 □ 手指感觉、活动情况 □ 需要时，填写跌倒及压疮防范表 □ 需要时，请家属陪伴 □ 确定饮食种类 □ 心理护理	□ 观察患肢末梢血运、感觉 □ 护理查体 □ 病情观察 □ 肢体肿胀情况 □ 末梢血运 □ 手指感觉、活动情况 □ 需要时，填写跌倒及压疮防范表 □ 需要时，请家属陪伴 □ 确定饮食种类 □ 心理护理	□ 观察患肢末梢血运、感觉 □ 护理查体 □ 病情观察 □ 肢体肿胀情况 □ 末梢血运 □ 手指感觉、活动情况 □ 需要时，填写跌倒及压疮防范表 □ 需要时，请家属陪伴 □ 确定饮食种类 □ 心理护理
重点医嘱	□ 详见医嘱执行单	□ 详见医嘱执行单	□ 详见医嘱执行单
病情变异记录	□ 无　□ 有，原因： 1. 2.	□ 无　□ 有，原因： 1. 2.	□ 无　□ 有，原因： 1. 2.
护士签名			

时间	术前	住院第 4 天（手术日）	住院第 5 天（手术后第 1 天）
健康宣教	□ 药物宣教 □ 手术前宣教 □ 宣教手术前准备及检查后注意事项 □ 告知手术后、检查后饮食 □ 告知患者在检查中配合医师 □ 主管护士与患者沟通，消除患者紧张情绪，告知检查后可能出现的情况及应对方式	□ 手术当日宣教 □ 告知饮食、体位要求 □ 告知手术后需禁食、禁水要求 □ 给予患者及家属心理支持 □ 再次明确探视陪伴须知	□ 手术后宣教 □ 术后患肢活动注意事项 □ 功能锻炼注意事项 □ 饮食指导
护理处置	□ 协助医师完成手术前的相关化验 □ 皮试 □ 备皮 □ 提醒患者禁食、禁水要求	□ 与手术室交接 □ 提醒患者术前排尿 □ 核对患者资料及带药 □ 接患者，核对患者及资料	□ 遵医嘱完成相关检查
基础护理	□ 二级护理 □ 晨晚间护理 □ 排泄管理 □ 患者安全管理	□ 二级/一级护理 □ 晨晚间护理 □ 患者安全管理	□ 一级护理 □ 晨晚间护理 □ 排泄管理 □ 患者安全管理
专科护理	□ 观察患肢末梢血运、感觉 □ 护理查体 □ 病情观察 □ 肢体肿胀情况 □ 末梢血运 □ 手指感觉、活动情况 □ 需要时，填写跌倒及压疮防范表 □ 需要时，请家属陪伴 □ 确定饮食种类 □ 心理护理	□ 遵医嘱予补液 □ 病情观察 □ 观察患者伤口敷料是否存在渗血 □ 疼痛程度观察 □ 观察手指血运及感觉活动 □ 心理护理	□ 病情观察 □ 观察患者伤口敷料是否存在渗血 □ 疼痛程度观察 □ 观察手指血运及感觉活动 □ 术后心理与生活护理 □ 指导患者术后功能锻炼
重点医嘱	□ 详见医嘱执行单	□ 详见医嘱执行单	□ 详见医嘱执行单
病情变异记录	□ 无 □ 有，原因： 1. 2.	□ 无 □ 有，原因： 1. 2.	□ 无 □ 有，原因： 1. 2.
护士签名			

时间	住院第 6 天 （术后第 2 天）	住院第 7 天 （术后第 3 天）	住院第 8 天 （术后第 4 天）
健康宣教	□ 手术后宣教 □ 术后患肢活动注意事项 □ 功能锻炼注意事项 □ 饮食指导	□ 手术后宣教 □ 术后患肢活动注意事项 □ 功能锻炼注意事项 □ 饮食指导	□ 出院宣教 □ 复查时间 □ 服药方法 □ 活动休息 □ 指导饮食 □ 指导办理出院手续
护理处置	□ 遵医嘱完成相关检查	□ 遵医嘱完成相关检查	□ 办理出院手续
基础护理	□ 一级护理 □ 晨晚间护理 □ 排泄管理 □ 患者安全管理	□ 一级护理 □ 晨晚间护理 □ 排泄管理 □ 患者安全管理	□ 二级护理 □ 晨晚间护理 □ 患者安全管理
专科护理	□ 病情观察 □ 观察患者伤口敷料是否存在渗血 □ 疼痛程度观察 □ 观察手指血运及感觉活动 □ 术后心理与生活护理 □ 指导患者术后功能锻炼	□ 病情观察 □ 观察患者伤口敷料是否存在渗血 □ 疼痛程度观察 □ 观察手指血运及感觉活动 □ 术后心理与生活护理 □ 指导患者术后功能锻炼	□ 病情观察 □ 观察患者伤口敷料是否存在渗血 □ 疼痛程度观察 □ 观察手指血运及感觉活动 □ 术后心理与生活护理 □ 指导患者术后功能锻炼
重点医嘱	□ 详见医嘱执行单	□ 详见医嘱执行单	□ 详见医嘱执行单
病情变异记录	□ 无　□ 有，原因： 1. 2.	□ 无　□ 有，原因： 1. 2.	□ 无　□ 有，原因： 1. 2.
护士签名			

（三）患者表单

桡骨骨折临床路径患者表单

适用对象：第一诊断为桡骨干骨折（ICD-10：S52.300）
　　　　　行桡骨骨折切开复位内固定术（ICD-9-CM-3：79.3201）

患者姓名：	性别：　年龄：　门诊号：	住院号：
住院日期：　　年　月　日	出院日期：　　年　月　日	标准住院日：1~11 天

时间	入院	术前	手术当天
医患配合	□ 配合询问病史、收集资料，请务必详细告知既往史、用药史、过敏史 □ 配合进行体格检查 □ 有任何不适请告知医师	□ 配合完成手术前相关检查、化验，如采血、留尿、心电图、X 线胸片 □ 医师与患者及家属介绍病情及术前谈话签字	□ 配合完善相关检查、化验，如采血、留尿 □ 配合医师摆好手术体位
护患配合	□ 配合测量体温、脉搏、呼吸3 次，血压、体重 1 次 □ 配合完成入院护理评估（简单询问病史、过敏史、用药史） □ 接受入院宣教（环境介绍、病室规定、订餐制度、贵重物品保管等） □ 配合执行探视和陪伴制度 □ 有任何不适请告知护士	□ 配合测量体温、脉搏、呼吸3 次，询问大便 1 次 □ 接受手术前宣教 □ 接受饮食宣教 □ 接受药物宣教	□ 配合测量体温、脉搏、呼吸3 次，询问大便 1 次 □ 送手术室前，协助完成核对，带齐影像资料及用药 □ 返回病房后，配合接受生命体征的监测 □ 配合检查意识（全身麻醉者） □ 配合缓解疼痛 □ 接受手术后宣教 □ 接受饮食宣教 □ 接受药物宣教 □ 有任何不适请告知护士
饮食	□ 遵医嘱饮食	□ 遵医嘱饮食	□ 术前需按要求禁食、禁水 □ 手术后，根据麻醉方式及患者实际情况依照麻醉医师和病房护士的指导进食、进水
排泄	□ 正常排尿便	□ 正常排尿便	□ 正常排尿便
活动	□ 正常活动	□ 正常活动	□ 患肢暂时制动

时间	手术后	出院
医患配合	□ 配合伤口换药 □ 配合完善术后影像学检查和抽血化验检查等 □ 配合功能锻炼	□ 接受出院前指导 □ 知道复查程序 □ 获取出院诊断书
护患配合	□ 配合定时监测生命体征，每日询问大便情况 □ 配合检查手部感觉及运动 □ 接受输液、服药等治疗 □ 接受进食、进水、排便等生活护理 □ 配合活动，预防皮肤压力伤 □ 注意活动安全，避免坠床或跌倒 □ 配合执行探视及陪伴	□ 接受出院宣教 □ 办理出院手续 □ 获取出院带药 □ 知道服药方法、作用、注意事项 □ 知道复印病历程序
饮食	□ 遵医嘱饮食	□ 遵医嘱饮食
排泄	□ 正常排尿便	□ 正常排尿便
活动	□ 正常适度活动，患肢免持重	□ 正常适度活动，患肢免持重

附：原表单（2016年版）

桡骨骨折临床路径表单

适用对象：第一诊断为桡骨骨折
行桡骨骨折切开复位内固定术

患者姓名：		性别： 年龄： 门诊号：	住院号：
住院日期： 年 月 日		出院日期： 年 月 日	标准住院日：1~11天

时间	住院第1天	住院第2天	住院第3天
诊疗工作	□ 询问病史及体格检查 □ 上级医师查房 □ 初步的诊断和治疗方案 □ 完成住院志、首次病程记录、上级医师查房等病历书写 □ 完善术前检查 □ 患肢临时石膏固定	□ 上级医师查房 □ 继续完成术前化验检查 □ 完成必要的相关科室会诊	□ 上级医师查房，观察患肢皮肤软组织情况，术前评估和决定手术方案，完成各项术前准备 □ 完成上级医师查房记录等 □ 向患者和（或）家属交代围术期注意事项，并签署手术知情同意书、委托书（患者本人不能签字时）等 □ 麻醉医师查房，与患者和（或）家属交代麻醉注意事项，并签署麻醉知情同意书
重点医嘱	长期医嘱： □ 骨科护理常规 □ 二级护理 □ 饮食 □ 患肢石膏外固定 □ 消肿治疗（必要时） 临时医嘱： □ 血、尿常规检查；凝血功能；感染性疾病筛查；肝肾功能+电解质+血糖；X线胸片、心电图 □ 前臂正侧位X线片 □ CT检查（视患者情况而定） □ 根据病情：双上肢血管超声、肺功能、超声心动图、血气分析	长期医嘱： □ 骨科护理常规 □ 二级护理 □ 饮食 □ 患肢石膏外固定 □ 消肿治疗（必要时） □ 既往内科基础疾病用药 临时医嘱： □ 根据会诊科室要求开检查和化验单 □ 镇痛等对症处理	长期医嘱： □ 同前 临时医嘱： □ 术前医嘱：准备明日在臂丛麻醉/全身麻醉下行桡骨骨折切开复位内固定术 □ 术前禁食、禁水 □ 术前抗菌药物皮试 □ 其他特殊医嘱
护理工作	□ 入院宣教：介绍病房环境、设施和设备等 □ 入院护理评估 □ 观察患肢末梢血运、感觉	□ 观察患者病情变化 □ 心理和生活护理	□ 提醒患者术前禁食、禁水 □ 术前心理护理
变异	□ 无 □ 有，原因：	□ 无 □ 有，原因：	□ 无 □ 有，原因：
护士签名			
医师签名			

时间	住院第 4 天（手术日）术前	住院第 4 天（手术日）术后	住院第 5 天（手术后第 1 天）
诊疗工作	□ 检查标记 □ 术前核查	□ 术者完成手术记录 □ 完成术后病程记录 □ 上级医师查房 □ 麻醉医师查房 □ 观察有无术后并发症并做相应处理，尤其是筋膜室综合征	□ 上级医师查房 □ 完成常规病程记录 □ 观察伤口、引流量、体温、生命体征情况等，并做出相应处理
重点医嘱	长期医嘱： □ 骨科护理常规 □ 二级护理 □ 禁食 临时医嘱： □ 围术期抗菌药物	长期医嘱： □ 骨科护理常规 □ 一级护理 □ 饮食 □ 患肢抬高、制动 □ 留置引流片 □ 其他特殊医嘱 临时医嘱： □ 今日在臂丛麻醉/全身麻醉下行桡骨骨折切开复位内固定术 □ 心电监护、吸氧 6 小时 □ 围术期抗菌药物 □ 止吐、镇痛等对症处理 □ 伤口换药（必要时）	长期医嘱： □ 骨科护理常规 □ 一级护理 □ 饮食 □ 患肢抬高、制动 □ 留置引流管 □ 其他特殊医嘱 临时医嘱： □ 伤口换药 □ 镇痛等对症处理
护理工作	□ 提醒患者术前禁食、禁水 □ 术前心理护理	□ 观察患者病情并做好引流量等相关记录 □ 术后心理与生活护理 □ 指导患者术后功能锻炼	□ 观察患者病情变化 □ 术后心理与生活护理 □ 指导患者术后功能锻炼
变异	□ 无　□ 有，原因：	□ 无　□ 有，原因：	□ 无　□ 有，原因：
护士签名			
医师签名			

时间	住院第 6 天 （术后第 2 天）	住院第 7 天 （术后第 3 天）	住院第 8 天 （术后第 4 天）
诊疗工作	□ 上级医师查房 □ 住院医师完成病程记录 □ 拔除引流管，伤口换药 □ 指导患者功能锻炼	□ 上级医师查房 □ 完成病程记录 □ 伤口换药（必要时） □ 指导患者功能锻炼	□ 上级医师查房，进行手术及伤口评估，确定有无手术并发症和切口愈合不良情况，明确能否出院 □ 完成出院志、病案首页、出院诊断证明书等所有病历书写 □ 向患者交代出院后的康复锻炼及注意事项，如复诊的时间、地点，发生紧急情况时的处理等
重点医嘱	长期医嘱： □ 骨科护理常规 □ 一级护理 □ 饮食 □ 患肢功能锻炼 □ 其他特殊医嘱 临时医嘱： □ 复查前臂正侧位片 □ 伤口换药（必要时） □ 镇痛等对症处理	长期医嘱： □ 骨科护理常规 □ 二级护理 □ 饮食 □ 患肢功能锻炼 □ 其他特殊医嘱 临时医嘱： □ 复查血尿常规、肝肾功能、电解质（必要时） □ 伤口换药（必要时） □ 镇痛等对症处理	出院医嘱： □ 出院带药 □ ____日后拆线换药（根据伤口愈合情况，预约拆线时间） □ 1 个月后门诊复查 □ 如有不适，随时来诊
护理工作	□ 观察患者病情变化 □ 术后心理与生活护理 □ 指导患者功能锻炼	□ 观察患者病情变化 □ 指导患者功能锻炼 □ 心理和生活护理	□ 指导患者办理出院手续 □ 出院宣教
变异	□ 无 □ 有，原因：	□ 无 □ 有，原因：	□ 无 □ 有，原因：
护士签名			
医师签名			

第九章

股骨颈骨折临床路径释义

一、闭合性股骨颈骨折疾病和手术操作编码

疾病名称及手术编码：闭合性股骨颈骨折（ICD-10：S72.00）

手术操作名称及编码：全髋关节置换术（ICD-9-CM-3：81.51）

部分关节置换术（ICD-9-CM-3：81.52）

二、临床路径检索方法

S72.00 伴（81.51 或 81.52）

三、股骨颈骨折临床路径标准住院流程

（一）适用对象

第一诊断为股骨颈骨折（ICD-10：S72.00），行髋关节置换术（ICD-9-CM-3：81.51-81.52）。

> **释义**
>
> ■ 适用对象编码参见第一部分。
> ■ 本临床路径适用对象是第一诊断为股骨颈骨折、行髋关节置换术的患者。
> ■ 适用对象中不包括肿瘤等病因造成的病理性骨折、开放性骨折、包括有股骨颈骨折的多发损伤患者、儿童患者以及陈旧性骨折或骨折不愈合。
> ■ 本路径对象不包括选择内固定手术的股骨颈骨折。

（二）诊断依据

根据《临床诊疗指南·骨科分册》（中华医学会编著，人民卫生出版社，2008），《外科学（下册）》（8 年制和 7 年制教材临床医学专用，人民卫生出版社，2005）。

1. 病史：外伤史。
2. 体检有明确体征：患侧髋关节肿胀、疼痛、活动受限、下肢短缩外旋畸形。
3. 辅助检查：髋关节 X 线片显示股骨颈骨折。

> **释义**
>
> ■ 股骨颈骨折多为关节囊内骨折，是老年常见损伤，尤以女性或骨质疏松者多见。根据临床表现和 X 线片可以确诊。对于 X 线片表现对骨折诊断证据力不够充足的可疑患者注意结合 CT 检查以明确或排除诊断。

（三）治疗方案的选择及依据

根据《临床诊疗指南·骨科分册》（中华医学会编著，人民卫生出版社，2008），《外科学（下册）》（8 年制和 7 年制教材临床医学专用，人民卫生出版社，2005）。

1. 年龄 65 岁以上且骨折按 Garden 分型为Ⅲ型、Ⅳ型的患者。
2. 无严重的合并症。
3. 术前生活质量及活动水平较好。
4. 术前生活质量及活动水平差，或相对高龄患者建议行半髋关节置换术。

> **释义**
>
> ■ 股骨颈骨折的治疗方案应根据患者年龄、体质、内科疾病、外伤持续时间、骨折移位程度、骨折具体类型以及手术医师经验与条件进行选择。选择内固定手术或是关节置换手术、半髋置换或是全髋置换并无绝对标准，应在符合原则的前提下进行个体化分析。
>
> ■ 65 岁以上的 Carden Ⅲ型、Ⅳ型的移位骨折或头下型骨折优先选择髋关节置换手术。
>
> ■ 预估寿命或活动量有限的患者可选择相对简单经济的半髋置换术。

（四）标准住院日 10~18 天

> **释义**
>
> ■ 术前准备 0~5 天，术后恢复 6~14 天。股骨颈骨折患者多为老龄，常有内科合并症，应在完成全身情况的评估、排除手术禁忌证后尽快实施手术治疗。术后需在医师指导下进行功能锻炼。

（五）进入路径标准

1. 第一诊断必须符合 ICD-10：S72.00 股骨颈骨折疾病编码。
2. 当患者同时具有其他疾病诊断，但在住院期间不需要特殊处理也不影响第一诊断的临床路径流程实施时，可以进入路径。
3. 单纯闭合性股骨颈骨折。
4. 除外病理性骨折。

> **释义**
>
> ■ 部分股骨颈骨折患者合并其他疾病，需要特殊处理，影响本路径实施，需要退出本路径。
>
> ■ 开放性骨折、病理性骨折等不属于本路径。

（六）术前准备 1~5 天

1. 必需的检查项目：

（1）血常规、尿常规、便常规。

（2）肝肾功能、电解质、血糖、血脂。

（3）凝血功能。

（4）感染性疾病筛查（乙型肝炎、丙型肝炎、艾滋病、梅毒等）。

（5）髋关节正侧位 X 线片。

（6）X 线胸片、心电图。

> **释义**
>
> ■ 以上项目属于术前必需检查。髋关节正位要求拍摄双髋骨盆正位片，拍摄范围需包括两侧髋关节，利于与健侧对比。

2. 根据患者病情可选择：

（1）必要时行下肢深静脉超声检查。

（2）超声心动图、血气分析和肺功能（高龄或既往有心、肺病史者）。

（3）有相关疾病者必要时请相关科室会诊。

> **释义**
>
> ■ 根据中华医学会骨科学分会制订的《中国骨科大手术静脉血栓栓塞症预防指南》进行下肢深静脉血栓预防治疗。
>
> ■ 股骨颈骨折患者常为高龄，常合并多种内科疾病，术前可根据患者情况进行相关检查，并请相关科室会诊。

（七）选择用药

1. 抗菌药物：按照《抗菌药物临床应用指导原则》（卫医发〔2004〕285 号）执行。

2. 预防静脉血栓栓塞症处理：参照《中国骨科大手术后静脉血栓栓塞症预防指南》。

3. 术前抗骨质疏松治疗：参照《骨质疏松骨折诊疗指南》。

> **释义**
>
> ■ 股骨颈骨折为常见的骨质疏松骨折，除了按照以上指南进行预防感染和血栓的治疗以外，必须根据指南进行相应的围术期抗骨质疏松治疗。术前抗骨质疏松的药物包括钙剂、维生素 D 以及抑制骨吸收、促进骨形成的药物，还可服用骨康胶囊等中成药增强骨质。
>
> ■ 术前深静脉血栓的药物预防包括：低分子肝素、依诺肝素、维生素 K 拮抗剂等。

（八）手术日为入院第 1~5 天

1. 麻醉方式：神经阻滞麻醉、椎管内麻醉或全身麻醉。

2. 手术方式：半髋或全髋髋关节置换术。

3. 手术内植物：人工髋关节假体、骨水泥。

4. 输血：视术中出血情况而定。

> **释义**
>
> ■ 应在完成患者完整评估后尽早进行髋关节置换手术。
> ■ 是否输血需要考虑患者的术前血红蛋白情况，以及手术预测出血量。

（九）术后住院恢复6~14天

1. 必需复查的检查项目：血常规、双髋关节正位X线片。
2. 必要时查凝血功能、肝肾功能、电解质、D-二聚体、双下肢深静脉彩超/CTPA。
3. 术后处理：
（1）抗菌药物：按照《抗菌药物临床应用指导原则》（卫医发〔2004〕285号）执行。
（2）术后预防静脉血栓栓塞症处理：参照《中国骨科大手术后静脉血栓栓塞症预防指南》。
（3）术后抗骨质疏松治疗：参照《骨质疏松骨折诊疗指南》。
（4）术后镇痛：参照《骨科常见疼痛的处理专家建议》。
（5）术后康复：以主动锻炼为主，被动锻炼为辅。

> **释义**
>
> ■ 术后必需复查骨盆正位X线片检查关节假体位置。拍摄髋关节侧位过程中，由于体位问题容易出现髋关节脱位，建议仅拍摄骨盆正位，便于患侧与健侧对比假体高度。
> ■ 术后相关治疗请参照上述指南进行。
> ■ 术后深静脉血栓的药物预防包括：低分子肝素、依诺肝素、Xa因子抑制剂、维生素K拮抗剂等。

（十）出院标准

1. 体温正常，常规化验指标无明显异常。
2. 伤口愈合良好：引流管拔除，伤口无感染征象（或可在门诊处理的伤口情况），无皮瓣坏死。
3. 术后X线片证实假体位置满意，置换侧髋关节稳定。
4. 没有需要住院处理的并发症和（或）合并症。

> **释义**
>
> ■ 患者出院前应一般情况良好，关节假体符合相关标准，切口无异常情况，临床允许出院继续观察休养。如果发生相关并发症，可能会延长住院时间。

（十一）变异及原因分析

1. 围术期并发症：深静脉血栓形成、伤口感染、骨折、脱位、神经血管损伤等造成住院日延长和费用增加。
2. 内科合并症：老年患者常合并其他内科疾病，如脑血管或心血管病、糖尿病、血栓等，骨折手术可能导致这些疾病加重而需要进一步治疗，从而延长治疗时间，并增加住院费用。

3. 人工髋关节假体的选择：由于患者病情不同，选择不同的关节假体类型，可能导致住院费用存在差异。

> **释义**
>
> ■ 按标准治疗方案如围术期发生并发症，需要转入相应路径。根据病情选择不同的关节假体类型也会造成住院时间和费用的不同。
>
> ■ 医师认可的变异原因主要是指患者入选路径后，医师在检查及治疗过程中发现患者合并存在一些事前未预知的对本路径治疗可能产生影响的情况，需要中止执行路径或者是延长治疗时间、增加治疗费用。医师需在表单中明确说明。
>
> ■ 因患者方面的主观原因导致执行路径出现变异，也需要医师在表单中予以说明。

四、股骨颈骨折临床路径给药方案

【用药选择】

1. 术前治疗基础疾病的药物应继续规律应用。

股骨颈骨折	术前用药	镇痛药	多为口服药，如NSAIDs类药物，如塞来昔布；如疼痛严重，可酌情应用盐酸曲马多等
		其他用药	治疗基础疾病，如心脏病、糖尿病、高血压、肝肾功能障碍等，以口服给药为主。糖尿病患者推荐使用短效和中效胰岛素控制血糖，必要时加用胰岛素增敏药物。存在血栓高危因素时，可以使用低分子肝素行抗凝治疗
	术中用药	抗菌药物	建议使用第一、第二代头孢菌素或头孢曲松，术前30分钟给药
	术后用药	抗菌药物	抗菌药物术后应用24~48小时，如出现白细胞中性粒细胞百分比、C反应蛋白、血沉升高并伴有发热、切口红肿渗液等，可疑感染征象时，可酌情延长抗菌药物使用时间或根据情况更换抗菌药物
		抗凝药物	推荐常规使用，可皮下注射低分子肝素5000U，一日1次，自术后第1天起连续应用至出院，出院后可改为口服抗凝药至术后35天
		镇痛药物	术后可用氟比洛芬50~100mg，每日2次；或帕瑞昔布40mg，每日2次，静脉注射。如疼痛较为剧烈，可加用曲马多100mg，一日2次；甚至于必要时间断给予哌替啶50mg，肌内注射
		胃黏膜保护	既往有上消化道溃疡病史患者或长期口服非甾体抗炎药者术后应常规使用胃黏膜保护剂1~2天，如H$_2$受体阻断剂法莫替丁、质子泵抑制剂奥美拉唑

2. 术中抗菌药物应于术前 30 分钟滴注，骨关节感染以革兰阳性球菌为主，故首选第一、第二代头孢菌素，若皮试阳性可选用头孢曲松。

3. 无血栓类疾病高危因素患者不建议术后药物抗凝。

【药学提示】

已知对磺胺类药物过敏患者禁用帕瑞昔布。

【注意事项】

术后应避免注射用非甾类镇痛药与口服非甾类镇痛药合用，以免增加胃肠道不良事件风险。

五、推荐表单

（一）医师表单

股骨颈骨折临床路径医师表单

适用对象：第一诊断为闭合性股骨颈骨折（ICD-10：S72.00）

行全髋关节置换术（ICD-9-CM-3：81.51），部分关节置换术（ICD-9-CM-3：81.52）

患者姓名：	性别： 年龄： 门诊号：	住院号：
住院日期： 年 月 日	出院日期： 年 月 日	标准住院日：10~18 天

时间	住院第 1 天	住院第 2 天	住院第 3~5 天（术前日）
主要诊疗工作	□ 询问病史及体格检 □ 上级医师查房 □ 初步诊断和治疗方案 □ 住院医师完成住院志、首次病程记录、上级医师查房等病历书写 □ 完善术前检查 □ 患肢皮牵引	□ 上级医师查房 □ 继续完成术前化验检查 □ 完成必要的相关科室会诊	□ 上级医师查房，术前评估 □ 决定手术方案 □ 完成上级医师查房记录等 □ 向患者和（或）家属交代围术期注意事项，并签署手术知情同意书、输血同意书、委托书（患者本人不能签字时）、自费用品协议书 □ 麻醉医师查房，并与患者和（或）家属交代麻醉注意事项，签署麻醉知情同意书 □ 完成各项术前准备
重点医嘱	**长期医嘱：** □ 骨科护理常规 □ 饮食 □ 患肢皮牵引或穿"丁"字鞋 □ 术前抗凝 □ 术前抗骨质疏松治疗 □ 镇痛等对症处理 **临时医嘱：** □ 血、尿常规；凝血功能；肝肾功能、电解质、血糖、血脂；感染性疾病筛查；X 线胸片、心电图 □ 髋关节正侧位 X 线片 □ 根据病情：双下肢血管超声、肺功能、超声心动图、血气分析	**长期医嘱：** □ 骨科护理常规 □ 饮食 □ 患肢皮牵引或穿"丁"字鞋 □ 术前抗凝 □ 术前抗骨质疏松治疗 □ 患者既往内科基础疾病用药 □ 镇痛等对症处理 **临时医嘱：** □ 根据会诊科室要求安排检查和化验单 □ 镇痛等对症处理	**长期医嘱：**同前 **临时医嘱：** □ 术前医嘱：准备明日在神经阻滞麻醉/椎管内麻醉/全身麻醉下行人工髋关节置换术 □ 术前禁食、禁水 □ 术前抗菌药物皮试 □ 术前留置导尿管 □ 术区备皮 □ 术前灌肠 □ 配血 □ 其他特殊医嘱
病情变异记录	□ 无 □ 有，原因： 1. 2.	□ 无 □ 有，原因： 1. 2.	□ 无 □ 有，原因： 1. 2.
医师签名			

时间	住院第 1~6 天[1]（手术日）	住院第 2~7 天[2]（术后第 1 日）	住院第 3~8 天[3]（术后第 2 日）
主要诊疗工作	□ 手术 □ 向患者和（或）家属交代手术过程概况及术后注意事项 □ 术者完成手术记录 □ 完成术后病程记录 □ 上级医师查房 □ 麻醉医师查房 □ 观察有无术后并发症并做相应处理	□ 上级医师查房 □ 完成常规病程记录 □ 观察伤口、引流量、生命体征情况等，并做出相应处理	□ 上级医师查房 □ 完成病程记录 □ 拔除引流管，伤口换药 □ 指导患者功能锻炼
重点医嘱	长期医嘱： □ 骨科术后护理常规 □ 饮食 □ 患肢抬高 □ 留置引流管并记引流量 □ 抗菌药物 □ 术后抗凝 □ 抗骨质疏松治疗 □ 其他特殊医嘱 临时医嘱： □ 今日在神经阻滞麻醉/椎管内麻醉/全身麻醉下行人工髋关节置换术 □ 心电监护、吸氧（根据病情需要） □ 补液 □ 胃黏膜保护剂 □ 止吐、镇痛等对症处理 □ 急查血常规 □ 输血（根据病情需要）	长期医嘱： □ 骨科术后护理常规 □ 饮食 □ 患肢抬高 □ 留置引流管并记引流量 □ 抗菌药物 □ 术后抗凝 □ 抗骨质疏松治疗 □ 其他特殊医嘱 临时医嘱： □ 复查血常规 □ 输血和（或）补晶体、胶体液（根据病情需要） □ 换药 □ 镇痛等对症处理	长期医嘱： □ 骨科术后护理常规 □ 饮食 □ 患肢抬高 □ 留置引流管并记引流量 □ 抗菌药物 □ 术后抗凝 □ 抗骨质疏松治疗 □ 其他特殊医嘱 临时医嘱： □ 复查血常规（必要时） □ 输血和（或）补晶体、胶体液（必要时） □ 换药，拔引流管 □ 镇痛等对症处理
病情变异记录	□ 无　□ 有，原因： 1. 2.	□ 无　□ 有，原因： 1. 2.	□ 无　□ 有，原因： 1. 2.
医师签名			

注：[1] 原路径建议为住院第 1~5 天。
　　[2] 原路径建议为住院第 6 天。
　　[3] 原路径建议为住院第 7 天。

时间	住院第 4~9 天[1] （术后第 3 日）	住院第 5~10 天[2] （术后第 4 日）	住院第 6~18 天[3] （术后第 5~13 日）
主要诊疗工作	□ 上级医师查房 □ 住院医师完成病程记录 □ 伤口换药（必要时） □ 指导患者功能锻炼	□ 上级医师查房 □ 住院医师完成病程记录 □ 伤口换药（必要时） □ 指导患者功能锻炼 □ 摄双侧髋关节正位片	□ 上级医师查房，进行手术及伤口评估，确定有无手术并发症和伤口愈合不良情况，明确能否出院 □ 完成出院志、病案首页、出院诊断证明书等所有病历资料 □ 向患者交代出院后的康复锻炼及注意事项，如复诊的时间、地点，发生紧急情况时的处理等
重点医嘱	长期医嘱： □ 骨科术后护理常规 □ 饮食 □ 抗菌药物 □ 术后抗凝 □ 其他特殊医嘱 □ 术后功能锻炼 临时医嘱： □ 复查血尿常规、肝肾功能、电解质（必要时） □ 补液（必要时） □ 伤口换药（必要时） □ 镇痛等对症处理	长期医嘱： □ 骨科术后护理常规 □ 饮食 □ 抗菌药物（如体温正常，伤口情况良好，无明显红肿时可以停止抗菌药物治疗） □ 术后抗凝 □ 其他特殊医嘱 □ 术后功能锻炼 临时医嘱： □ 复查血尿常规、肝肾功能、电解质（必要时） □ 补液（必要时） □ 伤口换药（必要时） □ 镇痛等对症处理	出院医嘱： □ 出院带药 □ ___ 日后拆线换药（根据伤口愈合情况，预约拆线时间） □ 1 个月后门诊复查 □ 如有不适，随时来诊
病情变异记录	□ 无 □ 有，原因： 1. 2.	□ 无 □ 有，原因： 1. 2.	□ 无 □ 有，原因： 1. 2.
医师签名			

注：[1] 原路径建议为住院第 8 天。

　　[2] 原路径建议为住院第 9 天。

　　[3] 原路径建议为住院第 10~18 天，术后第 5~13 日。

（二）护士表单

股骨颈骨折临床路径护士表单

适用对象：第一诊断为闭合性股骨颈骨折（ICD-10：S72.00）
行全髋关节置换术（ICD-9-CM-3：81.51），部分关节置换术（ICD-9-CM-3：81.52）

患者姓名：	性别： 年龄：	住院号：
住院日期： 年 月 日	出院日期： 年 月 日	标准住院日：10~14 天

时间	住院第 1 天	住院第 2~3 天	住院第 1~6 天（手术当天）
健康宣教	□ 入院宣教 □ 介绍主管医师、护士 □ 介绍病室环境、设施 □ 介绍规章制度及注意事项	□ 术前宣教 □ 宣教疾病知识、术前准备及手术过程 □ 指导术前保持良好睡眠 □ 告知准备物品 □ 告知术后饮食、活动及探视注意事项 □ 告知术后可能出现的情况及应对方式 □ 告知家属等候区位置	□ 术后当日宣教 □ 告知监护设备、管路功能及注意事项 □ 告知饮食、体位要求 □ 告知术后可能出现的情况及应对方式 □ 再次明确探视陪伴须知
护理处置	□ 核对患者，佩戴腕带 □ 建立入院病历 □ 评估患者并书写护理评估单 □ 卫生处置：剪指（趾）甲、沐浴，更换病号服	□ 协助医师完成术前检查化验 □ 术前准备 □ 配血 □ 抗菌药物皮试 □ 备皮 □ 药物灌肠 □ 禁食、禁水	□ 术前监测生命体征 □ 送手术 □ 摘除患者各种活动物品 □ 核对患者资料及带药 □ 填写手术交接单，签字确认 □ 接手术 □ 核对患者及资料，签字确认
基础护理	□ 二级护理或一级护理 □ 晨晚间护理 □ 患者安全管理	□ 二级护理或一级护理 □ 晨晚间护理 □ 患者安全管理	□ 特级护理 □ 晨晚间护理 □ 卧位护理：协助翻身、床上移动、预防压疮、保持功能体位 □ 排泄护理 □ 患者安全管理
专科护理	□ 护理查体 □ 需要时填跌倒及压疮防范表 □ 遵医嘱指导康复锻炼 □ 训练床上排尿便、深呼吸、咳嗽、助行器的使用、翻身 □ 遵医嘱通知化验检查 □ 给予患者及家属心理支持 □ 需要时请家属陪伴	□ 遵医嘱完成相关检查 □ 遵医嘱指导康复锻炼 □ 训练床上排尿便、深呼吸、咳嗽、助行器的使用、翻身 □ 给予患者及家属心理支持	□ 病情观察，写特护记录 □ 日间 q2h、夜间 q4h 评估生命体征、意识、肢体感觉活动及血液循环、皮肤、伤口敷料、引流情况、出入量，如有病情变化随时记录 □ 遵医嘱予抗感染治疗 □ 遵医嘱指导康复锻炼 □ 给予患者及家属心理支持

续　表

时间	住院第 1 天	住院第 2~3 天	住院第 1~6 天 （手术当天）
重点 医嘱	□ 详见医嘱执行单	□ 详见医嘱执行单	□ 详见医嘱执行单
病情 变异 记录	□ 无　□ 有，原因： 1. 2.	□ 无　□ 有，原因： 1. 2.	□ 无　□ 有，原因： 1. 2.
护士 签名			

时间	住院第 2~10 天 （术后第 1~4 天）	住院第 6~18 天 （术后第 5~14 天）
健康宣教	□ 术后宣教 □ 复查患者对术前宣教内容的掌握程度 □ 饮食、活动、安全指导 □ 药物作用及频率 □ 疾病恢复期注意事项 □ 拔尿管后注意事项	□ 出院宣教 □ 复查时间 □ 服药方法 □ 活动休息 □ 指导饮食 □ 指导办理出院手续
护理处置	□ 遵医嘱完成相关检查 □ 夹闭尿管，锻炼膀胱功能	□ 办理出院手续 □ 书写出院小结
基础护理	□ 一级/二级护理 □ 晨晚间护理 □ 协助进食、水 □ 协助翻身、床上移动、预防压疮 □ 医嘱可下地时，协助或指导床旁活动 □ 排泄护理 □ 患者安全管理	□ 二级护理 □ 晨晚间护理 □ 协助或指导进食、水 □ 协助或指导床旁活动 □ 患者安全管理
专科护理	□ 病情观察，写护理记录 □ 评估生命体征、意识、肢体感觉活动及血液循环、皮肤情况、伤口敷料、伤口引流情况、尿管情况 □ 遵医嘱予抗感染治疗 □ 遵医嘱予防深静脉血栓治疗 □ 遵医嘱指导康复锻炼 □ 需要时，联系主管医师给予相关治疗及用药 □ 给予患者及家属心理支持	□ 病情观察 □ 评估生命体征、意识、肢体感觉活动及血液循环情况 □ 遵医嘱予防深静脉血栓治疗 □ 遵医嘱指导出院后康复锻炼 □ 给予患者及家属心理支持
重点医嘱	□ 详见医嘱执行单	□ 详见医嘱执行单
病情变异记录	□ 无 □ 有，原因： 1. 2.	□ 无 □ 有，原因： 1. 2.
护士签名		

(三) 患者表单

股骨颈骨折临床路径患者表单

适用对象: 第一诊断为闭合性股骨颈骨折 (ICD-10: S72.00)

行全髋关节置换术 (ICD-9-CM-3: 81.51), 部分关节置换术 (ICD-9-CM-3: 81.52)

患者姓名:		性别: 年龄:		住院号:
住院日期: 年 月 日		出院日期: 年 月 日		标准住院日: 10~14 天

时间	入 院	手术前	手术当天
医患配合	□ 配合询问病史、收集资料,请务必详细告知既往史、用药史、过敏史 □ 如服用抗凝剂,请明确告知 □ 配合进行体格检查 □ 有任何不适请告知医师	□ 配合完善术前相关检查、化验,如采血、留尿、心电图、B 超、X 线胸片等 □ 医师与患者及家属介绍病情及手术谈话、术前签字 □ 麻醉师与患者进行术前访视	□ 如病情需要,配合术后转入监护病房 □ 配合评估手术效果 □ 配合检查意识、肢体活动 □ 有任何不适请告知医师
护患配合	□ 配合测量体温、脉搏、呼吸、血压、体重 1 次 □ 配合完成入院护理评估(简单询问病史、过敏史、用药史) □ 接受入院宣教(环境介绍、病室规定、订餐制度、贵重物品保管等,遵守医院的相关规定及家属探视制度) □ 配合术前康复锻炼 □ 配合练习床上排尿便、深呼吸、咳嗽、助行器的使用、翻身 □ 有任何不适请告知护士	□ 接受术前宣教 □ 接受配血,以备术中需要时用 □ 接受备皮 □ 接受药物灌肠 □ 配合禁食、禁水 □ 需要时配合进行抗菌药物皮试 □ 沐浴 □ 准备好必要用物,吸水管、尿壶、便盆、尿垫、纸巾等 □ 取下义齿、饰品等,贵重物品交家属保管 □ 配合康复锻炼 □ 术前保持良好睡眠	□ 清晨配合测量体温、脉搏、呼吸,遵医嘱测血压 □ 送手术室前,协助完成核对,脱去衣物,上手术车 □ 返回病房后,协助完成核对,配合过病床 □ 配合检查意识、肢体感觉活动及血液循环,询问出入量 □ 配合术后吸氧、监护仪监测、输液、尿管排尿(无尿管者自行排尿)、患肢可能有引流 □ 遵医嘱采取正确体位 □ 遵医嘱康复锻炼 □ 配合缓解疼痛 □ 有任何不适请告知护士
饮食	□ 普食或遵医嘱糖尿病膳食等	□ 术前 12 小时禁食、禁水	□ 局部麻醉或区域阻滞麻醉,在不恶心呕吐的情况下不影响进食水 □ 连硬外麻醉术后 6 小时少量进水,排气后可进流食,逐渐过渡为普食 □ 全身麻醉排气后可饮水,流食逐渐过渡为普食
排泄	□ 正常大小便	□ 正常大小便	□ 保留尿管或自行排尿
活动	□ 健肢自主活动 □ 患肢遵医嘱完成康复锻炼 □ 注意安全	□ 健肢自主活动 □ 患肢遵医嘱完成康复锻炼 □ 注意安全	□ 卧床休息,保护管路 □ 健肢自主活动,患肢遵医嘱完成康复锻炼 □ 注意安全

时间	手术后	出　院
医患配合	□ 配合检查肢体感觉活动及血液循环 □ 需要时，配合伤口换药 □ 配合拔除引流管、尿管 □ 配合伤口拆线 □ 配合康复锻炼	□ 接受出院前指导 □ 知道复查程序 □ 获取出院诊断书
护患配合	□ 配合定时监测生命体征、每日询问排便 □ 配合检查意识、肢体感觉活动及血液循环 □ 遵医嘱配合监测出入量 □ 配合康复锻炼 □ 配合防深静脉血栓治疗 □ 接受输液、服药等治疗 □ 配合夹闭尿管，锻炼膀胱功能 □ 接受进食、进水、排便等生活护理 □ 配合活动，预防皮肤压力伤 □ 注意活动安全，避免坠床或跌倒 □ 配合执行探视及陪伴制度	□ 接受出院宣教 □ 办理出院手续 □ 获取出院带药 □ 知道服药方法、作用、注意事项 □ 知道照顾伤口方法 □ 知道康复锻炼方法 □ 知道复印病历方法
饮食	□ 根据医嘱，由流食逐渐过渡到普食或糖尿病膳食等	□ 根据医嘱，普食或糖尿病膳食等
排泄	□ 保留尿管或正常排尿便 □ 防治便秘	□ 正常排尿便 □ 防治便秘
活动	□ 根据医嘱，头高位-半坐位-床边或下床活动 □ 注意保护管路，勿牵拉、脱出、打折等 □ 功能锻炼原则：循序渐进、持之以恒 □ 注意动作禁忌	□ 遵医嘱适度活动，避免疲劳 □ 功能锻炼原则：循序渐进、持之以恒 □ 注意动作禁忌

附：原表单（2009 年版）

股骨颈骨折临床路径表单

适用对象：第一诊断为股骨颈骨折（ICD-10：S72.00）

行髋关节置换术（ICD-9-CM-3：81.51 全髋；81.52 半髋）

患者姓名：	性别：　　年龄：　　门诊号：	住院号：
住院日期：　　年　月　日	出院日期：　　年　月　日	标准住院日：10~18 天

时间	住院第 1 天	住院第 2 天	住院第 3~5 天（术前日）
主要诊疗工作	□ 询问病史及体格检查 □ 上级医师查房 □ 初步诊断和治疗方案 □ 住院医师完成住院志、首次病程记录、上级医师查房等病历书写 □ 完善术前检查 □ 患肢皮牵引	□ 上级医师查房 □ 继续完成术前化验检查 □ 完成必要的相关科室会诊	□ 上级医师查房，术前评估 □ 决定手术方案 □ 完成上级医师查房记录等 □ 向患者和（或）家属交待围手术期注意事项，并签署手术知情同意书、输血同意书、委托书（患者本人不能签字时）、自费用品协议书 □ 麻醉医师查房，并与患者和（或）家属交待麻醉注意事项，签署麻醉知情同意书 □ 完成各项术前准备
重点医嘱	长期医嘱： □ 骨科护理常规 □ 一级/二级护理 □ 饮食 □ 患肢皮牵引 □ 术前抗凝 □ 术前抗骨质疏松治疗 临时医嘱： □ 血、尿常规；凝血功能；肝肾功能、电解质、血糖、血脂；感染性疾病筛查；X 线胸片、心电图 □ 髋关节正侧位 X 线片 □ 根据病情：双下肢血管超声、肺功能、超声心动图、血气分析	长期医嘱： □ 骨科护理常规 □ 一级/二级护理 □ 饮食 □ 患肢皮牵引 □ 术前抗凝 □ 术前抗骨质疏松治疗 □ 患者既往内科基础疾病用药 临时医嘱： □ 根据会诊科室要求安排检查和化验单 □ 镇痛等对症处理	长期医嘱：同前 临时医嘱： □ 术前医嘱：准备明日在神经阻滞麻醉/椎管内麻醉/全身麻醉下行人工髋关节置换术 □ 术前禁食、禁水 □ 术前抗生素皮试 □ 术前留置导尿管 □ 术区备皮 □ 术前灌肠 □ 配血 □ 其他特殊医嘱
主要护理工作	□ 入院宣教 □ 介绍病房环境、设施设备 □ 入院护理评估 □ 防止皮肤压疮护理	□ 观察患者病情变化 □ 防止皮肤压疮护理 □ 心理和生活护理	□ 做好备皮等术前准备 □ 提醒患者术前禁食、禁水 □ 术前心理护理

续　表

时间	住院第 1 天	住院第 2 天	住院第 3~5 天（术前日）
病情 变异 记录	□无　□有，原因： 1. 2.	□无　□有，原因： 1. 2.	□无　□有，原因： 1. 2.
护士 签名			
医师 签名			

时间	住院第 1~5 天 （手术日）	住院第 6 天 （术后第 1 日）	住院第 7 天 （术后第 2 日）
主要诊疗工作	□ 手术 □ 向患者和（或）家属交代手术过程概况及术后注意事项 □ 术者完成手术记录 □ 完成术后病程 □ 上级医师查房 □ 麻醉医师查房 □ 观察有无术后并发症并做相应处理	□ 上级医师查房 □ 完成常规病程记录 □ 观察伤口、引流量、生命体征情况等，并做出相应处理	□ 上级医师查房 □ 完成病程记录 □ 拔除引流管，伤口换药 □ 指导患者功能锻炼
重点医嘱	长期医嘱： □ 骨科术后护理常规 □ 一级护理 □ 饮食 □ 患肢抬高 □ 留置引流管并记引流量 □ 抗生素 □ 术后抗凝 □ 抗骨质疏松治疗 □ 其他特殊医嘱 临时医嘱： □ 今日在神经阻滞麻醉/椎管内麻醉/全身麻醉下行人工髋关节置换术 □ 心电监护、吸氧（根据病情需要） □ 补液 □ 胃黏膜保护剂 □ 止吐、镇痛等对症处理 □ 急查血常规 □ 输血（根据病情需要）	长期医嘱： □ 骨科术后护理常规 □ 一级护理 □ 饮食 □ 患肢抬高 □ 留置引流管并记引流量 □ 抗生素 □ 术后抗凝 □ 抗骨质疏松治疗 □ 其他特殊医嘱 临时医嘱： □ 复查血常规 □ 输血和（或）补晶体、胶体液（根据病情需要） □ 换药 □ 镇痛等对症处理	长期医嘱： □ 骨科术后护理常规 □ 一级护理 □ 饮食 □ 患肢抬高 □ 留置引流管并记引流量 □ 抗生素 □ 术后抗凝 □ 抗骨质疏松治疗 □ 其他特殊医嘱 临时医嘱： □ 复查血常规（必要时） □ 输血和（或）补晶体、胶体液（必要时） □ 换药，拔引流管 □ 镇痛等对症处理
主要护理工作	□ 观察患者病情变化并及时报告医生 □ 术后心理与生活护理 □ 指导患者术后功能锻炼	□ 观察患者病情并做好引流量等相关记录 □ 术后心理与生活护理 □ 指导患者术后功能锻炼	□ 观察患者病情变化 □ 术后心理与生活护理 □ 指导患者术后功能锻炼
病情变异记录	□ 无 □ 有，原因： 1. 2.	□ 无 □ 有，原因： 1. 2.	□ 无 □ 有，原因： 1. 2.
护士签名			
医师签名			

时间	住院第8天 （术后第3日）	住院第9天 （术后第4日）	住院第10~18天 （术后第5~13日）
主要诊疗工作	□ 上级医师查房 □ 住院医师完成病程记录 □ 伤口换药（必要时） □ 指导患者功能锻炼	□ 上级医师查房 □ 住院医师完成病程记录 □ 伤口换药（必要时） □ 指导患者功能锻炼 □ 摄患侧髋关节正侧位片	□ 上级医师查房，进行手术及伤口评估，确定有无手术并发症和伤口愈合不良情况，明确能否出院 □ 完成出院志、病案首页、出院诊断证明书等所有病历资料 □ 向患者交代出院后的康复锻炼及注意事项，如复诊的时间、地点，发生紧急情况时的处理等
重点医嘱	**长期医嘱：** □ 骨科术后护理常规 □ 二级护理 □ 饮食 □ 抗生素 □ 术后抗凝 □ 其他特殊医嘱 □ 术后功能锻炼 **临时医嘱：** □ 复查血尿常规、肝肾功能、电解质（必要时） □ 补液（必要时） □ 伤口换药（必要时） □ 镇痛等对症处理	**长期医嘱：** □ 骨科术后护理常规 □ 二级护理 □ 饮食 □ 抗生素（如体温正常，伤口情况良好，无明显红肿时可以停止抗生素治疗） □ 术后抗凝 □ 其他特殊医嘱 □ 术后功能锻炼 **临时医嘱：** □ 复查血尿常规、肝肾功能、电解质（必要时） □ 补液（必要时） □ 伤口换药（必要时） □ 镇痛等对症处理	**出院医嘱：** □ 出院带药 □ ___日后拆线换药（根据伤口愈合情况，预约拆线时间） □ 1个月后门诊复查 □ 如有不适，随时来诊
主要护理工作	□ 观察患者病情变化 □ 术后心理与生活护理 □ 指导患者功能锻炼	□ 观察患者病情变化 □ 指导患者功能锻炼 □ 术后心理和生活护理	□ 指导患者办理出院手续 □ 出院宣教
病情变异记录	□ 无 □ 有，原因： 1. 2.	□ 无 □ 有，原因： 1. 2.	无 □ 有，原因： 1. 2.
护士签名			
医师签名			

第十章

股骨髁骨折临床路径释义

一、股骨髁骨折编码

疾病名称及编码：股骨髁闭合性骨折（ICD-10：S72.401）

手术操作名称及编码：股骨髁骨折内固定术（ICD-9-CM-3：78.55/79.35/79.15）

二、临床路径检索方法

S72.401 伴（78.55/79.35/79.15）并且年龄>16 岁

三、股骨髁骨折临床路径标准住院流程

（一）适用对象

第一诊断为闭合性股骨髁骨折（ICD-10：S72.401），行股骨髁骨折内固定术（ICD-9-CM-3：78.55/79.15/79.35）。

> **释义**
>
> ■ 本临床路径适用对象是第一诊断为闭合性股骨髁骨折的患者。
>
> ■ 适用对象中不包括肿瘤等病因造成的病理性骨折，以及有股骨髁骨折的多发损伤患者、儿童患者、陈旧性骨折或骨折不愈合、开放性骨折。

（二）诊断依据

根据《临床诊疗指南·骨科分册》（中华医学会编著，人民卫生出版社，2008）等。

1. 病史：外伤史。
2. 体格检查：患肢肿胀、疼痛、活动受限、畸形、反常活动。
3. 辅助检查：X线检查发现股骨髁骨折。

> **释义**
>
> ■ 注意是否存在血管损伤，尤其是侧位上远侧骨折端向后方移位明显的。
>
> ■ 股骨髁骨折的临床表现无特殊，正确的诊断与分类需依靠股骨（含膝关节）正侧位 X 线片。必要时行 CT 检查。

（三）选择治疗方案的依据

根据《临床诊疗指南·骨科分册》（中华医学会编著，人民卫生出版社，2008）等。

1. 骨折分离移位，非手术治疗无法达到解剖复位。
2. 首选松质骨螺钉或髁钢板内固定，也可根据具体情况选择其他治疗方式。
3. 出现继发性神经、血管损伤者，需急诊手术。

4. 患肢肿胀持续性加重，有形成骨筋膜室综合征或局部张力水泡形成者，需急诊手术。

> **释义**
>
> ■ 股骨髁骨折涉及关节面，可为部分或完全关节内骨折，要求解剖复位，关节面移位大者建议手术治疗，早期活动，以期获得更好的功能恢复。

（四）标准住院日为 ≤16 天

> **释义**
>
> ■ 股骨髁骨折常造成明显肿胀，严重肿胀者需要等待肿胀消退后方可进行手术。必要时术前可用石膏固定或者牵引制动。

（五）进入路径标准

1. 第一诊断必须符合 ICD-10：S72. 401 股骨髁骨折疾病编码。
2. 外伤引起的单纯性、新鲜股骨髁骨折。
3. 除外病理性骨折。
4. 除外合并其他部位的骨折和损伤。
5. 当患者合并其他疾病，但住院期间不需要特殊处理也不影响第一诊断的临床路径流程实施时，可以进入路径。

> **释义**
>
> ■ 本路径不适用于合并其他骨折的多发损伤患者，开放性骨折也需退出本路径。
> ■ 合并疾病的院内会诊以及常规处理不影响临床路径流程。

（六）术前准备（术前评估）0~6 天

1. 必需的检查项目：
（1）血常规、血型、尿常规+镜检。
（2）电解质、肝功能、肾功能、凝血功能、感染性疾病筛查（乙型肝炎、丙型肝炎、梅毒、艾滋病）。
（3）胸部 X 线平片、心电图。
（4）骨科 X 线检查。
2. 根据患者病情可选择的检查项目：骨科 CT 检查、血气分析、肺功能检查、超声心动图等。
3. 消肿药物的应用：甘露醇等。

■ 除术前必需完成的检查项目之外，部分患者需要进行 CT 检查进一步了解骨折移位累及关节面的情况，老年、既往有心肺疾病等内科基础疾病或血栓性疾病病史患者需要针对性选择进行血气分析、肺功能检查、超声心动图、24 小时动态心电图、动态血压检测、双下肢深静脉彩色超声等检查。

■ 术前等待超过 72 小时者，应检查 D-二聚体并行下肢深静脉彩超以发现高凝状态和可能发生的深静脉血栓形成。

■ 术前检查结果需要者可以安排进一步检查项目，如果住院期间需要特殊处理，可以出本路径。

（七）预防性抗菌药物选择与使用时机

1. 按照《抗菌药物临床应用指导原则》（卫医发〔2004〕285 号）执行，并根据患者的病情决定抗菌药物的选择与使用时间。建议使用第一、第二代头孢菌素，头孢曲松。

（1）推荐使用头孢唑林钠肌内或静脉注射：

1）成人：0.5~1 克/次，一日 2~3 次。

2）儿童：一日量为 20~30mg/kg 体重，分 3~4 次给药。

3）对本药或其他头孢菌素类药过敏者、对青霉素类药有过敏性休克史者禁用；肝肾功能不全者、有胃肠道疾病史者慎用。

4）使用本药前须进行皮试。

（2）推荐头孢呋辛钠肌内或静脉注射：

1）成人：0.75~1.5 克/次，一日 3 次。

2）儿童：平均一日剂量为 60mg/kg，严重感染可用到 100mg/kg，分 3~4 次给予。

3）肾功能不全患者按照肌酐清除率制订给药方案：肌酐清除率>20ml/min 者，每日 3 次，每次 0.75~1.5g；肌酐清除率 10~20ml/min 者，每次 0.75g，一日 2 次；肌酐清除率<10ml/min 者，每次 0.75g，一日 1 次。

4）对本药或其他头孢菌素类药过敏者、对青霉素类药有过敏性休克史者禁用；肝肾功能不全者、有胃肠道疾病史者慎用。

5）使用本药前须进行皮试。

（3）推荐头孢曲松钠肌内注射、静脉注射或静脉滴注：

1）成人：1 克/次，一次肌内注射或静脉滴注。

2）儿童：儿童用量一般按成人量的 1/2 给予。

3）对本药或其他头孢菌素类药过敏者、对青霉素类药有过敏性休克史者禁用；肝肾功能不全者、有胃肠道疾病史者慎用。

2. 预防性使用抗菌药物，时间为术前 0.5 小时，手术超过 3 小时加用 1 次抗菌药物，术中出血量>1500ml 时加用 1 次；总预防性用药时间一般不超过 24 小时，个别情况可延长至 48 小时。

■ 骨与关节手术感染多为革兰阳性球菌，故首选第一、第二代头孢菌素作为预防用药，不需联合用药。

　　■抗菌药物应在术前30分钟、上止血带之前输注完毕，使手术切开和暴露时局部组织中的药物浓度足以杀灭细菌。术中出血过多、手术时间长的可以加用抗菌药物。

（八）手术日为入院第1~7天

1. 麻醉方式：椎管内麻醉和（或）全身麻醉。
2. 手术方式：股骨髁骨折内固定术。
3. 手术内固定物：松质骨螺钉或髁钢板或带锁髓内钉。
4. 术中用药：麻醉用药、抗菌药物。
5. 输血：视术中具体情况而定。
6. 粉碎性骨折或有骨压缩缺损者，可能需植骨。
7. 术后建议加用石膏或支具等辅助外固定治疗。

> **释义**
>
> 　　■应根据患者具体情况选择麻醉方式，尽可能选择全身影响小的麻醉方式。
> 　　■应根据骨折情况选择手术方式及内植物，最常用选的是拉力螺钉，或者拉力螺钉与钢板螺钉，干骺端粉碎骨折者也可考虑使用锁定钢板（LISS）。在软组织情况很差、使用内固定风险很高的时候，可以使用外固定架，情况稳定后根据具体情况确定是否改做内固定。若使用外固定支架作为最终治疗，则尽量不跨关节固定。一般情况下无需输血，特殊情况例外，必要时亦可输血。

（九）术后住院恢复6~9天

1. 必须复查的检查项目：血常规、X线检查。
2. 可选择的检查项目：电解质、肝功能、肾功能。
3. 术后用药：
（1）抗菌药物使用：抗菌药物使用按照《抗菌药物临床应用指导原则》（卫医发〔2004〕285号）执行，并根据患者的病情决定抗菌药物的选择与使用时间。
（2）术后镇痛：参照《骨科常见疼痛的处理专家建议》。
（3）其他药物：
1）消肿药物：静滴甘露醇。
2）预防血栓形成药物：参照《中国骨科大手术静脉血栓栓塞症预防指南》，多采用低分子肝素钙或口服拜阿司匹林。
3）其他药物：消肿、补液、促骨折愈合等。
4. 保护下功能锻炼。

> **释义**
>
> 　　■术后可根据恢复情况适当缩短住院天数。

■ 至少在术后第 1 天或第 2 天复查一次血常规，以了解有无贫血、白细胞计数升高等异常情况。

■ 如患者既往有肝脏或肾脏疾病病史，或术后出现少尿、下肢或眼睑水肿等情况，应复查肝肾功能。如术后患肢肿胀明显，应复查 D-二聚体或下肢深静脉彩超以除外血栓形成。

■ 术后必须复查正侧位 X 线片，确定骨折复位及内固定位置，有条件者行 CT 扫描检查关节面骨折复位和固定情况。

■ 选择抗菌药物时要根据手术部位的常见病原菌、患者病理生理状况、抗菌药物的抗菌谱、抗菌药物的药动学特点、抗菌药物的不良反应等综合考虑。原则上应选择相对广谱、效果肯定、安全及价格相对低廉的抗菌药物。

■ 如术后肿胀明显，首先给予抬高患肢，冰敷，可口服或者静脉使用消肿药物，必要时可以给予制动。

■ 如固定良好，应鼓励患者早期非负重活动，包括肌肉收缩、屈伸关节。单侧手术如身体情况允许可拄双拐、患肢免负重行走，双侧同时手术建议至少 6 周后拄双拐行走。

（十）出院标准

1. 体温正常，常规化验检查无明显异常。
2. 伤口愈合良好：引流管拔除，伤口无感染征象（或可在门诊处理的伤口情况）。
3. 术后 X 线片证实复位固定满意。
4. 没有需要住院处理的并发症和（或）合并症。

释义

■ 一般情况良好，骨折固定符合相关标准，切口无异常情况的患者，临床允许出院；如果发生相关并发症，可能需延长住院时间。

■ 体温高应考虑有无感染可能，应当结合血常规检查、局部伤口情况及患者主诉进行综合分析，已明确诊断并给予及时处理。不过，明显贫血、伤口局部血肿吸收也可以是发热的原因，但体温一般不高于 39℃。

■ 出院前应仔细观察伤口情况，确定伤口无明显红肿和渗液方可出院。

（十一）变异及原因分析

1. 可伴有其他损伤，应当严格掌握入选标准。部分患者因骨折本身的合并症而延期治疗，如大量出血需术前输血、血栓形成、血肿引起体温增高等。
2. 老年患者易有合并症，如骨质疏松、糖尿病、心脑血管疾病等，骨折后合并症可能加重，需同时治疗，住院时间延长。
3. 内固定物选择：根据骨折类型选择适当的内固定物，可能导致住院费用存在差异。
4. 开放性骨折不进入本路径。

> **释义**
>
> ■ 按标准方案治疗而发生严重并发症者需要要转入相应路径。
>
> ■ 医师认可的变异原因主要是指患者入选路径后，医师在检查及治疗过程中发现患者合并存在一些对本路径治疗可能产生影响的情况，需要中止执行路径或者需延长治疗时间、增加治疗费用。医师需在表单中明确说明。
>
> ■ 因患者方面的主观原因导致执行路径出现变异，也需要医师在表单中予以说明。

（十二）参考费用标准

45000～60000 元（根据使用内固定耗材的不同，费用存在差异）。

四、股骨髁骨折临床路径给药方案

【用药选择】

1. 术前治疗基础疾病的药物应继续规律应用。

2. 术中抗菌药物应于术前 30 分钟滴注，骨关节感染以革兰阳性球菌为主，故首选第一、第二代头孢菌素，若皮试阳性可选用头孢曲松。

3. 无血栓类疾病高危因素患者不建议术后药物抗凝。

【药学提示】

已知对磺胺类药物过敏患者禁用帕瑞昔布。

【注意事项】

术后应避免注射用非甾类镇痛药与口服非甾类镇痛药合用，以免增加胃肠道不良事件风险。

五、推荐表单

（一）医师表单

股骨髁骨折临床路径医师表单

适用对象：第一诊断为股骨髁闭合性骨折（ICD-10：S72.401）
行股骨髁骨折内固定术（ICD-9-CM-3：78.55/79.35/79.15）

患者姓名：		性别：	年龄：	门诊号：	住院号：
住院日期：	年 月 日	出院日期：	年 月 日		标准住院日：≤16 天

时间	住院第 1 天	住院第 2 天	住院第 3~6 天（术前日）
主要诊疗工作	□ 询问病史及体格检查 □ 上级医师查房 □ 初步的诊断和治疗方案 □ 完成住院志、首次病程、上级医师查房等病历书写 □ 开检查检验单 □ 完成必要的相关科室会诊 □ 行患肢牵引或制动	□ 上级医师查房与手术前评估 □ 确定诊断和手术方案 □ 完成上级医师查房记录 □ 完善术前检查项目 □ 收集检查检验结果并评估病情 □ 请相关科室会诊	□ 上级医师查房，术前评估和决定手术方案 □ 完成上级医师查房记录等 □ 向患者和（或）家属交代围术期注意事项，并签署手术知情同意书、输血同意书、委托书（患者本人不能签字时）、自费用品协议书 □ 麻醉医师查房，并与患者和（或）家属交代麻醉注意事项，签署麻醉知情同意书 □ 完成各项术前准备
重点医嘱	**长期医嘱：** □ 骨科常规护理 □ 二级护理 □ 饮食 □ 患肢牵引、制动 **临时医嘱：** □ 血常规、血型、尿常规 □ 凝血功能 □ 电解质、肝肾功能 □ 感染性疾病筛查 □ 胸部 X 线平片、心电图 □ 根据病情：CT、下肢血管超声、肺功能、超声心动图、血气分析 □ 股骨全长正侧位（必要时）	**长期医嘱：** □ 骨科护理常规 □ 二级护理 □ 饮食 □ 患者既往内科基础疾病用药 **临时医嘱：** □ 根据会诊科室要求安排检查和化验单 □ 镇痛等对症处理	**长期医嘱：** 同前 **临时医嘱：** □ 术前医嘱：明日在椎管内麻醉或全身麻醉下行股骨髁骨折内固定术 □ 术前禁食、禁水 □ 术前用抗菌药物皮试 □ 术前留置导尿管 □ 术区备皮 □ 配血 □ 其他特殊医嘱
病情变异记录	□ 无 □ 有，原因： 1. 2.	□ 无 □ 有，原因： 1. 2.	□ 无 □ 有，原因： 1. 2.
医师签名			

时间	住院第 4~7 天 （手术日）	住院第 8 天 （术后第 1 日）	住院第 9 天 （术后第 2 日）
主要诊疗工作	□ 手术 □ 向患者和（或）家属交代手术过程概况及术后注意事项 □ 术者完成手术记录 □ 完成术后病程记录 □ 上级医师查房 □ 麻醉医师查房 □ 观察有无术后并发症并做相应处理	□ 上级医师查房 □ 完成常规病程记录 □ 观察伤口、引流量、生命体征、患肢远端感觉运动情况等，并做出相应处理	□ 上级医师查房 □ 完成病程记录 □ 拔除引流管，伤口换药 □ 指导患者功能锻炼
重点医嘱	长期医嘱： □ 骨科术后护理常规 □ 一级护理 □ 饮食 □ 患肢抬高 □ 留置引流管并记引流量 □ 抗菌药物 □ 其他特殊医嘱 临时医嘱： □ 今日在椎管内麻醉和（或）全身麻醉下行股骨髁骨折内固定术 □ 心电监护、吸氧（根据病情需要） □ 补液 □ 胃黏膜保护剂（酌情） □ 止吐、镇痛等对症处理 □ 急查血常规 □ 输血（根据病情需要）	长期医嘱： □ 骨科术后护理常规 □ 一级护理 □ 饮食 □ 患肢抬高 □ 留置引流管并记引流量 □ 抗菌药物 □ 其他特殊医嘱 临时医嘱： □ 复查血常规 □ 输血和（或）补晶体、胶体液（根据病情需要） □ 换药 □ 镇痛等对症处理（酌情）	长期医嘱： □ 骨科术后护理常规 □ 一级护理 □ 饮食 □ 患肢抬高 □ 留置引流管并记引流量 □ 抗菌药物 □ 其他特殊医嘱 临时医嘱： □ 复查血常规（必要时） □ 输血和（或）补晶体、胶体液（必要时） □ 换药，拔引流管 □ 镇痛等对症处理（酌情）
病情变异记录	□ 无 □ 有，原因： 1. 2.	□ 无 □ 有，原因： 1. 2.	□ 无 □ 有，原因： 1. 2.
医师签名			

时间	住院第 10 天 （术后第 3 日）	住院第 11 天 （术后第 4 日）	住院第 12~16 天 （术后第 5~9 日）
主要诊疗工作	□ 上级医师查房 □ 住院医师完成病程记录 □ 伤口换药（必要时） □ 指导患者功能锻炼	□ 上级医师查房 □ 住院医师完成病程记录 □ 伤口换药（必要时） □ 指导患者功能锻炼 □ 摄患侧股骨全长正侧位片	□ 上级医师查房，进行手术及伤口评估，确定有无手术并发症和切口愈合不良情况，明确能否出院 □ 完成出院志、病案首页、出院诊断证明书等病历书写 □ 向患者交代出院后的康复锻炼及注意事项，如复诊的时间、地点，发生紧急情况时的处理等
重要医嘱	长期医嘱： □ 骨科术后护理常规 □ 二级护理 □ 饮食 □ 抗菌药物：如体温正常、伤口情况良好、无明显红肿时可以停止抗菌药物治疗 □ 其他特殊医嘱 □ 术后功能锻炼 临时医嘱： □ 复查血尿常规、生化（必要时） □ 补液（必要时） □ 换药（必要时） □ 镇痛等对症处理	长期医嘱： □ 骨科术后护理常规 □ 二级护理 □ 饮食 □ 抗菌药物：如体温正常、伤口情况良好、无明显红肿时可以停止抗菌药物治疗 □ 其他特殊医嘱 □ 术后功能锻炼 临时医嘱： □ 复查血尿常规、生化（必要时） □ 补液（必要时） □ 换药（必要时） □ 镇痛等对症处理	出院医嘱： □ 出院带药 □ ＿＿＿日后拆线换药（根据伤口愈合情况预约拆线时间） □ 出院后骨科和（或）康复科门诊复查 □ 不适随诊
病情变异记录	□ 无 □ 有，原因： 1. 2.	□ 无 □ 有，原因： 1. 2.	□ 无 □ 有，原因： 1. 2.
医师签名			

（二）护士表单

股骨髁骨折临床路径护士表单

适用对象：第一诊断为股骨髁闭合性骨折（ICD-10：S72.401）

行股骨髁骨折内固定术（ICD-9-CM-3：78.55/79.35/79.15）

患者姓名：	性别：　　年龄：　　门诊号：　　住院号：
住院日期：　　年　月　日	出院日期：　　年　月　日　　标准住院日：≤16天

时间	住院第1天	住院第1~6天（术前日）	住院第1~7天（手术日）
健康宣教	□ 入院宣教 □ 介绍主管医师、护士 □ 介绍病室环境、设施、设备 □ 介绍规章制度及注意事项 □ 介绍疾病相关注意事项	□ 术前宣教 □ 宣教疾病知识、术前准备、手术过程 □ 告知准备物品 □ 告知术后饮食、活动及探视规定 □ 告知术后可能出现的情况及应对方式 □ 告知家属等候区位置	□ 手术当日宣教 □ 告知监护设备、管路功能及注意事项 □ 饮食指导 □ 告知术后可能出现的情况及应对方式 □ 再次明确探视陪伴须知
护理处置	□ 核对患者，佩戴腕带 □ 建立入院病历 □ 评估患者并书写护理评估单 □ 卫生处置：剪指（趾）甲、沐浴，更换病号服 □ 用软枕抬高患肢	□ 协助医师完成术前检查、化验 □ 术前准备 □ 禁食、禁水 □ 备皮 □ 配血 □ 抗菌药物皮试 □ 肠道准备	□ 送手术 □ 摘除患者各种活动物品 □ 核对患者信息 □ 核对带药 □ 填写手术交接单，签字确认 □ 接手术 □ 核对患者及资料，签字确认
基础护理	□ 二级护理或一级护理 □ 晨晚间护理 □ 饮食指导 □ 排泄护理 □ 患者安全管理	□ 二级护理或一级护理 □ 晨晚间护理 □ 饮食指导 □ 排泄护理 □ 患者安全管理	□ 特级/一级护理 □ 晨晚间护理 □ 卧位护理：协助床上移动、保持功能体位 □ 饮食指导、排便情况 □ 患者安全管理
专科护理	□ 护理查体 □ 评估患肢感觉活动、末梢血运 □ 评估患肢肿胀及皮肤情况，并遵医嘱抬高患肢 □ 需要时，填写跌倒及皮肤压疮防范表，床头悬挂防跌倒提示牌 □ 保持石膏/牵引固定牢固、有效 □ 遵医嘱予以消肿、镇痛治疗 □ 给予患者及家属心理支持	□ 遵医嘱完成相关检查 □ 训练床上排尿便、助行器使用 □ 评估患肢肿胀及皮肤情况，并遵医嘱抬高患肢 □ 保持石膏固定牢固、有效 □ 遵医嘱予消肿、镇痛治疗 □ 遵医嘱予功能锻炼指导 □ 遵医嘱予预防深静脉血栓治疗 □ 给予患者及家属心理支持	□ 病情观察，书写特护记录或一般护理记录 □ 日间q2h、夜间q4h评估生命体征、意识、患肢感觉活动及血运情况、皮肤及肿胀情况、伤口敷料、引流管、尿管情况、出入量，如有病情变化随时记录 □ 遵医嘱予患肢抬高 □ 遵医嘱予预防深静脉血栓治疗 □ 遵医嘱予抗菌药物、消肿、镇痛、止吐、补液、抗血栓药物治疗 □ 给予患者及家属心理支持

续　表

时间	住院第 1 天	住院第 1~6 天（术前日）	住院第 1~7 天（手术日）
重点医嘱	□ 详见医嘱执行单		□ 详见医嘱执行单
病情变异记录	□ 无　□ 有，原因： 1. 2.		□ 无　□ 有，原因： 1. 2.
护士签名			

时间	住院第 2~11 天 （术后 1~4 天）	住院第 12~16 天 （术后第 5~9 日）
健康宣教	□ 术后宣教 □ 药物作用时间及频率 □ 饮食、活动指导 □ 复查患者对术前宣教内容的掌握程度 □ 功能锻炼指导 □ 佩戴支具注意事项 □ 安全宣教 □ 镇痛治疗及注意事项	□ 出院宣教 □ 复查时间 □ 用药方法 □ 饮食指导 □ 活动休息 □ 支具佩戴 □ 办理出院手续程序及时间
护理处置	□ 遵医嘱完成相关治疗	□ 办理出院手续 □ 书写出院小结
基础护理	□ 一级/二级护理 □ 晨晚间护理 □ 饮食指导 □ 排泄护理 □ 患者安全管理	□ 二级护理 □ 晨晚间护理 □ 饮食指导 □ 排泄护理 □ 患者安全管理
专科护理	□ 病情观察，写护理记录 □ 评估生命体征、意识、患肢感觉活动及血运、皮肤及肿胀情况、伤口敷料、引流管、尿管情况、出入量，如有病情变化随时记录 □ 遵医嘱予患肢抬高 □ 遵医嘱予康复锻炼指导 □ 遵医嘱予预防深静脉血栓治疗 □ 遵医嘱予抗菌药物、消肿、镇痛、抗血栓药物治疗 □ 给予患者及家属心理支持	□ 病情观察、书写护理记录 □ 评估生命体征、意识、患肢感觉活动及血运情况 □ 遵医嘱指导出院后康复锻炼 □ 给予患者及家属心理指导
重点医嘱	□ 详见医嘱执行单	□ 详见医嘱执行单
病情变异记录	□ 无　□ 有，原因： 1. 2.	□ 无　□ 有，原因： 1. 2.
护士签名		

（三）患者表单

股骨髁骨折临床路径患者表单

适用对象：第一诊断为股骨髁闭合性骨折（ICD-10：S72.401）

行股骨髁骨折内固定术（ICD-9-CM-3：78.55/79.35/79.15）

患者姓名：	性别：　　年龄：　　门诊号：	住院号：
住院日期：　　年　月　日	出院日期：　　年　月　日	标准住院日：≤16 天

时间	入　院	手术前	手术当天
医患配合	□ 配合询问病史、收集资料，请务必详细告知既往史、用药史、过敏史 □ 如服用抗凝剂，请明确告知 □ 配合医师进行体格检查 □ 如有任何不适请告知医师 □ 请配合医师完成患肢石膏或牵引固定	□ 配合完善术前相关检查、化验，如采血、留尿、心电图、X 线胸片、患肢 X 线检查、CT、MRI、肺功能 □ 医师与患者及家属介绍病情及手术方案、时间；手术谈话、术前签字 □ 麻醉师与患者进行术前访视	□ 配合评估手术效果 □ 配合检查肢体感觉活动情况 □ 有任何不适请告知医师
护患配合	□ 配合测量体温、脉搏、呼吸、血压、体重 □ 配合佩戴腕带 □ 配合护士完成入院评估（简单询问病史、过敏史、用药史） □ 接受入院宣教（环境介绍、病室规定、订餐制度、贵重物品保管、探视制度等） □ 有任何不适请告知护士	□ 配合测量体温、脉搏、呼吸、询问排便次数 1 次/天 □ 接受术前宣教 □ 配合手术范围备皮 □ 准备好必要用物，弯头吸管、尿壶、便盆等 □ 取下义齿、饰品等，贵重物品交家属保管	□ 清晨配合测量体温、脉搏、呼吸 1 次 □ 送手术前，协助完成核对，脱去衣物，上手术车 □ 返病房后，协助完成核对，配合过病床 □ 配合检查意识、肢体感觉活动 □ 配合术后吸氧、心电监护、 □ 输液、床上排尿或留置尿管，患肢伤口处可能有引流管 □ 遵医嘱采取正确体位 □ 有任何不适请告知护士
饮食	□ 普食 □ 糖尿病饮食 □ 低盐低脂饮食	□ 术前 12 小时禁食、禁水	□ 返病室后禁食、禁水 6 小时 □ 6 小时后无恶心、呕吐可适量饮水 □ 禁食、禁水
排泄	□ 正常排尿便	□ 正常排尿便	□ 床上排尿便 □ 保留尿管
活动	□ 患肢抬高	□ 患肢抬高	□ 卧床休息，保护管路 □ 患肢抬高 □ 患肢活动

时间	手术后	出 院
医患配合	□ 配合检查肢体感觉活动 □ 需要时，伤口换药 □ 配合佩戴支具 □ 配合拔除伤口引流管、尿管 □ 配合伤口拆线	□ 接受出院前指导 □ 知道复查程序
护患配合	□ 配合定时监测生命体征，每日询问排便次数 □ 配合检查肢体感觉活动 □ 配合夹闭尿管，锻炼膀胱功能 □ 接受进食、进水、排便等生活护理 □ 注意安全，避免坠床或跌倒 □ 配合采取正确体位 □ 如需要，配合正确佩戴支具 □ 如需要，配合使用双拐 □ 配合执行探视及陪伴制度	□ 接受出院宣教 □ 准备齐全就诊卡、押金条 □ 知道用药方法、作用、注意事项 □ 知道护理伤口方法 □ 知道正确佩戴支具 □ 知道复印病历的方法和时间 □ 办理出院手续 □ 获取出院证明书 □ 获取出院带药
饮食	□ 正常饮食 □ 糖尿病饮食 □ 低盐低脂饮食	□ 根据医嘱饮食
排泄	□ 正常排尿便 □ 防治便秘	□ 正常排尿便 □ 防治便秘
活动	□ 注意保护管路，勿牵拉、打折 □ 根据医嘱，使用助行器下床活动	□ 根据医嘱，适量活动，避免疲劳

附：原表单（2011年版）

股骨髁骨折临床路径表单

适用对象：第一诊断为闭合性股骨髁骨折（ICD-10：S72.401）
　　　　　行股骨髁骨折内固定术（ICD-9-CM-3：78.55/79.15/79.35）

患者姓名：		性别：　　年龄：　　住院号：		门诊号：
住院日期：　　年　月　日		出院日期：　　年　月　日		标准住院日：≤16天

时间	住院第1天	住院第2天	住院第3~6天（术前日）
主要诊疗工作	□ 询问病史及体格检查 □ 上级医师查房 □ 初步的诊断和治疗方案 □ 完成住院志、首次病程、上级医师查房等病历书写 □ 开检查检验单 □ 完成必要的相关科室会诊 □ 行患肢牵引或制动	□ 上级医师查房与手术前评估 □ 确定诊断和手术方案 □ 完成上级医师查房记录 □ 完善术前检查项目 □ 收集检查检验结果并评估病情 □ 请相关科室会诊	□ 上级医师查房，术前评估和决定手术方案 □ 完成上级医师查房记录等 □ 向患者和（或）家属交代围术期注意事项，并签署手术知情同意书、输血同意书、委托书（患者本人不能签字时）、自费用品协议书 □ 麻醉医师查房，并与患者和（或）家属交代麻醉注意事项，签署麻醉知情同意书 □ 完成各项术前准备
重点医嘱	长期医嘱： □ 骨科常规护理 □ 二级护理 □ 饮食 □ 患肢牵引、制动 临时医嘱： □ 血常规、血型、尿常规 □ 凝血功能 □ 电解质、肝肾功能 □ 感染性疾病筛查 □ 胸部X线平片、心电图 □ 根据病情：CT、下肢血管超声、肺功能、超声心动图、血气分析 □ 股骨全长正侧位片（必要时）	长期医嘱： □ 骨科护理常规 □ 二级护理 □ 饮食 □ 患者既往内科基础疾病用药 临时医嘱： □ 根据会诊科室要求安排检查和化验单 □ 镇痛等对症处理	长期医嘱：同前 临时医嘱： □ 术前医嘱：明日在椎管内麻醉或全身麻醉下行股骨髁骨折内固定术 □ 术前禁食、禁水 □ 术前用抗菌药物皮试 □ 术前留置导尿管 □ 术区备皮 □ 配血 □ 其他特殊医嘱
主要护理工作	□ 入院介绍（病房环境、设施等） □ 入院护理评估 □ 观察患肢牵引、制动情况及护理	□ 观察患者病情变化 □ 防止皮肤压疮护理 □ 心理和生活护理	□ 做好备皮等术前准备 □ 提醒患者术前禁食、禁水 □ 术前心理护理

时间	住院第 1 天	住院第 2 天	住院第 3~6 天（术前日）
病情 变异 记录	□无 □有，原因： 1. 2.	□无 □有，原因： 1. 2.	□无 □有，原因： 1. 2.
护士 签名			
医师 签名			

时间	住院第4~7天 （手术日）	住院第8天 （术后第1日）	住院第9天 （术后第2日）
主要诊疗工作	□ 手术 □ 向患者和（或）家属交代手术过程概况及术后注意事项 □ 术者完成手术记录 □ 完成术后病程记录 □ 上级医师查房 □ 麻醉医师查房 □ 观察有无术后并发症并做相应处理	□ 上级医师查房 □ 完成常规病程记录 □ 观察伤口、引流量、生命体征、患肢远端感觉运动情况等，并做出相应处理	□ 上级医师查房 □ 完成病程记录 □ 拔除引流管，伤口换药 □ 指导患者功能锻炼
重点医嘱	**长期医嘱：** □ 骨科术后护理常规 □ 一级护理 □ 饮食 □ 患肢抬高 □ 留置引流管并记引流量 □ 抗菌药物 □ 其他特殊医嘱 **临时医嘱：** □ 今日在椎管内麻醉和（或）全身麻醉下行股骨髁骨折内固定术 □ 心电监护、吸氧（根据病情需要） □ 补液 □ 胃黏膜保护剂（酌情） □ 止吐、镇痛等对症处理 □ 急查血常规 □ 输血（根据病情需要）	**长期医嘱：** □ 骨科术后护理常规 □ 一级护理 □ 饮食 □ 患肢抬高 □ 留置引流管并记引流量 □ 抗菌药物 □ 其他特殊医嘱 **临时医嘱：** □ 复查血常规 □ 输血和（或）补晶体、胶体液（根据病情需要） □ 换药 □ 镇痛等对症处理（酌情）	**长期医嘱：** □ 骨科术后护理常规 □ 一级护理 □ 饮食 □ 患肢抬高 □ 留置引流管并记引流量 □ 抗菌药物 □ 其他特殊医嘱 **临时医嘱：** □ 复查血常规（必要时） □ 输血和（或）补晶体、胶体液（必要时） □ 换药，拔引流管 □ 镇痛等对症处理（酌情）
主要护理工作	□ 观察患者病情变化并及时报告医师 □ 术后心理与生活护理 □ 指导术后患者功能锻炼	□ 观察患者病情并做好引流量等相关记录 □ 术后心理与生活护理 □ 指导术后患者功能锻炼	□ 观察患者病情变化 □ 术后心理与生活护理 □ 指导术后患者功能锻炼
病情变异记录	□ 无　□ 有，原因： 1. 2.	□ 无　□ 有，原因： 1. 2.	□ 无　□ 有，原因： 1. 2.
护士签名			
医师签名			

时间	住院第 10 天 （术后第 3 日）	住院第 11 天 （术后第 4 日）	住院第 12~16 天 （术后第 5~9 日）
主要诊疗工作	□ 上级医师查房 □ 住院医师完成病程记录 □ 伤口换药（必要时） □ 指导患者功能锻炼	□ 上级医师查房 □ 住院医师完成病程记录 □ 伤口换药（必要时） □ 指导患者功能锻炼 □ 摄患侧股骨全长正侧位片	□ 上级医师查房，进行手术及伤口评估，确定有无手术并发症和切口愈合不良情况，明确能否出院 □ 完成出院志、病案首页、出院诊断证明书等病历书写 □ 向患者交代出院后的康复锻炼及注意事项，如复诊的时间、地点，发生紧急情况时的处理等
重要医嘱	**长期医嘱：** □ 骨科术后护理常规 □ 二级护理 □ 饮食 □ 抗菌药物：如体温正常、伤口情况良好、无明显红肿时可以停止抗菌药物治疗 □ 其他特殊医嘱 □ 术后功能锻炼 **临时医嘱：** □ 复查血尿常规、生化（必要时） □ 补液（必要时） □ 换药（必要时） □ 镇痛等对症处理	**长期医嘱：** □ 骨科术后护理常规 □ 二级护理 □ 饮食 □ 抗菌药物：如体温正常、伤口情况良好、无明显红肿时可以停止抗菌药物治疗 □ 其他特殊医嘱 □ 术后功能锻炼 **临时医嘱：** □ 复查血尿常规、生化（必要时） □ 补液（必要时） □ 换药（必要时） □ 镇痛等对症处理	**出院医嘱：** □ 出院带药 □ ___日后拆线换药（根据伤口愈合情况预约拆线时间） □ 出院后骨科和（或）康复科门诊复查 □ 不适随诊
主要护理工作	□ 观察患者病情变化 □ 术后心理与生活护理 □ 指导患者功能锻炼	□ 观察患者病情变化 □ 指导患者功能锻炼 □ 术后心理和生活护理	□ 指导患者办理出院手续 □ 出院宣教
病情变异记录	□ 无 □ 有，原因： 1. 2.	□ 无 □ 有，原因： 1. 2.	□ 无 □ 有，原因： 1. 2.
护士签名			
医师签名			

第十一章

股骨粗隆间骨折临床路径释义

一、股骨粗隆间骨折编码

1. 原编码：

疾病名称及编码：股骨粗隆间骨折（ICD-10：S72.726）

手术操作名称及编码：切开复位内固定术或闭合复位内固定术

2. 修改编码：

疾病名称及编码：股骨粗隆间骨折（ICD-10：S72.101）

手术操作名称及编码：股骨粗隆间骨折切开复位内固定术（ICD-9-CM-3：79.35）

股骨粗隆间骨折闭合复位内固定术（ICD-9-CM-3：79.15）

二、临床路径检索方法

S72.101 伴（79.35 / 79.15）

三、股骨粗隆间骨折临床路径标准住院流程

（一）适用对象

第一诊断为股骨粗隆间骨折（ICD-10：S72.726）；行切开复位内固定术（包括钉板系统和髓内钉系统）。

> **释义**
>
> ■ 手术名称推荐修改为：切开复位内固定术或闭合复位内固定术。
>
> ■ 适用对象编码参见 ICD-10 股骨粗隆间骨折疾病编码，又称为股骨转子间骨折。
>
> ■ 适用于股骨粗隆间骨折，包括合并大小粗隆骨折或反粗隆间骨折。如为单纯的大粗隆骨折、股骨粗隆下骨折等类型的骨折，需要进入其他相应路径。

（二）诊断依据

根据《临床诊疗指南·骨科分册》（中华医学会编著，人民卫生出版社，2008），《外科学（下册）》（8 年制和 7 年制教材临床医学专用，人民卫生出版社）。

1. 病史：外伤史。
2. 查体有明确体征：患侧髋关节肿胀、疼痛、活动受限、下肢短缩外旋畸形。
3. 辅助检查：髋关节 X 线片显示股骨粗隆间骨折。

> **释义**
>
> ■ 本路径的制订主要参考国内权威参考书籍和诊疗指南。

■ 诊断依靠病史、体征及 X 线表现。通常患者存在明确的外伤史，年轻人通常因高能量损伤所致，老年人或罹患骨质疏松的患者通常为脆性骨折。患者通常存在受伤部位的疼痛、肿胀及活动受限，查体可见明显的强迫体位，患肢短缩外旋畸形。X 线检查需要投照包括双髋关节范围的骨盆正位及患侧的髋关节侧位。

（三）治疗方案的选择及依据

根据《临床诊疗指南·骨科分册》（中华医学会编著，人民卫生出版社，2008），《外科学（下册）》（8 年制和 7 年制教材临床医学专用，人民卫生出版社）。

1. 不稳定的新鲜（<3 周）股骨粗隆间骨折。
2. 无手术禁忌证。
3. 根据骨折严重程度，可选用钉板系统或髓内钉系统。

释义

■ 股骨粗隆间骨折多发生于老年人，女性的发病率高于男性，多因摔倒致伤。年轻患者致伤原因多为高能量损伤，骨折线可延至粗隆下或为反斜行粗隆间骨折。骨折按照 Evans 分型主要分为稳定型和不稳定型。对于稳定型骨折，可是使用髓外的钉板系统如动力髋螺钉（DHS）固定，对于不稳定型骨折目前推荐使用髓内钉系统。

（四）标准住院日 7~14 天

释义

■ 传统的治疗流程主要针对老年患者的术前准备及术后的观察、功能康复锻炼等，通常不超过 14 天。

（五）进入路径标准

1. 第一诊断必须符合 ICD-10：S72.726 股骨粗隆间骨折疾病编码。
2. 当患者同时具有其他疾病诊断，但在住院期间不需要特殊处理也不影响第一诊断的临床路径流程实施时，可以进入路径。
3. 单纯闭合性新鲜股骨粗隆间骨折（<3 周）。
4. 除外病理性骨折。

释义

■ 股骨粗隆间骨折是指累及股骨大粗隆和（或）小粗隆的股骨近端骨折，包含骨折线为反斜行的骨折类型。除了无移位的股骨粗隆间骨折可以考虑使用保守治疗的方式，其余的骨折类型均首选手术治疗。

（六）术前准备为住院第1~5天

1. 必需的检查项目：

（1）血常规、尿常规、便常规。

（2）血生化（肝肾功能、电解质、血糖等）。

（3）凝血功能。

（4）血型。

（5）输血常规。

（6）感染性疾病筛查（乙型肝炎、丙型肝炎、艾滋病、梅毒等）。

（7）髋关节正侧位X线片。

（8）胸片、心电图。

2. 根据患者病情可选择：

（1）必要时行下肢深静脉超声检查（既往静脉血栓栓塞症或肺栓塞病史、肥胖、瘫痪、入院时骨折超过3天、有下肢深静脉形成的症状和体征者）。

（2）超声心动图、血气分析和肺功能（高龄或既往有心、肺病史者）。

（3）有相关疾病者必要时请相关科室（呼吸科、心内科、介入科和麻醉科）会诊，并根据要求进行相关检查。

（4）双能X线骨密度检查（患者年龄≥60岁，低能量致伤）。

> **释义**
>
> ■血常规、血型、尿常规、生化功能、凝血功能及感染性疾病筛查是最基本的常规检查，进入路径的患者均需完成。
>
> ■X线是必需检查的项目，投照方式为包括双髋关节的骨盆正位、患侧髋关节侧位。
>
> ■如患者既往静脉血栓栓塞症或肺栓塞病史、肥胖、瘫痪、入院时骨折超过3天、有下肢深静脉形成的症状和体征者需要行下肢深静脉彩超或者术前行下肢静脉造影明确是否存在深静脉血栓形成。根据麻醉需要，年龄高于60岁的患者，建议行肺功能及心脏彩超、动态心电图等检查。肺功能检查如患者因骨折后体位难以不配合，可行血气分析检查。如果骨折粉碎，可行三维CT明确骨折移位的方式及方向。如患者年龄高于60岁，并且为低能量致伤的骨质疏松性骨折，建议行骨密度检查或者QCT检查以明确患者骨质情况，进一步指导内固定方式的选择。

（七）选择用药

1. 抗菌药物：由于是闭合性骨折，术前准备期间不给予抗菌药物。

2. 预防静脉血栓栓塞症处理：预防方法包括基本预防、物理预防和药物预防。术前常规进行静脉血栓知识宣教，鼓励患者勤翻身、做深呼吸及咳嗽动作。如无禁忌证，可根据患者情况给予足底静脉泵、间歇充气加压装置等物理预防措施。术前皮下给予常规剂量的低分子肝素，术前12小时停用。对于高出血风险或肝肾功能严重损害的患者避免使用低分子肝素，可采用物理预防措施。

> **释义**
>
> ■下肢深静脉血栓是髋部骨折的常见并发症。该病以预防为主。在确定没有下肢深静脉血栓的前提下可以使用足底静脉泵和间歇充气加压装置等方式。对于凝血功能和肝肾功能大致正常的患者，低分子肝素钠皮下注射是预防深静脉血栓的常规方法。推荐使用预防量。

3. 术前抗骨质疏松治疗：术前常规进行骨质疏松知识宣教。入院后给予基本的骨营养补充剂包括钙及维生素 D 外，必要时给予抗骨质疏松药物治疗（如常规剂量的降钙素等）。

> **释义**
>
> ■对于老年的股骨粗隆间骨折，通常为与骨质疏松相关的脆性骨折。术前可以使用钙剂和维生素 D 等治疗，而对于血钙指标较低的患者，应当慎用降钙素。

4. 术前镇痛：入院时对患者进行健康教育，以得到患者的配合，达到理想的疼痛治疗效果。对患者疼痛反复进行评估（数字评价量表或视觉模拟评分），及早开始镇痛，多模式镇痛，个体化镇痛。常用方法包括非药物治疗、外用药、乙酰胺基酚或 NSAIDs，中重度疼痛可选用阿片或复方镇痛药。根据镇痛效果和药物不良反应，及时调整治疗方案。

> **释义**
>
> ■疼痛通常是骨折患者的第一主诉，如果诊断明确，可以早期进行镇痛治疗。术前镇痛对于减少患者围术期的应激反应起到重要的作用。对于该类骨折患者的镇痛治疗通常为口服药物或静脉滴注药物，首选的是非甾体类抗炎药物。

（八）手术日为入院第 2~6 天

1. 麻醉方式：椎管内麻醉或全身麻醉。
2. 手术方式：闭合或有限切开复位内固定术（包括钉板系统和髓内钉系统）。
3. 手术内植物：接骨板、螺钉、髓内钉系统。
4. 抗菌药物：由于术中植入内固定，需预防性给予抗菌药物。在术前 0.5 小时内或麻醉开始时给药，如果手术时间超过 3 小时，或失血量大（>1500 ml），可手术中给予第 2 剂。通常选用头孢第二代、第三代抗菌药物。
5. 输血：视术中出血情况而定。

> **释义**
>
> ■在恰当的麻醉下，患者得到良好的肌松有助于术中的操作。
>
> ■对于稳定型的股骨粗隆间骨折，可以使用髓外固定的钉板系统。对于不稳定骨折，首选髓内固定。股骨粗隆间骨折的复位通常在牵引床上进行，大多数患者通过闭合复位的方式就可以达到较满意的复位。但是当闭合复位不成功时，应当毫不

犹豫的采用切开复位的方法获得良好的复位。不论哪种复位方式，髓内固定产生的隐性出血量要多于髓外固定。对于老年患者，在术后需要严密地持续动态观察患者症状及血常规情况判断出血量。

（九）术后住院恢复期为住院第5~14天

1. 必须复查的检查项目：血常规、髋关节正侧位 X 线片。
2. 必要时查凝血功能、肝肾功能、电解质。怀疑下肢深静脉血栓形成或肺栓塞时查 D-二聚体、双下肢深静脉彩超和 CTPA。

> **释义**
>
> ■ 术后复查血常规是判断患者是否出现手术感染的重要检查。骨折复位质量通过影像学检查评估。
>
> ■ 凝血功能、肝肾功能及电解质等不作为常规化验检查项目，如果有相关主诉，可以安排检查。血栓的预防应当在术后给予足够的重视。

3. 术后处理：
（1）抗菌药物：由于术中植入内固定，通常选用第二代、第三代头孢等抗菌药物，术后 3 天内停止使用预防性抗菌药物，可根据患者切口、体温等情况适当延长使用时间
（2）术后预防静脉血栓栓塞症处理：术后鼓励患者勤翻身、做深呼吸及咳嗽动作，进行早期功能锻炼、下床活动。如无禁忌证，可根据患者情况给予足底静脉泵、间歇充气加压装置等物理预防措施。术后 12~24 小时（硬膜外腔导管拔除后 2~4 小时）皮下给予常规剂量的低分子肝素。药物预防时间最短为 10 天，可延长 11~35 天。对于高出血风险或肝肾功能严重损害的患者避免使用低分子肝素，可采用物理预防措施。
（3）术后抗骨质疏松治疗：术后继续给予基本的骨营养补充剂包括钙及维生素 D，必要时给予常规剂量的降钙素直至出院。出院后继续指导患者规范服用抗骨质疏松药物。
（4）术后镇痛：术后继续对患者疼痛反复进行评估，给予乙酰胺基酚或 NSAIDs，中重度疼痛可选用阿片或复方镇痛药。根据镇痛效果和药物不良反应，及时调整治疗方案。
（5）术后康复：以主动锻炼为主，被动锻炼为辅。术后第 1 周进行髋关节活动度和非抗阻外展肌练习。

> **释义**
>
> ■ 术后预防深静脉血栓的形成是围术期操作中十分重要的一环。除了存在出血风险或肝肾功能严重损害的患者，都应当采用低分子肝素皮下注射，预防深静脉血栓形成。出院的患者，如果有条件，仍然推荐使用低分子肝素皮下注射或口服抗凝药物，如利伐沙班等，预防深静脉血栓形成。
>
> ■ 对于老年骨质疏松骨折导致的股骨粗隆间骨折患者，抗骨质疏松治疗同样十分重要，可以根据患者的骨密度检查及各骨质疏松指标检查结果进行针对性用药治疗。出院后同样应当规范化使用抗骨质疏松药物治疗，避免再次出现骨质疏松骨折。

■ 术后镇痛的方式多样，不管采用哪种方式，目的均为最大程度地减少患者出现疼痛症状，减少患者应激反应的出现，同时有利于术后早期功能锻炼的顺利进行。

■ 功能锻炼与骨折复位固定同等重要。术后早期可以进行髋关节活动度的练习以及非抗阻外展肌练习。如果复位满意，固定坚强，可以允许患者早期下地活动及负重。对于骨质严重疏松或者高能量损伤导致的严重粉碎且不稳定的股骨粗隆间骨折，负重仍需要慎重。进行功能锻炼时以主动锻炼为主，同时配合被动的关节活动度锻炼。由于骨折部位为股骨近端，活动时应当避免主动直腿抬高等动作，以避免骨折端及内固定承受过多的应力。

（十）出院标准

1. 体温正常，常规化验指标无明显异常。
2. 伤口愈合良好：引流管拔除，伤口无感染征象（或可在门诊处理的伤口情况），无皮瓣坏死。
3. 术后 X 线片证实复位固定满意。
4. 没有需要住院处理的并发症和（或）合并症。

释义

■ 患者出院前应完成所有必需检查项目，且开始功能锻炼，观察临床症状是否减轻或消失，有无伤口感染征象或其他并发症。

（十一）变异及原因分析

1. 围术期并发症：深静脉血栓形成、伤口感染、骨折、脱位、神经血管损伤等造成住院日延长和费用增加。
2. 内科合并症：老年患者常合并其他内科疾病，如脑血管或心血管病、糖尿病、血栓等，骨折手术可能导致这些疾病加重而需要进一步治疗，从而延长治疗时间，并增加住院费用。
3. 植入材料的选择：由于骨折类型不同，使用不同的内固定材料，可能导致住院费用存在差异。
4. 节假日：由于患者住院后遇到节假日而使手术拖延，从而使住院费用增加。
5. 病房的选择：由于患者经济条件差异，选择不同级别的病房或单人病房，导致住院费用存在差异。
6. 因患者及家属对治疗方案选择的犹豫、反复，住院费用出现问题，患者要求指定医师进行手术等原因，导致住院时间延长。

释义

■ 按标准治疗方案如患者发生深静脉血栓、伤口感染、骨折、脱位、神经血管损伤等情况，需根据实际情况确定进一步治疗方案。如深静脉血栓的形成可能对于术中及术后存在血栓脱落的风险，应当在术前进行下腔静脉滤器置入。如伤口出现发红，结合血常规、C 反应蛋白及血沉等检查判断感染深度，如为表浅的感染，可以行伤口换药，广谱抗菌药物静脉滴注等治疗。如感染深在，已经出现伤口异常渗出，需要留取分泌物行细菌培养及药敏检查，伤口可早期行清创术。骨折、脱位通常继发于骨折复位不良，如出现明确的关节脱位，可早期行翻修术。神经血管损伤应当根据受累的神经和血管所造成的不良后果程度、其他组织代偿能力和预后效果确定是否需要进行手术干预。

　　■内科合并症较多的患者发生手术及麻醉并发症的风险显著提高，术前应当对高危患者进行系统性评估，包括内科系统疾病和骨折情况的综合考虑。由于骨折位置表浅，糖尿病患者即使在围术期获得较为满意的血糖，其伤口感染的风险仍然较高。

　　■治疗费用的差异主要因患者受伤情况、骨折类型、住院时机及治疗流程不同所造成。

四、推荐表单

（一）医师表单

股骨粗隆间骨折临床路径医师表单

适用对象：第一诊断为股骨粗隆间骨折（ICD-10：S72.101）
行股骨粗隆间骨折切开复位内固定术（ICD-9-CM-3：79.35），股骨粗隆间骨折闭合复位内固定术（ICD-9-CM-3：79.15）

患者姓名：		性别： 年龄： 门诊号：	住院号：
住院日期： 年 月 日		出院日期： 年 月 日	标准住院日：9~11 天

时间	住院第 1 天	住院第 2 天	住院第 3~5 天（术前日）
主要诊疗工作	□ 询问病史及体格检查 □ 上级医师查房 □ 初步诊断和治疗方案 □ 住院医师完成住院志、首次病程、上级医师查房等病历书写 □ 完善术前检查 □ 患肢牵引/丁字鞋固定 □ 签订医患沟通协议	□ 上级医师查房 □ 继续完成术前化验检查 □ 完成必要的相关科室会诊	□ 上级医师查房，术前评估 □ 决定手术方案 □ 完成上级医师查房记录等 □ 向患者和（或）家属交代围术期注意事项，并签署手术知情同意书、输血同意书、委托书（患者本人不能签字时）、自费用品协议书，危重病例进行术前审批 □ 麻醉医师查房，并与患者和（或）家属交代麻醉注意事项，并签署麻醉知情同意书 □ 完成各项术前准备
重点医嘱	**长期医嘱：** □ 骨科护理常规 □ 一级或二级护理 □ 饮食 □ 患肢牵引 □ 术前抗凝 □ 术前抗骨质疏松治疗 **临时医嘱：** □ 血、尿、大便常规；生化全套；血凝常规；血型；输血常规；X 线胸片、心电图 □ 髋关节正侧位 X 线片 □ 根据病情：双下肢血管超声、肺功能、超声心动图、血气分析 □ 镇痛等对症处理	**长期医嘱：** □ 骨科护理常规 □ 一级或二级护理 □ 饮食 □ 患肢牵引/丁字鞋固定 □ 术前抗凝 □ 术前抗骨质疏松治疗 □ 患者既往内科基础疾病用药 **临时医嘱：** □ 根据会诊科室要求安排检查和化验单 □ 镇痛等对症处理	**长期医嘱：**同前 **临时医嘱：** □ 术前医嘱：准备明日在椎管内麻醉/全身麻醉下行切开复位内固定术 □ 术前禁食、禁水 □ 术前抗菌药物皮试 □ 术前留置导尿管 □ 术区备皮 □ 术前灌肠 □ 备血 □ 备术中抗菌药物 □ 其他特殊医嘱
病情变异记录	□ 无 □ 有，原因： 1. 2.	□ 无 □ 有，原因： 1. 2.	□ 无 □ 有，原因： 1. 2.
医师签名			

时间	住院第 4~6 天 （手术日）	住院第 5~7 天 （术后第 1 日）	住院第 6~8 天 （术后第 2 日）
主要诊疗工作	□ 手术 □ 向患者和（或）家属交代手术过程概况及术后注意事项 □ 术者完成手术记录 □ 完成术后病程 □ 上级医师查房 □ 麻醉医师查房 □ 观察有无术后并发症，并做相应处理	□ 上级医师查房 □ 完成常规病程记录 □ 观察伤口、引流量、生命体征情况等，并做出相应处理	□ 上级医师查房 □ 完成病程记录 □ 拔除引流管，伤口换药 □ 指导患者功能锻炼
重点医嘱	长期医嘱： □ 骨科术后护理常规 □ 一级护理 □ 饮食 □ 患肢抬高 □ 留置引流管并记引流量 □ 抗菌药物 □ 术后抗凝 □ 抗骨质疏松治疗 □ 其他特殊医嘱 临时医嘱： □ 今日在椎管内麻醉/全身麻醉下行切开复位内固定术 □ 心电监护、吸氧 □ 补液 □ 胃黏膜保护剂 □ 止吐、镇痛等对症处理 □ 急查血常规 □ 输血（根据病情需要）	长期医嘱： □ 骨科术后护理常规 □ 一级护理 □ 饮食 □ 患肢抬高 □ 留置引流管并记引流量 □ 抗菌药物 □ 术后抗凝 □ 抗骨质疏松治疗 □ 其他特殊医嘱 临时医嘱： □ 复查血常规 □ 输血和（或）补晶体、胶体液（根据病情需要） □ 换药 □ 镇痛等对症处理	长期医嘱： □ 骨科术后护理常规 □ 一级护理 □ 饮食 □ 患肢抬高 □ 留置引流管并记引流量 □ 抗菌药物 □ 术后抗凝 □ 抗骨质疏松治疗 □ 其他特殊医嘱 临时医嘱： □ 复查血常规（必要时） □ 输血及或补晶体、胶体液（必要时） □ 换药，拔引流管 □ 镇痛等对症处理
病情变异记录	□ 无 □ 有，原因： 1. 2.	□ 无 □ 有，原因： 1. 2.	□ 无 □ 有，原因： 1. 2.
医师签名			

时间	住院第 7~9 天 （术后第 3 日）	住院第 8~10 天 （术后第 4 日）	住院第 9~14 天 （术后第 5~10 日）
主要诊疗工作	□ 上级医师查房 □ 住院医师完成病程记录 □ 伤口换药（必要时） □ 指导患者功能锻炼	□ 上级医师查房 □ 住院医师完成病程记录 □ 伤口换药（必要时） □ 指导患者功能锻炼 □ 摄患侧髋关节正侧位片	□ 上级医师查房，进行手术及伤口评估，确定有无手术并发症和伤口愈合不良情况，明确能否出院 □ 完成出院志、病案首页、出院诊断证明书等所有病历资料 □ 向患者交代出院后的康复锻炼及注意事项，如复诊的时间、地点，发生紧急情况时的处理等
重点医嘱	长期医嘱： □ 骨科术后护理常规 □ 二级护理 □ 饮食 □ 抗菌药物 □ 术后抗凝 □ 其他特殊医嘱 □ 术后功能锻炼 临时医嘱： □ 复查血尿常规、肝肾功能、电解质（必要时） □ 补液（必要时） □ 伤口换药（必要时） □ 镇痛等对症处理	长期医嘱： □ 骨科术后护理常规 □ 二级护理 □ 饮食 □ 抗菌药物（如体温正常，伤口情况良好，无明显红肿时可以停止抗菌药物治疗） □ 术后抗凝 □ 其他特殊医嘱 □ 术后功能锻炼 临时医嘱： □ 复查血尿常规、肝肾功能、电解质（必要时） □ 补液（必要时） □ 伤口换药（必要时） □ 镇痛等对症处理	出院医嘱： □ 出院带药 □ ___ 日后拆线换药（根据伤口愈合情况，预约拆线时间） □ 1 个月后门诊复查 □ 如有不适，随时来诊
病情变异记录	□ 无 □ 有，原因： 1. 2.	□ 无 □ 有，原因： 1. 2.	□ 无 □ 有，原因： 1. 2.
医师签名			

（二）护士表单

股骨粗隆间骨折临床路径护士表单

适用对象：第一诊断为股骨粗隆间骨折（ICD-10：S72.101）

行股骨粗隆间骨折切开复位内固定术（ICD-9-CM-3：79.35），股骨粗隆间骨折闭合复位内固定术（ICD-9-CM-3：79.15）

患者姓名：	性别： 年龄： 门诊号：	住院号：
住院日期： 年 月 日	出院日期： 年 月 日	标准住院日：9~11 天

时间	住院第 1 天	住院第 2 天	住院第 3~5 天（术前日）
健康宣教	□ 入院宣教 □ 介绍主管医师、护士 □ 介绍环境、设施 □ 介绍住院注意事项 □ 介绍探视和陪伴制度 □ 介绍贵重物品制度	□ 药物宣教 □ 围术期宣教 □ 宣教手术前准备及检查后注意事项 □ 告知手术后检查后饮食 □ 告知患者在检查中配合医师 □ 主管护士与患者沟通，消除患者紧张情绪 □ 告知检查后可能出现的情况及应对方式	□ 药物宣教 □ 手术前宣教 □ 宣教手术前准备及检查后注意事项 □ 告知手术后检查后饮食 □ 告知患者在检查中配合医师 □ 主管护士与患者沟通，消除患者紧张情绪，告知检查后可能出现的情况及应对方式
护理处置	□ 核对患者，佩戴腕带 □ 建立入院护理病历 □ 协助患者留取各种标本 □ 测量体重	□ 协助医师完成手术前的相关化验	□ 协助医师完成手术前的相关化验 □ 皮试 □ 备皮 □ 提醒患者禁食、禁水要求
基础护理	□ 一级或二级护理 □ 晨晚间护理 □ 排泄管理 □ 患者安全管理	□ 一级或二级护理 □ 晨晚间护理 □ 排泄管理 □ 患者安全管理	□ 一级或二级护理 □ 晨晚间护理 □ 排泄管理 □ 患者安全管理
专科护理	□ 观察患肢末梢血运感觉 □ 护理查体 □ 病情观察 □ 肢体肿胀情况 □ 末梢血运 □ 手指感觉活动情况 □ 需要时，填写跌倒及压疮防范表 □ 需要时，请家属陪伴 □ 确定饮食种类 □ 心理护理 □ 防止皮肤压疮护理	□ 观察患肢末梢血运感觉 □ 护理查体 □ 病情观察 □ 肢体肿胀情况 □ 末梢血运 □ 手指感觉活动情况 □ 需要时，填写跌倒及压疮防范表 □ 需要时，请家属陪伴 □ 确定饮食种类 □ 心理护理 □ 防止皮肤压疮护理	□ 观察患肢末梢血运感觉 □ 护理查体 □ 病情观察 □ 肢体肿胀情况 □ 末梢血运 □ 手指感觉活动情况 □ 需要时，填写跌倒及压疮防范表 □ 需要时，请家属陪伴 □ 确定饮食种类 □ 心理护理

时间	住院第 1 天	住院第 2 天	住院第 3~5 天（术前日）
重点 医嘱	□ 详见医嘱执行单	□ 详见医嘱执行单	□ 详见医嘱执行单
病情 变异 记录	□ 无 □ 有，原因： 1. 2.	□ 无 □ 有，原因： 1. 2.	□ 无 □ 有，原因： 1. 2.
护士 签名			

时间	住院第 4~6 天 （手术日）	住院第 5~7 天 （术后第 1 日）	住院第 6~8 天 （术后第 2 日）
健康宣教	□ 手术当日宣教 □ 告知饮食、体位要求 □ 告知手术后需禁食、禁水要求 □ 给予患者及家属心理支持 □ 再次明确探视陪伴须知	□ 手术后宣教 □ 术后患肢活动注意事项 □ 功能锻炼注意事项 □ 饮食指导	□ 手术后宣教 □ 术后患肢活动注意事项 □ 功能锻炼注意事项 □ 饮食指导
护理处置	□ 与手术室交接 □ 提醒患者术前排尿 □ 核对患者资料及带药 □ 接患者，核对患者及资料	□ 遵医嘱完成相关检查	□ 遵医嘱完成相关检查
基础护理	□ 一级护理 □ 晨晚间护理 □ 患者安全管理	□ 一级护理 □ 晨晚间护理 □ 排泄管理 □ 患者安全管理	□ 一级护理 □ 晨晚间护理 □ 排泄管理 □ 患者安全管理
专科护理	□ 遵医嘱予补液 □ 病情观察 □ 观察患者伤口敷料是否存在渗血 □ 疼痛程度观察 □ 观察手指血运及感觉活动 □ 心理护理	□ 遵医嘱予补液 □ 病情观察 □ 观察患者伤口敷料是否存在渗血 □ 观察引流量 □ 疼痛程度观察 □ 观察手指血运及感觉活动 □ 心理护理	□ 病情观察 □ 观察患者伤口敷料是否存在渗血 □ 观察引流量 □ 疼痛程度观察 □ 观察手指血运及感觉活动 □ 术后心理与生活护理 □ 指导患者术后功能锻炼
重点医嘱	□ 详见医嘱执行单	□ 详见医嘱执行单	□ 详见医嘱执行单
病情变异记录	□ 无 □ 有，原因： 1. 2.	□ 无 □ 有，原因： 1. 2.	□ 无 □ 有，原因： 1. 2.
护士签名			

时间	住院第 7~9 天 （术后第 3 日）	住院第 8~10 天 （术后第 4 日）	住院第 9~14 天 （术后第 5~10 日）
健康宣教	□ 手术后宣教 □ 术后患肢活动注意事项 □ 功能锻炼注意事项 □ 饮食指导	□ 手术后宣教 □ 术后患肢活动注意事项 □ 功能锻炼注意事项 □ 饮食指导	□ 出院宣教 □ 复查时间 □ 服药方法 □ 活动休息 □ 指导饮食 □ 指导办理出院手续
护理处置	□ 遵医嘱完成相关检查	□ 遵医嘱完成相关检查	□ 办理出院手续
基础护理	□ 二级护理 □ 晨晚间护理 □ 排泄管理 □ 患者安全管理	□ 二级护理 □ 晨晚间护理 □ 排泄管理 □ 患者安全管理	□ 三级护理 □ 晨晚间护理 □ 患者安全管理
专科护理	□ 病情观察 □ 观察患者伤口敷料是否存在渗血 □ 疼痛程度观察 □ 观察手指血运及感觉活动 □ 术后心理与生活护理 □ 指导患者术后功能锻炼	□ 病情观察 □ 观察患者伤口敷料是否存在渗血 □ 疼痛程度观察 □ 观察手指血运及感觉活动 □ 术后心理与生活护理 □ 指导患者术后功能锻炼	□ 病情观察 □ 观察患者伤口敷料是否存在渗血 □ 疼痛程度观察 □ 观察手指血运及感觉活动 □ 术后心理与生活护理 □ 指导患者术后功能锻炼
重点医嘱	□ 详见医嘱执行单	□ 详见医嘱执行单	□ 详见医嘱执行单
病情变异记录	□ 无　□ 有，原因： 1. 2.	□ 无　□ 有，原因： 1. 2.	□ 无　□ 有，原因： 1. 2.
护士签名			

（三）患者表单

股骨粗隆间骨折临床路径患者表单

适用对象：第一诊断为股骨粗隆间骨折（ICD-10：S72.101）

行股骨粗隆间骨折切开复位内固定术（ICD-9-CM-3：79.35），股骨粗隆间骨折闭合复位内固定术（ICD-9-CM-3：79.15）

患者姓名：		性别： 年龄： 门诊号：	住院号：
住院日期： 年 月 日		出院日期： 年 月 日	标准住院日：9~11 天

时间	入院	术前	手术当天
医患配合	□ 配合询问病史、收集资料，请务必详细告知既往史、用药史、过敏史 □ 配合进行体格检查 □ 有任何不适请告知医师	□ 配合完手术前相关检查、化验，如采血、留尿、心电图、X 线胸片 □ 医师与患者及家属介绍病情及术前谈话签字	□ 配合完善相关检查、化验 □ 如采血、留尿 □ 配合医师摆好手术体位
护患配合	□ 配合测量体温、脉搏、呼吸 3 次，血压、体重 1 次 □ 配合完成入院护理评估（简单询问病史、过敏史、用药史） □ 接受入院宣教（环境介绍、病室规定、订餐制度、贵重物品保管等） □ 配合执行探视和陪伴制度 □ 有任何不适请告知护士	□ 配合测量体温、脉搏、呼吸 3 次，询问大便 1 次 □ 接受手术前宣教 □ 接受饮食宣教 □ 接受药物宣教	□ 配合测量体温、脉搏、呼吸 3 次，询问大便 1 次 □ 送手术室前协助完成核对，带齐影像资料及用药 □ 返回病房后，配合接受生命体征的监测 □ 配合检查意识（全身麻醉者） □ 配合缓解疼痛 □ 接受手术后宣教 □ 接受饮食宣教 □ 接受药物宣教 □ 有任何不适请告知护士
饮食	□ 遵医嘱饮食 □	□ 遵医嘱饮食 □	□ 术前需按要求禁食、禁水 □ 手术后，根据麻醉方式及患者实际情况依照麻醉医师和病房护士的指导进食、进水
排泄	□ 正常排尿便	□ 正常排尿便	□ 正常排尿便
活动	□ 卧床	□ 卧床	□ 卧床

时间	手术后	出院
医患配合	□ 配合伤口换药 □ 配合完善术后影像学检查和抽血化验检查等 □ 配合功能锻炼	□ 接受出院前指导 □ 知道复查程序 □ 获取出院诊断书
护患配合	□ 配合定时监测生命体征，每日询问大便情况 □ 配合检查手部感觉及运动 □ 接受输液、服药等治疗 □ 接受进食、进水、排便等生活护理 □ 配合活动，预防皮肤压力伤 □ 注意活动安全，避免坠床或跌倒 □ 配合执行探视及陪伴	□ 接受出院宣教 □ 办理出院手续 □ 获取出院带药 □ 知道服药方法、作用、注意事项 □ 知道复印病历程序
饮食	□ 遵医嘱饮食 □	□ 遵医嘱饮食 □
排泄	□ 正常排尿便	□ 正常排尿便
活动	□ 拄双拐或助行器，患肢免持重	□ 拄双拐或助行器，患肢免持重

附：原表单（2016 年版）

股骨粗隆间骨折临床路径表单

适用对象：第一诊断为股骨粗隆间骨折（ICD-10：S72.726）
行切开复位内固定术（包括钉板系统和髓内钉系统）

患者姓名：	性别： 年龄： 门诊号：	住院号：
住院日期： 年 月 日	出院日期： 年 月 日	标准住院日：9~11 天

时间	住院第 1 天	住院第 2 天	住院第 3~5 天（术前日）
主要诊疗工作	□ 询问病史及体格检查 □ 上级医师查房 □ 初步诊断和治疗方案 □ 住院医师完成住院志、首次病程、上级医师查房等病历书写 □ 完善术前检查 □ 患肢牵引/丁字鞋固定 □ 签订医患沟通协议	□ 上级医师查房 □ 继续完成术前化验检查 □ 完成必要的相关科室会诊	□ 上级医师查房，术前评估 □ 决定手术方案 □ 完成上级医师查房记录等 □ 向患者和（或）家属交代围术期注意事项，并签署手术知情同意书、输血同意书、委托书（患者本人不能签字时）、自费用品协议书，危重病例进行术前审批 □ 麻醉医师查房，并与患者和（或）家属交代麻醉注意事项，并签署麻醉知情同意书 □ 完成各项术前准备
重点医嘱	长期医嘱： □ 骨科护理常规 □ 一级或二级护理 □ 饮食 □ 患肢牵引 □ 术前抗凝 □ 术前抗骨质疏松治疗 临时医嘱： □ 血、尿、大便常规；生化全套；血凝常规；血型；输血常规；X 线胸片、心电图 □ 髋关节正侧位 X 线片 □ 根据病情：双下肢血管超声、肺功能、超声心动图、血气分析 □ 镇痛等对症处理	长期医嘱： □ 骨科护理常规 □ 一级或二级护理 □ 饮食 □ 患肢牵引/丁字鞋固定 □ 术前抗凝 □ 术前抗骨质疏松治疗 □ 患者既往内科基础疾病用药 临时医嘱： □ 根据会诊科室要求安排检查和化验单 □ 镇痛等对症处理	长期医嘱：同前 临时医嘱： □ 术前医嘱：准备明日在椎管内麻醉/全身麻醉下行切开复位内固定术 □ 术前禁食、禁水 □ 术前抗菌药物皮试 □ 术前留置导尿管 □ 术区备皮 □ 术前灌肠 □ 备血 □ 备术中抗菌药物 □ 其他特殊医嘱
主要护理工作	□ 入院宣教 □ 介绍病房环境、设施设备 □ 入院护理评估 □ 防止皮肤压疮护理	□ 观察患者病情变化 □ 防止皮肤压疮护理 □ 心理和生活护理	□ 做好备皮等术前准备 □ 提醒患者术前禁食、禁水 □ 术前心理护理

续　表

时间	住院第 1 天	住院第 2 天	住院第 3~5 天（术前日）
病情 变异 记录	□ 无　□ 有，原因： 1. 2.	□ 无　□ 有，原因： 1. 2.	□ 无　□ 有，原因： 1. 2.
护士 签名			
医师 签名			

时间	住院第 4~6 天 （手术日）	住院第 5~7 天 （术后第 1 日）	住院第 6~8 天 （术后第 2 日）
主要诊疗工作	□ 手术 □ 向患者和（或）家属交代手术过程概况及术后注意事项 □ 术者完成手术记录 □ 完成术后病程记录 □ 上级医师查房 □ 麻醉医师查房 □ 观察有无术后并发症，并做相应处理	□ 上级医师查房 □ 完成常规病程记录 □ 观察伤口、引流量、生命体征情况等，并做出相应处理	□ 上级医师查房 □ 完成病程记录 □ 拔除引流管，伤口换药 □ 指导患者功能锻炼
重点医嘱	长期医嘱： □ 骨科术后护理常规 □ 一级护理 □ 饮食 □ 患肢抬高 □ 留置引流管并记引流量 □ 抗菌药物 □ 术后抗凝 □ 抗骨质疏松治疗 □ 其他特殊医嘱 临时医嘱： □ 今日在椎管内麻醉/全身麻醉下行切开复位内固定术 □ 心电监护、吸氧 □ 补液 □ 胃黏膜保护剂 □ 止吐、镇痛等对症处理 □ 急查血常规 □ 输血（根据病情需要）	长期医嘱： □ 骨科术后护理常规 □ 一级护理 □ 饮食 □ 患肢抬高 □ 留置引流管并记引流量 □ 抗菌药物 □ 术后抗凝 □ 抗骨质疏松治疗 □ 其他特殊医嘱 临时医嘱： □ 复查血常规 □ 输血和（或）补晶体、胶体液（根据病情需要） □ 换药 □ 镇痛等对症处理	长期医嘱： □ 骨科术后护理常规 □ 一级护理 □ 饮食 □ 患肢抬高 □ 留置引流管并记引流量 □ 抗菌药物 □ 术后抗凝 □ 抗骨质疏松治疗 □ 其他特殊医嘱 临时医嘱： □ 复查血常规（必要时） □ 输血及或补晶体、胶体液（必要时） □ 换药，拔引流管 □ 镇痛等对症处理
主要护理工作	□ 观察患者病情变化并及时报告医师 □ 术后心理与生活护理 □ 指导患者术后功能锻炼	□ 观察患者病情并做好引流量等相关记录 □ 术后心理与生活护理 □ 指导患者术后功能锻炼	□ 观察患者病情变化 □ 术后心理与生活护理 □ 指导患者术后功能锻炼
病情变异记录	□ 无　□ 有，原因： 1. 2.	□ 无　□ 有，原因： 1. 2.	□ 无　□ 有，原因： 1. 2.
护士签名			
医师签名			

时间	住院第 7~9 天 （术后第 3 日）	住院第 8~10 天 （术后第 4 日）	住院第 9~14 天 （术后第 5~10 日）
主要诊疗工作	□ 上级医师查房 □ 住院医师完成病程记录 □ 伤口换药（必要时） □ 指导患者功能锻炼	□ 上级医师查房 □ 住院医师完成病程记录 □ 伤口换药（必要时） □ 指导患者功能锻炼 □ 摄患侧髋关节正侧位片	□ 上级医师查房，进行手术及伤口评估，确定有无手术并发症和伤口愈合不良情况，明确能否出院 □ 完成出院志、病案首页、出院诊断证明书等所有病历资料 □ 向患者交代出院后的康复锻炼及注意事项，如复诊的时间、地点，发生紧急情况时的处理等
重点医嘱	长期医嘱： □ 骨科术后护理常规 □ 二级护理 □ 饮食 □ 抗菌药物 □ 术后抗凝 □ 其他特殊医嘱 □ 术后功能锻炼 临时医嘱： □ 复查血尿常规、肝肾功能、电解质（必要时） □ 补液（必要时） □ 伤口换药（必要时） □ 镇痛等对症处理	长期医嘱： □ 骨科术后护理常规 □ 二级护理 □ 饮食 □ 抗菌药物（如体温正常，伤口情况良好，无明显红肿时可以停止抗菌药物治疗） □ 术后抗凝 □ 其他特殊医嘱 □ 术后功能锻炼 临时医嘱： □ 复查血尿常规、肝肾功能、电解质（必要时） □ 补液（必要时） □ 伤口换药（必要时） □ 镇痛等对症处理	出院医嘱： □ 出院带药 □ ___ 日后拆线换药（根据伤口愈合情况，预约拆线时间） □ 1 个月后门诊复查 □ 如有不适，随时来诊
主要护理工作	□ 观察患者病情变化 □ 术后心理与生活护理 □ 指导患者功能锻炼	□ 观察患者病情变化 □ 指导患者功能锻炼 □ 术后心理和生活护理	□ 指导患者办理出院手续 □ 出院宣教
病情变异记录	□ 无　□ 有，原因： 1. 2.	□ 无　□ 有，原因： 1. 2.	无　□ 有，原因： 1. 2.
护士签名			
医师签名			

第十二章

髌骨骨折临床路径释义

一、髌骨骨折编码

1. 原编码：

疾病名称及编码：髌骨闭合性骨折（ICD-10：S82.001）

手术操作及编码：髌骨骨折内固定术（ICD-9-CM-3：78.56/79.1901/79.3901）

2. 修改编码：

疾病名称及编码：髌骨闭合性骨折（ICD-10：S82.000）

手术操作及编码：髌骨骨折内固定术（ICD-9-CM-3：78.56/79.16/79.36）

二、临床路径检索方法

S82.000 伴（78.56/79.16/79.36），并且年龄>16 岁

三、髌骨骨折临床路径标准住院流程

（一）适用对象

第一诊断为闭合性髌骨骨折（ICD-10：S82.001），行髌骨骨折内固定术（ICD-9-CM-3：78.56/79.1901/79.3901）。

> **释义**
>
> ■ 本临床路径适用对象是第一诊断为闭合性髌骨骨折的患者。
>
> ■ 适用对象中不包括肿瘤等病因造成的病理性骨折、包括有髌骨骨折的多发损伤患者、儿童患者、陈旧性骨折或骨折不愈合、开放性骨折等。

（二）诊断依据

根据《外科学（下册）》（8 年制和 7 年制临床医学专用教材，第 2 版，人民卫生出版社，2010）。

1. 病史：外伤史。

2. 体格检查：患膝肿胀、疼痛、活动受限。

3. 辅助检查：X 线检查发现髌骨骨折。

> **释义**
>
> ■ 髌骨骨折可由直接暴力或者间接暴力引起。
>
> ■ 体格检查可发现伸膝无力或者疼痛拒动。
>
> ■ 髌骨骨折的临床表现无特殊，正确的诊断与分类需依靠髌骨正侧位 X 线片，必要时可加髌骨 CT，髌骨周围不作为髌骨骨折的常规检查，仅在考虑为单纯纵形骨折时使用。

（三）选择治疗方案的依据

根据《外科学（下册）》（8 年制和 7 年制教材临床医学专用，第 2 版，人民卫生出版社，2010）。

1. 年龄在 16 岁以上。
2. 伤前生活质量及活动水平。
3. 全身状况允许手术。
4. 首选克氏针张力带固定，也可根据具体情况选择其他治疗方式。

> **释义**
>
> ■髌骨骨折为关节内骨折，分离移位以及关节面移位大者建议手术治疗，以期获得更好的功能恢复。

（四）标准住院日为 ≤16 天

> **释义**
>
> ■髌骨附近软组织覆盖有限，骨折常造成明显肿胀，多数直接暴力造成的骨折合并髌前的皮肤损伤，严重肿胀及软组织损伤严重者需要等待肿胀消退、皮损处干燥后方可进行手术。术前建议进行石膏制动。

（五）进入路径标准

1. 第一诊断必须符合 ICD-10：S82.001 髌骨骨折疾病编码。
2. 外伤引起的单纯性、新鲜髌骨骨折。
3. 除外病理性骨折。
4. 除外合并其他部位的骨折和损伤。
5. 当患者合并其他疾病，但住院期间不需要特殊处理也不影响第一诊断的临床路径流程实施时，可以进入路径。

> **释义**
>
> ■本路径不适用于合并其他骨折的多发损伤患者，开放性骨折也需退出本路径。
> ■合并疾病的院内会诊以及常规处理不影响临床路径流程。

（六）术前准备（术前评估）0~7 天

1. 必需的检查项目：
(1) 血常规、血型、尿常规+镜检。
(2) 电解质检查、肝功能测定、肾功能测定、凝血功能检查、感染性疾病筛查（乙型肝炎、丙型肝炎、梅毒、艾滋病）。
(3) 胸部 X 线平片、心电图。
(4) 骨科 X 线检查。

2. 根据患者病情可选择的检查项目：CT、下肢血管超声、血气分析、肺功能检查、超声心动图等。

> **释义**
>
> ■以上项目属术前必需完成的检查项目。部分患者需要进行CT检查进一步了解骨折情况。老年、既往有心肺疾病等内科基础疾病或血栓性疾病史患者需有针对性选择血气分析、肺功能检查、超声心动图、24小时动态心电图、动态血压检测、双下肢深静脉彩色超声等。
>
> ■根据术前检查的结果安排进一步检查项目，如果住院期间需要特殊处理，可以出本路径。

（七）预防性抗菌药物选择与使用时机

1. 按照《抗菌药物临床应用指导原则》（卫医发〔2004〕285号）执行，并根据患者的病情决定抗菌药物的选择与使用时间。建议使用第一、第二代头孢菌素，头孢曲松。
2. 预防性用药时间为术前30分钟；手术超时3小时加用1次；术中出血量>1500ml时加用1次。
3. 术后3天内停止使用预防性抗菌药物，可根据患者切口、体温等情况适当延长使用时间。

> **释义**
>
> ■骨与关节手术感染多为革兰阳性球菌，故首选第一、第二代头孢菌素作为预防用药，不需联合用药。
>
> ■抗菌药物应在术前30分钟、上止血带之前输注完毕，使手术切口暴露时局部组织中的药物达到最高浓度。
>
> ■如果需要延长使用时间，需要在病程中详细记载原因。

（八）手术日为入院第1~7天

1. 麻醉方式：椎管内麻醉和（或）全身麻醉。
2. 手术方式：髌骨骨折内固定术。
3. 手术内固定物：克氏针张力带、空心钉等。
4. 术中用药：麻醉用药、抗菌药。
5. 输血：视术中具体情况而定。

> **释义**
>
> ■应根据患者具体情况选择麻醉方式，尽可能选择全身影响小的麻醉方式。
>
> ■手术方式及内植物选择应根据骨折情况进行选择，最常选择的是克氏针张力带、空心钉等。

（九）术后住院恢复6~9天

1. 必需复查的项目：血常规、X线检查。

2. 可选择的检查项目：电解质、凝血功能、肝肾功能、CT。

3. 术后用药：

（1）抗菌药物使用：抗菌药物使用按照《抗菌药物临床应用指导原则》（卫医发〔2004〕285号）执行，并根据患者的病情决定抗菌药物的选择与使用时间。建议使用第一、第二代头孢菌素，头孢曲松。

（2）术后镇痛：参照《骨科常见疼痛的处理专家建议》。

（3）预防静脉血栓栓塞症：参照《中国骨科大手术后静脉血栓栓塞症预防指南》。

（4）其他药物：消肿、促骨折愈合等。

4. 保护下功能锻炼。

> **释义**
>
> ■ 术后可根据恢复情况适当缩短住院天数。
>
> ■ 至少在术后第1天或第2天复查一次血常规，以了解有无明显贫血、白细胞计数升高等异常情况。
>
> ■ 如患者既往有肝脏或肾脏疾病病史，或术后出现少尿、下肢或眼睑水肿等情况，应复查肝肾功能。如术后患肢肿胀明显，应复查D-二聚体或下肢深静脉彩超以除外血栓形成。
>
> ■ 术后必需复查正侧位X线片判断骨折复位及内固定位置是否良好，必要时用CT检查骨折复位情况及内固定位置。
>
> ■ 选择抗菌药物时要根据手术部位的常见病原菌、患者病理生理状况、抗菌药物的抗菌谱、抗菌药物的药动学特点、抗菌药物的不良反应等综合考虑。原则上应选择相对广谱、效果肯定、安全及价格相对低廉的抗菌药物。
>
> ■ 如术后肿胀明显，首先给予抬高患肢，冰敷，可口服或者静脉使用消肿药物，必要时可以给予制动。
>
> ■ 如固定良好，应鼓励患者早期非负重活动，包括股四头肌主动收缩、膝关节被动屈伸。单侧手术如身体情况允许可拄双拐、患肢免负重行走，双侧同时手术建议至少6周后拄双拐行走。

（十）出院标准

1. 体温正常，常规化验检查无明显异常。

2. 伤口愈合好：引流管拔除，伤口无感染征象（或可在门诊处理的伤口情况）。

3. 术后X线片证实复位固定满意。

4. 没有需要住院处理的并发症和（或）合并症。

> **释义**
>
> ■ 患者出院前应一般情况良好，骨折固定符合相关标准，切口无异常情况，临床允许出院继续观察休养。如果发生相关并发症，可能会延长住院时间。
>
> ■ 体温高首先应考虑有无感染可能，可结合血常规、局部伤口情况及患者主诉综合分析。应当注意明显贫血、伤口局部血肿吸收也是发热的原因，但体温一般不高于39℃。
>
> ■ 出院前应仔细观察伤口情况，确定伤口无明显红肿、持续渗液方可出院。

（十一）变异及原因分析

1. 并发症：本病可伴有其他损伤，应当严格掌握入选标准。部分患者因骨折本身的合并症而延期治疗，如大量出血需术前输血、血栓形成、血肿引起体温增高，骨折本身对骨的血循环破坏较重，术后易出现骨折延迟愈合、不愈合等。

2. 合并症：老年患者易有合并症，如骨质疏松、糖尿病、心脑血管疾病等，骨折后合并症可能加重，需同时治疗，住院时间延长。

3. 内固定物选择：根据骨折类型选择适当的内固定物。

4. 开放性骨折不进入本路径。

> **释义**
>
> ■ 按标准治疗方案如发生严重的并发症，需要转入相应路径。
>
> ■ 医师认可的变异原因主要是指患者入选路径后，医师在检查及治疗过程中发现患者合并存在一些事前未预知的对本路径治疗可能产生影响的情况，需要中止执行路径或者是延长治疗时间、增加治疗费用。医师需在表单中明确说明。
>
> ■ 因患者方面的主观原因导致执行路径出现变异，也需要医师在表单中予以说明。

四、髌骨骨折临床路径给药方案

【用药选择】

1. 术前治疗基础疾病的药物应继续规律应用。

2. 术中抗菌药物应于术前 30 分钟滴注，骨关节感染以革兰阳性球菌为主，故首选第一、第二代头孢菌素，若皮试阳性可选用头孢曲松。

3. 无血栓类疾病高危因素患者不建议术后药物抗凝。

【药学提示】

已知对磺胺类药物过敏患者禁用帕瑞昔布。

【注意事项】

术后应避免注射用非甾类镇痛药与口服非甾类镇痛药合用，以免增加胃肠道不良事件风险。

五、推荐表单

（一）医师表单

髌骨骨折临床路径医师表单

适用对象：第一诊断为髌骨闭合性骨折（ICD-10：S82.000）
　　　　　行髌骨骨折内固定术（ICD-9-CM-3：78.56/79.16/79.36）

| 患者姓名： | | 性别：　　年龄：　　门诊号： | | 住院号： |
| 住院日期：　　年　月　日 | | 出院日期：　　年　月　日 | | 标准住院日：≤16天 |

时间	住院第1天	住院第2天	住院第3~6天（术前日）
主要诊疗工作	□ 询问病史及体格检查 □ 上级医师查房 □ 初步的诊断和治疗方案 □ 完成住院志、首次病程、上级医师查房等病历书写 □ 开检查检验单 □ 完成必要的相关科室会诊 □ 行患肢制动	□ 上级医师查房与手术前评估 □ 确定诊断和手术方案 □ 完成上级医师查房记录 □ 完善术前检查项目 □ 收集检查检验结果并评估病情 □ 请相关科室会诊	□ 上级医师查房，术前评估和决定手术方案 □ 完成上级医师查房记录等 □ 向患者和（或）家属交代围术期注意事项，并签署手术知情同意书、输血同意书、委托书（患者本人不能签字时）、自费用品协议书 □ 麻醉医师查房，并与患者和（或）家属交代麻醉注意事项，签署麻醉知情同意书 □ 完成各项术前准备
重点医嘱	**长期医嘱：** □ 骨科常规护理 □ 二级护理 □ 饮食 □ 患肢石膏（支具）固定 **临时医嘱：** □ 血常规、血型、尿常规 □ 凝血功能 □ 电解质、肝肾功能 □ 感染性疾病筛查 □ 胸部X线平片、心电图 □ 根据病情：下肢血管超声、肺功能、超声心动图、血气分析 □ 膝关节CT或磁共振（必要时）	**长期医嘱：** □ 骨科护理常规 □ 二级护理 □ 饮食 □ 患者既往内科基础疾病用药 **临时医嘱：** □ 根据会诊科室要求安排检查检验 □ 镇痛等对症处理	**长期医嘱：**同前 **临时医嘱：** □ 术前医嘱：明日在椎管内麻醉和（或）全身麻醉下行髌骨骨折内固定术 □ 术前禁食、禁水 □ 术前用抗菌药物皮试 □ 术区备皮 □ 其他特殊医嘱
病情变异记录	□ 无　□ 有，原因： 1. 2.	□ 无　□ 有，原因： 1. 2.	□ 无　□ 有，原因： 1. 2.
医师签名			

时间	住院第 4~7 天 （手术日）	住院第 8 天 （术后第 1 日）	住院第 9 天 （术后第 2 日）
主要诊疗工作	□ 手术 □ 向患者和（或）家属交代手术过程概况及术后注意事项 □ 术者完成手术记录 □ 完成术后病程记录 □ 上级医师查房 □ 麻醉医师查房 □ 观察有无术后并发症并做相应处理	□ 上级医师查房 □ 完成常规病程记录 □ 观察伤口、引流量、生命体征、患肢远端感觉运动情况等，并作出相应处理	□ 上级医师查房 □ 完成病程记录 □ 拔除引流管，伤口换药 □ 指导患者功能锻炼
重点医嘱	长期医嘱： □ 骨科术后护理常规 □ 一级护理 □ 饮食 □ 患肢抬高 □ 留置引流管并记引流量 □ 抗菌药物 □ 其他特殊医嘱 临时医嘱： □ 今日在椎管内麻醉或全身麻醉下行髌骨骨折内固定术 □ 心电监护、吸氧（根据病情需要） □ 补液 □ 止吐、镇痛等对症处理（酌情） □ 急查血常规 □ 输血（根据病情需要）	长期医嘱： □ 骨科术后护理常规 □ 一级护理 □ 饮食 □ 患肢抬高 □ 留置引流管并记引流量 □ 抗菌药物 □ 其他特殊医嘱 临时医嘱： □ 复查血常规 □ 输血和（或）补晶体、胶体液（根据病情需要） □ 换药 □ 镇痛等对症处理（酌情）	长期医嘱： □ 骨科术后护理常规 □ 一级护理 □ 饮食 □ 患肢抬高 □ 抗菌药物 □ 其他特殊医嘱 临时医嘱： □ 复查血常规（必要时） □ 输血和（或）补晶体、胶体液（必要时） □ 换药，拔引流管 □ 镇痛等对症处理（酌情）
病情变异记录	□ 无　□ 有，原因： 1. 2.	□ 无　□ 有，原因： 1. 2.	□ 无　□ 有，原因： 1. 2.
医师签名			

时间	住院第 10 天 （术后第 3 日）	住院第 11 天 （术后第 4 日）	住院第 12~16 天 （术后第 5~9 日）
主要诊疗工作	□ 上级医师查房 □ 住院医师完成病程记录 □ 伤口换药（必要时） □ 指导患者功能锻炼	□ 上级医师查房 □ 住院医师完成病程记录 □ 伤口换药（必要时） □ 指导患者功能锻炼 □ 摄患侧膝关节正侧位 X 线片	□ 上级医师查房，进行手术及伤口评估，确定有无手术并发症和切口愈合不良情况，明确能否出院 □ 完成出院志、病案首页、出院诊断证明书等病历书写 □ 向患者交代出院后的康复锻炼及注意事项，如复诊的时间、地点，发生紧急情况时的处理等
重要医嘱	长期医嘱： □ 骨科术后护理常规 □ 二级护理 □ 饮食 □ 抗菌药物：如体温正常、伤口情况良好、无明显红肿时可以停止抗菌药物治疗 □ 其他特殊医嘱 □ 术后功能锻炼 临时医嘱： □ 复查血尿常规、生化（必要时） □ 补液（必要时） □ 换药（必要时） □ 镇痛等对症处理	长期医嘱： □ 骨科术后护理常规 □ 二级护理 □ 饮食 □ 抗菌药物：如体温正常、伤口情况良好、无明显红肿时可以停止抗菌药物治疗 □ 其他特殊医嘱 □ 术后功能锻炼 临时医嘱： □ 复查血尿常规、生化（必要时） □ 补液（必要时） □ 换药（必要时） □ 镇痛等对症处理	出院医嘱： □ 出院带药 □ ＿＿＿日后拆线换药（根据伤口愈合情况预约拆线时间） □ 出院后骨科和（或）康复科门诊复查 □ 不适随诊
病情变异记录	□ 无　□ 有，原因： 1. 2.	□ 无　□ 有，原因： 1. 2.	□ 无　□ 有，原因： 1. 2.
医师签名			

（二）护士表单

髌骨骨折临床路径护士表单

适用对象：第一诊断为髌骨闭合性骨折（ICD-10：S82.000）
　　　　　行髌骨骨折内固定术（ICD-9-CM-3：78.56/79.16/79.36）

患者姓名：		性别：　　年龄：　　门诊号：		住院号：
住院日期：　　年　月　日		出院日期：　　年　月　日		标准住院日：≤16天

时间	住院第1天	住院第1~6天（术前日）	住院第1~7天（手术日）
健康宣教	□ 入院宣教 □ 介绍主管医师、护士 □ 介绍病室环境、设施、设备 □ 介绍规章制度及注意事项 □ 介绍疾病相关注意事项	□ 术前宣教 □ 宣教疾病知识、术前准备、手术过程 □ 告知准备物品 □ 告知术后饮食、活动及探视规定 □ 告知术后可能出现的情况及应对方式 □ 告知家属等候区位置	□ 手术当日宣教 □ 告知监护设备、管路功能及注意事项 □ 饮食指导 □ 告知术后可能出现的情况及应对方式 □ 再次明确探视陪伴须知
护理处置	□ 核对患者，佩戴腕带 □ 建立入院病历 □ 评估患者并书写护理评估单 □ 卫生处置：剪指（趾）甲、沐浴，更换病号服 □ 用软枕抬高患肢	□ 协助医师完成术前检查、化验 □ 术前准备 □ 禁食、禁水 □ 备皮 □ 配血 □ 抗菌药物皮试 □ 肠道准备	□ 送手术 □ 摘除患者各种活动物品 □ 核对患者信息 □ 核对带药 □ 填写手术交接单，签字确认 □ 接手术 □ 核对患者及资料，签字确认
基础护理	□ 二级护理或一级护理 □ 晨晚间护理 □ 饮食指导 □ 排泄护理 □ 患者安全管理	□ 二级护理或一级护理 □ 晨晚间护理 □ 饮食指导 □ 排泄护理 □ 患者安全管理	□ 特级/一级护理 □ 晨晚间护理 □ 卧位护理：协助床上移动、保持功能体位 □ 饮食指导、排便情况 □ 患者安全管理
专科护理	□ 护理查体 □ 评估患肢感觉活动，末梢血运 □ 评估患肢肿胀及皮肤情况，并遵医嘱抬高患肢 □ 需要时，填写跌倒及皮肤压疮防范表，床头悬挂防跌倒提示牌 □ 保持石膏/牵引固定牢固、有效 □ 遵医嘱予以消肿、镇痛治疗 □ 给予患者及家属心理支持	□ 遵医嘱完成相关检查 □ 训练床上排尿便、助行器使用 □ 评估患肢肿胀及皮肤情况，并遵医嘱抬高患肢 □ 保持石膏固定牢固、有效 □ 遵医嘱予消肿、镇痛治疗 □ 遵医嘱予功能锻炼指导 □ 遵医嘱予预防深静脉血栓治疗 □ 给予患者及家属心理支持	□ 病情观察，书写特护记录或一般护理记录 □ 日间q2h、夜间q4h评估生命体征、意识、患肢感觉活动及血运情况、皮肤及肿胀情况、伤口敷料、引流管、尿管情况、出入量，如有病情变化随时记录 □ 遵医嘱予患肢抬高 □ 遵医嘱予预防深静脉血栓治疗 □ 遵医嘱予抗菌药物、消肿、镇痛、止吐、补液、抗血栓药物治疗 □ 给予患者及家属心理支持

续　表

时间	住院第1天	住院第1~6天（术前日）	住院第1~7天（手术日）
重点医嘱	□ 详见医嘱执行单	□ 详见医嘱执行单	□ 详见医嘱执行单
病情变异记录	□无　□有，原因： 1. 2.	□无　□有，原因： 1. 2.	□无　□有，原因： 1. 2.
护士签名			

时间	住院第 2~11 天 （术后 1~4 天）	住院第 12~16 天 （术后第 5~9 日）
健康宣教	□ 术后宣教 □ 药物作用时间及频率 □ 饮食、活动指导 □ 复查患者对术前宣教内容的掌握程度 □ 功能锻炼指导 □ 佩戴支具注意事项 □ 安全宣教 □ 镇痛治疗及注意事项	□ 出院宣教 □ 复查时间 □ 用药方法 □ 饮食指导 □ 活动休息 □ 支具佩戴 □ 办理出院手续程序及时间
护理处置	□ 遵医嘱完成相关治疗	□ 办理出院手续 □ 书写出院小结
基础护理	□ 一级/二级护理 □ 晨晚间护理 □ 饮食指导 □ 排泄护理 □ 患者安全管理	□ 二级护理 □ 晨晚间护理 □ 饮食指导 □ 排泄护理 □ 患者安全管理
专科护理	□ 病情观察，写护理记录 □ 评估生命体征、意识、患肢感觉活动及血运、皮肤及肿胀情况、伤口敷料、引流管、尿管情况、出入量、如有病情变化随时记录 □ 遵医嘱予患肢抬高 □ 遵医嘱予康复锻炼指导 □ 遵医嘱予预防深静脉血栓治疗 □ 遵医嘱予抗菌药物、消肿、镇痛、抗血栓药物治疗 □ 给予患者及家属心理支持	□ 病情观察、书写护理记录 □ 评估生命体征、意识、患肢感觉活动及血运情况 □ 遵医嘱指导出院后康复锻炼 □ 给予患者及家属心理指导
重点医嘱	□ 详见医嘱执行单	□ 详见医嘱执行单
病情变异记录	□ 无　□ 有，原因： 1. 2.	□ 无　□ 有，原因： 1. 2.
护士签名		

（三）患者表单

髌骨骨折临床路径患者表单

适用对象：第一诊断为髌骨闭合性骨折（ICD-10：S82.000）

　　　　　行髌骨骨折内固定术（ICD-9-CM-3：78.56/79.16/79.36）

| 患者姓名： | 性别： | 年龄： | 门诊号： | 住院号： |

| 住院日期：　年　月　日 | 出院日期：　年　月　日 | 标准住院日：≤16 天 |

时间	入　院	手术前	手术当天
医患配合	□ 配合询问病史、收集资料，请务必详细告知既往史、用药史、过敏史 □ 如服用抗凝剂，请明确告知 □ 配合医师进行体格检查 □ 如有任何不适请告知医师 □ 请配合医师完成患肢石膏或牵引固定	□ 配合完善术前相关检查、化验，如采血、留尿、心电图、X线胸片、患肢X线检查、CT、MRI、肺功能 □ 医师与患者及家属介绍病情及手术方案、时间；手术谈话、术前签字 □ 麻醉师与患者进行术前访视	□ 配合评估手术效果 □ 配合检查肢体感觉活动情况 □ 有任何不适请告知医师
护患配合	□ 配合测量体温、脉搏、呼吸、 □ 血压、体重 □ 配合佩戴腕带 □ 配合护士完成入院评估（简单询问病史、过敏史、用药史） □ 接受入院宣教（环境介绍、病室规定、订餐制度、贵重物品保管、探视制度等） □ 有任何不适请告知护士	□ 配合测量体温、脉搏、呼吸、询问排便次数1次/天 □ 接受术前宣教 □ 配合手术范围备皮 □ 准备好必要用物，弯头吸管、尿壶、便盆等 □ 取下义齿、饰品等，贵重物品交家属保管	□ 清晨配合测量体温、脉搏、呼吸1次 □ 送手术前，协助完成核对，脱去衣物，上手术车 □ 返病房后，协助完成核对，配合过病床 □ 配合检查意识、肢体感觉活动 □ 配合术后吸氧、心电监护、输液、床上排尿或留置尿管，患肢伤口处可能有引流管 □ 遵医嘱采取正确体位 □ 有任何不适请告知护士
饮食	□ 普食 □ 糖尿病饮食 □ 低盐低脂饮食	□ 术前12小时禁食、禁水	□ 返病室后禁食、禁水6小时 □ 6小时后无恶心、呕吐可适量饮水 □ 禁食、禁水
排泄	□ 正常排尿便	□ 正常排尿便	□ 床上排尿便 □ 保留尿管
活动	□ 患肢抬高	□ 患肢抬高	□ 卧床休息，保护管路 □ 患肢抬高 □ 患肢活动

时间	手术后	出　院
医患配合	□ 配合检查肢体感觉活动 □ 需要时，伤口换药 □ 配合佩戴支具 □ 配合拔除伤口引流管、尿管 □ 配合伤口拆线	□ 接受出院前指导 □ 知道复查程序
护患配合	□ 配合定时监测生命体征，每日询问排便次数 □ 配合检查肢体感觉活动 □ 配合夹闭尿管，锻炼膀胱功能 □ 接受进食、进水、排便等生活护理 □ 注意安全，避免坠床或跌倒 □ 配合采取正确体位 □ 如需要，配合正确佩戴支具 □ 如需要，配合使用双拐 □ 配合执行探视及陪伴制度	□ 接受出院宣教 □ 准备齐就诊卡、押金条 □ 知道用药方法、作用、注意事项 □ 知道护理伤口方法 □ 知道正确佩戴支具 □ 知道复印病历的方法和时间 □ 办理出院手续 □ 获取出院证明书 □ 获取出院带药
饮食	□ 正常饮食 □ 糖尿病饮食 □ 低盐低脂饮食	□ 根据医嘱饮食 □
排泄	□ 正常排尿便 □ 防治便秘	□ 正常排尿便 □ 防治便秘
活动	□ 注意保护管路，勿牵拉、打折 □ 根据医嘱，使用助行器下床活动	□ 根据医嘱，适量活动，避免疲劳

附：原表单（2011 版）

髌骨骨折临床路径表单

适用对象：第一诊断为髌骨骨折（ICD-10：S82.001）

　　　　行髌骨骨折内固定术（ICD-9-CM-3：78.56/79.1901/79.3901/）

患者姓名：	性别：　年龄：　住院号：	门诊号：
住院日期：　年　月　日	出院日期：　年　月　日	标准住院日：≤16 天

时间	住院第1天	住院第2天	住院第3~6天（术前日）
主要诊疗工作	□ 询问病史及体格检查 □ 上级医师查房 □ 初步的诊断和治疗方案 □ 完成住院志、首次病程、上级医师查房等病历书写 □ 开检查检验单 □ 完成必要的相关科室会诊 □ 行患肢牵引或制动	□ 上级医师查房与手术前评估 □ 确定诊断和手术方案 □ 完成上级医师查房记录 □ 完善术前检查项目 □ 收集检查检验结果并评估病情 □ 请相关科室会诊	□ 上级医师查房，术前评估和决定手术方案 □ 完成上级医师查房记录等 □ 向患者和（或）家属交代围术期注意事项，并签署手术知情同意书、输血同意书、委托书（患者本人不能签字时）、自费用品协议书 □ 麻醉医师查房，并与患者和（或）家属交代麻醉注意事项，签署麻醉知情同意书 □ 完成各项术前准备
重点医嘱	长期医嘱： □ 骨科常规护理 □ 二级护理 □ 饮食 □ 患肢石膏（支具）固定 临时医嘱： □ 血常规、血型、尿常规 □ 凝血功能 □ 电解质、肝肾功能 □ 感染性疾病筛查 □ 胸部X线平片、心电图 □ 根据病情：下肢血管超声、肺功能、超声心动图、血气分析 □ 膝关节CT或磁共振（必要时）	长期医嘱： □ 骨科护理常规 □ 二级护理 □ 饮食 □ 患者既往内科基础疾病用药 临时医嘱： □ 根据会诊科室要求安排检查检验 □ 镇痛等对症处理	长期医嘱：同前 临时医嘱： □ 术前医嘱：明日在椎管内麻醉和（或）全身麻醉下行髌骨骨折内固定术 □ 术前禁食、禁水 □ 术前用抗菌药物皮试 □ 术前留置导尿管 □ 术区备皮 □ 其他特殊医嘱
主要护理工作	□ 入院介绍（病房环境、设施等） □ 入院护理评估 □ 观察患肢牵引、制动情况及护理	□ 观察患者病情变化 □ 防止皮肤压疮护理 □ 心理和生活护理	□ 做好备皮等术前准备 □ 提醒患者术前禁食、禁水 □ 术前心理护理

续 表

时间	住院第1天	住院第2天	住院第3~6天（术前日）
病情 变异 记录	□无 □有，原因： 1. 2.	□无 □有，原因： 1. 2.	□无 □有，原因： 1. 2.
护士 签名			
医师 签名			

时间	住院第 4~7 天（手术日）	住院第 8 天（术后第 1 日）	住院第 9 天（术后第 2 日）
主要诊疗工作	□ 手术 □ 向患者和（或）家属交代手术过程概况及术后注意事项 □ 术者完成手术记录 □ 完成术后病程记录 □ 上级医师查房 □ 麻醉医师查房 □ 观察有无术后并发症并做相应处理	□ 上级医师查房 □ 完成常规病程记录 □ 观察伤口、引流量、生命体征、患肢远端感觉运动情况等，并作出相应处理	□ 上级医师查房 □ 完成病程记录 □ 拔除引流管，伤口换药 □ 指导患者功能锻炼
重点医嘱	长期医嘱： □ 骨科术后护理常规 □ 一级护理 □ 饮食 □ 患肢抬高 □ 留置引流管并记引流量 □ 抗菌药物 □ 其他特殊医嘱 临时医嘱： □ 今日在椎管内麻醉或全身麻醉下行髌骨骨折内固定术 □ 心电监护、吸氧（根据病情需要） □ 补液 □ 止吐、镇痛等对症处理（酌情） □ 急查血常规 □ 输血（根据病情需要）	长期医嘱： □ 骨科术后护理常规 □ 一级护理 □ 饮食 □ 患肢抬高 □ 留置引流管并记引流量 □ 抗菌药物 □ 其他特殊医嘱 临时医嘱： □ 复查血常规 □ 输血和（或）补晶体、胶体液（根据病情需要） □ 换药 □ 镇痛等对症处理（酌情）	长期医嘱： □ 骨科术后护理常规 □ 一级护理 □ 饮食 □ 患肢抬高 □ 抗菌药物 □ 其他特殊医嘱 临时医嘱： □ 复查血常规（必要时） □ 输血和（或）补晶体、胶体液（必要时） □ 换药，拔引流管 □ 镇痛等对症处理（酌情）
主要护理工作	□ 观察患者病情变化并及时报告医师 □ 术后心理与生活护理 □ 指导术后患者功能锻炼	□ 观察患者病情并做好引流量等相关记录 □ 术后心理与生活护理 □ 指导术后患者功能锻炼	□ 观察患者病情变化 □ 术后心理与生活护理 □ 指导术后患者功能锻炼
病情变异记录	□ 无 □ 有，原因： 1. 2.	□ 无 □ 有，原因： 1. 2.	□ 无 □ 有，原因： 1. 2.
护士签名			
医师签名			

时间	住院第 10 天 （术后第 3 日）	住院第 11 天 （术后第 4 日）	住院第 12~16 天 （术后第 5~9 日）
主要诊疗工作	□ 上级医师查房 □ 住院医师完成病程记录 □ 伤口换药（必要时） □ 指导患者功能锻炼	□ 上级医师查房 □ 住院医师完成病程记录 □ 伤口换药（必要时） □ 指导患者功能锻炼 □ 摄患侧膝关节正侧位 X 线片	□ 上级医师查房，进行手术及伤口评估，确定有无手术并发症和切口愈合不良情况，明确能否出院 □ 完成出院志、病案首页、出院诊断证明书等病历书写 □ 向患者交代出院后的康复锻炼及注意事项，如复诊的时间、地点，发生紧急情况时的处理等
重要医嘱	长期医嘱： □ 骨科术后护理常规 □ 二级护理 □ 饮食 □ 抗菌药物：如体温正常、伤口情况良好、无明显红肿时可以停止抗菌药物治疗 □ 其他特殊医嘱 □ 术后功能锻炼 临时医嘱： □ 复查血尿常规、生化（必要时） □ 补液（必要时） □ 换药（必要时） □ 镇痛等对症处理	长期医嘱： □ 骨科术后护理常规 □ 二级护理 □ 饮食 □ 抗菌药物：如体温正常、伤口情况良好、无明显红肿时可以停止抗菌药物治疗 □ 其他特殊医嘱 □ 术后功能锻炼 临时医嘱： □ 复查血尿常规、生化（必要时） □ 补液（必要时） □ 换药（必要时） □ 镇痛等对症处理	出院医嘱： □ 出院带药 □ ＿＿日后拆线换药（根据伤口愈合情况预约拆线时间） □ 出院后骨科和（或）康复科门诊复查 □ 不适随诊
主要护理工作	□ 观察患者病情变化 □ 术后心理与生活护理 □ 指导患者功能锻炼	□ 观察患者病情变化 □ 指导患者功能锻炼 □ 术后心理和生活护理	□ 指导患者办理出院手续 □ 出院宣教
病情变异记录	□ 无　□ 有，原因： 1. 2.	□ 无　□ 有，原因： 1. 2.	□ 无　□ 有，原因： 1. 2.
护士签名			
医师签名			

第十三章

胫腓骨干骨折临床路径释义

一、胫腓骨干骨折编码

疾病名称及编码：胫腓骨干骨折（ICD-10：S82.201）

手术操作名称及编码：胫腓骨干骨折内固定术（ICD-9-CM-3：78.57/79.36/79.16）

二、临床路径检索方法

S82.201 伴 78.57/79.16/79.36，并且年龄>16 岁

三、胫腓骨干骨折临床路径标准住院流程

（一）适用对象

第一诊断为闭合性胫腓骨干骨折（ICD-10：S82.201）。

行胫腓骨干骨折内固定术（ICD-9-CM-3：78.57/79.16/79.36）。

> **释义**
>
> ■ 本临床路径适用对象是第一诊断为闭合性胫腓骨干骨折的患者。
> ■ 适用对象中不包括肿瘤等病因造成的病理性骨折、包括有胫腓骨干骨折的多发损伤患者、儿童患者、陈旧性骨折或骨折不愈合、开放性骨折。

（二）诊断依据

根据《外科学（下册）》（8 年制和 7 年制临床医学专用教材，人民卫生出版社，2005）。

1. 病史：外伤史。
2. 体格检查：患肢肿胀、疼痛、活动受限、畸形、反常活动。
3. 辅助检查：X 线检查发现胫腓骨干骨折。

> **释义**
>
> ■ 胫腓骨干骨折的临床表现无特殊，正确的诊断与分类需依靠胫腓骨正侧位 X 线片，需要包括膝关节以及踝关节。特别注意是否有骨筋膜室综合征的危险性。

（三）选择治疗方案的依据

根据《外科学（下册）》（8 年制和 7 年制临床医学专用教材，人民卫生出版社，2005）。

1. 年龄在 16 岁以上。
2. 伤前生活质量及活动水平。
3. 全身状况允许手术。
4. 首选钢板螺钉内固定，也可根据具体情况选择其他治疗方式。

> **释义**
>
> ■ 胫腓骨骨折为骨干骨折，根据患者具体情况选择保守或者手术治疗，保守治疗可以接受的复位标准为：①内翻<5°；②外翻<5°；③前后成角<5°～10°；④旋转<0°～10°；⑤短缩<10～12mm。
>
> ■ 手术治疗主要为髓内针固定，对于髓腔狭小或没有条件的医院可选择钢板螺钉固定。

（四）标准住院日为≤16 天

> **释义**
>
> ■ 骨折常造成明显肿胀，严重肿胀者需要等待肿胀消退后方可进行手术。术前可进行石膏制动。

（五）进入路径标准

1. 第一诊断必须符合 ICD-10：S82.201 闭合性胫腓骨干骨折疾病编码。
2. 外伤引起的单纯性、新鲜胫腓骨干骨折。
3. 除外病理性骨折。
4. 除外合并其他部位的骨折和损伤。
5. 当患者合并其他疾病，但住院期间不需要特殊处理也不影响第一诊断的临床路径流程实施时，可以进入路径。

> **释义**
>
> ■ 本路径不适用于合并其他骨折的多发损伤患者，开放性骨折也需退出本路径。

（六）术前准备（术前评估）1~7 天

1. 必需的检查项目：
（1）血常规、血型、尿常规+镜检。
（2）电解质检查、肝功能测定、肾功能测定、凝血功能检查、感染性疾病筛查（乙型肝炎、丙型肝炎、梅毒、艾滋病）。
（3）胸部 X 线平片、心电图。
（4）骨科 X 线检查。
2. 根据患者病情可选择的检查项目：CT 检查、下肢血管超声、血气分析、肺功能检查、超声心动图等。

> **释义**
>
> ■ 以上项目属术前必需完成的检查项目。部分患者需要进行 CT 检查进一步了解骨折情况，尤其是中下 1/3 骨折患者，可能合并后踝骨折。老年、既往有心肺疾病等内科基础疾病或血栓性疾病病史患者需有针对性选择血气分析、肺功能检查、超声心动图、24 小时动态心电图、动态血压检测、双下肢深静脉彩色超声等。
>
> ■ 根据术前检查的结果，安排进一步检查项目，如果住院期间需要特殊处理，可以出本路径。

（七）预防性抗菌药物选择与使用时机

1. 按照《抗菌药物临床应用指导原则》（卫医发〔2004〕285 号）执行，并根据患者的病情决定抗菌药物的选择与使用时间。建议使用第一、第二代头孢菌素，头孢曲松。
2. 预防性用药时间为术前 30 分钟；手术超时 3 小时加用 1 次；术中出血量>1500ml 时加用 1 次。

> **释义**
>
> ■ 骨与关节手术感染多为革兰阳性球菌，故首选第一、第二代头孢菌素作为预防用药，不需联合用药。
>
> ■ 抗菌药物应在术前 30 分钟、上止血带之前输注完毕，使手术切口暴露时局部组织中已达到足以杀灭手术过程中入侵切口细菌的药物浓度。

（八）手术日为入院第 1~7 天

1. 麻醉方式：椎管内麻醉和（或）全身麻醉。
2. 手术方式：胫腓骨干骨折内固定术。
3. 手术内固定物：钢板螺钉或带锁髓内钉。
4. 术中用药：麻醉用药、抗菌药。
5. 输血：根据出血情况。

> **释义**
>
> ■ 应根据患者具体情况选择麻醉方式，尽可能选择全身影响小的麻醉方式。
>
> ■ 手术方式及内植物选择应根据骨折情况进行选择，最常选择的是钢板螺钉或带锁髓内针等。一般情况下无需输血，但特殊必要的情况下也有输血可能。

（九）术后住院恢复 6~9 天

1. 必需复查的项目：血常规、X 线检查。
2. 可选择的检查项目：电解质、肝肾功能、CT。
3. 术后用药：
（1）抗菌药物使用：抗菌药物使用按照《抗菌药物临床应用指导原则》（卫医发〔2004〕285

号）执行，并根据患者的病情决定抗菌药物的选择与使用时间。建议使用第一、第二代头孢菌素，头孢曲松。

（2）术后镇痛：参照《骨科常见疼痛的处理专家建议》。

（3）预防静脉血栓栓塞症：参照《中国骨科大手术后静脉血栓栓塞症预防指南》。

（4）其他药物：消肿、促骨折愈合等药物。

4. 保护下功能锻炼。

释义

■ 术后可根据恢复情况适当缩短住院天数。

■ 至少在术后第 1 天或第 2 天复查一次血常规，以了解有无明显贫血、白细胞计数升高等异常情况。

■ 如患者既往有肝脏或肾脏疾病病史，或术后出现少尿、下肢或眼睑水肿等情况，应复查肝肾功能。如术后患肢肿胀明显，应复查 D-二聚体或下肢深静脉彩超以除外血栓形成。

■ 术后必须复查正侧位 X 线片判断骨折复位及内固定位置是否良好，必要时用 CT 检查骨折复位情况及内固定位置。

■ 选择抗菌药物时要根据手术部位的常见病原菌、患者病理生理状况、抗菌药物的抗菌谱、抗菌药物的药动学特点、抗菌药物的不良反应等综合考虑。原则上应选择相对广谱、效果肯定、安全及价格相对低廉的抗菌药物。

■ 如术后肿胀明显，首先给予抬高患肢、冰敷，可口服或者静脉使用消肿药物，必要时可以给予制动。

■ 如固定良好，应鼓励患者早期非负重活动，包括肌肉收缩、屈伸关节。单侧手术如身体情况允许可挂双拐、患肢免负重行走，双侧同时手术建议至少 6 周后挂双拐行走。

（十）出院标准

1. 体温正常，常规化验检查无明显异常。

2. 伤口愈合好：引流管拔除，伤口无感染征象（或可在门诊处理的伤口情况）。

3. 术后 X 线片证实复位固定满意。

4. 没有需要住院处理的并发症和（或）合并症。

释义

■ 患者出院前应一般情况良好，骨折固定符合相关标准，切口无异常情况，临床允许出院继续观察休养。如果发生相关并发症，可能会延长住院时间。

■ 体温高首先应考虑有无感染可能，可结合血常规、局部伤口情况及患者主诉综合分析。应当注意明显贫血、伤口局部血肿吸收也是发热的原因，但体温一般不高于 39℃。

■ 出院前应仔细观察伤口情况，确定伤口无明显红肿、持续渗液方可出院。

（十一）变异及原因分析

1. 并发症：本病可伴有其他损伤，应当严格掌握入选标准。部分患者因骨折本身的合并症而延期治疗，如大量出血需术前输血、血栓形成、血肿引起体温增高，骨折本身对骨的血循环破坏较重，术后易出现骨折延迟愈合、不愈合等。

2. 合并症：老年患者易有合并症，如骨质疏松、糖尿病、心脑血管疾病等，骨折后合并症可能加重，需同时治疗，而需延期治疗。

3. 内固定物选择：根据骨折类型选择适当的内固定物。

4. 开放性骨折不进入本路径。

> **释义**
>
> ■ 按标准治疗方案如发生严重的并发症，需要转入相应路径。
>
> ■ 医师认可的变异原因主要是指患者入选路径后，医师在检查及治疗过程中发现患者合并存在一些事前未预知的对本路径治疗可能产生影响的情况，需要中止执行路径或者是延长治疗时间、增加治疗费用。医师需在表单中明确说明。
>
> ■ 因患者方面的主观原因导致执行路径出现变异，也需要医师在表单中予以说明。

四、胫腓骨干骨折临床路径给药方案

【用药选择】

1. 术前治疗基础疾病的药物应继续规律应用。

2. 术中抗菌药物应于术前 30 分钟滴注，骨关节感染以革兰阳性球菌为主，故首选第一、第二代头孢菌素，若皮试阳性可选用头孢曲松。

3. 无血栓类疾病高危因素患者不建议术后药物抗凝。

【药学提示】

已知对磺胺类药物过敏患者禁用帕瑞昔布。

【注意事项】

术后应避免注射用非甾类镇痛药与口服非甾类镇痛药合用，以免增加胃肠道不良事件风险。

五、推荐表单

（一）医师表单

胫腓骨干骨折临床路径医师表单

适用对象：第一诊断为胫腓骨干骨折（ICD-10：S82.201）

行胫腓骨干骨折内固定术（ICD-9-CM-3：78.57/79.36/79.16）

患者姓名：	性别： 年龄： 门诊号：	住院号：
住院日期： 年 月 日	出院日期： 年 月 日	标准住院日：≤16 天

时间	住院第 1 天	住院第 2 天	住院第 3~6 天（术前日）
主要诊疗工作	□ 询问病史及体格检查 □ 上级医师查房 □ 初步的诊断和治疗方案 □ 完成住院志、首次病程、上级医师查房等病历书写 □ 开检查检验单 □ 完成必要的相关科室会诊 □ 行患肢牵引或制动	□ 上级医师查房与手术前评估 □ 确定诊断和手术方案 □ 完成上级医师查房记录 □ 完善术前检查项目 □ 收集检查检验结果并评估病情 □ 请相关科室会诊	□ 上级医师查房，术前评估和决定手术方案 □ 完成上级医师查房记录等 □ 向患者和（或）家属交代围术期注意事项，并签署手术知情同意书、输血同意书、委托书（患者本人不能签字时）、自费用品协议书 □ 麻醉医师查房，并与患者和（或）家属交代麻醉注意事项，签署麻醉知情同意书 □ 完成各项术前准备
重点医嘱	**长期医嘱：** □ 骨科常规护理 □ 二级护理 □ 饮食 □ 患肢牵引、制动 **临时医嘱：** □ 血常规、血型、尿常规 □ 凝血功能 □ 电解质、肝肾功能 □ 感染性疾病筛查 □ 胸部 X 线平片、心电图 □ 根据病情：下肢血管超声、肺功能、超声心动图、血气分析 □ 胫腓骨全长正侧位片	**长期医嘱：** □ 骨科护理常规 □ 二级护理 □ 饮食 □ 患者既往内科基础疾病用药 **临时医嘱：** □ 根据会诊科室要求安排检查检验 □ 镇痛等对症处理	**长期医嘱：**同前 **临时医嘱：** □ 术前医嘱：明日在椎管内麻醉或全身麻醉下行胫腓骨干骨折内固定术 □ 术前禁食、禁水 □ 术前用抗菌药物皮试 □ 术前留置导尿管（全身麻醉） □ 术区备皮 □ 其他特殊医嘱
病情变异记录	□ 无 □ 有，原因： 1. 2.	□ 无 □ 有，原因： 1. 2.	□ 无 □ 有，原因： 1. 2.
医师签名			

时间	住院第2~7天 （手术日）	住院第8天 （术后第1日）	住院第9天 （术后第2日）
主要诊疗工作	□ 手术 □ 向患者和（或）家属交代手术过程概况及术后注意事项 □ 术者完成手术记录 □ 完成术后病程 □ 上级医师查房 □ 麻醉医师查房 □ 观察有无术后并发症并做相应处理	□ 上级医师查房 □ 完成常规病程记录 □ 观察伤口、引流量、体温、生命体征、患肢远端感觉运动情况等并作出相应处理	□ 上级医师查房 □ 完成病程记录 □ 拔除引流管，伤口换药 □ 指导患者功能锻炼
重点医嘱	**长期医嘱：** □ 骨科术后护理常规 □ 一级护理 □ 饮食 □ 患肢抬高 □ 留置引流管并记引流量 □ 抗菌药物 □ 其他特殊医嘱 **临时医嘱：** □ 今日在椎管内麻醉和（或）全身麻醉下行胫腓骨干骨折内固定术 □ 心电监护、吸氧（根据病情需要） □ 补液 □ 胃黏膜保护剂（酌情） □ 止吐、镇痛、消肿等对症处理 □ 急查血常规 □ 输血（根据病情需要）	**长期医嘱：** □ 骨科术后护理常规 □ 一级护理 □ 饮食 □ 患肢抬高 □ 留置引流管并记引流量 □ 抗菌药物 □ 其他特殊医嘱 **临时医嘱：** □ 复查血常规 □ 输血和（或）补晶体、胶体液（根据病情需要） □ 换药 □ 镇痛、消肿等对症处理（酌情）	**长期医嘱：** □ 骨科术后护理常规 □ 一级护理 □ 饮食 □ 患肢抬高 □ 抗菌药物 □ 其他特殊医嘱 **临时医嘱：** □ 复查血常规（必要时） □ 输血和（或）补晶体、胶体液（必要时） □ 换药，拔引流管 □ 镇痛、消肿等对症处理（酌情）
病情变异记录	□ 无 □ 有，原因： 1. 2.	□ 无 □ 有，原因： 1. 2.	□ 无 □ 有，原因： 1. 2.
医师签名			

时间	住院第 10 天 （术后第 3 日）	住院第 11 天 （术后第 4 日）	住院第 12~16 天 （术后第 5~9 日）
主要诊疗工作	□ 上级医师查房 □ 住院医师完成病程记录 □ 伤口换药（必要时） □ 指导患者功能锻炼	□ 上级医师查房 □ 住院医师完成病程记录 □ 伤口换药（必要时） □ 指导患者功能锻炼 □ 摄患侧胫腓骨全长正侧位片	□ 上级医师查房，进行手术及伤口评估，确定有无手术并发症和切口愈合不良情况，明确能否出院 □ 完成出院志、病案首页、出院诊断证明书等病历书写 □ 向患者交代出院后的康复锻炼及注意事项，如复诊的时间、地点，发生紧急情况时的处理等
重要医嘱	长期医嘱： □ 骨科术后护理常规 □ 二级护理 □ 饮食 □ 抗菌药物：如体温正常、伤口情况良好、无明显红肿时可以停止抗菌药物治疗 □ 其他特殊医嘱 □ 术后功能锻炼 临时医嘱： □ 复查血尿常规、生化（必要时） □ 补液（必要时） □ 换药（必要时） □ 镇痛、消肿等对症处理	长期医嘱： □ 骨科术后护理常规 □ 二级护理 □ 饮食 □ 抗菌药物：如体温正常、伤口情况良好、无明显红肿时可以停止抗菌药物治疗 □ 其他特殊医嘱 □ 术后功能锻炼 临时医嘱： □ 复查血尿常规、生化（必要时） □ 补液（必要时） □ 换药（必要时） □ 镇痛、消肿等对症处理	出院医嘱： □ 出院带药 □ ____ 日后拆线换药（根据伤口愈合情况预约拆线时间） □ 出院后骨科和（或）康复科门诊复查 □ 不适随诊
病情变异记录	□ 无 □ 有，原因： 1. 2.	□ 无 □ 有，原因： 1. 2.	□ 无 □ 有，原因： 1. 2.
医师签名			

（二）护士表单

胫腓骨干骨折临床路径护士表单

适用对象：第一诊断为胫腓骨干骨折（ICD-10：S82.201）

行胫腓骨干骨折内固定术（ICD-9-CM-3：78.57/79.36/79.16）

患者姓名：		性别：　　年龄：　　门诊号：		住院号：
住院日期：　　年　月　日		出院日期：　　年　月　日		标准住院日：≤16 天

时间	住院第 1 天	住院第 1~6 天（术前日）	住院第 1~7 天（手术日）
健康宣教	□ 入院宣教 □ 介绍主管医师、护士 □ 介绍病室环境、设施、设备 □ 介绍规章制度及注意事项 □ 介绍疾病相关注意事项	□ 术前宣教 □ 宣教疾病知识、术前准备、手术过程 □ 告知准备物品 □ 告知术后饮食、活动及探视规定 □ 告知术后可能出现的情况及应对方式 □ 告知家属等候区位置	□ 手术当日宣教 □ 告知监护设备、管路功能及注意事项 □ 饮食指导 □ 告知术后可能出现的情况及应对方式 □ 再次明确探视陪伴须知
护理处置	□ 核对患者，佩戴腕带 □ 建立入院病历 □ 评估患者并书写护理评估单 □ 卫生处置：剪指（趾）甲、沐浴，更换病号服 □ 用软枕抬高患肢	□ 协助医师完成术前检查、化验 □ 术前准备 □ 禁食、禁水 □ 备皮 □ 配血 □ 抗菌药物皮试 □ 肠道准备	□ 送手术 □ 摘除患者各种活动物品 □ 核对患者信息 □ 核对带药 □ 填写手术交接单，签字确认 □ 接手术 □ 核对患者及资料，签字确认
基础护理	□ 二级护理或一级护理 □ 晨晚间护理 □ 饮食指导 □ 排泄护理 □ 患者安全管理	□ 二级护理或一级护理 □ 晨晚间护理 □ 饮食指导 □ 排泄护理 □ 安全管理	□ 特级/一级护理 □ 晨晚间护理 □ 卧位护理：协助床上移动、保持功能体位 □ 饮食指导、排便情况 □ 患者安全管理
专科护理	□ 护理查体 □ 评估患肢感觉活动，末梢血运 □ 评估患肢肿胀及皮肤情况，并遵医嘱抬高患肢 □ 需要时，填写跌倒及皮肤压疮防范表，床头悬挂防跌倒提示牌 □ 保持石膏/牵引固定牢固、有效 □ 遵医嘱予以消肿、镇痛治疗 □ 给予患者及家属心理支持	□ 遵医嘱完成相关检查 □ 训练床上排尿便、助行器使用 □ 评估患肢肿胀及皮肤情况，并遵医嘱抬高患肢 □ 保持石膏固定牢固、有效 □ 遵医嘱予消肿、镇痛治疗 □ 遵医嘱予功能锻炼指导 □ 遵医嘱予预防深静脉血栓治疗 □ 给予患者及家属心理支持	□ 病情观察，书写特护记录或一般护理记录 □ 日间 q2h、夜间 q4h 评估生命体征、意识、患肢感觉活动及血运情况、皮肤及肿胀情况、伤口敷料、引流管、尿管情况、出入量，如有病情变化随时记录 □ 遵医嘱予患肢抬高 □ 遵医嘱予预防深静脉血栓治疗 □ 遵医嘱予抗菌药物、消肿、镇痛、止吐、补液、抗血栓药物治疗 □ 给予患者及家属心理支持

续　表

时间	住院第 1 天	住院第 1~6 天（术前日）	住院第 1~7 天（手术日）
重点医嘱	□ 详见医嘱执行单	□ 详见医嘱执行单	□ 详见医嘱执行单
病情变异记录	□ 无　□ 有，原因： 1. 2.	□ 无　□ 有，原因： 1. 2.	□ 无　□ 有，原因： 1. 2.
护士签名			

时间	住院第 2~11 天 （术后 1~4 天）	住院第 12~16 天 （术后第 5~9 日）
健康宣教	□ 术后宣教 □ 药物作用时间及频率 □ 饮食、活动指导 □ 复查患者对术前宣教内容的掌握程度 □ 功能锻炼指导 □ 佩戴支具注意事项 □ 安全宣教 □ 镇痛治疗及注意事项	□ 出院宣教 □ 复查时间 □ 用药方法 □ 饮食指导 □ 活动休息 □ 支具佩戴 □ 办理出院手续程序及时间
护理处置	□ 遵医嘱完成相关治疗	□ 办理出院手续 □ 书写出院小结
基础护理	□ 一级/二级护理 □ 晨晚间护理 □ 饮食指导 □ 排泄护理 □ 患者安全管理	□ 二级护理 □ 晨晚间护理 □ 饮食指导 □ 排泄护理 □ 患者安全管理
专科护理	□ 病情观察，写护理记录 □ 评估生命体征、意识、患肢感觉活动及血运、皮肤及肿胀情况、伤口敷料、引流管、尿管情况、出入量，如有病情变化随时记录 □ 遵医嘱予患肢抬高 □ 遵医嘱予康复锻炼指导 □ 遵医嘱予预防深静脉血栓治疗 □ 遵医嘱予抗菌药物、消肿、镇痛、抗血栓药物治疗 □ 给予患者及家属心理支持	□ 病情观察、书写护理记录 □ 评估生命体征、意识、患肢感觉活动及血运情况 □ 遵医嘱指导出院后康复锻炼 □ 给予患者及家属心理指导
重点医嘱	□ 详见医嘱执行单	□ 详见医嘱执行单
病情变异记录	□ 无　□ 有，原因： 1. 2.	□ 无　□ 有，原因： 1. 2.
护士签名		

（三）患者表单

胫腓骨干骨折临床路径患者表单

适用对象：第一诊断为胫腓骨干骨折（ICD-10：S82.201）
　　　　　行胫腓骨干骨折内固定术（ICD-9-CM-3：78.57/79.36/79.16）

患者姓名：	性别：　　年龄：　　门诊号：	住院号：
住院日期：　　年　月　日	出院日期：　　年　月　日	标准住院日：≤16天

时间	入　院	手术前	手术当天
医患配合	□ 配合询问病史、收集资料，请务必详细告知既往史、用药史、过敏史 □ 如服用抗凝剂，请明确告知 □ 配合医师进行体格检查 □ 如有任何不适请告知医师 □ 请配合医师完成患肢石膏或牵引固定	□ 配合完善术前相关检查、化验，如采血、留尿、心电图、X线胸片、患肢X线检查、CT、MRI、肺功能 □ 医师与患者及家属介绍病情及手术方案、时间；手术谈话、术前签字 □ 麻醉师与患者进行术前访视	□ 配合评估手术效果 □ 配合检查肢体感觉活动情况 □ 有任何不适请告知医师
护患配合	□ 配合测量体温、脉搏、呼吸、血压、体重 □ 配合佩戴腕带 □ 配合护士完成入院评估（简单询问病史、过敏史、用药史） □ 接受入院宣教（环境介绍、病室规定、订餐制度、贵重物品保管、探视制度等） □ 有任何不适请告知护士	□ 配合测量体温、脉搏、呼吸、询问排便次数1次/天 □ 接受术前宣教 □ 配合手术范围备皮 □ 准备好必要用物，弯头吸管、尿壶、便盆等 □ 取下义齿、饰品等，贵重物品交家属保管	□ 清晨配合测量体温、脉搏、呼吸1次 □ 送手术前，协助完成核对，脱去衣物，上手术车 □ 返病房后，协助完成核对，配合过病床 □ 配合检查意识、肢体感觉活动 □ 配合术后吸氧、心电监护、输液、床上排尿或留置尿管，患肢伤口处可能有引流管 □ 遵医嘱采取正确体位 □ 有任何不适请告知护士
饮食	□ 普食 □ 糖尿病饮食 □ 低盐低脂饮食	□ 术前12小时禁食、禁水 □	□ 返病室后禁食、禁水6小时 □ 6小时后无恶心、呕吐可适量饮水 □ 禁食、禁水
排泄	□ 正常排尿便	□ 正常排尿便	□ 床上排尿便 □ 留尿管
活动	□ 患肢抬高	□ 患肢抬高	□ 卧床休息，保护管路 □ 患肢抬高 □ 患肢活动

时间	手术后	出　院
医患配合	□ 配合检查肢体感觉活动 □ 需要时，伤口换药 □ 配合佩戴支具 □ 配合拔除伤口引流管、尿管 □ 配合伤口拆线	□ 接受出院前指导 □ 知道复查程序
护患配合	□ 配合定时监测生命体征，每日询问排便次数 □ 配合检查肢体感觉活动 □ 配合夹闭尿管，锻炼膀胱功能 □ 接受进食、进水、排便等生活护理 □ 注意安全，避免坠床或跌倒 □ 配合采取正确体位 □ 如需要，配合正确佩戴支具 □ 如需要，配合使用双拐 □ 配合执行探视及陪伴制度	□ 接受出院宣教 □ 准备齐就诊卡、押金条 □ 知道用药方法、作用、注意事项 □ 知道护理伤口方法 □ 知道正确佩戴支具 □ 知道复印病历的方法和时间 □ 办理出院手续 □ 获取出院证明书 □ 获取出院带药
饮食	□ 正常饮食 □ 糖尿病饮食 □ 低盐低脂饮食	□ 根据医嘱饮食
排泄	□ 正常排尿便 □ 防治便秘	□ 正常排尿便 □ 防治便秘
活动	□ 注意保护管路，勿牵拉、打折 □ 根据医嘱，使用助行器下床活动	□ 根据医嘱，适量活动，避免疲劳

附：原表单（2011 年版）

胫腓骨干骨折临床路径表单

适用对象：第一诊断为胫腓骨干骨折（ICD-10：S82.211）
行胫腓骨干骨折内固定术（ICD-9-CM-3：78.57/79.16/79.36）

患者姓名：	性别：　　年龄：　　住院号：	门诊号：
住院日期：　　年　月　日	出院日期：　　年　月　日	标准住院日：≤16 天

时间	住院第1天	住院第2天	住院第3~6天（术前日）
主要诊疗工作	□ 询问病史及体格检查 □ 上级医师查房 □ 初步的诊断和治疗方案 □ 完成住院志、首次病程、上级医师查房等病历书写 □ 开检查检验单 □ 完成必要的相关科室会诊 □ 行患肢牵引或制动	□ 上级医师查房与手术前评估 □ 确定诊断和手术方案 □ 完成上级医师查房记录 □ 完善术前检查项目 □ 收集检查检验结果并评估病情 □ 请相关科室会诊	□ 上级医师查房，术前评估和决定手术方案 □ 完成上级医师查房记录等 □ 向患者和（或）家属交代围术期注意事项，并签署手术知情同意书、输血同意书、委托书（患者本人不能签字时）、自费用品协议书 □ 麻醉医师查房，并与患者和（或）家属交代麻醉注意事项，签署麻醉知情同意书 □ 完成各项术前准备
重点医嘱	**长期医嘱：** □ 骨科常规护理 □ 二级护理 □ 饮食 □ 患肢牵引、制动 **临时医嘱：** □ 血常规、血型、尿常规 □ 凝血功能 □ 电解质、肝肾功能 □ 感染性疾病筛查 □ 胸部 X 线平片、心电图 □ 根据病情：下肢血管超声、肺功能、超声心动图、血气分析 □ 胫腓骨全长正侧位片	**长期医嘱：** □ 骨科护理常规 □ 二级护理 □ 饮食 □ 患者既往内科基础疾病用药 **临时医嘱：** □ 根据会诊科室要求安排检查检验 □ 镇痛等对症处理	**长期医嘱：**同前 **临时医嘱：** □ 术前医嘱：明日在椎管内麻醉或全身麻醉下行胫腓骨干骨折内固定术 □ 术前禁食、禁水 □ 术前用抗菌药物皮试 □ 术前留置导尿管（全身麻醉） □ 术区备皮 □ 其他特殊医嘱
主要护理工作	□ 入院介绍（病房环境、设施等） □ 入院护理评估 □ 观察患肢牵引、制动情况及护理	□ 观察患者病情变化 □ 防止皮肤压疮护理 □ 心理和生活护理	□ 做好备皮等术前准备 □ 提醒患者术前禁食、禁水 □ 术前心理护理
病情变异记录	□ 无　□ 有，原因： 1. 2.	□ 无　□ 有，原因： 1. 2.	□ 无　□ 有，原因： 1. 2.
护士签名			
医师签名			

时间	住院第2~7天 （手术日）	住院第8天 （术后第1日）	住院第9天 （术后第2日）
主要诊疗工作	□ 手术 □ 向患者和（或）家属交代手术过程概况及术后注意事项 □ 术者完成手术记录 □ 完成术后病程 □ 上级医师查房 □ 麻醉医师查房 □ 观察有无术后并发症并做相应处理	□ 上级医师查房 □ 完成常规病程记录 □ 观察伤口、引流量、生命体征、患肢远端感觉运动情况等，并做出相应处理	□ 上级医师查房 □ 完成病程记录 □ 拔除引流管，伤口换药 □ 指导患者功能锻炼
重点医嘱	长期医嘱： □ 骨科术后护理常规 □ 一级护理 □ 饮食 □ 患肢抬高 □ 留置引流管并记引流量 □ 抗菌药物 □ 其他特殊医嘱 临时医嘱： □ 今日在椎管内麻醉和（或）全身麻醉下行胫腓骨干骨折内固定术 □ 心电监护、吸氧（根据病情需要） □ 补液 □ 胃黏膜保护剂（酌情） □ 止吐、镇痛、消肿等对症处理 □ 急查血常规 □ 输血（根据病情需要）	长期医嘱： □ 骨科术后护理常规 □ 一级护理 □ 饮食 □ 患肢抬高 □ 留置引流管并记引流量 □ 抗菌药物 □ 其他特殊医嘱 临时医嘱： □ 复查血常规 □ 输血和（或）补晶体、胶体液（根据病情需要） □ 换药 □ 镇痛、消肿等对症处理（酌情）	长期医嘱： □ 骨科术后护理常规 □ 一级护理 □ 饮食 □ 患肢抬高 □ 抗菌药物 □ 其他特殊医嘱 临时医嘱： □ 复查血常规（必要时） □ 输血和（或）补晶体、胶体液（必要时） □ 换药，拔引流管 □ 镇痛、消肿等对症处理（酌情）
主要护理工作	□ 观察患者病情变化并及时报告医师 □ 术后心理与生活护理 □ 指导术后患者功能锻炼	□ 观察患者病情并做好引流量等相关记录 □ 术后心理与生活护理 □ 指导术后患者功能锻炼	□ 观察患者病情变化 □ 术后心理与生活护理 □ 指导术后患者功能锻炼
病情变异记录	□ 无　□ 有，原因： 1. 2.	□ 无　□ 有，原因： 1. 2.	□ 无　□ 有，原因： 1. 2.
护士签名			
医师签名			

时间	住院第 10 天 （术后第 3 日）	住院第 11 天 （术后第 4 日）	住院第 12~16 天 （术后第 5~9 日）
主要诊疗工作	□ 上级医师查房 □ 住院医师完成病程记录 □ 伤口换药（必要时） □ 指导患者功能锻炼	□ 上级医师查房 □ 住院医师完成病程记录 □ 伤口换药（必要时） □ 指导患者功能锻炼 □ 摄患侧胫腓骨全长正侧位片	□ 上级医师查房，进行手术及伤口评估，确定有无手术并发症和切口愈合不良情况，明确能否出院 □ 完成出院志、病案首页、出院诊断证明书等病历书写 □ 向患者交代出院后的康复锻炼及注意事项，如复诊的时间、地点，发生紧急情况时的处理等
重要医嘱	长期医嘱： □ 骨科术后护理常规 □ 二级护理 □ 饮食 □ 抗菌药物：如体温正常、伤口情况良好、无明显红肿时可以停止抗菌药物治疗 □ 其他特殊医嘱 □ 术后功能锻炼 临时医嘱： □ 复查血尿常规、生化（必要时） □ 补液（必要时） □ 换药（必要时） □ 镇痛、消肿等对症处理	长期医嘱： □ 骨科术后护理常规 □ 二级护理 □ 饮食 □ 抗菌药物：如体温正常、伤口情况良好、无明显红肿时可以停止抗菌药物治疗 □ 其他特殊医嘱 □ 术后功能锻炼 临时医嘱： □ 复查血尿常规、生化（必要时） □ 补液（必要时） □ 换药（必要时） □ 镇痛、消肿等对症处理	出院医嘱： □ 出院带药 □ ___日后拆线换药（根据伤口愈合情况预约拆线时间） □ 出院后骨科和（或）康复科门诊复查 □ 不适随诊
主要护理工作	□ 观察患者病情变化 □ 术后心理与生活护理 □ 指导患者功能锻炼	□ 观察患者病情变化 □ 指导患者功能锻炼 □ 术后心理和生活护理	□ 指导患者办理出院手续 □ 出院宣教
病情变异记录	□ 无 □ 有，原因： 1. 2.	□ 无 □ 有，原因： 1. 2.	□ 无 □ 有，原因： 1. 2.
护士签名			
医师签名			

第十四章

胫骨平台骨折临床路径释义

一、闭合性胫骨平台骨折的手术操作编码

疾病名称及编码：闭合性胫骨平台骨折（ICD-10：S82.101）

手术操作及编码：闭合性胫骨平台骨折切开复位内固定术（ICD-9-CM-3：79.36）

二、临床路径检索方法

S82.10 伴 79.36

三、胫骨平台骨折临床路径标准住院流程

（一）适用对象

第一诊断为胫骨平台骨折（ICD-10：S82.10），行切开复位内固定术（ICD-9-CM-3：79.36）。

> 释义
>
> ■ 适用对象编码参见第一部分。
> ■ 本临床路径适用对象是第一诊断为闭合性胫骨平台骨折的患者。
> ■ 适用对象中不包括肿瘤等病因造成的病理性骨折、有胫骨平台骨折的多发损伤患者、儿童患者、陈旧性骨折或骨折不愈合、开放性骨折。
> ■ 本路径的胫骨平台骨折不包括胫骨棘撕脱骨折以及合并膝关节韧带损伤者。

（二）诊断依据

根据《临床诊疗指南·骨科分册》（中华医学会编著，人民卫生出版社，2008），《外科学（下册）》（8 年制和 7 年制教材临床医学专用，人民卫生出版社，2005）。

1. 病史：外伤史。

2. 体检有明确体征：患侧膝关节肿胀、疼痛、活动受限。

3. 辅助检查：膝关节 X 线片显示胫骨平台骨折。

> 释义
>
> ■ 严重胫骨平台骨折的临床症状明显。
> ■ 正确诊断和分类有赖 X 线检查，必要时需行 CT。
> ■ 诊断时必须明确是否伴有内外侧副韧带、前后交叉韧带或半月板损伤，必要时需进行 CT、MRI 或膝关节镜检查。
> ■ 注意有无小腿筋膜间室综合征。

（三）治疗方案的选择及依据

根据《临床诊疗指南·骨科分册》（中华医学会编著，人民卫生出版社，2008），《外科学（下册）》（8 年制和 7 年制教材临床医学专用，人民卫生出版社，2005）。

1. 明显移位的关节内骨折。
2. 无手术禁忌证。

> **释义**
>
> ■ 胫骨平台骨折属关节内骨折，常有伴发损伤，治疗常有一定难度。必须根据骨折类型、严重程度，以及患者的年龄、活动能力、经济状况、有无伴发损伤、医师的经验综合考虑治疗方案。
>
> ■ 骨折造成小腿筋膜间室综合征者，需急诊行筋膜间室切开减张手术治疗。

（四）标准住院日为 10~28 天（部分患者患侧膝关节严重肿胀，需要等待 2 周方能手术）。

> **释义**
>
> ■ 部分胫骨平台骨折为高能量损伤，软组织损伤很重，必须等待肿胀消退后才能手术，术前等待时间可能较长，可以考虑进行牵引或外固定。

（五）进入路径标准

1. 第一诊断必须符合 ICD-10：S82.10 胫骨平台骨折疾病编码。
2. 当患者同时具有其他疾病诊断，但在住院期间不需要特殊处理也不影响第一诊断的临床路径流程实施时，可以进入路径。
3. 闭合性胫骨平台骨折。
4. 除外病理性骨折。

> **释义**
>
> ■ 本路径不适用于合并其他需要特殊处理损伤的患者，如合并膝关节韧带损伤需要重建者。开放性骨折或骨折不愈合需退出本路径。
>
> ■ 合并疾病的院内会诊以及常规处理不影响临床路径流程。

（六）术前准备 0~14 天

1. 必需的检查项目：
（1）血常规、尿常规。
（2）肝肾功能、电解质、血糖。
（3）凝血功能。
（4）感染性疾病筛查（乙型肝炎、丙型肝炎、艾滋病、梅毒等）。
（5）膝关节正侧位 X 线片。
（6）X 线胸片、心电图。

> **释义**
>
> ■ 根据软组织情况，部分患者需要等待1~2周。

2. 根据患者病情可选择：

（1）膝关节三维重建 CT、膝关节 MRI。

（2）超声心动图、血气分析和肺功能（高龄或既往有心、肺病史者）。

（3）有相关疾病者必要时请相关科室会诊。

> **释义**
>
> ■ 复杂骨折建议进行膝关节 CT 以明确骨折类型和严重程度。
>
> ■ 疑有膝关节内韧带或半月板损伤者建议行 MRI 检查明确有无损伤及损伤程度。
>
> ■ 部分复杂胫骨平台骨折需双侧入路手术，创伤较大，术前需仔细评估一般情况及心肺功能，保证手术安全。
>
> ■ 老年、既往有心肺疾病等内科基础疾病患者需有针对性选择血气分析、肺功能检查、超声心动图等检查。

（七）选择用药

抗菌药物：按照《抗菌药物临床应用指导原则》（卫医发〔2004〕285号）执行。

> **释义**
>
> ■ 本路径适用于闭合骨折，建议根据上述指导原则选择预防性抗菌药物。

（八）手术日为入院第0~14天（急诊手术为入院0天）

1. 麻醉方式：神经阻滞麻醉、椎管内麻醉或全身麻醉。

2. 手术方式：切开复位内固定术。

3. 手术内植物：接骨板、螺钉，必要时植骨。

4. 输血：视术中出血情况而定。

> **释义**
>
> ■ 胫骨平台骨折手术方法多选用切开复位内固定，视患者具体情况选择麻醉方式。
>
> ■ 根据骨折类型，手术内植物可单独使用螺钉或选择接骨板螺钉系统，在双髁骨折患者常予双接骨板固定，更为复杂的患者甚至可能需要3块或3块以上接骨板固定。
>
> ■ 对于关节面有压缩、骨缺损者，应进行植骨。
>
> ■ 大多数患者不需要输血治疗，失血较多患者可视术中具体情况而定。
>
> ■ 不建议常规植骨及术后辅助外固定治疗。

（九）术后住院恢复5~14 天

1. 必需复查的检查项目：血常规、膝关节正侧位片。

2. 必要时查凝血功能、肝肾功能、电解质、D-二聚体、双下肢深静脉彩超/CTPA。

3. 术后处理：

（1）抗菌药物：按照《抗菌药物临床应用指导原则》（卫医发〔2004〕285 号）执行。

（2）术后镇痛：参照《骨科常见疼痛的处理专家建议》。

（3）术后康复：以主动锻炼为主，被动锻炼为辅。

> **释义**
>
> ■ 术后必需复查膝关节正侧位 X 线片以确定骨折复位及内固定位置。
>
> ■ 术后必须警惕深静脉血栓形成的危险，密切观察下肢肿胀情况，如果疑有血栓形成则需要查 D-二聚体和深静脉彩超，疑有肺栓塞则应检查 CTPA。
>
> ■ 预防感染、镇痛根据相关指导原则进行。
>
> ■ 根据损伤和固定情况积极进行膝关节功能锻炼，以被动锻炼为主。

（十）出院标准

1. 体温正常，常规化验指标无明显异常。

2. 伤口愈合良好：引流管拔除，伤口无感染征象（或可在门诊处理的伤口情况），无皮瓣坏死。

3. 术后 X 线片证实复位固定满意。

4. 没有需要住院处理的并发症和（或）合并症。

> **释义**
>
> ■ 患者出院前应一般情况良好，骨折固定符合相关标准，切口无异常情况，临床允许出院继续观察养。如果发生相关并发症，可能会延长住院时间。
>
> ■ 体温高首先应考虑有无感染可能，可结合血常规、局部伤口情况及患者主诉综合分析。应当注意明显贫血、伤口局部血肿吸收也是发热的原因，但体温一般不高于39℃。
>
> ■ 出院前应仔细观察伤口情况，确定伤口无明显红肿、持续渗液、皮肤软组织坏死方可出院。

（十一）变异及原因分析

1. 围术期并发症：骨筋膜室综合征、深静脉血栓形成、伤口感染等造成住院日延长和费用增加。

2. 内科合并症：老年患者常合并基础疾病，如脑血管或心血管病、糖尿病、血栓等，骨折手术可能导致这些疾病加重而需要进一步治疗，从而延长治疗时间，并增加住院费用。

3. 内植物的选择：由于骨折类型不同，使用不同的内固定材料，可能导致住院费用存在差异。

释义

■ 开放性骨折需要退出本路径；软组织严重损伤发生坏死，需要转移皮瓣、植皮等处理，或膝关节韧带、半月板损伤需要手术处理者，需要转入相应路径。

■ 医师认可的变异原因主要是指患者入选路径后，医师在检查及治疗过程中发现患者合并存在一些事前未预知的对本路径治疗可能产生影响的情况，需要中止执行路径或者是延长治疗时间、增加治疗费用。医师需在表单中明确说明。

■ 因患者方面的主观原因导致执行路径出现变异，也需要医师在表单中予以说明。

四、胫骨平台骨折临床路径给药方案

【用药选择】

1. 术前治疗基础疾病的药物应继续规律应用。

2. 术中抗菌药物应于术前 30 分钟滴注，骨关节感染以革兰阳性球菌为主，故首选第一、第二代头孢菌素，若皮试阳性可选用头孢曲松。

3. 无血栓类疾病高危因素患者不建议术后药物抗凝。

【药学提示】

已知对磺胺类药物过敏患者禁用帕瑞昔布。

【注意事项】

术后应避免注射用非甾类镇痛药与口服非甾类镇痛药合用，以免增加胃肠道不良事件风险。

五、推荐表单

(一) 医师表单

胫骨平台骨折临床路径医师表单

适用对象：第一诊断为闭合性胫骨平台骨折 (ICD-10：S82.101)
　　　　　行闭合性胫骨平台骨折切开复位内固定术 (ICD-9-CM-3：79.36)

患者姓名：		性别：	年龄：	门诊号：	住院号：
住院日期：　年　月　日		出院日期：　年　月　日			标准住院日：10~28 天

时间	住院第 0~1 天	住院第 0~14 天[1] （术前日）
主要诊疗工作	□ 询问病史及体格检查 □ 上级医师查房 □ 初步诊断和治疗方案 □ 完成住院志、首次病程记录、上级医师查房等病历书写 □ 开检查、化验单 □ 临时患肢石膏/牵引固定 □ 完成必要的相关科室会诊	□ 上级医师查房，术前评估和决定手术方案 □ 完成上级医师查房记录等病历书写 □ 向患者和（或）家属交代围术期注意事项，并签署手术知情同意书、自费用品协议书、输血同意书、委托书（患者本人不能签字时） □ 麻醉医师查房，并向患者和（或）家属交代麻醉注意事项，签署麻醉知情同意书 □ 完成各项术前准备
重点医嘱	长期医嘱： □ 骨科护理常规 □ 饮食 □ 患肢石膏/牵引固定 □ 患者既往基础内科疾病用药 临时医嘱： □ 血、尿常规；凝血功能；感染性疾病筛查；肝肾功能、电解质、血糖 □ X 线胸片、心电图 □ 膝关节正侧位 X 线片 □ 患侧膝关节 CT/三维重建检查、膝关节 MRI、超声心动（视患者情况而定） □ 镇痛等对症处理	长期医嘱： □ 患肢石膏/牵引固定 临时医嘱： □ 术前医嘱：拟明日在神经阻滞麻醉/椎管内麻醉/全身麻醉下行切开复位内固定/植骨术 □ 术前禁食、禁水 □ 术前抗菌药物皮试 □ 术前留置导尿管 □ 术区备皮 □ 术前灌肠 □ 配血 □ 其他特殊医嘱
病情变异记录	□ 无　□ 有，原因： 1. 2.	□ 无　□ 有，原因： 1. 2.
医师签名		

注：[1] 原路径建议为住院第 0~13 天。

时间	住院第 1~15 天[1] （手术日）	住院第 2~16 天[2] （术后第 1 日）	住院第 3~17 天[3] （术后第 2 日）
主要诊疗工作	□ 手术 □ 向患者和（或）家属交代手术过程概况及术后注意事项 □ 术者完成手术记录 □ 完成术后病程 □ 上级医师查房 □ 麻醉医师查房 □ 观察有无术后并发症并做相应处理	□ 上级医师查房 □ 完成常规病程记录 □ 观察伤口、引流量、生命体征情况等，并做出相应处理	□ 上级医师查房 □ 完成病程记录 □ 拔除引流管，伤口换药 □ 指导患者功能锻炼
重点医嘱	长期医嘱： □ 骨科护理常规 □ 饮食 □ 患肢抬高、制动 □ 留置引流管并记引流量 □ 抗菌药物 □ 其他特殊医嘱 临时医嘱： □ 今日在神经阻滞麻醉/椎管内麻醉/全身麻醉下行切开复位内固定术 □ 心电监护、吸氧 6 小时 □ 补液 □ 止吐、镇痛等对症处理 □ 伤口换药（必要时）	长期医嘱： □ 骨科护理常规 □ 饮食 □ 患肢抬高、制动 □ 留置引流管并记引流量 □ 抗菌药物 □ 其他特殊医嘱 临时医嘱： □ 伤口换药 □ 镇痛等对症处理	长期医嘱： □ 骨科护理常规 □ 饮食 □ 患肢抬高、制动 □ 抗菌药物 □ 其他特殊医嘱 临时医嘱： □ 复查血常规（必要时） □ 换药，拔引流管 □ 镇痛等对症处理
病情变异记录	□ 无 □ 有，原因： 1. 2.	□ 无 □ 有，原因： 1. 2.	□ 无 □ 有，原因： 1. 2.
医师签名			

注：[1] 原路径建议为住院第 0~14 天。

[2] 原路径建议为住院第 1~15 天。

[3] 原路径建议为住院第 2~16 天。

时间	住院第 4~18 天[1] （术后第 3 日）	住院第 5~19 天[2] （术后第 4 日）	术后第 6~28 日[3] （术后第 5~14 日）
主要诊疗工作	□ 上级医师查房 □ 完成病程记录 □ 伤口换药（必要时） □ 指导患者功能锻炼	□ 上级医师查房 □ 完成病程记录 □ 伤口换药（必要时） □ 指导患者功能锻炼 □ 摄患侧膝关节正侧位片	□ 上级医师查房，进行手术及伤口评估，确定有无手术并发症和切口愈合不良情况，明确能否出院 □ 完成出院志、病案首页、出院诊断证明书等所有病历资料 □ 向患者交代出院后的康复锻炼及注意事项，如：复诊的时间、地点，发生紧急情况时的处理等
重点医嘱	**长期医嘱：** □ 骨科护理常规 □ 饮食 □ 患肢抬高、制动 □ 抗菌药物 □ 下肢功能锻炼 **临时医嘱：** □ 伤口换药（必要时） □ 镇痛等对症处理	**长期医嘱：** □ 骨科护理常规 □ 饮食 □ 患肢抬高、制动 □ 如体温正常，伤口情况良好，无明显红肿时可以停止抗菌药物治疗 □ 下肢功能锻炼 **临时医嘱：** □ 复查血尿常规、肝肾功能、电解质（必要时） □ 伤口换药（必要时） □ 镇痛等对症处理	**出院医嘱：** □ 出院带药 □ 嘱　日后拆线换药（根据出院时间决定） □ 1 个月后门诊复查 □ 如有不适，随时来诊
病情变异记录	□ 无　□ 有，原因： 1. 2.	□ 无　□ 有，原因： 1. 2.	□ 无　□ 有，原因： 1. 2.
医师签名			

注：[1] 原路径建议为住院第 3~17 天。

[2] 原路径建议为住院第 4~18 天。

[3] 原路径建议为住院第 5~28 天。

（二）护士表单

胫骨平台骨折临床路径护士表单

适用对象：第一诊断为闭合性胫骨平台骨折（ICD-10：S82.101）
行闭合性胫骨平台骨折切开复位内固定术（ICD-9-CM-3：79.36）

患者姓名：		性别：	年龄：	门诊号：	住院号：
住院日期： 年 月 日		出院日期： 年 月 日			标准住院日：10~28 天

时间	住院第 0~1 天	住院第 0~14 天 （术前日）
健康宣教	□ 入院宣教 □ 介绍主管医师、护士 □ 介绍病室环境、设施、设备 □ 介绍规章制度及注意事项 □ 介绍疾病相关注意事项	□ 术前宣教 □ 宣教疾病知识、术前准备、手术过程 □ 告知准备物品 □ 告知术后饮食、活动及探视规定 □ 告知术后可能出现的情况及应对方式 □ 告知家属等候区位置
护理处置	□ 核对患者，佩戴腕带 □ 建立入院病历 □ 评估患者并书写护理评估单 □ 卫生处置：剪指（趾）甲、沐浴，更换病号服 □ 用软枕抬高患肢 □ 必要时，遵医嘱留置导尿管	□ 协助医师完成术前检查、化验 □ 术前准备 □ 禁食、禁水 □ 备皮 □ 配血 □ 抗菌药物皮试 □ 肠道准备
基础护理	□ 二级护理或一级护理 □ 晨晚间护理 □ 饮食指导 □ 排泄护理 □ 卧位护理：协助翻身、床上移动、预防压疮、保持功能体位 □ 患者安全管理	□ 二级护理或一级护理 □ 晨晚间护理 □ 饮食指导 □ 排泄护理 □ 卧位护理：协助翻身、床上移动、预防压疮、保持功能体位 □ 患者安全管理
专科护理	□ 护理查体 □ 需要时，填跌倒及压疮防范表，床头悬挂防跌倒提示牌 □ 训练床上排尿便、深呼吸、咳嗽、翻身 □ 保持石膏/牵引固定牢固、有效 □ 遵医嘱予患肢抬高 □ 遵医嘱予功能锻炼指导 □ 遵医嘱予以消肿、镇痛治疗 □ 必要时，请家属陪伴	□ 协助医师完成术前检查化验 □ 保持石膏/牵引固定牢固、有效 □ 遵医嘱予功能锻炼指导 □ 遵医嘱予患肢抬高、消肿治疗（必要时） □ 遵医嘱予预防深静脉血栓指导 □ 给予患者及家属心理支持
重点医嘱	□ 详见医嘱执行单	□ 详见医嘱执行单
病情变异记录	□ 无 □ 有，原因： 1. 2.	□ 无 □ 有，原因： 1. 2.
护士签名		

时间	住院第1~15天 （手术日）	住院第2~19天 （术后第1~4日）	住院第3~28天 （术后第2~14日）
健康宣教	□ 手术当日宣教 □ 告知监护设备、管路功能及注意事项 □ 饮食指导 □ 告知体位要求 □ 告知术后可能出现的情况及应对方式 □ 再次明确探视陪伴须知	□ 术后宣教 □ 药物作用时间及频率 □ 饮食、活动、安全宣教 □ 复查患者对术前宣教内容的掌握程度 □ 拔尿管前后注意事项 □ 佩戴支具注意事项 □ 疾病恢复期注意事项 □ 镇痛治疗及注意事项	□ 出院宣教 □ 复查时间 □ 用药方法 □ 饮食指导 □ 活动休息 □ 支具佩戴方法 □ 指导办理出院手续及时间
护理处置	□ 送手术 □ 摘除患者各种活动物品 □ 核对患者信息 □ 核对带药 □ 填写手术交接单、签字确认 □ 接手术 □ 核对患者及资料，签字确认	□ 遵医嘱完成相关治疗 □ 夹闭尿管，锻炼膀胱功能	□ 办理出院手续 □ 书写出院小结
基础护理	□ 特级/一级护理（根据患者病情和生活自理能力确定护理级别） □ 晨晚间护理 □ 饮食指导 □ 排泄护理 □ 卧位护理：协助翻身、床上移动、预防压疮、保持功能体位 □ 患者安全管理	□ 一级/二级护理（根据患者病情和生活自理能力确定护理级别） □ 晨晚间护理 □ 协助进食水 □ 排泄护理 □ 协助翻身、床上移动、预防压疮 □ 患者安全管理	□ 二级护理 □ 晨晚间护理 □ 协助或指导床旁活动 □ 患者安全管理
专科护理	□ 病情观察，写护理记录 □ 日间q2h，夜间q4h评估生命体征、意识、患肢感觉活动及血运、皮肤及肿胀情况、伤口敷料、引流管、尿管情况、出入量、如有病情变化随时记录 □ 遵医嘱予消肿、镇痛、止吐、补液、预防感染及血栓治疗 □ 给予患者及家属心理支持	□ 病情观察、书写护理记录 □ 评估生命体征、意识、患肢感觉活动及血运、皮肤及肿胀情况、伤口敷料、引流管、尿管情况 □ 体位护理：患肢抬高 □ 遵医嘱康复锻炼指导 □ 遵医嘱予预防静脉血栓治疗 □ 遵医嘱予抗菌药物、消肿（必要时）、镇痛、抗血栓药物治疗 □ 给予患者及家属心理指导	□ 病情观察，评估生命体征、意识、患肢感觉活动及血液循环情况 □ 评估生命体征、意识、肢体感觉活动及血液循环情况 □ 遵医嘱指导出院后康复锻炼 □ 给予患者及家属心理支持
重点医嘱	□ 详见医嘱执行单	□ 详见医嘱执行单	□ 详见医嘱执行单
病情变异记录	□ 无 □ 有，原因： 1. 2.	□ 无 □ 有，原因： 1. 2.	□ 无 □ 有，原因： 1. 2.
护士签名			

（三）患者表单

胫骨平台骨折临床路径患者表单

适用对象：第一诊断为闭合性胫骨平台骨折（ICD-10：S82.101）

行闭合性胫骨平台骨折切开复位内固定术（ICD-9-CM-3：79.36）

患者姓名：		性别：　　年龄：　　门诊号：		住院号：
住院日期：　　年　月　日		出院日期：　　年　月　日		标准住院日：10~28 天

时间	入　院	手术前	手术当天
医患配合	□ 配合询问病史、收集资料，请务必详细告知既往史、用药史、过敏史 □ 如服用抗凝剂，请明确告知 □ 配合医师进行体格检查 □ 如有任何不适请告知医师 □ 请配合医师完成患肢石膏或牵引固定	□ 配合完善术前相关检查、化验，如采血、留尿、心电图、X 线胸片、患肢 X 线检查、CT、MRI、肺功能 □ 医师与患者及家属介绍病情及手术方案、时间；手术谈话、术前签字 □ 麻醉师与患者进行术前访视	□ 配合评估手术效果 □ 配合检查肢体感觉活动情况 □ 有任何不适请告知医师
护患配合	□ 配合测量体温、脉搏、呼吸、血压、体重 □ 配合佩戴腕带 □ 配合护士完成入院评估（简单询问病史、过敏史、用药史） □ 接受入院宣教（环境介绍、病室规定、订餐制度、贵重物品保管、探视制度等） □ 有任何不适请告知护士	□ 配合测量体温、脉搏、呼吸、询问排便次数 1 次/天 □ 接受术前宣教 □ 配合术前配血，以备术中需要时使用 □ 配合手术范围备皮 □ 配合肠道准备 □ 准备好必要用物，弯头吸管、尿壶、便盆等 □ 取下义齿、饰品等，贵重物品交家属保管	□ 清晨配合测量体温、脉搏、呼吸 1 次 □ 送手术室前，协助完成核对，脱去衣物，上手术车 □ 返回病房后，协助完成核对，配合过病床 □ 配合检查意识、肢体感觉活动 □ 配合术后吸氧、心电监护、输液、床上排尿或留置尿管，患肢伤口处可能有引流管 □ 遵医嘱采取正确体位 □ 有任何不适请告知护士
饮食	□ 普食 □ 糖尿病饮食 □ 低盐低脂饮食	□ 术前 12 小时禁食、禁水 □	□ 返病室后禁食、禁水 6 小时 □ 6 小时后无恶心、呕吐可适量饮水 □ 禁食、禁水
排泄	□ 床上排尿便 □ 保留尿管 □ 避免便秘	□ 床上排尿便 □ 保留尿管 □ 避免便秘	□ 床上排尿便 □ 保留尿管
活动	□ 患肢抬高（制动）	□ 患肢抬高（制动）	□ 根据医嘱卧床 □ 患肢抬高（制动） □ 卧床休息，保护管路 □ 患肢活动

时间	手术后	出 院
医患配合	□ 配合检查肢体感觉活动 □ 需要时，伤口换药 □ 配合佩戴支具 □ 配合拔除伤口引流管、尿管 □ 配合伤口拆线	□ 接受出院前指导 □ 知道复查程序
护患配合	□ 配合定时监测生命体征、每日询问排便次数 □ 配合检查肢体感觉活动 □ 配合夹闭尿管，锻炼膀胱功能 □ 接受进食、进水、排便等生活护理 □ 配合翻身，预防皮肤压伤 □ 注意安全，避免坠床或跌倒 □ 配合采取正确体位 □ 如需要，配合正确佩戴支具 □ 如需要，配合使用助行器 □ 配合执行探视及陪伴制度	□ 接受出院宣教 □ 准备齐就诊卡、押金条 □ 知道用药方法、作用、注意事项 □ 知道护理伤口方法 □ 知道正确佩戴支具和使用助行器的方法 □ 知道复印病历的方法和时间 □ 办理出院手续 □ 获取出院证明书 □ 获取出院带药
饮食	□ 正常饮食 □ 糖尿病饮食 □ 低盐低脂饮食	□ 根据医嘱饮食 □
排泄	□ 保留尿管，正常排尿便 □ 避免便秘	□ 正常排尿便 □ 避免便秘
活动	□ 根据医嘱，床上活动 □ 注意保护管路，勿牵拉、打折 □ 根据医嘱，使用助行器下床活动	□ 根据医嘱，适量活动，避免疲劳

附：原表单（2009 年版）

胫骨平台骨折临床路径表单

适用对象：第一诊断为胫骨平台骨折（ICD-10：S82.10）
行切开复位内固定术（ICD-9-CM-3：79.36）

患者姓名：　　　　　　　　性别：　　年龄：　　门诊号：　　　住院号：

住院日期：　　年　月　日　　出院日期：　　年　月　日　　标准住院日：10~28 天

时间	住院第 0~1 天	住院第 0~13 天 （术前日）
主要诊疗工作	□ 询问病史及体格检查 □ 上级医师查房 □ 初步诊断和治疗方案 □ 完成住院志、首次病程记录、上级医师查房等病历书写 □ 开检查、化验单 □ 临时患肢石膏/牵引固定 □ 完成必要的相关科室会诊	□ 上级医师查房，术前评估和决定手术方案 □ 完成上级医师查房记录等病历书写 □ 向患者和（或）家属交代围术期注意事项，并签署手术知情同意书、自费用品协议书、输血同意书、委托书（患者本人不能签字时） □ 麻醉医师查房，并向患者和（或）家属交代麻醉注意事项，签署麻醉知情同意书 □ 完成各项术前准备
重点医嘱	**长期医嘱：** □ 骨科护理常规 □ 二级护理 □ 饮食 □ 患肢石膏/牵引固定 □ 患者既往基础内科疾病用药 **临时医嘱：** □ 血、尿常规；凝血功能；感染性疾病筛查；肝肾功能、电解质、血糖 □ X 线胸片、心电图 □ 膝关节正侧位 X 线片 □ 患侧膝关节 CT/三维重建检查、膝关节 MRI、超声心动（视患者情况而定） □ 镇痛等对症处理	**长期医嘱：** □ 患肢石膏/牵引固定 **临时医嘱：** □ 术前医嘱：拟明日在神经阻滞麻醉/椎管内麻醉/全身麻醉下行切开复位内固定/植骨术 □ 术前禁食、禁水 □ 术前抗菌药物皮试 □ 术前留置导尿管 □ 术区备皮 □ 术前灌肠 □ 配血 □ 其他特殊医嘱
主要护理工作	□ 介绍病房环境、设施和设备 □ 入院护理评估 □ 防止皮肤压疮护理 □ 观察患者病情变化 □ 心理和生活护理	□ 做好备皮等术前准备 □ 提醒患者术前禁食、禁水 □ 术前心理护理
病情变异记录	□ 无　□ 有，原因： 1. 2.	□ 无　□ 有，原因： 1. 2.
护士签名		
医师签名		

日期	住院第 0~14 天 （手术日）	住院第 1~15 天 （术后第 1 日）	住院第 2~16 天 （术后第 2 日）
主要诊疗工作	□ 手术 □ 向患者和（或）家属交代手术过程概况及术后注意事项 □ 术者完成手术记录 □ 完成术后病程记录 □ 上级医师查房 □ 麻醉医师查房 □ 观察有无术后并发症并做相应处理	□ 上级医师查房 □ 完成常规病程记录 □ 观察伤口、引流量、生命体征情况等，并做出相应处理	□ 上级医师查房 □ 完成病程记录 □ 拔除引流管，伤口换药 □ 指导患者功能锻炼
重点医嘱	**长期医嘱：** □ 骨科护理常规 □ 一级护理 □ 饮食 □ 患肢抬高、制动 □ 留置引流管并记引流量 □ 抗菌药物 □ 其他特殊医嘱 **临时医嘱：** □ 今日在神经阻滞麻醉/椎管内麻醉/全身麻醉下行切开复位内固定术 □ 心电监护、吸氧 6 小时 □ 补液 □ 止吐、镇痛等对症处理 □ 伤口换药（必要时）	**长期医嘱：** □ 骨科护理常规 □ 一级护理 □ 饮食 □ 患肢抬高、制动 □ 留置引流管并记引流量 □ 抗菌药物 □ 其他特殊医嘱 **临时医嘱：** □ 伤口换药 □ 镇痛等对症处理	**长期医嘱：** □ 骨科护理常规 □ 一级护理 □ 饮食 □ 患肢抬高、制动 □ 抗菌药物 □ 其他特殊医嘱 **临时医嘱：** □ 复查血常规（必要时） □ 换药，拔引流管 □ 镇痛等对症处理
主要护理工作	□ 观察患者病情变化并及时报告医师 □ 术后心理与生活护理	□ 观察患者病情并做好引流量等相关记录 □ 术后心理与生活护理 □ 指导患者术后功能锻炼	□ 观察患者病情变化 □ 术后心理与生活护理 □ 指导患者术后功能锻炼
病情变异记录	□ 无 □ 有，原因： 1. 2.	□ 无 □ 有，原因： 1. 2.	□ 无 □ 有，原因： 1. 2.
护士签名			
医师签名			

日期	住院第 3~17 天 （术后第 3 日）	住院第 4~18 天 （术后第 4 日）	术后第 5~28 日 （术后第 5~14 日）
主要诊疗工作	□ 上级医师查房 □ 完成病程记录 □ 伤口换药（必要时） □ 指导患者功能锻炼	□ 上级医师查房 □ 完成病程记录 □ 伤口换药（必要时） □ 指导患者功能锻炼 □ 摄患侧膝关节正侧位片	□ 上级医师查房，进行手术及伤口评估，确定有无手术并发症和切口愈合不良情况，明确能否出院 □ 完成出院志、病案首页、出院诊断证明书等所有病历资料 □ 向患者交代出院后的康复锻炼及注意事项，如复诊的时间、地点，发生紧急情况时的处理等
重点医嘱	长期医嘱： □ 骨科护理常规 □ 一级或二级护理 □ 饮食 □ 患肢抬高、制动 □ 抗菌药物 □ 下肢功能锻炼 临时医嘱： □ 伤口换药（必要时） □ 镇痛等对症处理	长期医嘱： □ 骨科护理常规 □ 一级或二级护理 □ 饮食 □ 患肢抬高、制动 □ 如体温正常，伤口情况良好，无明显红肿时可以停止抗菌药物治疗 □ 下肢功能锻炼 临时医嘱： □ 复查血尿常规、肝肾功能、电解质（必要时） □ 伤口换药（必要时） □ 镇痛等对症处理	出院医嘱： □ 出院带药 □ 嘱___日后拆线换药（根据出院时间决定） □ 1 个月后门诊复查 □ 如有不适，随时来诊
主要护理工作	□ 观察患者病情变化 □ 术后心理与生活护理 □ 指导患者功能锻炼	□ 观察患者病情变化 □ 指导患者功能锻炼 □ 心理和生活护理	□ 指导患者办理出院手续 □ 出院宣教
病情变异记录	□ 无 □ 有，原因： 1. 2.	□ 无 □ 有，原因： 1. 2.	□ 无 □ 有，原因： 1. 2.
护士签名			
医师签名			

第十五章

踝关节骨折临床路径释义

一、闭合性踝关节骨折疾病和手术操作编码

疾病名称及编码：内侧踝关节骨折（ICD-10：S82.50）

外侧踝关节骨折（ICD-10：S82.60）

踝关节骨折（双踝、三踝）（ICD-10：S82.80）

手术操作及编码：踝关节切开复位内固定术（ICD-9-CM-3：79.36）

二、临床路径检索方法

S82.50 或 S82.60 或 S82.80 伴 79.36 除外病理性骨折

三、踝关节骨折临床路径标准住院流程

（一）适用对象

第一诊断为踝关节骨折（ICD-10：S82.80）。

行踝关节切开复位内固定术（ICD-9-CM-3：79.36）。

释义

- 适用对象编码参见第一部分。
- 本临床路径适用对象是第一诊断为闭合性踝关节骨折的患者。
- 适用对象中不包括肿瘤等病因造成的病理性骨折、有踝关节骨折的多发损伤患者、儿童患者、陈旧性骨折或骨折不愈合、开放性骨折。

（二）诊断依据

根据《临床诊疗指南·骨科分册》（中华医学会编著，人民卫生出版社，2008），《外科学（下册）》（8 年制和 7 年制教材临床医学专用，人民卫生出版社，2005）。

1. 病史：外伤史。

2. 体检有明确体征：患侧踝关节肿胀、疼痛、活动受限。

3. 辅助检查：踝关节 X 线片显示踝关节骨折。

释义

- 踝关节骨折的临床表现与踝关节扭伤相类似，正确的诊断与分类需依靠踝关节正侧位 X 线片，必要时可加拍踝穴位、应力像或膝关节 X 线片（除外高位腓骨骨折）以及踝关节 CT。
- 如踝关节 X 线片显示单纯内踝骨折时，有必要增加包括胫腓骨近段的小腿 X 线片，以明确有无腓骨高位骨折。

（三）治疗方案的选择及依据

根据《临床诊疗指南·骨科分册》（中华医学会编著，人民卫生出版社，2008），《外科学（下册）》（8 年制和 7 年制教材临床医学专用，人民卫生出版社，2005）。

1. 不稳定的单踝、双踝、三踝骨折。
2. 无手术禁忌证。

> **释义**
>
> ■ 踝关节骨折为关节内骨折，严重移位或不稳定者建议手术治疗，以期获得更好的踝关节功能恢复。

（四）标准住院日为 8~21 天

> **释义**
>
> ■ 踝关节附近软组织覆盖有限，骨折常造成明显肿胀，严重肿胀或水（血）疱形成者需要等待肿胀消退、局部皮肤条件许可后方可进行手术。必要时术前可进行牵引或其他临时固定。

（五）进入路径标准

1. 第一诊断必须符合 ICD-10：S82.80 踝关节骨折疾病编码。
2. 当患者同时具有其他疾病诊断时，但在住院期间不需要特殊处理也不影响第一诊断的临床路径流程实施时，可以进入路径。
3. 单纯闭合性踝关节骨折。
4. 除外病理性骨折。

> **释义**
>
> ■ 本路径不适用于合并其他骨折的多发损伤患者，开放性骨折或骨折不愈合也需退出本路径。

（六）术前准备 0~7 天

1. 必需的检查项目：
（1）血常规、尿常规。
（2）肝肾功能、电解质、血糖。
（3）凝血功能。
（4）感染性疾病筛查（乙型肝炎、丙型肝炎、艾滋病、梅毒等）。
（5）踝关节正侧位 X 线片（必要时 CT）。
（6）X 线胸片、心电图。

> **释义**
>
> ■ 以上项目属术前必需完成的检查项目。部分患者需要进行 CT 检查进一步了解骨折情况。

2. 根据患者病情可选择：
(1) 超声心动图、血气分析和肺功能（高龄或既往有心、肺部病史者）。
(2) 踝关节三维 CT 检查、踝关节 MRI。
(3) 有相关疾病者必要时请相关科室会诊。

> **释义**
>
> ■ 应根据病情对骨折及合并疾病情况进行合理评估，保证手术安全。
>
> ■ 以上项目属术前必需完成的检查项目。大部分患者需要进行 CT 检查进一步了解骨折情况。老年、既往有心肺疾病等内科基础疾病患者需有针对性选择血气分析、肺功能检查、超声心动图等检查。
>
> ■ 根据术前检查的结果，安排进一步检查项目，如果住院期间需要特殊处理，可以出本路径。
>
> ■ 如术前凝血功能检查提示 D-二聚体升高等异常情况；可间隔 2~3 天再次复查，以观察异常指标的动态变化。
>
> ■ 如患侧下肢明显肿胀或 D-二聚体动态升高，可行下肢深静脉超声或下肢静脉造影检查，明确有无下肢深静脉血栓形成。

（七）选择用药

1. 抗菌药物：按照《抗菌药物临床应用指导原则》（卫医发〔2004〕285 号）执行。
2. 预防静脉血栓栓塞症处理：参照《中国骨科大手术后静脉血栓栓塞症预防指南》。

> **释义**
>
> ■ 有关处理均应参照以上指南进行。

（八）手术日为入院第 0~7 天

1. 麻醉方式：神经阻滞麻醉、椎管内麻醉或全身麻醉。
2. 手术方式：踝关节切开复位内固定术。
3. 手术内植物：接骨板、螺钉、张力带钢丝、髓内钉。
4. 输血：无。

> **释义**
>
> ■ 手术方式及内植物选择应根据骨折情况进行选择，最常选择的是接骨板和螺钉。一般情况下无需输血，但特殊必要的情况下也有输血可能。

（九）术后住院恢复 5~14 天

1. 必需复查的检查项目：血常规、踝关节正侧位片。
2. 必要时查凝血功能、肝肾功能、电解质。
3. 术后处理：
（1）抗菌药物：按照《抗菌药物临床应用指导原则》（卫医发〔2004〕285号）执行。
（2）术后镇痛：参照《骨科常见疼痛的处理专家建议》。
（3）术后康复：以主动锻炼为主，被动锻炼为辅。

> **释义**
>
> ■ 术后必需复查血常规、凝血功能，并以正侧位 X 线片判断骨折复位及内固定位置是否良好，必要时用 CT 检查骨折复位情况及内固定位置。
> ■ 必须指导患者进行踝关节功能锻炼。

（十）出院标准

1. 体温正常，常规化验指标无明显异常。
2. 伤口愈合良好：引流管拔除，伤口无感染征象（或可在门诊处理的伤口情况）、无皮瓣坏死。
3. 术后 X 线片证实复位固定满意。
4. 没有需要住院处理的并发症和（或）合并症。

> **释义**
>
> ■ 患者出院前应一般情况良好，骨折固定符合相关标准，切口无异常情况，临床允许出院继续观察休养。如果发生相关并发症，可能会延长住院时间。
> ■ 体温高首先应考虑有无感染可能，可结合血常规、局部伤口情况及患者主诉综合分析。应当注意明显贫血、伤口局部血肿吸收也是发热的原因，但体温一般不高于 39℃。
> ■ 出院前应仔细观察伤口情况，确定伤口无明显红肿、持续渗液、皮肤软组织坏死方可出院。

（十一）变异及原因分析

1. 围术期并发症：深静脉血栓形成、伤口感染、脱位、神经血管损伤等，造成住院日延长和费用增加。
2. 内科合并症：老年患者常合并内科疾病，如脑血管或心血管病、糖尿病、血栓等，骨折手术可能导致基础疾病加重而需要进一步治疗，从而延长治疗时间，并增加住院费用。
3. 植入材料的选择：由于骨折类型不同，使用不同的内固定材料，可能导致住院费用存在差异。

释义

■ 按标准治疗方案如发生严重的并发症，需要转入相应路径。

■ 医师认可的变异原因主要是指患者入选路径后，医师在检查及治疗过程中发现患者合并存在一些事前未预知的对本路径治疗可能产生影响的情况，需要中止执行路径或者延长治疗时间、增加治疗费用。医师需在表单中明确说明。

■ 因患者方面的主观原因导致执行路径出现变异，也需要医师在表单中予以说明。

四、踝关节骨折临床路径给药方案

【用药选择】

1. 术前治疗基础疾病的药物应继续规律应用。

2. 术中抗菌药物应于术前 30 分钟滴注，骨关节感染以革兰阳性球菌为主，故首选第一、第二代头孢菌素，若皮试阳性可选用头孢曲松。

3. 无血栓类疾病高危因素患者不建议术后药物抗凝。

【药学提示】

已知对磺胺类药物过敏患者禁用帕瑞昔布。

【注意事项】

术后应避免注射用非甾类镇痛药与口服非甾类镇痛药合用，以免增加胃肠道不良事件风险。

五、推荐表单

（一）医师表单

踝关节骨折临床路径医师表单

适用对象：第一诊断为内侧踝关节骨折（ICD-10：S82.50），外侧踝关节骨折（ICD-10：S82.60），踝关节骨折（双踝、三踝）（ICD-10：S82.80）

行踝关节切开复位内固定术（ICD-9-CM-3：79.36）

患者姓名：		性别： 年龄： 门诊号：		住院号：
住院日期： 年 月 日		出院日期： 年 月 日		标准住院日：8~21 天

时间	住院第 1 天	住院第 2 天	住院第 0~7 天（术前日）
主要诊疗工作	□ 询问病史及体格检查 □ 上级医师查房 □ 初步的诊断和治疗方案 □ 完成住院志、首次病程记录、上级医师查房等病历书写 □ 完善术前检查 □ 患肢临时石膏/牵引固定	□ 上级医师查房 □ 继续完成术前化验检查 □ 完成必要的相关科室会诊	□ 上级医师查房，观察患肢皮肤软组织情况，术前评估和决定手术方案，完成各项术前准备 □ 完成上级医师查房记录等 □ 向患者和（或）家属交代围术期注意事项，并签署手术知情同意书、委托书（患者本人不能签字时）等 □ 麻醉医师查房，与患者和（或）家属交代麻醉注意事项，签署麻醉知情同意书
重点医嘱	**长期医嘱：** □ 骨科护理常规 □ 饮食 □ 患肢石膏/牵引固定 □ 患肢抬高 □ 消肿治疗（必要时） **临时医嘱：** □ 血、尿常规检查；凝血功能；感染性疾病筛查；肝肾功能+电解质+血糖；X 线胸片、心电图 □ 踝关节正侧位 X 线片 □ 踝关节三维 CT 检查、踝关节 MRI（视患者情况而定） □ 根据病情：双下肢血管超声、肺功能、超声心动图、血气分析	**长期医嘱：** □ 骨科护理常规 □ 饮食 □ 患肢石膏/牵引固定 □ 患肢抬高 □ 消肿治疗（必要时） □ 既往内科基础疾病用药 **临时医嘱：** □ 根据会诊科室要求开检查和化验单 □ 镇痛等对症处理	**长期医嘱：**同前 **临时医嘱：** □ 术前医嘱：准备明日在神经阻滞麻醉/椎管内麻醉/全身麻醉下行踝关节切开复位内固定术 □ 术前禁食、禁水 □ 术前抗菌药物皮试 □ 术前留置导尿管 □ 术区备皮 □ 术前灌肠 □ 其他特殊医嘱
病情变异记录	□ 无 □ 有，原因： 1. 2.	□ 无 □ 有，原因： 1. 2.	□ 无 □ 有，原因： 1. 2.
医师签名			

时间	住院第 1~8 天 （手术日）	住院第 2~9 天 （术后第 1 日）	住院第 3~10 天 （术后第 2 日）
主要诊疗工作	□ 手术 □ 向患者和（或）家属交代手术过程概况及术后注意事项 □ 术者完成手术记录 □ 完成术后病程记录 □ 上级医师查房 □ 麻醉医师查房 □ 观察有无术后并发症并做相应处理	□ 上级医师查房 □ 完成常规病程记录 □ 观察伤口、引流量、生命体征情况等，并做出相应处理	□ 上级医师查房 □ 住院医师完成病程记录 □ 拔除引流管，伤口换药 □ 指导患者功能锻炼
重点医嘱	长期医嘱： □ 骨科护理常规 □ 饮食 □ 患肢抬高、制动 □ 留置引流管并记引流量 □ 抗菌药物 □ 其他特殊医嘱 临时医嘱： □ 今日在神经阻滞麻醉/椎管内麻醉/全身麻醉下行踝关节切开复位内固定术 □ 心电监护、吸氧 6 小时 □ 补液（必要时） □ 止吐、镇痛等对症处理 □ 伤口换药（必要时）	长期医嘱： □ 骨科护理常规 □ 饮食 □ 患肢抬高、制动 □ 留置引流管并记引流量 □ 抗菌药物 □ 其他特殊医嘱 临时医嘱： □ 伤口换药 □ 镇痛等对症处理	长期医嘱： □ 骨科护理常规 □ 饮食 □ 患肢抬高、制动 □ 抗菌药物 □ 其他特殊医嘱 临时医嘱： □ 复查血常规（必要时） □ 换药，拔引流管 □ 镇痛等对症处理
病情变异记录	□ 无 □ 有，原因： 1. 2.	□ 无 □ 有，原因： 1. 2.	□ 无 □ 有，原因： 1. 2.
医师签名			

时间	住院第 4~11 天 (术后第 3 日)	住院第 5~12 天 (术后第 4 日)	住院第 6~21 天 (术后第 5~14 日)
主要诊疗工作	□ 上级医师查房 □ 完成病程记录 □ 伤口换药（必要时） □ 指导患者功能锻炼	□ 上级医师查房 □ 完成病程记录 □ 伤口换药（必要时） □ 指导患者功能锻炼 □ 摄患侧踝关节正侧位片	□ 上级医师查房，进行手术及伤口评估，确定有无手术并发症和切口愈合不良情况，明确能否出院 □ 完成出院志、病案首页、出院诊断证明书等所有病历书写 □ 向患者交代出院后的康复锻炼及注意事项，如复诊的时间、地点，发生紧急情况时的处理等
重要医嘱	**长期医嘱：** □ 骨科护理常规 □ 饮食 □ 患肢抬高、制动 □ 抗菌药物 □ 其他特殊医嘱 **临时医嘱：** □ 伤口换药（必要时） □ 镇痛等对症处理	**长期医嘱：** □ 骨科护理常规 □ 饮食 □ 患肢抬高、制动 □ 停用抗菌药物（如体温正常，伤口情况良好，无明显红肿时停用） □ 其他特殊医嘱 **临时医嘱：** □ 复查血尿常规、肝肾功能、电解质（必要时） □ 伤口换药（必要时） □ 镇痛等对症处理	**出院医嘱：** □ 出院带药 □ ___日后拆线换药（根据伤口愈合情况，预约拆线时间） □ 1 个月后门诊复查 □ 如有不适，随时来诊
病情变异记录	□ 无 □ 有，原因： 1. 2.	□ 无 □ 有，原因： 1. 2.	□ 无 □ 有，原因： 1. 2.
医师签名			

（二）护士表单

踝关节骨折临床路径医师表单

适用对象：第一诊断为内侧踝关节骨折（ICD-10：S82.50），外侧踝关节骨折（ICD-10：S82.60），踝关节骨折（双踝、三踝）（ICD-10：S82.80）

行踝关节切开复位内固定术（ICD-9-CM-3：79.36）

患者姓名：	性别： 年龄： 门诊号：	住院号：
住院日期： 年 月 日	出院日期： 年 月 日	标准住院日：8~21 天

时间	住院第 1 天	住院第 1~7 天（术前日）	住院第 1~8 天（手术日）
健康宣教	□ 入院宣教 □ 介绍主管医师、护士 □ 介绍病室环境、设施、设备 □ 介绍规章制度及注意事项 □ 介绍疾病相关注意事项	□ 术前宣教 □ 宣教疾病知识、术前准备、手术过程 □ 告知准备物品 □ 告知术后饮食、活动及探视规定 □ 告知术后可能出现的情况及应对方式 □ 告知家属等候区位置	□ 手术当日宣教 □ 告知监护设备、管路功能及注意事项 □ 饮食指导 □ 告知术后可能出现的情况及应对方式 □ 再次明确探视陪伴须知
护理处置	□ 核对患者，佩戴腕带 □ 建立入院病历 □ 评估患者并书写护理评估单 □ 卫生处置：剪指（趾）甲、沐浴，更换病号服 □ 用软枕抬高患肢	□ 协助医师完成术前检查、化验 □ 术前准备 □ 禁食、禁水 □ 备皮 □ 配血 □ 抗菌药物皮试 □ 肠道准备	□ 送手术 □ 摘除患者各种活动物品 □ 核对患者信息 □ 核对带药 □ 填写手术交接单，签字确认 □ 接手术 □ 核对患者及资料，签字确认
基础护理	□ 二级护理或一级护理 □ 晨晚间护理 □ 饮食指导 □ 排泄护理 □ 患者安全管理	□ 二级护理或一级护理 □ 晨晚间护理 □ 饮食指导 □ 排泄护理 □ 患者安全管理	□ 特级/一级护理 □ 晨晚间护理 □ 卧位护理：协助床上移动、保持功能体位 □ 饮食指导、排便情况 □ 患者安全管理
专科护理	□ 护理查体 □ 评估患肢感觉活动，末梢血运 □ 评估患肢肿胀及皮肤情况，并遵医嘱抬高患肢 □ 需要时，填写跌倒及皮肤压疮防范表，床头悬挂防跌倒提示牌 □ 保持石膏/牵引固定牢固、有效 □ 遵医嘱予以消肿、镇痛治疗 □ 给予患者及家属心理支持	□ 遵医嘱完成相关检查 □ 训练床上排尿便、助行器使用 □ 评估患肢肿胀及皮肤情况并遵医嘱抬高患肢 □ 保持石膏固定牢固、有效 □ 遵医嘱予消肿、镇痛治疗 □ 遵医嘱予功能锻炼指导 □ 遵医嘱予预防深静脉血栓治疗 □ 给予患者及家属心理支持	□ 病情观察，书写特护记录或一般护理记录 □ 日间 q2h、夜间 q4h 评估生命体征、意识、患肢感觉活动及血运情况、皮肤及肿胀情况、伤口敷料、引流管、尿管情况、出入量，如有病情变化随时记录 □ 遵医嘱予患肢抬高 □ 遵医嘱予预防深静脉血栓治疗 □ 遵医嘱予抗菌药物、消肿、镇痛、止吐、补液、抗血栓药物治疗 □ 给予患者及家属心理支持

时间	住院第 1 天	住院第 1~7 天（术前日）	住院第 1~8 天（手术日）
重点医嘱	□ 详见医嘱执行单	□ 详见医嘱执行单	□ 详见医嘱执行单
病情变异记录	□ 无 □ 有，原因： 1. 2.	□ 无 □ 有，原因： 1. 2.	□ 无 □ 有，原因： 1. 2.
护士签名			

时间	住院第 2~12 天 （术后 1~4 天）	住院第 6~21 天 （术后第 5~14 日）
健康宣教	□ 术后宣教 □ 药物作用时间及频率 □ 饮食、活动指导 □ 复查患者对术前宣教内容的掌握程度 □ 功能锻炼指导 □ 佩戴支具注意事项 □ 安全宣教 □ 镇痛治疗及注意事项	□ 出院宣教 □ 复查时间 □ 用药方法 □ 饮食指导 □ 活动休息 □ 支具佩戴 □ 办理出院手续程序及时间
护理处置	□ 遵医嘱完成相关治疗	□ 办理出院手续 □ 书写出院小结
基础护理	□ 一级/二级护理 □ 晨晚间护理 □ 饮食指导 □ 排泄护理 □ 患者安全管理	□ 二级护理 □ 晨晚间护理 □ 饮食指导 □ 排泄护理 □ 患者安全管理
专科护理	□ 病情观察，写护理记录 □ 评估生命体征、意识、患肢感觉活动及血运、皮肤及肿胀情况、伤口敷料、引流管、尿管情况、出入量，如有病情变化随时记录 □ 遵医嘱予患肢抬高 □ 遵医嘱予康复锻炼指导 □ 遵医嘱予预防深静脉血栓治疗 □ 遵医嘱予抗菌药物、消肿、镇痛、抗血栓药物治疗 □ 给予患者及家属心理支持	□ 病情观察、书写护理记录 □ 评估生命体征、意识、患肢感觉活动及血运情况 □ 遵医嘱指导出院后康复锻炼 □ 给予患者及家属心理指导
重点医嘱	□ 详见医嘱执行单	□ 详见医嘱执行单
病情变异记录	□ 无 □ 有，原因： 1. 2.	□ 无 □ 有，原因： 1. 2.
护士签名		

（三）患者表单

踝关节骨折临床路径医师表单

适用对象：第一诊断为内侧踝关节骨折（ICD-10：S82.50），外侧踝关节骨折（ICD-10：S82.60），踝关节骨折（双踝、三踝）（ICD-10：S82.80）

行踝关节切开复位内固定术（ICD-9-CM-3：79.36）

患者姓名：	性别：　　年龄：　　门诊号：	住院号：
住院日期：　　年　月　日	出院日期：　　年　月　日	标准住院日：8~21 天

时间	入　院	手术前	手术当天
医患配合	□ 配合询问病史、收集资料，请务必详细告知既往史、用药史、过敏史 □ 如服用抗凝剂，请明确告知 □ 配合医师进行体格检查 □ 如有任何不适请告知医师 □ 请配合医师完成患肢石膏或牵引固定	□ 配合完善术前相关检查、化验，如采血、留尿、心电图、X 线胸片、患肢 X 线检查、CT、MRI、肺功能 □ 医师与患者及家属介绍病情及手术方案、时间；手术谈话、术前签字 □ 麻醉师与患者进行术前访视	□ 配合评估手术效果 □ 配合检查肢体感觉活动情况 □ 有任何不适请告知医师
护患配合	□ 配合测量体温、脉搏、呼吸、血压、体重 □ 配合佩戴腕带 □ 配合护士完成入院评估（简单询问病史、过敏史、用药史） □ 接受入院宣教（环境介绍、病室规定、订餐制度、贵重物品保管、探视制度等） □ 有任何不适请告知护士	□ 配合测量体温、脉搏、呼吸、询问排便次数 1 次/天 □ 接受术前宣教 □ 配合手术范围备皮 □ 准备好必要用物，弯头吸管、尿壶、便盆等 □ 取下义齿、饰品等，贵重物品交家属保管	□ 清晨配合测量体温、脉搏、呼吸 1 次 □ 送手术前，协助完成核对，脱去衣物，上手术车 □ 返病房后，协助完成核对，配合过病床 □ 配合检查意识、肢体感觉活动 □ 配合术后吸氧、心电监护、输液、床上排尿或留置尿管，患肢伤口处可能有引流管 □ 遵医嘱采取正确体位 □ 有任何不适请告知护士
饮食	□ 普食 □ 糖尿病饮食 □ 低盐低脂饮食	□ 术前 12h 禁食、禁水	□ 返病室后禁食、禁水 6 小时 □ 6h 后无恶心、呕吐可适量饮水 □ 禁食、禁水
排泄	□ 正常排尿便	□ 正常排尿便	□ 床上排尿便 □ 保留尿管
活动	□ 患肢抬高	□ 患肢抬高	□ 卧床休息，保护管路 □ 患肢抬高 □ 患肢活动

时间	手术后	出　院
医患配合	□ 配合检查肢体感觉活动 □ 需要时，伤口换药 □ 配合佩戴支具 □ 配合拔除伤口引流管、尿管 □ 配合伤口拆线	□ 接受出院前指导 □ 知道复查程序
护患配合	□ 配合定时监测生命体征、每日询问排便次数 □ 配合检查肢体感觉活动 □ 配合夹闭尿管，锻炼膀胱功能 □ 接受进食、进水、排便等生活护理 □ 注意安全，避免坠床或跌倒 □ 配合采取正确体位 □ 如需要，配合正确佩戴支具 □ 如需要，配合使用双拐 □ 配合执行探视及陪伴制度	□ 接受出院宣教 □ 准备齐就诊卡、押金条 □ 知道用药方法、作用、注意事项 □ 知道护理伤口方法 □ 知道正确佩戴支具 □ 知道复印病历的方法和时间 □ 办理出院手续 □ 获取出院证明书 □ 获取出院带药
饮食	□ 正常饮食 □ 糖尿病饮食 □ 低盐低脂饮食	□ 根据医嘱饮食
排泄	□ 正常排尿便 □ 防治便秘	□ 正常排尿便 □ 防治便秘
活动	□ 注意保护管路，勿牵拉、打折 □ 根据医嘱，使用助行器下床活动	□ 根据医嘱，适量活动，避免疲劳

附：原表单（2009 年版）

踝关节骨折临床路径表单

适用对象：第一诊断为踝关节骨折（ICD-10：S82.80）
　　　　　行踝关节切开复位内固定术（ICD-9-CM-3：79.36）

患者姓名：	性别：　　年龄：　　门诊号：	住院号：
住院日期：　　年　月　日	出院日期：　　年　月　日	标准住院日：8~21 天

时间	住院第 1 天	住院第 2 天	住院第 0~7 天（术前日）
主要诊疗工作	□ 询问病史及体格检查 □ 上级医师查房 □ 初步的诊断和治疗方案 □ 完成住院志、首次病程记录、 　上级医师查房等病历书写 □ 完善术前检查 □ 患肢临时石膏/牵引固定	□ 上级医师查房 □ 继续完成术前化验检查 □ 完成必要的相关科室会诊	□ 上级医师查房，观察患肢皮肤软组织情况，术前评估和决定手术方案，完成各项术前准备 □ 完成上级医师查房记录等 □ 向患者和（或）家属交代围手术期注意事项，并签署手术知情同意书、委托书（患者本人不能签字时）等 □ 麻醉医师查房，与患者和（或）家属交代麻醉注意事项，签署麻醉知情同意书
重点医嘱	**长期医嘱：** □ 骨科护理常规 □ 二级护理 □ 饮食 □ 患肢石膏/牵引固定 □ 患肢抬高 □ 消肿治疗（必要时） **临时医嘱：** □ 血、尿常规检查；凝血功能；感染性疾病筛查；肝肾功能+电解质+血糖；X 线胸片、心电图 □ 踝关节正侧位 X 线片 □ 踝关节三维 CT 检查、踝关节 MRI（视患者情况而定） □ 根据病情：双下肢血管超声、肺功能、超声心动图、血气分析	**长期医嘱：** □ 骨科护理常规 □ 二级护理 □ 饮食 □ 患肢石膏/牵引固定 □ 患肢抬高 □ 消肿治疗（必要时） □ 既往内科基础疾病用药 **临时医嘱：** □ 根据会诊科室要求开检查和化验单 □ 镇痛等对症处理	**长期医嘱：**同前 **临时医嘱：** □ 术前医嘱：准备明日在神经阻滞麻醉/椎管内麻醉/全身麻醉下行踝关节切开复位内固定术 □ 术前禁食、禁水 □ 术前抗菌药物皮试 □ 术前留置导尿管 □ 术区备皮 □ 术前灌肠 □ 其他特殊医嘱
主要护理工作	□ 入院宣教：介绍病房环境、设施和设备等 □ 入院护理评估 □ 观察患肢末梢血运感觉	□ 观察患者病情变化 □ 心理和生活护理	□ 做好备皮等术前准备 □ 提醒患者术前禁食、禁水 □ 术前心理护理

续　表

时间	住院第1天	住院第2天	住院第0~7天（术前日）
病情 变异 记录	□无　□有，原因： 1. 2.	□无　□有，原因： 1. 2.	□无　□有，原因： 1. 2.
护士 签名			
医师 签名			

时间	住院第 1~8 天 （手术日）	住院第 2~9 天 （术后第 1 日）	住院第 3~10 天 （术后第 2 日）
主要诊疗工作	□ 手术 □ 向患者和（或）家属交代手术过程概况及术后注意事项 □ 术者完成手术记录 □ 完成术后病程记录 □ 上级医师查房 □ 麻醉医师查房 □ 观察有无术后并发症并做相应处理	□ 上级医师查房 □ 完成常规病程记录 □ 观察伤口、引流量、生命体征情况等，并做出相应处理	□ 上级医师查房 □ 住院医师完成病程记录 □ 拔除引流管，伤口换药 □ 指导患者功能锻炼
重点医嘱	**长期医嘱：** □ 骨科护理常规 □ 一级护理 □ 饮食 □ 患肢抬高、制动 □ 留置引流管并记引流量 □ 抗菌药物 □ 其他特殊医嘱 **临时医嘱：** □ 今日在神经阻滞麻醉/椎管内麻醉/全身麻醉下行踝关节切开复位内固定术 □ 心电监护、吸氧 6 小时 □ 补液（必要时） □ 止吐、镇痛等对症处理 □ 伤口换药（必要时）	**长期医嘱：** □ 骨科护理常规 □ 一级护理 □ 饮食 □ 患肢抬高、制动 □ 留置引流管并记引流量 □ 抗菌药物 □ 其他特殊医嘱 **临时医嘱：** □ 伤口换药 □ 镇痛等对症处理	**长期医嘱：** □ 骨科护理常规 □ 一级护理 □ 饮食 □ 患肢抬高、制动 □ 抗菌药物 □ 其他特殊医嘱 **临时医嘱：** □ 复查血常规（必要时） □ 换药，拔引流管 □ 镇痛等对症处理
主要护理工作	□ 观察患者病情变化并及时报告医师 □ 术后心理与生活护理 □ 指导患者术后功能锻炼	□ 观察患者病情并做好引流量等相关记录 □ 术后心理与生活护理 □ 指导患者术后功能锻炼	□ 观察患者病情变化 □ 术后心理与生活护理 □ 指导患者术后功能锻炼
病情变异记录	□ 无　□ 有，原因： 1. 2.	□ 无　□ 有，原因： 1. 2.	□ 无　□ 有，原因： 1. 2.
护士签名			
医师签名			

时间	住院第 4~11 天 （术后第 3 日）	住院第 5~12 天 （术后第 4 日）	住院第 6~21 天 （术后第 5~14 日）
主要诊疗工作	□ 上级医师查房 □ 完成病程记录 □ 伤口换药（必要时） □ 指导患者功能锻炼	□ 上级医师查房 □ 完成病程记录 □ 伤口换药（必要时） □ 指导患者功能锻炼 □ 摄患侧踝关节正侧位片	□ 上级医师查房，进行手术及伤口评估，确定有无手术并发症和切口愈合不良情况，明确能否出院 □ 完成出院志、病案首页、出院诊断证明书等所有病历书写 □ 向患者交代出院后的康复锻炼及注意事项，如复诊的时间、地点，发生紧急情况时的处理等
重要医嘱	长期医嘱： □ 骨科护理常规 □ 二级护理 □ 饮食 □ 患肢抬高、制动 □ 抗菌药物 □ 其他特殊医嘱 临时医嘱： □ 伤口换药（必要时） □ 镇痛等对症处理	长期医嘱： □ 骨科护理常规 □ 二级护理 □ 饮食 □ 患肢抬高、制动 □ 停用抗菌药物（如体温正常，伤口情况良好，无明显红肿时停用） □ 其他特殊医嘱 临时医嘱： □ 复查血尿常规、肝肾功能、电解质（必要时） □ 伤口换药（必要时） □ 镇痛等对症处理	出院医嘱： □ 出院带药 □ ___ 日后拆线换药（根据伤口愈合情况预约拆线时间） □ 1 个月后门诊复查 □ 如有不适，随时来诊
主要护理工作	□ 观察患者病情变化 □ 术后心理与生活护理 □ 指导患者功能锻炼	□ 观察患者病情变化 □ 指导患者功能锻炼 □ 心理和生活护理	□ 指导患者办理出院手续 □ 出院宣教
病情变异记录	□ 无　□ 有，原因： 1. 2.	□ 无　□ 有，原因： 1. 2.	□ 无　□ 有，原因： 1. 2.
护士签名			
医师签名			

第十六章

跟骨骨折临床路径释义

一、跟骨骨折编码

1. 原编码：

疾病名称及编码：跟骨骨折（ICD-10：S92.001）

手术操作名称及编码：跟骨骨折切开复位内固定术（ICD-9-CM-3：79.37013）

2. 修改编码：

疾病名称及编码：跟骨骨折（ICD-10：S92.0）

手术操作名称及编码：跟骨骨折切开复位内固定术（ICD-9-CM-3：79.37）

二、临床路径检索方法

S92.0 伴 79.37

三、跟骨骨折临床路径标准住院流程

（一）适用对象

第一诊断为跟骨骨折（ICD-10：S92.001）

行跟骨骨折切开复位内固定术（ICD-9-CM-3：79.37013）

释义

■ 本临床路径适用对象是第一诊断为跟骨骨折的患者。

■ 适用对象中不包括肿瘤等病因造成的病理性骨折、有跟骨骨折的多发损伤患者、陈旧性骨折或骨折不愈合、开放性骨折。

（二）诊断依据

根据《临床诊疗指南·骨科分册》（中华医学会编著，人民卫生出版社，2008），《外科学（下册）》（8 年制和 7 年制教材临床医学专用，人民卫生出版社）。

1. 病史：外伤史。

2. 体检有明确体征：患侧足跟部肿胀、疼痛、活动受限。

3. 辅助检查：跟骨 X 线片显示跟骨骨折。

释义

■ 注意有无足部筋膜间室综合征。

■ 正确的诊断与分类需依靠跟骨侧、轴位 X 线片，必要时需足部 CT 平扫（包括垂直及平行于距下后关节面两个方向的平扫）。

（三）治疗方案的选择及依据

根据《临床诊疗指南·骨科分册》（中华医学会编著，人民卫生出版社，2008），《外科学（下册）》（8年制和7年制教材临床医学专用，人民卫生出版社）。

1. 跟骨骨折。
2. 保守治疗效果差，存在手术指征。
3. 无手术禁忌证。

> **释义**
>
> ■ 骨折造成足部筋膜间室综合征者，需急诊行筋膜间室切开减张手术治疗。
> ■ 明显跟骨高度丢失、增宽、内翻畸形，或关节内骨折移位明显的跟骨骨折，具有手术指征。

（四）标准住院日为8~15天

> **释义**
>
> ■ 骨折常造成明显肿胀，严重肿胀者需要等待肿胀消退后（临床出现"皮纹征"）方可进行手术。

（五）进入路径标准

1. 第一诊断必须符合跟骨骨折（ICD-10：S92.001）疾病编码。
2. 当患者同时具有其他疾病诊断时，但在住院期间不需要特殊处理也不影响第一诊断的临床路径流程实施时，可以进入路径。
3. 单纯闭合性跟骨骨折。
4. 除外病理性骨折。

> **释义**
>
> ■ 本路径不适用于合并其他骨折的多发损伤患者，开放性骨折或骨折不愈合也需退出本路径。
> ■ 合并疾病的院内会诊以及常规处理不影响临床路径流程。

（六）术前准备0~7天

1. 必需的检查项目：
（1）血常规、尿常规。
（2）肝肾功能、电解质、血糖。
（3）凝血功能。
（4）感染性疾病筛查（乙型肝炎、丙型肝炎、艾滋病、梅毒等）。
（5）跟骨X线片（必要时CT）。
（6）X线胸片、心电图。

2. 根据患者病情可选择：

（1）超声心动图、血气分析和肺功能（高龄或既往有心、肺部病史者）。

（2）跟骨三维 CT 检查、跟骨 MRI。

（3）有相关疾病者必要时请相关科室会诊。

> **释义**
>
> ■ 以上项目属术前必须完成的检查项目。大部分患者需要进行 CT 检查进一步了解骨折情况。老年、既往有心肺疾病等内科基础疾病患者需有针对性选择血气分析、肺功能检查、超声心动图等检查。
>
> ■ 根据术前检查的结果安排进一步检查项目，如果住院期间需要特殊处理，可以退出本路径。
>
> ■ 如术前凝血功能检查提示 D-二聚体升高等异常情况；可间隔 2~3 天再次复查，以观察异常指标的动态变化。
>
> ■ 如患侧下肢明显肿胀或 D-二聚体动态升高，可行下肢深静脉超声或下肢静脉造影检查，明确有无下肢深静脉血栓形成。

（七）选择用药

1. 抗菌药物：按照《抗菌药物临床应用指导原则（2015 年版）》（国卫办医发〔2015〕43号）执行。

2. 预防静脉血栓栓塞症处理：参照《中国骨科大手术后静脉血栓栓塞症预防指南》。

> **释义**
>
> ■ 骨与关节手术感染多为革兰阳性球菌，故首选第一、第二代头孢菌素作为预防用药，不需联合用药。
>
> ■ 抗菌药物应在术前 30 分钟、上止血带之前输注完毕，使手术切口暴露时局部组织中已达到足以杀灭手术过程中入侵切口细菌的药物浓度。手术时间过长或出血量过多时，可考虑加用抗菌药物。
>
> ■ 术后患者出现体温升高、切口局部红肿、渗出或皮肤软组织坏死等可疑手术切口相关感染时，可适当延长抗菌药物使用时间。
>
> ■ 如患者存在血栓性疾病高危因素，术后第 1 天开始抗凝治疗，可使用低分子肝素，以预防下肢深静脉血栓形成；持续治疗至患者可拄拐离床活动。
>
> ■对肾功能正常患者，静脉输注甘露醇联合骨折局部使用硫酸镁湿敷。
>
> ■必要时可应用辅助消肿药物。

（八）手术日为入院第 0~7 天

1. 麻醉方式：神经阻滞麻醉、椎管内麻醉或全身麻醉。

2. 手术方式：跟骨切开复位内固定术。

3. 手术内植物：接骨板、螺钉、张力带钢丝、髓内钉。

4. 输血：无。

> **释义**
>
> ■ 应根据患者具体情况选择麻醉方式，与麻醉师沟通，说明手术入路，尽可能选择全身影响小的麻醉方式。
> ■ 根据患者骨折情况，选择合适的手术入路。
> ■ 绝大多数患者不需要输血治疗，失血较多患者可视术中具体情况而定。
> ■ 不建议常规植骨及术后辅助外固定治疗。

（九）术后住院恢复5~8天

1. 必需复查的检查项目：血常规、足侧位及跟骨轴位片。
2. 必要时查凝血功能、肝肾功能、电解质。
3. 术后处理：
（1）抗菌药物：按照《抗菌药物临床应用指导原则（2015年版）》（国卫办医发〔2015〕43号）执行。
（2）术后镇痛：参照《骨科常见疼痛的处理专家建议》。
（3）预防静脉血栓栓塞症处理：参照《中国骨科大手术后静脉血栓栓塞症预防指南》。
（4）术后康复：以主动锻炼为主，被动锻炼为辅。

> **释义**
>
> ■ 术后可根据恢复情况适当缩短住院天数。
> ■ 至少在术后第1天或第2天复查一次血常规，以了解有无明显贫血、白细胞计数升高等异常情况。
> ■ 术后如患侧下肢明显肿胀，复查凝血功能，以了解有无D-二聚体升高等异常情况；可间隔2~3天再次复查，以观察异常指标的动态变化。
> ■ 如患侧下肢明显肿胀且D-二聚体呈动态升高，可行下肢深静脉超声或下肢静脉造影检查，明确有无下肢深静脉血栓形成。
> ■ 如患者既往有肝脏或肾脏疾病病史，或术后出现少尿、下肢或眼睑水肿等情况，应复查肝肾功能。
> ■ 术后必需复查跟骨侧、轴位X线片判断骨折复位及内固定位置是否良好，必要时用CT检查骨折复位情况及内固定位置。
> ■ 选择抗菌药物时要根据手术部位的常见病原菌、患者病理生理状况、抗菌药物的抗菌谱、抗菌药物的药动学特点、抗菌药物的不良反应等综合考虑。原则上应选择相对广谱、效果肯定、安全及价格相对低廉的抗菌药物。
> ■ 如患者存在血栓性疾病高危因素，术后第1天开始抗凝治疗，可使用低分子肝素，以预防下肢深静脉血栓形成；持续治疗至患者可拄拐离床活动。
> ■ 如术后足部肿胀明显，首先给予抬高患肢、冰敷，可口服或者静脉使用消肿药物，必要时可以给予制动。
> ■ 如固定良好，应鼓励患者早期非负重活动，包括肌肉收缩、屈伸关节，早期禁止负重。

（十）出院标准

1. 体温正常，常规化验指标无明显异常。
2. 伤口愈合良好：引流管拔除，伤口无感染征象（或可在门诊处理的伤口情况）、无皮瓣坏死。
3. 术后 X 线片证实复位固定满意。
4. 没有需要住院处理的并发症和（或）合并症。

> **释义**
>
> ■患者出院前应一般情况良好，骨折固定符合相关标准，切口无异常情况，临床允许出院继续观察休养。如果发生相关并发症，可能会延长住院时间。
>
> ■体温高首先应考虑有无感染可能，可结合血常规、局部伤口情况及患者主诉综合分析。应当注意明显贫血、伤口局部血肿吸收也是发热的原因，但体温一般不高于39℃。
>
> ■出院前应仔细观察伤口情况，确定伤口无明显红肿、持续渗液、皮肤软组织坏死方可出院。

（十一）变异及原因分析

1. 围术期并发症：深静脉血栓形成、伤口感染、皮瓣坏死，脱位、神经血管损伤等，造成住院日延长和费用增加。
2. 内科合并症：老年患者常合并内科疾病，如脑血管或心血管病、糖尿病、血栓等，骨折手术可能导致基础疾病加重而需要进一步治疗，从而延长治疗时间，并增加住院费用。
3. 植入材料的选择：由于骨折类型不同，使用不同的内固定材料，可能导致住院费用存在差异。

> **释义**
>
> ■按标准治疗方案如发生严重的并发症，需要转入相应路径。
>
> ■医师认可的变异原因主要是指患者入选路径后，医师在检查及治疗过程中发现患者合并存在一些事前未预知的对本路径治疗可能产生影响的情况，需要中止执行路径或者是延长治疗时间、增加治疗费用。医师需在表单中明确说明。
>
> ■因患者方面的主观原因导致执行路径出现变异，也需要医师在表单中予以说明。

四、跟骨骨折临床路径用药方案

【用药选择】

1. 术前治疗基础疾病的药物应继续规律应用。

2. 术中抗菌药物应于术前 30 分钟滴注，骨关节感染以革兰阳性球菌为主，故首选第一、第二代头孢菌素，若皮试阳性可选用头孢曲松。

3. 无血栓类疾病高危因素患者不建议常规术前、术后药物抗凝。

【药学提示】

已知对磺胺类药物过敏患者禁用帕瑞昔布。

【注意事项】

术后应避免注射用非甾类镇痛药与口服非甾类镇痛药合用，以免增加胃肠道不良事件风险。

五、推荐表单

(一) 医师表单

跟骨骨折临床路径医师表单

适用对象：第一诊断为跟骨骨折（ICD-10：S92.0）

行跟骨骨折切开复位内固定术（ICD-9-CM-3：79.37）

患者姓名：		性别：　　年龄：　　门诊号：		住院号：
住院日期：　　年　月　日		出院日期：　　年　月　日		标准住院日 8～21 日

时间	住院第 1 天	住院第 2 天	住院第 3 天（术前日）
主要诊疗工作	□ 询问病史及体格检查 □ 上级医师查房 □ 初步的诊断和治疗方案 □ 完成住院志、首次病程、上级医师查房等病历书写 □ 完善术前检查 □ 患肢临时石膏/棉垫包扎固定	□ 上级医师查房 □ 继续完成术前化验检查 □ 完成必要的相关科室会诊	□ 上级医师查房，观察患肢皮肤软组织情况，术前评估和决定手术方案，完成各项术前准备 □ 完成上级医师查房记录等 □ 向患者和（或）家属交代围术期注意事项并签署手术知情同意书、委托书（患者本人不能签字时）等 □ 麻醉医师查房，与患者和（或）家属交代麻醉注意事项并签署麻醉知情同意书
重点医嘱	**长期医嘱：** □ 骨科护理常规 □ 二级护理 □ 饮食 □ 患肢石膏/棉垫包扎固定 □ 患肢抬高 □ 消肿治疗（必要时） **临时医嘱：** □ 血、尿常规检查；凝血功能；感染性疾病筛查；肝肾功能+电解质+血糖；X 线胸片、心电图 □ 跟骨 X 线片 □ 跟骨三维 CT 检查、跟骨 MRI（视患者情况而定） □ 根据病情：双下肢血管超声、肺功能、超声心动图、血气分析	**长期医嘱：** □ 骨科护理常规 □ 二级护理 □ 饮食 □ 患肢石膏/棉垫包扎固定 □ 患肢抬高 □ 消肿治疗（必要时） □ 既往内科基础疾病用药 **临时医嘱：** □ 根据会诊科室要求开检查和化验单 □ 镇痛等对症处理	**长期医嘱：**同前 **临时医嘱：** □ 术前医嘱：准备明日在神经阻滞麻醉/椎管内麻醉/全身麻醉下行跟骨切开复位内固定术 □ 术前禁食、禁水 □ 术前抗菌药物皮试 □ 术前留置导尿管 □ 术区备皮 □ 术前灌肠 □ 其他特殊医嘱
病情变异记录	□ 无　□ 有，原因： 1. 2.	□ 无　□ 有，原因： 1. 2.	□ 无　□ 有，原因： 1. 2.
医师签名			

时间	住院第 4 天 （手术当日）	住院第 5 天 （术后第 1 日）	住院第 6 天 （术后第 2 日）
主要诊疗工作	□ 手术 □ 向患者和（或）家属交代手术过程概况及术后注意事项 □ 术者完成手术记录 □ 完成术后病程记录 □ 上级医师查房 □ 麻醉医师查房 □ 观察有无术后并发症并做相应处理	□ 上级医师查房 □ 完成常规病程记录 □ 观察伤口、引流量、生命体征情况等，并做出相应处理	□ 上级医师查房 □ 住院医师完成病程记录 □ 拔除引流管，伤口换药 □ 指导患者功能锻炼
重点医嘱	长期医嘱： □ 骨科护理常规 □ 一级护理 □ 饮食 □ 患肢抬高、制动 □ 留置引流管并记引流量 □ 抗菌药物 □ 其他特殊医嘱 临时医嘱： □ 今日在神经阻滞麻醉/椎管内麻醉/全身麻醉下行跟骨切开复位内固定术 □ 心电监护、吸氧 6 小时 □ 补液（必要时） □ 止吐、镇痛等对症处理 □ 伤口换药（必要时）	长期医嘱： □ 骨科护理常规 □ 一级护理 □ 饮食 □ 患肢抬高、制动 □ 留置引流管并记引流量 □ 抗菌药物 □ 其他特殊医嘱 临时医嘱： □ 伤口换药 □ 镇痛等对症处理	长期医嘱： □ 骨科护理常规 □ 一级护理 □ 饮食 □ 患肢抬高、制动 □ 抗菌药物 □ 其他特殊医嘱 临时医嘱： □ 复查血常规（必要时） □ 换药，拔引流管 □ 镇痛等对症处理
病情变异记录	□ 无　□ 有，原因： 1. 2.	□ 无　□ 有，原因： 1. 2.	□ 无　□ 有，原因： 1. 2.
医师签名			

时间	住院第 7 天 （术后第 3 日）	住院第 8 天 （术后第 4 日）	住院第 9~21 天 （出院日）
主要诊疗工作	□ 上级医师查房 □ 完成病程记录 □ 伤口换药（必要时） □ 指导患者功能锻炼	□ 上级医师查房 □ 完成病程记录 □ 伤口换药（必要时） □ 指导患者功能锻炼 □ 摄患侧跟骨正侧位片	□ 上级医师查房，进行手术及伤口评估，确定有无手术并发症和切口愈合不良情况，明确能否出院 □ 完成出院志、病案首页、出院诊断证明书等所有病历书写 □ 向患者交代出院后的康复锻炼及注意事项，如复诊的时间、地点，发生紧急情况时的处理等
重要医嘱	**长期医嘱：** □ 骨科护理常规 □ 二级护理 □ 饮食 □ 患肢抬高、制动 □ 抗菌药物 □ 其他特殊医嘱 **临时医嘱：** □ 伤口换药（必要时） □ 镇痛等对症处理	**长期医嘱：** □ 骨科护理常规 □ 二级护理 □ 饮食 □ 患肢抬高、制动 □ 停用抗菌药物（如体温正常，伤口情况良好，无明显红肿时停用） □ 其他特殊医嘱 **临时医嘱：** □ 复查血尿常规、肝肾功能、电解质（必要时） □ 伤口换药（必要时） □ 镇痛等对症处理	**出院医嘱：** □ 出院带药 □ ___ 日后拆线换药（根据伤口愈合情况，预约拆线时间） □ 1 个月后门诊复查 □ 如有不适，随时来诊
病情变异记录	□ 无 □ 有，原因： 1. 2.	□ 无 □ 有，原因： 1. 2.	□ 无 □ 有，原因： 1. 2.
医师签名			

（二）护士表单

跟骨骨折临床路径护士表单

适用对象：第一诊断为跟骨骨折（ICD-10：S92.0）
行跟骨骨折切开复位内固定术（ICD-9-CM-3：79.37）

患者姓名：		性别： 年龄： 门诊号：		住院号：
住院日期： 年 月 日		出院日期： 年 月 日		标准住院日：8~21日

时间	住院第1天	住院第2~3天（术前日）	住院第4天（手术当日）
健康宣教	□ 入院宣教 □ 介绍主管医师和责任护士 □ 介绍病室环境、设施、设备 □ 介绍规章制度及安全宣教 □ 介绍疾病相关注意事项	□ 术前宣教 □ 宣教疾病知识、术前准备、手术过程 □ 告知准备物品 □ 告知术后饮食、活动及探视规定 □ 告知术后可能出现的情况及应对方式 □ 告知家属等候区位置	□ 手术当日宣教 □ 告知监护设备、管路功能及注意事项 □ 饮食指导 □ 告知术后可能出现的情况及应对方式 □ 再次明确探视陪伴须知
护理处置	□ 核对患者，佩戴腕带 □ 建立入院病历 □ 评估患者并书写护理评估单 □ 卫生处置：剪指（趾）甲、沐浴，更换病号服 □ 用软枕抬高患肢	□ 协助医师完成术前检查、化验 □ 术前常规准备 □ 禁食、禁水 □ 备皮 □ 配血 □ 抗菌药物皮试 □ 肠道准备	□ 送手术 □ 摘除患者各种活动物品 □ 核对患者信息 □ 核对带药 □ 填写手术交接单，签字确认 □ 接手术 □ 核对患者及资料，签字确认
基础护理	□ 二级护理或一级护理 □ 晨晚间护理 □ 饮食指导 □ 排泄护理 □ 患者安全管理	□ 二级护理或一级护理 □ 晨晚间护理 □ 饮食指导 □ 排泄护理 □ 患者安全管理	□ 特级/一级护理 □ 晨晚间护理 □ 卧位护理：协助床上移动、保持功能体位 □ 饮食指导、排便情况 □ 患者安全管理
专科护理	□ 护理查体 □ 评估患肢感觉活动、末梢血运情况 □ 评估患肢肿胀及皮肤情况，并遵医嘱抬高患肢 □ 需要时，填写跌倒及皮肤压疮防范表，床头悬挂防跌倒提示牌 □ 保持石膏固定牢固、有效 □ 遵医嘱予以消肿、镇痛治疗 □ 给予患者及家属心理支持	□ 遵医嘱完成相关检查 □ 评估患肢肿胀及皮肤情况，并遵医嘱抬高患肢 □ 保持石膏固定牢固、有效 □ 遵医嘱予消肿、镇痛治疗 □ 遵医嘱予功能锻炼指导 □ 遵医嘱予预防深静脉血栓治疗 □ 给予患者及家属心理支持	□ 病情观察，书写特护记录或一般护理记录 □ 日间q2h、夜间q4h评估生命体征、意识、患肢感觉活动及血运情况、皮肤及肿胀情况、伤口敷料、引流管、尿管情况、出入量，如有病情变化随时记录 □ 遵医嘱予患肢抬高 □ 遵医嘱予预防深静脉血栓治疗 □ 遵医嘱予抗菌药物、消肿、镇痛、止吐、补液药物治疗 □ 给予患者及家属心理支持

续　表

时间	住院第 1 天	住院第 2~3 天（术前日）	住院第 4 天（手术当日）
重点 医嘱	□ 详见医嘱执行单	□ 详见医嘱执行单	□ 详见医嘱执行单
病情 变异 记录	□ 无　□ 有，原因： 1. 2.	□ 无　□ 有，原因： 1. 2.	□ 无　□ 有，原因： 1. 2.
护士 签名			

时间	住院第 5~8 天 （术后第 1~4 日）	住院第 9~21 天 （出院日）
健康宣教	□ 术后宣教 □ 药物作用时间及频率 □ 饮食、活动指导 □ 复查患者对术前宣教内容的掌握程度 □ 功能锻炼指导 □ 佩戴支具注意事项 □ 安全宣教 □ 镇痛治疗及注意事项	□ 出院宣教 □ 复查时间 □ 用药方法 □ 饮食指导 □ 活动休息 □ 支具佩戴 □ 办理出院手续程序及时间
护理处置	□ 遵医嘱完成相关治疗	□ 办理出院手续 □ 书写出院小结
基础护理	□ 一级/二级护理 □ 晨晚间护理 □ 饮食指导 □ 排泄护理 □ 患者安全管理	□ 二级护理 □ 晨晚间护理 □ 饮食指导 □ 排泄护理 □ 患者安全管理
专科护理	□ 病情观察，写护理记录 □ 评估生命体征、意识、患肢感觉活动及血运、皮肤及肿胀情况、伤口敷料、引流管、尿管情况、出入量，如有病情变化随时记录 □ 遵医嘱予患肢抬高 □ 遵医嘱予康复锻炼指导 □ 遵医嘱予抗菌药物、消肿、镇痛、抗血栓药物治疗 □ 给予患者及家属心理支持	□ 病情观察、书写护理记录 □ 评估生命体征、意识、患肢感觉活动及血运情况 □ 遵医嘱指导出院后康复锻炼 □ 给予患者及家属心理指导
重点医嘱	□ 详见医嘱执行单	□ 详见医嘱执行单
病情变异记录	□ 无　□ 有，原因： 1. 2.	□ 无　□ 有，原因： 1. 2.
护士签名		

（三）患者表单

跟骨骨折临床路径患者表单

适用对象：第一诊断为跟骨骨折（ICD-10：S92.0）

行跟骨骨折切开复位内固定术（ICD-9-CM-3：79.37）

患者姓名：	性别： 年龄： 门诊号：	住院号：
住院日期： 年 月 日	出院日期： 年 月 日	标准住院日 8~21 日

时间	入 院	手术前	手术当日
医患配合	□ 配合询问病史、收集资料，请务必详细告知既往史、用药史、过敏史 □ 如服用抗凝剂，请明确告知 □ 配合医师进行体格检查 □ 如有任何不适请告知医师 □ 请配合医师完成患肢石膏固定	□ 配合完善术前相关检查、化验，如采血、留尿、心电图、X 线胸片、患肢 X 线检查、CT、MRI、肺功能 □ 医师与患者及家属介绍病情及手术方案、时间；手术谈话、术前签字 □ 麻醉师与患者进行术前访视	□ 配合评估手术效果 □ 配合检查肢体感觉活动情况 □ 有任何不适请告知医师
护患配合	□ 配合测量体温、脉搏、呼吸、血压、体重 □ 配合佩戴腕带 □ 配合护士完成入院评估（简单询问病史、过敏史、用药史） □ 接受入院宣教（环境介绍、病室规定、订餐制度、贵重物品保管、探视制度等） □ 有任何不适请告知护士	□ 配合测量体温、脉搏、呼吸、询问排便次数 1 次/天 □ 接受术前宣教 □ 配合手术范围备皮 □ 准备好必要用物，如弯头吸管、尿壶、便盆等 □ 取下义齿、饰品等，贵重物品交家属保管	□ 清晨配合测量体温、脉搏、呼吸 1 次 □ 送手术前，协助完成核对，脱去衣物，上手术车 □ 返病房后，协助完成核对，配合过病床 □ 配合检查意识、肢体感觉活动 □ 配合术后吸氧、心电监护、输液、床上排尿或留置尿管，患肢伤口处可能有引流管 □ 遵医嘱采取正确体位 □ 有任何不适请告知护士
饮食	□ 正常普食 □ 糖尿病饮食 □ 低盐低脂饮食	□ 术前 12 小时禁食、禁水	□ 返病室后禁食、禁水 6 小时 □ 6 小时后无恶心、呕吐可适量饮水
排泄	□ 正常排尿便	□ 正常排尿便	□ 床上排尿便 □ 保留尿管
活动	□ 患肢抬高	□ 患肢抬高	□ 卧床休息，保护管路 □ 患肢抬高 □ 患肢活动

时间	手术后	出　院
医患配合	□ 配合检查肢体感觉活动 □ 需要时，伤口换药 □ 配合佩戴支具 □ 配合拔除伤口引流管、尿管 □ 配合伤口拆线	□ 接受出院前指导 □ 知道复查程序
护患配合	□ 配合定时监测生命体征，每日询问排便次数 □ 配合检查肢体感觉活动 □ 配合夹闭尿管，锻炼膀胱功能 □ 接受进食、进水、排便等生活护理 □ 注意安全，避免坠床或跌倒 □ 配合采取正确体位 □ 如需要，配合正确佩戴支具 □ 配合执行探视及陪伴制度	□ 接受出院宣教 □ 准备齐就诊卡、押金条 □ 知道用药方法、作用、注意事项 □ 知道护理伤口方法 □ 知道正确佩戴支具 □ 知道复印病历的方法和时间 □ 办理出院手续 □ 获取出院证明书 □ 获取出院带药
饮食	□ 正常饮食 □ 糖尿病饮食 □ 低盐低脂饮食	□ 根据医嘱饮食
排泄	□ 正常排尿便 □ 防治便秘	□ 正常排尿便 □ 防治便秘
活动	□ 注意保护管路，勿牵拉、打折 □ 根据医嘱活动	□ 根据医嘱适量活动，避免疲劳

附：原表单（2016 年版）

跟骨骨折临床路径表单

适用对象：第一诊断为跟骨骨折（ICD-10：S92.001）
　　　　　行跟骨骨折切开复位内固定术（ICD-9-CM-3：79.37013）

患者姓名：	性别：　　年龄：　　门诊号：	住院号：
住院日期：　　年　月　日	出院日期：　　年　月　日	标准住院日 8~21 日

时间	住院第 1 天	住院第 2 天	住院第 0~7 天（术前日）
主要诊疗工作	□ 询问病史及体格检查 □ 上级医师查房 □ 初步的诊断和治疗方案 □ 完成住院志、首次病程、上级医师查房等病历书写 □ 完善术前检查 □ 患肢临时石膏/棉垫包扎固定	□ 上级医师查房 □ 继续完成术前化验检查 □ 完成必要的相关科室会诊	□ 上级医师查房，观察患肢皮肤软组织情况，术前评估和决定手术方案，完成各项术前准备 □ 完成上级医师查房记录等 □ 向患者和（或）家属交代围术期注意事项并签署手术知情同意书、委托书（患者本人不能签字时）等 □ 麻醉医师查房，与患者和（或）家属交代麻醉注意事项并签署麻醉知情同意书
重点医嘱	长期医嘱： □ 骨科护理常规 □ 二级护理 □ 饮食 □ 患肢石膏/棉垫包扎固定 □ 患肢抬高 □ 消肿治疗（必要时） 临时医嘱： □ 血、尿常规检查；凝血功能；感染性疾病筛查；肝肾功能+电解质+血糖；X 线胸片、心电图 □ 跟骨 X 线片 □ 跟骨三维 CT 检查、跟骨 MRI（视患者情况而定） □ 根据病情：双下肢血管超声、肺功能、超声心动图、血气分析	长期医嘱： □ 骨科护理常规 □ 二级护理 □ 饮食 □ 患肢石膏/棉垫包扎固定 □ 患肢抬高 □ 消肿治疗（必要时） □ 既往内科基础疾病用药 临时医嘱： □ 根据会诊科室要求开检查和化验单 □ 镇痛等对症处理	长期医嘱：同前 临时医嘱： □ 术前医嘱：准备明日在神经阻滞麻醉/椎管内麻醉/全身麻醉下行跟骨切开复位内固定术 □ 术前禁食、禁水 □ 术前抗菌药物皮试 □ 术前留置导尿管 □ 术区备皮 □ 术前灌肠 □ 其他特殊医嘱
主要护理工作	□ 入院宣教：介绍病房环境、设施和设备等 □ 入院护理评估 □ 观察患肢末梢血运感觉	□ 观察患者病情变化 □ 心理和生活护理	□ 做好备皮等术前准备 □ 提醒患者术前禁食、禁水 □ 术前心理护理
病情变异记录	□ 无　□ 有，原因： 1. 2.	□ 无　□ 有，原因： 1. 2.	□ 无　□ 有，原因： 1. 2.
护士签名			
医师签名			

时间	住院第 1~8 天 （手术日）	住院第 2~9 天 （术后第 1 日）	住院第 3~10 天 （术后第 2 日）
主要诊疗工作	□ 手术 □ 向患者和（或）家属交代手术过程概况及术后注意事项 □ 术者完成手术记录 □ 完成术后病程记录 □ 上级医师查房 □ 麻醉医师查房 □ 观察有无术后并发症并做相应处理	□ 上级医师查房 □ 完成常规病程记录 □ 观察伤口、引流量、生命体征情况等，并做出相应处理	□ 上级医师查房 □ 住院医师完成病程记录 □ 拔除引流管，伤口换药 □ 指导患者功能锻炼
重点医嘱	**长期医嘱：** □ 骨科护理常规 □ 一级护理 □ 饮食 □ 患肢抬高、制动 □ 留置引流管并记引流量 □ 抗菌药物 □ 其他特殊医嘱 **临时医嘱：** □ 今日在神经阻滞麻醉/椎管内麻醉/全身麻醉下行跟骨切开复位内固定术 □ 心电监护、吸氧 6 小时 □ 补液（必要时） □ 止吐、镇痛等对症处理 □ 伤口换药（必要时）	**长期医嘱：** □ 骨科护理常规 □ 一级护理 □ 饮食 □ 患肢抬高、制动 □ 留置引流管并记引流量 □ 抗菌药物 □ 其他特殊医嘱 **临时医嘱：** □ 伤口换药 □ 镇痛等对症处理	**长期医嘱：** □ 骨科护理常规 □ 一级护理 □ 饮食 □ 患肢抬高、制动 □ 抗菌药物 □ 其他特殊医嘱 **临时医嘱：** □ 复查血常规（必要时） □ 换药，拔引流管 □ 镇痛等对症处理
主要护理工作	□ 观察患者病情变化，并及时报告医师 □ 术后心理与生活护理 □ 指导患者术后功能锻炼	□ 观察患者病情，并做好引流量等相关记录 □ 术后心理与生活护理 □ 指导患者术后功能锻炼	□ 观察患者病情变化 □ 术后心理与生活护理 □ 指导患者术后功能锻炼
病情变异记录	□ 无　□ 有，原因： 1. 2.	□ 无　□ 有，原因： 1. 2.	□ 无　□ 有，原因： 1. 2.
护士签名			
医师签名			

时间	住院第4~11天 （术后第3日）	住院第5~12天 （术后第4日）	住院第6~15天 （术后第5~8日）
主要诊疗工作	□ 上级医师查房 □ 完成病程记录 □ 伤口换药（必要时） □ 指导患者功能锻炼	□ 上级医师查房 □ 完成病程记录 □ 伤口换药（必要时） □ 指导患者功能锻炼 □ 摄患侧跟骨正侧位片	□ 上级医师查房，进行手术及伤口评估，确定有无手术并发症和切口愈合不良情况，明确能否出院 □ 完成出院志、病案首页、出院诊断证明书等所有病历书写 □ 向患者交代出院后的康复锻炼及注意事项，如复诊的时间、地点，发生紧急情况时的处理等
重要医嘱	长期医嘱： □ 骨科护理常规 □ 二级护理 □ 饮食 □ 患肢抬高、制动 □ 抗菌药物 □ 其他特殊医嘱 临时医嘱： □ 伤口换药（必要时） □ 镇痛等对症处理	长期医嘱： □ 骨科护理常规 □ 二级护理 □ 饮食 □ 患肢抬高、制动 □ 停用抗菌药物（如体温正常，伤口情况良好，无明显红肿时停用） □ 其他特殊医嘱 临时医嘱： □ 复查血尿常规、肝肾功能、电解质（必要时） □ 伤口换药（必要时） □ 镇痛等对症处理	出院医嘱： □ 出院带药 □ ＿＿日后拆线换药（根据伤口愈合情况预约拆线时间） □ 1个月后门诊复查 □ 如有不适，随时来诊
主要护理工作	□ 观察患者病情变化 □ 术后心理与生活护理 □ 指导患者功能锻炼	□ 观察患者病情变化 □ 指导患者功能锻炼 □ 心理和生活护理	□ 指导患者办理出院手续 □ 出院宣教
病情变异记录	□ 无　□ 有，原因： 1. 2.	□ 无　□ 有，原因： 1. 2.	□ 无　□ 有，原因： 1. 2.
护士签名			
医师签名			

第十七章

闭合性跟骨骨折临床路径释义

一、闭合性跟骨骨折编码

1. 原编码：

疾病名称及编码：闭合性跟骨骨折（ICD-10：S92.001）

手术操作名称及编码：切开复位内固定术（ICD9CM-3：79.395、79.37013）

2. 修改编码：

疾病名称及编码：闭合性跟骨骨折（ICD-10：S92.000）

手术操作名称及编码：跟骨骨折切开复位内固定术（ICD-9-CM-3：79.3701）

二、临床路径检索方法

S92.000 伴 79.3701

三、闭合性跟骨骨折临床路径标准住院流程

（一）适用对象

第一诊断为闭合性跟骨骨折（ICD10：S92.001），行切开复位内固定术（ICD9CM-3：79.395）。

> **释义**
>
> ■本临床路径适用对象是第一诊断为闭合性跟骨骨折的患者。
>
> ■适用对象中不包括肿瘤等病因造成的病理性骨折、有跟骨骨折的多发损伤患者、陈旧性骨折或骨折不愈合、开放性骨折。

（二）诊断依据

根据《临床诊疗指南·骨科分册》（中华医学会编著，人民卫生出版社，2008），《外科学（下册）》（8 年制和 7 年制教材临床医学专用，第 3 版，人民卫生出版社，2015）。

1. 病史：有外伤史，多为高处坠落。

2. 症状和体征：跟痛、肿胀、淤血，跟骨横径增宽，跟部内、外翻畸形，足底扁平。

3. 辅助检查：跟骨 X 线片或 CT 检查示跟骨骨折。

> **释义**
>
> ■注意有无足部筋膜间室综合征。
>
> ■正确的诊断与分类需依据跟骨侧、轴位 X 线片及足部 CT 平扫（包括垂直及平行于距下后关节面两个方向的平扫）。

（三）治疗方案的选择及依据

根据《临床诊疗指南·骨科分册》（中华医学会编著，人民卫生出版社，2008），《外科学（下册）》（8 年制和 7 年制教材临床医学专用，第 3 版，人民卫生出版社，2015）。

1. 明显移位的关节内骨折，明显增宽或压缩的关节外骨折。
2. 无手术禁忌证。

> 释义
>
> ■骨折造成足部筋膜间室综合征者，需急诊行筋膜间室切开减张手术治疗。

（四）标准住院日为 8~21 天

> 释义
>
> ■骨折常造成明显肿胀，严重肿胀者需要等待肿胀消退后（临床出现"皮纹征"）方可进行手术。

（五）进入路径标准

1. 第一诊断必须符合 ICD-10：S92.001 跟骨骨折疾病编码。
2. 当患者同时具有其他疾病诊断，但在住院期间不需要特殊处理也不影响第一诊断的临床路径流程实施时，可以进入路径。
3. 单纯闭合性跟骨骨折。
4. 除外病理性骨折及陈旧性跟骨骨折。

> 释义
>
> ■本路径不适用于合并其他骨折的多发损伤患者，开放性骨折或骨折不愈合也需退出本路径。
> ■合并疾病的院内会诊以及常规处理不影响临床路径流程。

（六）术前准备（术前评估）0~14 天

1. 必需的检查项目：
（1）血常规、尿常规。
（2）肝功能、肾功能、电解质、血糖。
（3）凝血功能。
（4）感染性疾病筛查（乙型肝炎、丙型肝炎、艾滋病、梅毒等）。
（5）跟骨侧轴位 X 线片（必要时 CT 及三维重建）。
（6）X 线胸片、心电图。
2. 根据患者病情可选择：
（1）超声心动图、血气分析和肺功能（高龄或既往有心、肺部病史者）。
（2）有相关疾病者必要时请相关科室会诊。

> **释义**
>
> ■ 以上项目属术前必需完成的检查项目。大部分患者需要进行CT检查进一步了解骨折情况。老年、既往有心肺疾病等内科基础疾病患者需有针对性选择血气分析、肺功能检查、超声心动图等检查。
>
> ■ 根据术前检查的结果安排进一步检查项目，如果住院期间需要特殊处理，可以出本路径。
>
> ■ 如术前凝血功能检查提示D-二聚体升高等异常情况；可间隔2~3天再次复查，以观察异常指标的动态变化。
>
> ■ 如患侧下肢明显肿胀或D-二聚体动态升高，可行下肢深静脉超声或下肢静脉造影检查，明确有无下肢深静脉血栓形成。

（七）预防性抗菌药物选择与使用时机

1. 抗菌药物：按照《抗菌药物临床应用指导原则（2015年版）》（国卫办医发〔2015〕43号）执行。
2. 预防性用药时间为术前30分钟。
3. 手术超时3小时加用1次。
4. 术中出血量>1500ml时加用1次。
5. 术后3天内停止使用预防性抗菌药物，可根据患者切口、体温等情况适当延长使用时间。

> **释义**
>
> ■ 骨与关节手术感染多为革兰阳性球菌，故首选第一、第二代头孢菌素作为预防用药，不需联合用药。
>
> ■ 抗菌药物应在术前30分钟、上止血带之前输注完毕，使手术切口暴露时局部组织中已达到足以杀灭手术过程中入侵切口细菌的药物浓度。手术时间过长或出血量过多时，可考虑加用抗菌药物。
>
> ■ 术后患者出现体温升高、切口局部红肿、渗出或皮肤软组织坏死等可疑手术切口相关感染时，可适当延长抗菌药物使用时间。

（八）手术日为入院第0~14天

1. 麻醉方式：神经阻滞麻醉，椎管内麻醉或全身麻醉。
2. 手术方式：跟骨骨折内固定术。
3. 手术内固定物：克氏针或钢板螺钉。
4. 术中用药：麻醉用药、抗菌药。

> **释义**
>
> ■ 应根据患者具体情况选择麻醉方式，并与麻醉师沟通，说明手术入路，尽可能选择全身影响小的麻醉方式。

- 根据患者骨折情况，选择合适的手术入路。
- 绝大多数患者不需要输血治疗，失血较多患者可视术中具体情况而定。
- 不建议常规植骨及术后辅助外固定治疗。

（九）术后住院恢复3~7天

1. 必需复查的项目：血常规、凝血功能、X线检查。

2. 必要时复查的项目：电解质、肝肾功能、CT。

3. 术后用药：

（1）抗菌药物：按照《抗菌药物临床应用指导原则（2015年版）》（国卫办医发〔2015〕43号）。

（2）预防下肢静脉血栓形成药物。

其他对症药物：消肿、镇痛等。

4. 保护下功能锻炼。

释义

- 术后可根据恢复情况适当缩短住院天数。
- 至少在术后第1天或第2天复查一次血常规，以了解有无明显贫血、白细胞计数升高等异常情况。
- 术后第2天或第三天复查凝血功能，以了解有无D-二聚体升高等异常情况；可间隔2~3天再次复查，以观察异常指标的动态变化。
- 如患侧下肢明显肿胀，可行下肢深静脉超声或下肢静脉造影检查，明确有无下肢深静脉血栓形成。
- 如患者既往有肝脏或肾脏疾病病史，或术后出现少尿、下肢或眼睑水肿等情况，应复查肝肾功能。
- 术后必须复查跟骨侧、轴位X线片判断骨折复位及内固定位置是否良好，必要时用CT检查骨折复位情况及内固定位置。
- 选择抗菌药物时要根据手术部位的常见病原菌、患者病理生理状况、抗菌药物的抗菌谱、抗菌药物的药动学特点、抗菌药物的不良反应等综合考虑。原则上应选择相对广谱、效果肯定、安全及价格相对低廉的抗菌药物。
- 如患者存在血栓性疾病高危因素，术后第1天开始抗凝治疗，可使用低分子肝素，以预防下肢深静脉血栓形成；持续治疗至患者可拄拐离床活动。
- 如术后足部肿胀明显，首先给予抬高患肢、冰敷，可口服或者静脉使用消肿药物，必要时可以给予制动。
- 如固定良好，应鼓励患者早期非负重活动，包括肌肉收缩、屈伸关节，早期禁止负重。

（十）出院标准（围绕一般情况、切口情况、第一诊断转归）

1. 体温正常、常规化验无明显异常。

2. X线片证实复位固定符合标准。

3. 切口无异常。

4. 无与本病相关的其他并发症。

> **释义**
>
> ■患者出院前应一般情况良好，骨折固定符合相关标准，切口无异常情况，临床允许出院继续观察休养。如果发生相关并发症，可能会延长住院时间。
>
> ■体温高首先应考虑有无感染可能，可结合血常规、局部伤口情况及患者主诉综合分析。应当注意明显贫血、伤口局部血肿吸收也是发热的原因，但一般不高于39℃。
>
> ■出院前应仔细观察伤口情况，确定伤口无明显红肿、持续渗液、皮肤软组织坏死方可出院。

（十一）有无变异及原因分析

1. 并发症：本病常伴有其他部位损伤，应严格掌握入选标准。但仍有一些患者因骨折相关并发症而延期治疗，如术后皮肤软组织坏死、切口愈合欠佳、血栓形成等。

2. 合并症：老年人本身有许多合并症，如骨质疏松、糖尿病、心脑血管疾病等，骨折后这些疾病可能加重，需同时治疗，或需延期治疗。

3. 内固定物选择：根据骨折类型选择适当的内固定物。

> **释义**
>
> ■按标准治疗方案如发生严重的并发症，需要转入相应路径。
>
> ■医师认可的变异原因主要是指患者入选路径后，医师在检查及治疗过程中发现患者合并存在一些事前未预知的对本路径治疗可能产生影响的情况，需要中止执行路径或者是延长治疗时间、增加治疗费用。医师需在表单中明确说明。
>
> ■因患者方面的主观原因导致执行路径出现变异，也需要医师在表单中予以说明。

四、闭合性跟骨骨折临床路径用药方案

【用药选择】

1. 术前治疗基础疾病的药物应继续规律应用。

2. 术中抗菌药物应于术前 30 分钟滴注，骨关节感染以革兰阳性球菌为主，故首选第一、第二代头孢菌素，若皮试阳性可选用头孢曲松。

3. 无血栓类疾病高危因素患者不建议常规术前、术后药物抗凝。

【药学提示】

已知对磺胺类药物过敏患者禁用帕瑞昔布。

【注意事项】

术后应避免注射用非甾类镇痛药与口服非甾类镇痛药合用，以免增加胃肠道不良事件风险。

五、推荐表单

（一）医师表单

闭合性跟骨骨折临床路径医师表单

适用对象：第一诊断为闭合性跟骨骨折（ICD-10：S92.000）

行跟骨骨折切开复位内固定术（ICD-9-CM-3：79.3701）

患者姓名：	性别： 年龄： 门诊号：	住院号：
住院日期： 年 月 日	出院日期： 年 月 日	标准住院日：8~21日

时间	住院第1天	住院第2天	住院第3天（术前日）
主要诊疗工作	□ 询问病史及体格检查 □ 完成病历书写 □ 开化验单及相关检查 □ 上级医师查房与术前评估	□ 根据患者病史、查体、平片、CT等行术前讨论，确定手术方案及麻醉方式 □ 根据化验及相关检查结果对患者的手术风险进行评估，必要时请相关科室会诊	□ 完成必要的相关科室会诊 □ 完成术前准备与术前评估 □ 完成术前小结、上级医师查房记录等病历书写 □ 签署手术治疗知情同意书、植入性医用器材使用知情同意书等 □ 向患者及家属交代病情及围术期的注意事项
重点医嘱	**长期医嘱：** □ 二级护理 □ 饮食 □ 患者既往基础用药 □ 抬高患肢 **临时医嘱：** □ 血常规、尿常规、肝功能、肾功能、电解质、血糖、凝血常规、免疫常规 □ 心电图 □ 胸片 □ 跟骨侧、轴位像 □ 跟骨CT平扫及三维（根据具体情况）	**长期医嘱：** □ 二级护理 □ 饮食 □ 患者既往基础用药 □ 抬高患肢 **临时医嘱：** □ 请相关科室会诊	**长期医嘱：** □ 二级护理 □ 饮食 □ 患者既往基础用药 □ 抬高患肢 **临时医嘱：** □ 术前医嘱：常规准备明日在全身麻醉或腰硬联合麻醉下行跟骨骨折切开复位内固定术 □ 术前禁食、禁水 □ 如需预防性使用抗菌药物，抗菌药物试敏 □ 术前30分钟静脉滴注
病情变异记录	□ 无 □ 有，原因： 1. 2.	□ 无 □ 有，原因： 1. 2	□ 无 □ 有，原因： 1. 2.
医师签名			

时间	住院第 4 天 （手术当日）	住院第 5~8 天 （术后第 1~4 日）	住院第 9~21 天 （出院日）
主要诊疗工作	□ 手术 □ 术者完成手术记录 □ 住院医师完成术后病程记录 □ 上级医师查房 □ 向患者及家属交代手术过程概况及术后注意事项	□ 上级医师查房 □ 完成病程记录 □ 换药（根据具体情况） □ 观察肿胀程度及皮肤软组织血运情况 □ 观察引流量	□ 上级医师查房，评估切口有无感染及皮肤坏死，评估能否出院 □ 完成出院小结、病案首页、出院诊断书 □ 告知患者出院注意事项，如换药及拆线时间、功能锻炼及复查时间及地点
重点医嘱	**长期医嘱：** □ ××麻醉术后常规护理 □ 一级护理 □ 禁食、禁水 6 小时后普食/糖尿病饮食/低盐低脂饮食 □ 留置导尿 □ 记引流量 □ 患者既往基础用药 □ 抬高患肢 □ 理疗 □ 脱水（根据肿胀程度） □ 抗凝，预防血栓药物 **临时医嘱：** □ 心电、血压、血氧饱和度监测 □ 吸氧 □ 补液（根据情况） □ 镇痛药物（根据情况）	**长期医嘱：** □ 一级护理 □ 饮食 □ 记引流量 □ 患者既往基础用药 □ 抬高患肢 □ 理疗 □ 脱水（根据肿胀程度） □ 抗凝，预防血栓药物 **临时医嘱：** □ 补液（根据情况） □ 镇痛药物（根据情况） □ 复查术后 X 线片	**出院医嘱：** □ 出院带药 □ 嘱＿＿日后拆线换药（根据出院时间决定） □ 1 个月后门诊复查 □ 如有不适，随时来诊 **临时医嘱：** □ 今日出院
病情变异记录	□ 无　□ 有，原因： 1. 2.	□ 无　□ 有，原因： 1. 2	□ 无　□ 有，原因： 1. 2.
医师签名			

（二）护士表单

闭合性跟骨骨折临床路径护士表单

适用对象：第一诊断为闭合性跟骨骨折（ICD-10：S92.000）
行跟骨骨折切开复位内固定术（ICD-9-CM-3：79.3701）

患者姓名：	性别： 年龄： 门诊号：	住院号：
住院日期： 年 月 日	出院日期： 年 月 日	标准住院日：8~21日

时间	住院第1天	住院第2~3天（术前日）	住院第4天（手术当日）
健康宣教	□ 入院宣教 □ 介绍主管医师和责任护士 □ 介绍病室环境、设施、设备 □ 介绍规章制度及安全宣教 □ 介绍疾病相关注意事项	□ 术前宣教 □ 宣教疾病知识、术前准备、手术过程 □ 告知准备物品 □ 告知术后饮食、活动及探视规定 □ 告知术后可能出现的情况及应对方式 □ 告知家属等候区位置	□ 手术当日宣教 □ 告知监护设备、管路功能及注意事项 □ 饮食指导 □ 告知术后可能出现的情况及应对方式 □ 再次明确探视陪伴须知
护理处置	□ 核对患者，佩戴腕带 □ 建立入院病历 □ 评估患者并书写护理评估单 □ 卫生处置：剪指（趾）甲、沐浴，更换病号服 □ 用软枕抬高患肢	□ 协助医师完成术前检查、化验 □ 术前常规准备 □ 禁食、禁水 □ 备皮 □ 配血 □ 抗菌药物皮试 □ 肠道准备	□ 送手术 □ 摘除患者各种活动物品 □ 核对患者信息 □ 核对带药 □ 填写手术交接单，签字确认 □ 接手术 □ 核对患者及资料，签字确认
基础护理	□ 二级或一级护理 □ 晨晚间护理 □ 饮食指导 □ 排泄护理 □ 患者安全管理	□ 二级或一级护理 □ 晨晚间护理 □ 饮食指导 □ 排泄护理 □ 患者安全管理	□ 特级或一级护理 □ 晨晚间护理 □ 卧位护理：协助床上移动、保持功能体位 □ 饮食指导、排便情况 □ 患者安全管理
专科护理	□ 护理查体 □ 评估患肢感觉活动、末梢血运 □ 评估患肢肿胀及皮肤情况，并遵医嘱抬高患肢 □ 需要时，填写跌倒及皮肤压疮防范表，床头悬挂防跌倒提示牌 □ 保持石膏固定牢固、有效 □ 遵医嘱予以消肿、镇痛治疗 □ 给予患者及家属心理支持	□ 遵医嘱完成相关检查 □ 评估患肢肿胀及皮肤情况，并遵医嘱抬高患肢 □ 保持石膏固定牢固、有效 □ 遵医嘱予消肿、镇痛治疗 □ 遵医嘱予功能锻炼指导 □ 遵医嘱予预防深静脉血栓治疗 □ 给予患者及家属心理支持	□ 病情观察，书写特护记录或一般护理记录 □ 日间q2h、夜间q4h评估生命体征、意识、患肢感觉活动及血运情况、皮肤及肿胀情况、伤口敷料、引流管、尿管情况、出入量，如有病情变化随时记录 □ 遵医嘱予患肢抬高 □ 遵医嘱予预防深静脉血栓治疗 □ 遵医嘱予抗菌药物、消肿、镇痛、止吐、补液药物治疗 □ 给予患者及家属心理支持

续　表

时间	住院第 1 天	住院第 2~3 天（术前日）	住院第 4 天（手术当日）
重点 医嘱	□ 详见医嘱执行单	□ 详见医嘱执行单	□ 详见医嘱执行单
病情 变异 记录	□ 无　□ 有，原因： 1. 2.	□ 无　□ 有，原因： 1. 2.	□ 无　□ 有，原因： 1. 2.
护士 签名			

时间	住院第 5~8 天 （术后第 1~4 日）	住院第 9~21 天 （出院日）
健康宣教	□ 术后宣教 □ 药物作用时间及频率 □ 饮食、活动指导 □ 复查患者对术前宣教内容的掌握程度 □ 功能锻炼指导 □ 佩戴支具注意事项 □ 安全宣教 □ 镇痛治疗及注意事项	□ 出院宣教 □ 复查时间 □ 用药方法 □ 饮食指导 □ 活动休息 □ 支具佩戴 □ 办理出院手续程序及时间
护理处置	□ 遵医嘱完成相关治疗	□ 办理出院手续 □ 书写出院小结
基础护理	□ 一级或二级护理 □ 晨晚间护理 □ 饮食指导 □ 排泄护理 □ 患者安全管理	□ 二级护理 □ 晨晚间护理 □ 饮食指导 □ 排泄护理 □ 患者安全管理
专科护理	□ 病情观察，写护理记录 □ 评估生命体征、意识、患肢感觉活动及血运、皮肤及肿胀情况、伤口敷料、引流管、尿管情况、出入量，如有病情变化随时记录 □ 遵医嘱予患肢抬高 □ 遵医嘱予康复锻炼指导 □ 遵医嘱予抗菌药物、消肿、镇痛、抗血栓药物治疗 □ 给予患者及家属心理支持	□ 病情观察、书写护理记录 □ 评估生命体征、意识、患肢感觉活动及血运情况 □ 遵医嘱指导出院后康复锻炼 □ 给予患者及家属心理指导
重点医嘱	□ 详见医嘱执行单	□ 详见医嘱执行单
病情变异记录	□ 无　□ 有，原因： 1. 2.	□ 无　□ 有，原因： 1. 2.
护士签名		

（三）患者表单

闭合性跟骨骨折临床路径患者表单

适用对象：第一诊断为闭合性跟骨骨折（ICD-10：S92.000）

行跟骨骨折切开复位内固定术（ICD-9-CM-3：79.3701）

患者姓名：	性别：　　年龄：　　门诊号：	住院号：
住院日期：　　年　月　日	出院日期：　　年　月　日	标准住院日：8~21日

时间	入　院	手术前	手术当日
医患配合	□ 配合询问病史、收集资料，请务必详细告知既往史、用药史、过敏史 □ 如服用抗凝剂，请明确告知 □ 配合医师进行体格检查 □ 如有任何不适请告知医师 □ 请配合医师完成患肢石膏固定	□ 配合完善术前相关检查、化验，如采血、留尿、心电图、X 线胸片、患肢 X 线检查、CT、MRI、肺功能 □ 医师与患者及家属介绍病情及手术方案、时间；手术谈话、术前签字 □ 麻醉师与患者进行术前访视	□ 配合评估手术效果 □ 配合检查肢体感觉活动情况 □ 有任何不适请告知医师
护患配合	□ 配合测量体温、脉搏、呼吸、血压、体重 □ 配合佩戴腕带 □ 配合护士完成入院评估（简单询问病史、过敏史、用药史） □ 接受入院宣教（环境介绍、病室规定、订餐制度、贵重物品保管、探视制度等） □ 有任何不适请告知护士	□ 配合测量体温、脉搏、呼吸、询问排便次数1次/天 □ 接受术前宣教 □ 配合手术范围备皮 □ 准备好必要用物，如弯头吸管、尿壶、便盆等 □ 取下义齿、饰品等，贵重物品交家属保管	□ 清晨配合测量体温、脉搏、呼吸1次 □ 送手术前协助完成核对，脱去衣物，上手术车 □ 返病房后，协助完成核对，配合过病床 □ 配合检查意识、肢体感觉活动 □ 配合术后吸氧、心电监护、输液、床上排尿或留置尿管，患肢伤口处可能有引流管 □ 遵医嘱采取正确体位 □ 有任何不适请告知护士
饮食	□ 正常普食 □ 糖尿病饮食 □ 低盐、低脂饮食	□ 术前12小时禁食、禁水	□ 返病室后禁食、禁水6小时 □ 6小时后无恶心、呕吐可适量饮水 □ 禁食、禁水
排泄	□ 正常排尿便	□ 正常排尿便	□ 床上排尿便 □ 保留尿管
活动	□ 患肢抬高	□ 患肢抬高	□ 卧床休息，保护管路 □ 患肢抬高 □ 患肢活动

时间	手术后	出　院
医患配合	□ 配合检查肢体感觉活动 □ 需要时伤口换药 □ 配合佩戴支具 □ 配合拔除伤口引流管、尿管 □ 配合伤口拆线	□ 接受出院前指导 □ 知道复查程序
护患配合	□ 配合定时监测生命体征，每日询问排便次数 □ 配合检查肢体感觉活动 □ 配合夹闭尿管，锻炼膀胱功能 □ 接受进食、进水、排便等生活护理 □ 注意安全，避免坠床或跌倒 □ 配合采取正确体位 □ 如需要，配合正确佩戴支具 □ 配合执行探视及陪伴制度	□ 接受出院宣教 □ 准备齐就诊卡、押金条 □ 知道用药方法、作用、注意事项 □ 知道护理伤口方法 □ 知道正确佩戴支具 □ 知道复印病历的方法和时间 □ 办理出院手续 □ 获取出院证明书 □ 获取出院带药
饮食	□ 正常饮食 □ 糖尿病饮食 □ 低盐、低脂饮食	□ 根据医嘱饮食
排泄	□ 正常排尿便 □ 防治便秘	□ 正常排尿便 □ 防治便秘
活动	□ 注意保护管路，勿牵拉、打折 □ 根据医嘱活动	□ 根据医嘱适量活动，避免疲劳

附：原表单（2016 年版）

闭合性跟骨骨折临床路径表单

适用对象：第一诊断为闭合性跟骨骨折患者（ICD-10：S92.001）

患者姓名：	性别：　　年龄：　　门诊号：	住院号：
住院日期：　　年　月　日	出院日期：　　年　月　日	标准住院日：8~21 日

时间	住院第 1 天	住院第 2 天	住院第 3 天（手术日前 1 天）
主要诊疗工作	□ 询问病史及体格检查 □ 完成病历书写 □ 开化验单及相关检查 □ 上级医师查房与术前评估	□ 根据患者病史、查体、平片、CT 等行术前讨论，确定手术方案及麻醉方式 □ 根据化验及相关检查结果对患者的手术风险进行评估，必要时请相关科室会诊	□ 完成必要的相关科室会诊 □ 完成术前准备与术前评估 □ 完成术前小结、上级医师查房记录等病历书写 □ 签署手术治疗知情同意书、植入性医用器材使用知情同意书等 □ 向患者及家属交代病情及围术期的注意事项
重点医嘱	长期医嘱： □ 二级护理 □ 饮食 □ 患者既往基础用药 □ 抬高患肢 临时医嘱： □ 血常规、尿常规、肝功能、肾功能、电解质、血糖、凝血常规、免疫常规 □ 心电图 □ X 线胸片 □ 跟骨侧、轴位像 □ 跟骨 CT 平扫及三维（根据具体情况）	长期医嘱： □ 二级护理 □ 饮食 □ 患者既往基础用药 □ 抬高患肢 临时医嘱： □ 请相关科室会诊	长期医嘱： □ 二级护理 □ 饮食 □ 患者既往基础用药 □ 抬高患肢 临时医嘱： □ 术前医嘱：常规准备明日在全身麻醉或腰硬联合麻醉下行跟骨骨折切开复位内固定术 □ 术前禁食、禁水 □ 如需预防性使用抗菌药物，抗菌药物试敏 □ 术前 30 分钟静脉滴注
主要护理工作	□ 介绍病区环境、设施 □ 介绍患者主管医师和责任护士 □ 入院常规宣教 □ 备轮椅或拐杖，安全宣教 □ 告知辅助检查的注意事项	□ 护理等级评定 □ 药物过敏史 □ 既往病史 □ 在陪检护士指导下完成辅助检查 □ 做好晨晚间护理 □ 评估"三高征"	□ 术前常规准备（腕带、对接单） □ 术区备皮 □ 术前宣教 □ 心理护理 □ 告知给予清淡饮食 □ 妥善保管义齿、贵重物品 □ 术前模拟训练
病情变异记录	□ 无　□ 有，原因： 1. 2.	□ 无　□ 有，原因： 1. 2	□ 无　□ 有，原因： 1. 2.
护士签名			
医师签名			

时间	住院第 4 天 （手术当日）	住院第 5~8 天 （术后第 1~4 日）	住院第 9~21 天 （出院日）
主要诊疗工作	□ 手术 □ 术者完成手术记录 □ 住院医师完成术后病程记录 □ 上级医师查房 □ 向患者及家属交代手术过程概况及术后注意事项	□ 上级医师查房 □ 完成病程记录 □ 换药（根据具体情况） □ 观察肿胀程度及皮肤软组织血运情况 □ 观察引流量	□ 上级医师查房，评估切口有无感染及皮肤坏死，评估能否出院 □ 完成出院小结、病案首页、出院诊断书 □ 告知患者出院注意事项，如换药及拆线时间、功能锻炼及复查时间及地点
重点医嘱	长期医嘱： □ ××麻醉术后常规护理 □ 一级护理 □ 禁食、禁水 6 小时后普食/糖尿病饮食/低盐低脂饮食 □ 留置导尿 □ 记引流量 □ 患者既往基础用药 □ 抬高患肢 □ 理疗 □ 脱水（根据肿胀程度） □ 抗凝，预防血栓药物 临时医嘱： □ 心电图、血压、血氧饱和度监测 □ 吸氧 □ 补液（根据情况） □ 镇痛药物（根据情况）	长期医嘱： □ 一级护理 □ 饮食 □ 记引流量 □ 患者既往基础用药 □ 抬高患肢 □ 理疗 □ 脱水（根据肿胀程度） □ 抗凝，预防血栓药物 临时医嘱： □ 补液（根据情况） □ 镇痛药物（根据情况） □ 术后复查 X 线片	出院医嘱： □ 出院带药 □ 嘱____日后拆线换药（根据出院时间决定） □ 1 个月后门诊复查 □ 如有不适，随时来诊 临时医嘱： □ 今日出院
主要护理工作	□ 监测生命体征 □ 排空膀胱 □ 根据麻醉方式对症术后护理 □ 切口及引流护理 □ 肢体护理：使用下肢垫，固定于功能位 □ 预防压疮护理 □ 预防血栓护理 □ 疼痛护理 □ 石膏托护理	□ 饮食指导：禁烟酒，忌生冷辛辣刺激性食物 □ 并发症观察：切口裂、皮肤坏死、感染、血肿 □ 基础护理：防止床上如厕污染床单，保持皮肤清洁、干燥及完整性 □ 心理护理	□ 功能锻炼：早期要根据石膏位置进行足趾的轻度活动。指导床上运动的方法及意义、股四头肌和小腿肌的伸缩锻炼 □ 瘢痕护理：告知拆线时间、预防瘢痕的意义及方法 □ 告知随诊的意义 □ 告知出院流程
病情变异记录	□ 无 □ 有，原因： 1. 2.	□ 无 □ 有，原因： 1. 2	□ 无 □ 有，原因： 1. 2.
护士签名			
医师签名			

第十八章

闭合性跟腱断裂临床路径释义

一、闭合性跟腱断裂编码

1. 原编码：

疾病名称及编码：闭合性跟腱断裂（ICD-10：S86.001）

手术操作名称及编码：跟腱修补术（ICD9CM-3：83.885）

2. 修改编码：

疾病名称及编码：闭合性跟腱断裂（ICD-10：S86.001）

手术操作名称及编码：跟腱缝合术（ICD-9-CM-3：83.6402）

跟腱再附着（ICD-9-CM-3：83.7300）

跟腱成形术（ICD-9-CM-3：83.8802）

跟腱修补术（ICD-9-CM-3：83.8803）

二、临床路径检索方法

S86.001 伴（83.6402/83.7300/83.8802/83.8803）

三、闭合性跟腱断裂临床路径标准住院流程

（一）适用对象

第一诊断为闭合性跟腱断裂（ICD10：S86.001），拟行跟腱修补术（ICD-9-CM-3：83.885）。

> **释义**
>
> ■ 本临床路径适用对象是第一诊断为闭合性跟腱断裂的患者。
>
> ■ 适用对象中不包括有跟腱断裂的多发损伤患者、陈旧性跟腱断裂或开放性跟腱断裂。

（二）诊断依据

根据《足踝外科学》（王正义主编，人民卫生出版社，2006）。

1. 病史：外伤史，多为踝关节极度背伸时再突然蹬地发力。

2. 查体：局部疼痛肿胀，提踵不能，Thompson 试验阳性。

3. 辅助检查：彩超或 MRI 提示跟腱连续性中断。

> **释义**
>
> ■ 注意与跟骨结节撕脱性骨折鉴别。
>
> ■ 准确的诊断与评估需依靠踝关节彩超或 MRI。

（三）治疗方案的选择及依据

根据《足踝外科学》（王正义主编，人民卫生出版社，2006），除在无条件进行手术或患者不能接受手术的情况下而采用非手术治疗，应以手术治疗为宜。手术指征是否过于激进，跖屈位彩超提示跟腱断端无明确接触。

> **释义**
>
> ■ 患者一般情况、合并疾患无法耐受手术或患者拒绝手术治疗，可考虑采用非手术治疗。

（四）标准住院日为 7~9 天

> **释义**
>
> ■ 损伤常造成患处肿胀，严重肿胀者需要等待肿胀消退后方可进行手术。

（五）进入路径标准

1. 第一诊断必须符合 ICD-10：S86.001 跟腱断裂疾病编码。
2. 闭合性跟腱断裂。
3. 当患者同时具有其他疾病诊断时，但在住院期间不需要特殊处理也不影响第一诊断的临床路径流程实施时，可以进入路径。

> **释义**
>
> ■ 本路径不适用于合并其他损伤的多发损伤患者，开放性或陈旧性跟腱断裂也需退出本路径。
>
> ■ 合并疾病的院内会诊以及常规处理不影响临床路径流程。

（六）术前准备（术前评估）0~3 天

1. 必需的检查项目：
（1）血常规、尿常规。
（2）肝肾功能、电解质、血糖。
（3）凝血功能。
（4）感染性疾病筛查（乙型肝炎、丙型肝炎、艾滋病、梅毒等）。
（5）踝关节侧位 X 线片。
（6）胸片、心电图。
（7）下肢深静脉彩超或下肢静脉造影。
2. 根据患者病情可选择：
（1）超声心动图、血气分析和肺功能（高龄或既往有心、肺部病史者）。
（2）局部彩超、跟腱 MRI。
（3）有相关疾病者必要时请相关科室会诊。

释义

■ 以上项目属术前必须完成的检查项目。踝关节侧位 X 线片用以除外骨折。

■ 大部分患者需要进行局部彩超或跟腱 MRI 检查进一步明确损伤情况。老年、既往有心肺疾病等内科基础疾病患者需有针对性选择血气分析、肺功能检查、超声心动图等检查。

■ 根据术前检查的结果安排进一步检查项目，如果住院期间需要特殊处理，可以退出本路径。

■ 如术前凝血功能检查提示 D-二聚体升高等异常情况，可间隔 2~3 天再次复查，以观察异常指标的动态变化。

■ 术前下肢深静脉彩超或下肢静脉造影检查，明确有无下肢深静脉血栓形成。

（七）预防性抗菌药物选择与使用时机

1. 抗菌药物：按照《抗菌药物临床应用指导原则（2015 年版）》（国卫办医发〔2015〕43号）执行。

释义

■ 绝大多数闭合性跟腱断裂手术为 I 类切口，通常不需预防性应用抗菌药物。

■ 有感染高危因素者，如高龄、糖尿病、免疫功能低下（尤其是接受器官移植者）、营养不良等，可预防性应用抗菌药物。

■ 骨骼肌肉系统手术感染多为革兰阳性球菌，故首选第一、第二代头孢菌素作为预防用药，不需联合用药。

■ 如预防性应用抗菌药物应在术前 30 分钟、上止血带之前输注完毕，使手术切口暴露时局部组织中已达到足以杀灭手术过程中入侵切口细菌的药物浓度。手术时间过长（超过 3 小时）或出血量过多（>1500ml）时，可考虑加用抗菌药物。

■ 术后患者出现体温升高，切口局部红肿、渗出或皮肤软组织坏死等可疑手术切口相关感染时，可开始应用抗菌药物或适当延长使用时间。

（八）手术日为入院第 0~7 天

1. 麻醉方式：神经阻滞麻醉、椎管内麻醉或全身麻醉。
2. 手术方式：手术探查、跟腱修复术或跟腱止点重建术。
3. 手术内植物：止点断裂可选择植入骨锚。
4. 输血：无。

释义

■ 应根据患者具体情况选择麻醉方式，并与麻醉师沟通，说明手术入路，尽可能选择全身影响小的麻醉方式。

■ 根据患者损伤的具体情况，选择合适的手术入路与手术方式。

- 如跟腱于跟骨结节止点处断裂，缝合修补困难，可使用骨锚修复。
- 绝大多数患者不需要输血治疗，失血较多患者可视术中具体情况而定。

（九）术后住院恢复3~5天

1. 观察切口愈合情况及切口周围皮肤血运情况。
2. 术后处理：
（1）抗菌药物：按照《抗菌药物临床应用指导原则（2015年版）》（国卫办医发〔2015〕43号）执行。
（2）术后镇痛：参照《骨科常见疼痛的处理专家建议》。
（3）脱水药物。
（4）部分患者可根据病情给予抗凝或改善循环治疗。
（5）术后康复：术后短腿石膏前后托制动。

> **释义**
>
> - 术后可根据恢复情况适当缩短住院天数。
> - 如患侧下肢明显肿胀，可行下肢深静脉彩超或下肢静脉造影检查，明确有无下肢深静脉血栓形成。
> - 如需使用抗菌药物，抗菌药物的选择要根据手术部位的常见病原菌、患者病理生理状况、抗菌药物的抗菌谱、抗菌药物的药动学特点、抗菌药物的不良反应等综合考虑。原则上应选择相对广谱、效果肯定、安全及价格相对低廉的抗菌药物。
> - 如患者存在血栓性疾病高危因素，术后第1天开始抗凝治疗，可使用低分子肝素，以预防下肢深静脉血栓形成；持续治疗至患者可拄拐离床活动。
> - 如术后患处肿胀明显，首先给予抬高患肢、冰敷，可口服或者静脉使用消肿药物，必要时可以给予脱水药物治疗。
> - 术后常规短腿石膏前后托固定患肢踝关节于跖屈位，早期禁止负重，鼓励患者进行肌肉等长收缩、邻近关节主动/被动活动等功能训练。

（十）出院标准（围绕一般情况、切口情况、第一诊断转归）

1. 体温正常，常规化验指标无明显异常。
2. 伤口情况良好：引流管/片拔除，伤口无感染征象（或可在门诊处理的伤口情况），无皮肤坏死。
3. 没有需要住院处理的并发症和（或）合并症。

> **释义**
>
> - 患者出院前应一般情况良好，切口无异常情况，临床允许出院继续观察休养。如果发生相关并发症，可能会延长住院时间。

■ 体温高首先应考虑有无感染可能，可结合血常规、局部伤口情况及患者主诉综合分析。应当注意明显贫血、伤口局部血肿吸收也是发热的原因，但体温一般不高于39℃。

■ 出院前应仔细观察伤口情况，确定伤口无明显红肿、持续渗液、皮肤软组织坏死方可出院。

（十一）有无变异及原因分析

1. 围术期并发症：伤口血肿、感染、皮肤坏死等造成住院日延长和费用增加。
2. 内科合并症：老年患者常合并基础疾病，如脑血管或心血管病、糖尿病、血栓等，手术可能导致这些疾病加重而需要进一步治疗，从而延长治疗时间，并增加住院费用。

释义

■ 按标准治疗方案如发生严重的并发症，需要转入相应路径。

■ 医师认可的变异原因主要是指患者入选路径后，医师在检查及治疗过程中发现患者合并存在一些事前未预知的对本路径治疗可能产生影响的情况，需要中止执行路径或是延长治疗时间、增加治疗费用。医师需在表单中明确说明。

■ 因患者方面的主观原因导致执行路径出现变异，也需要医师在表单中予以说明。

四、闭合性跟腱断裂临床路径用药方案

【用药选择】

1. 术前治疗基础疾病的药物应继续规律应用。

2. 不建议术中、术后常规预防性使用抗菌药物。有感染高危因素者，术中抗菌药物应于术前 30 分钟滴注，骨骼肌肉系统感染以革兰阳性球菌为主，故首选第一、第二代头孢菌素，若皮试阳性可选用头孢曲松。

3. 无血栓类疾病高危因素患者不建议常规术前、术后药物抗凝。

【药学提示】

已知对磺胺类药物过敏患者禁用帕瑞昔布。

【注意事项】

术后应避免注射用非甾类镇痛药与口服非甾类镇痛药合用，以免增加胃肠道不良事件风险。

五、推荐表单

（一）医师表单

闭合性跟腱断裂临床路径医师表单

适用对象：第一诊断为闭合性跟腱断裂（ICD-10：S86.001）

行跟腱缝合术（ICD-9-CM-3：83.6402），跟腱再附着（ICD-9-CM-3：83.7300），跟腱成形术（ICD-9-CM-3：83.8802），跟腱修补术（ICD-9-CM-3：83.8803）

患者姓名：	性别： 年龄： 门诊号：	住院号：
住院日期：　年　月　日	出院日期：　年　月　日	标准住院日：7~9日

时间	住院第1天	住院第2天	住院第3天（手术日前1天）
主要诊疗工作	□ 询问病史及体格检查 □ 完成病历书写 □ 开化验单及相关检查 □ 上级医师查房与术前评估	□ 根据患者病史、查体、彩超、MRI 等行术前讨论，确定手术方案及麻醉方式 □ 根据化验及相关检查结果对患者的手术风险进行评估，必要时请相关科室会诊	□ 完成必要的相关科室会诊 □ 完成术前准备与术前评估 □ 完成术前小结、上级医师查房记录等病历书写 □ 签署手术治疗知情同意书、植入性医用器材使用知情同意书等 □ 向患者及家属交代病情及围术期的注意事项
重点医嘱	**长期医嘱：** □ 二级护理 □ 饮食 □ 患者既往基础用药 □ 抬高患肢 □ 冷敷、消肿药物（口服或静脉） **临时医嘱：** □ 血常规、尿常规、肝功能、肾功能、电解质、血糖、凝血常规、免疫常规 □ 心电图 □ X 线胸片 □ 患侧踝关节侧位像 □ 跟腱彩超或 MRI 检查（根据具体情况）	**长期医嘱：** □ 二级护理 □ 饮食 □ 患者既往基础用药 □ 抬高患肢 □ 冷敷、消肿药物（口服或静脉） **临时医嘱：** □ 请相关科室会诊	**长期医嘱：** □ 二级护理 □ 饮食 □ 患者既往基础用药 □ 抬高患肢 □ 冷敷、消肿药物（口服或静脉） **临时医嘱：** □ 术前医嘱：常规准备明日在全身麻醉或腰硬联合麻醉或神经阻滞麻醉下行跟腱断裂修补术 □ 术前禁食、禁水 □ 如需预防性使用抗菌药物，抗菌药物试敏 □ 术前 30 分钟静脉滴注 □ 下肢深静脉彩超/下肢静脉造影
病情变异记录	□ 无　□ 有，原因： 1. 2.	□ 无　□ 有，原因： 1. 2.	□ 无　□ 有，原因： 1. 2.
医师签名			

时间	住院第 2~4 天 （手术当日）	住院第 5~8 天 （术后第 1~4 日）	住院第 9 天 （出院日）
主要诊疗工作	□ 手术 □ 术者完成手术记录 □ 住院医师完成术后病程记录 □ 上级医师查房 □ 向患者及家属交代手术过程概况及术后注意事项	□ 上级医师查房 □ 完成病程记录 □ 换药（根据具体情况） □ 观察肿胀程度及皮肤软组织血运情况 □ 观察引流量，拔除引流管，观察石膏松紧度	□ 上级医师查房，确定有无手术并发症和切口愈合不良情况，明确能否出院 □ 完成出院小结、病案首页、出院诊断书等所有病历资料 □ 向患者交代出院后的康复锻炼及注意事项，如复诊的时间、地点，发生紧急情况时的处理等
重点医嘱	**长期医嘱：** □ ××麻醉术后常规护理 □ 一级护理 □ 禁食、禁水，6 小时后普食/糖尿病饮食/低盐低脂饮食 □ 记引流量 □ 患者既往基础用药 □ 抬高患肢 □ 理疗 □ 脱水（根据肿胀程度） □ 抗凝，预防血栓药物 **临时医嘱：** □ 心电图、血压、血氧饱和度监测 □ 吸氧 □ 补液（根据情况） □ 镇痛药物（根据情况）	**长期医嘱：** □ 二级护理 □ 饮食 □ 记引流量 □ 患者既往基础用药 □ 抬高患肢 □ 理疗 □ 脱水（根据肿胀程度） □ 抗凝预防血栓药物 **临时医嘱：** □ 补液（根据情况） □ 镇痛药物（根据情况）	**出院医嘱：** □ 出院带药 □ 嘱日后拆线换药（根据出院时间决定） □ 嘱更换及拆除石膏时间 □ 如有不适，随时来诊
病情变异记录	□ 无　□ 有，原因： 1. 2.	□ 无　□ 有，原因： 1. 2.	□ 无　□ 有，原因： 1. 2.
医师签名			

（二）护士表单

闭合性跟腱断裂临床路径护士表单

适用对象：第一诊断为闭合性跟腱断裂（ICD-10：S86.001）

行跟腱缝合术（ICD-9-CM-3：83.6402），跟腱再附着（ICD-9-CM-3：83.7300），跟腱成形术（ICD-9-CM-3：83.8802），跟腱修补术（ICD-9-CM-3：83.8803）

患者姓名：	性别： 年龄： 门诊号：	住院号：
住院日期： 年 月 日	出院日期： 年 月 日	标准住院日：7~9 日

时间	住院第 1 天	住院第 1~3 天（术前日）	住院第 2~4 天（手术当日）
健康宣教	□ 入院宣教 □ 介绍主管医师和责任护士 □ 介绍病室环境、设施、设备 □ 介绍规章制度及安全宣教 □ 介绍疾病相关注意事项	□ 术前宣教 □ 宣教疾病知识、术前准备、手术过程 □ 告知准备物品 □ 告知术后饮食、活动及探视规定 □ 告知术后可能出现的情况及应对方式 □ 告知家属等候区位置	□ 手术当日宣教 □ 告知监护设备、管路功能及注意事项 □ 饮食指导 □ 告知术后可能出现的情况及应对方式 □ 再次明确探视陪伴须知
护理处置	□ 核对患者，佩戴腕带 □ 建立入院病历 □ 评估患者并书写护理评估单 □ 卫生处置：剪指（趾）甲、沐浴，更换病号服 □ 用软枕抬高患肢	□ 协助医师完成术前检查、化验 □ 术前常规准备 □ 禁食、禁水 □ 备皮 □ 配血 □ 抗菌药物皮试 □ 肠道准备	□ 送手术 □ 摘除患者各种活动物品 □ 核对患者信息 □ 核对带药 □ 填写手术交接单，签字确认 □ 接手术 □ 核对患者及资料，签字确认
基础护理	□ 二级护理或一级护理 □ 晨晚间护理 □ 饮食指导 □ 排泄护理 □ 患者安全管理	□ 二级护理或一级护理 □ 晨晚间护理 □ 饮食指导 □ 排泄护理 □ 患者安全管理	□ 特级/一级护理 □ 晨晚间护理 □ 卧位护理：协助床上移动、保持功能体位 □ 饮食指导、排便情况 □ 患者安全管理
专科护理	□ 护理查体 □ 评估患肢感觉活动、末梢血运 □ 评估患肢肿胀及皮肤情况，并遵医嘱抬高患肢 □ 需要时，填写跌倒及皮肤压疮防范表，床头悬挂防跌倒提示牌 □ 保持石膏固定牢固、有效 □ 遵医嘱予以消肿、镇痛治疗 □ 给予患者及家属心理支持	□ 遵医嘱完成相关检查 □ 评估患肢肿胀及皮肤情况，并遵医嘱抬高患肢 □ 保持石膏固定牢固、有效 □ 遵医嘱予消肿、镇痛治疗 □ 遵医嘱予功能锻炼指导 □ 遵医嘱予预防深静脉血栓治疗 □ 给予患者及家属心理支持	□ 病情观察，书写特护记录或一般护理记录 □ 日间 q2h、夜间 q4h 评估生命体征、意识、患肢感觉活动及血运情况，皮肤及肿胀情况，伤口敷料，引流管、尿管情况，出入量，如有病情变化随时记录 □ 遵医嘱予患肢抬高 □ 遵医嘱予预防深静脉血栓治疗 □ 遵医嘱予抗菌药物、消肿、镇痛、止吐、补液药物治疗 □ 给予患者及家属心理支持

续 表

时间	住院第1天	住院第1~3天（术前日）	住院第2~4天（手术当日）
重点医嘱	□ 详见医嘱执行单	□ 详见医嘱执行单	□ 详见医嘱执行单
病情变异记录	□ 无 □ 有，原因： 1. 2.	□ 无 □ 有，原因： 1. 2.	□ 无 □ 有，原因： 1. 2.
护士签名			

时间	住院第 5~8 天 （术后第 1~4 日）	住院第 9 天 （出院日）
健康宣教	□ 术后宣教 □ 药物作用时间及频率 □ 饮食、活动指导 □ 复查患者对术前宣教内容的掌握程度 □ 功能锻炼指导 □ 佩戴支具注意事项 □ 安全宣教 □ 镇痛治疗及注意事项	□ 出院宣教 □ 复查时间 □ 用药方法 □ 饮食指导 □ 活动休息 □ 支具佩戴 □ 办理出院手续程序及时间
护理处置	□ 遵医嘱完成相关治疗	□ 办理出院手续 □ 书写出院小结
基础护理	□ 一级/二级护理 □ 晨晚间护理 □ 饮食指导 □ 排泄护理 □ 患者安全管理	□ 二级护理 □ 晨晚间护理 □ 饮食指导 □ 排泄护理 □ 患者安全管理
专科护理	□ 病情观察，写护理记录 □ 评估生命体征、意识、患肢感觉活动及血运、皮肤及肿胀情况，伤口敷料，引流管、尿管情况，出入量，如有病情变化随时记录 □ 遵医嘱予患肢抬高 □ 遵医嘱予康复锻炼指导 □ 遵医嘱予抗菌药物、消肿、镇痛、抗血栓药物治疗 □ 给予患者及家属心理支持	□ 病情观察、书写护理记录 □ 评估生命体征、意识、患肢感觉活动及血运情况 □ 遵医嘱指导出院后康复锻炼 □ 给予患者及家属心理指导
重点医嘱	□ 详见医嘱执行单	□ 详见医嘱执行单
病情变异记录	□ 无 □ 有，原因： 1. 2.	□ 无 □ 有，原因： 1. 2.
护士签名		

（三）患者表单

闭合性跟腱断裂临床路径患者表单

适用对象：第一诊断为闭合性跟腱断裂（ICD-10：S86.001）

行跟腱缝合术（ICD-9-CM-3：83.6402），跟腱再附着（ICD-9-CM-3：83.7300），跟腱成形术（ICD-9-CM-3：83.8802），跟腱修补术（ICD-9-CM-3：83.8803）

患者姓名：		性别： 年龄： 门诊号：	住院号：
住院日期： 年 月 日		出院日期： 年 月 日	标准住院日：7~9日

时间	入 院	手术前	手术当日
医患配合	□ 配合询问病史、收集资料，请务必详细告知既往史、用药史、过敏史 □ 如服用抗凝剂，请明确告知 □ 配合医师进行体格检查 □ 如有任何不适请告知医师 □ 请配合医师完成患肢石膏固定	□ 配合完善术前相关检查、化验，如采血、留尿、心电图、X线胸片、患肢X线检查、CT、MRI、肺功能 □ 医师与患者及家属介绍病情及手术方案、时间；手术谈话、术前签字 □ 麻醉师与患者进行术前访视	□ 配合评估手术效果 □ 配合检查肢体感觉活动情况 □ 有任何不适请告知医师
护患配合	□ 配合测量体温、脉搏、呼吸、血压、体重 □ 配合佩戴腕带 □ 配合护士完成入院评估（简单询问病史、过敏史、用药史） □ 接受入院宣教（环境介绍、病室规定、订餐制度、贵重物品保管、探视制度等） □ 有任何不适请告知护士	□ 配合测量体温、脉搏、呼吸、询问排便次数1次/天 □ 接受术前宣教 □ 配合手术范围备皮 □ 准备好必要用物，如弯头吸管、尿壶、便盆等 □ 取下义齿、饰品等，贵重物品交家属保管	□ 清晨配合测量体温、脉搏、呼吸1次 □ 送手术前协助完成核对，脱去衣物，上手术车 □ 返病房后，协助完成核对，配合过病床 □ 配合检查意识、肢体感觉活动 □ 配合术后吸氧、心电监护、输液、床上排尿或留置尿管，患肢伤口处可能有引流管 □ 遵医嘱采取正确体位 □ 有任何不适请告知护士
饮食	□ 普食 □ 糖尿病饮食 □ 低盐低脂饮食	□ 术前12小时禁食、禁水 □	□ 返病室后禁食、禁水6小时 □ 6小时后无恶心、呕吐可适量饮水 □ 禁食、禁水
排泄	□ 正常排尿便	□ 正常排尿便 □	□ 床上排尿便 □ 保留尿管
活动	□ 患肢抬高	□ 患肢抬高	□ 卧床休息，保护管路 □ 患肢抬高 □ 患肢活动

时间	手术后	出　院
医患配合	□ 配合检查肢体感觉活动 □ 需要时，伤口换药 □ 配合佩戴支具 □ 配合拔除伤口引流管、尿管 □ 配合伤口拆线	□ 接受出院前指导 □ 知道复查程序
护患配合	□ 配合定时监测生命体征，每日询问排便次数 □ 配合检查肢体感觉活动 □ 配合夹闭尿管，锻炼膀胱功能 □ 接受进食、进水、排便等生活护理 □ 注意安全，避免坠床或跌倒 □ 配合采取正确体位 □ 如需要，配合正确佩戴支具 □ 配合执行探视及陪伴制度	□ 接受出院宣教 □ 准备齐就诊卡、押金条 □ 知道用药方法、作用、注意事项 □ 知道护理伤口方法 □ 知道正确佩戴支具 □ 知道复印病历的方法和时间 □ 办理出院手续 □ 获取出院证明书 □ 获取出院带药
饮食	□ 正常饮食 □ 糖尿病饮食 □ 低盐低脂饮食	□ 根据医嘱饮食
排泄	□ 正常排尿便 □ 防治便秘	□ 正常排尿便 □ 防治便秘
活动	□ 注意保护管路，勿牵拉、打折 □ 根据医嘱活动	□ 根据医嘱，适量活动，避免疲劳

附：原表单（2016年版）

闭合性跟腱断裂临床路径表单

适用对象：第一诊断为闭合性跟腱断裂患者（ICD-10：S86.001）

患者姓名：	性别： 年龄： 门诊号：	住院号：
住院日期： 年 月 日	出院日期： 年 月 日	标准住院日：7~9日

时间	住院第1天	住院第2天	住院第3天 （手术日前1天）
主要诊疗工作	□ 询问病史及体格检查 □ 完成病历书写 □ 开化验单及相关检查 □ 上级医师查房与术前评估	□ 根据患者病史、查体、彩超、MRI等行术前讨论，确定手术方案及麻醉方式 □ 根据化验及相关检查结果对患者的手术风险进行评估，必要时请相关科室会诊	□ 完成必要的相关科室会诊 □ 完成术前准备与术前评估 □ 完成术前小结、上级医师查房记录等病历书写 □ 签署手术治疗知情同意书、植入性医用器材使用知情同意书等 □ 向患者及家属交代病情及围术期的注意事项
重点医嘱	**长期医嘱：** □ 二级护理 □ 饮食 □ 患者既往基础用药 □ 抬高患肢 □ 冷敷、消肿药物（口服或静脉） **临时医嘱：** □ 血常规、尿常规、肝功、肾功、电解质、血糖、凝血常规、免疫常规 □ 心电图 □ X线胸片 □ 患侧踝关节侧位像 □ 跟腱彩超或MRI检查（根据具体情况）	**长期医嘱：** □ 二级护理 □ 饮食 □ 患者既往基础用药 □ 抬高患肢 □ 冷敷、消肿药物（口服或静脉） **临时医嘱：** □ 请相关科室会诊	**长期医嘱：** □ 二级护理 □ 饮食 □ 患者既往基础用药 □ 抬高患肢 □ 冷敷、消肿药物（口服或静脉） **临时医嘱：** □ 术前医嘱：常规准备明日在全身麻醉或腰硬联合麻醉或神经阻滞麻醉下行跟腱断裂修补术 □ 术前禁食、禁水 □ 如需预防性使用抗生素，抗生素试敏 □ 术前30分钟静脉滴注 □ 下肢深静脉彩超/下肢静脉造影
主要护理工作	□ 介绍病区环境、设施 □ 介绍患者主管医生和责任护士 □ 入院常规宣教 □ 足跟部皮肤评估 □ 告知辅助检查的注意事项 □ 备轮椅或拐杖防跌倒告知	□ 护理等级评定 □ 药物过敏史 □ 既往病史 □ 在陪检护士指导下完成辅助检查 □ 做好晨晚间护理	□ 术前常规准备（腕带、对接单） □ 术区备皮 □ 术前宣教 □ 心理护理 □ 床上如厕模拟训练 □ 告知术前禁食、禁水注意事项
病情变异记录	□ 无□ 有，原因： 1. 2.	□ 无□ 有，原因： 1. 2.	□ 无□ 有，原因： 1. 2.
护士签名			
医师签名			

时间	住院第 2~4 天 （手术当日）	住院第 5~8 天 （术后第 1~4 日）	住院第 9 天 （出院日）
主要诊疗工作	□ 手术 □ 术者完成手术记录 □ 住院医师完成术后病程记录 □ 上级医师查房 □ 向患者及家属交代手术过程概况及术后注意事项	□ 上级医师查房 □ 完成病程记录 □ 换药（根据具体情况） □ 观察肿胀程度及皮肤软组织血运情况 □ 观察引流量，拔除引流管，观察石膏松紧度	□ 上级医师查房，确定有无手术并发症和切口愈合不良情况，明确能否出院 □ 完成出院小结、病案首页、出院诊断书等所有病历资料 □ 向患者交代出院后的康复锻炼及注意事项，如复诊的时间、地点，发生紧急情况时的处理等
重点医嘱	长期医嘱： □ ××麻醉术后常规护理 □ 一级护理 □ 禁食、禁水 6 小时后普食/糖尿病饮食/低盐低脂饮食 □ 记引流量 □ 患者既往基础用药 □ 抬高患肢 □ 理疗 □ 脱水（根据肿胀程度） □ 抗凝，预防血栓药物 临时医嘱： □ 心电图、血压、血氧饱和度监测 □ 吸氧 □ 补液（根据情况） □ 镇痛药物（根据情况）	长期医嘱： □ 二级护理 □ 饮食 □ 记引流量 □ 患者既往基础用药 □ 抬高患肢 □ 理疗 □ 脱水（根据肿胀程度） □ 抗凝，预防血栓药物 临时医嘱： □ 补液（根据情况） □ 镇痛药物（根据情况）	出院医嘱： □ 出院带药 □ 嘱____日后拆线换药（根据出院时间决定） □ 嘱更换及拆除石膏时间 □ 如有不适，随时来诊
主要护理工作	□ 体位护理：患者平卧，下肢石膏制动，使用下肢垫，腾空切口处 □ 血运观察：观察患肢血运情况，尤其注意肿胀程度 □ 石膏托护理：保持患肢跖屈位，由于石膏较长，密切观察石膏处皮肤状况，避免湿疹发生。保持适宜的松紧度 □ 预防压疮护理 □ 预防血栓护理：正确告知床上运动	□ 饮食指导：禁烟酒，忌生冷辛辣刺激性食物 □ 切口护理：密切观察伤口敷料渗出情况。按时换药，防止皮肤感染导致的跟腱坏死 □ 疼痛护理：若患肢疼痛，可视情况遵医嘱合理使用镇痛药 □ 心理护理 □ 功能锻炼：1 周后可进行足趾的轻微活动	□ 功能锻炼：3 周可将石膏更换为踝关节中立位。6~10 周可去石膏，使用弹力绷带，练习踝屈伸，理疗，足浴。11~12 周患侧鞋内使用 2~3cm 增高垫，下蹲，循序渐进至慢走、慢跑 □ 瘢痕护理：告知预防瘢痕的意义及方法 □ 告知随诊的意义 □ 告知出院流程
病情变异记录	□ 无 □ 有，原因： 1. 2.	□ 无 □ 有，原因： 1. 2.	□ 无 □ 有，原因： 1. 2.
护士签名			
医师签名			

第十九章

单发跖骨骨折临床路径释义

一、单发跖骨骨折编码

1. 原编码：

疾病名称及编码：单发跖骨骨折（ICD-10：S92.301）

手术操作名称及编码：切开复位内固定术（ICD-9-CM-3：79.37019）

2. 修改编码：

疾病名称及编码：单发跖骨骨折（ICD-10：S92.3）

手术操作名称及编码：跖骨骨折切开复位内固定术（ICD-9-CM-3：79.3702）

二、临床路径检索方法

S92.3 伴 79.3702

三、单发跖骨骨折临床路径标准住院流程

（一）适用对象

第一诊断为单发跖骨骨折（ICD-10：S92.301），行切开复位内固定术（ICD-9-CM-3：79.37019）。

> **释义**
>
> ■ 本临床路径适用对象是第一诊断为单发跖骨骨折的患者。
> ■ 适用对象中不包括肿瘤等病因造成的病理性骨折、有单发跖骨骨折的多发损伤患者、多发跖骨骨折、陈旧性骨折或骨折不愈合、开放性骨折。

（二）诊断依据

根据《临床诊疗指南·骨科学分册》（中华医学会编著，人民卫生出版社，2008），《外科学（下册）》（8 年制和 7 年制教材临床医学专用，第 3 版，人民卫生出版社，2015）。

1. 病史：外伤史。
2. 体检有明确体征：患足肿胀、疼痛、活动受限。
3. 辅助检查：足部 X 线片显示单发跖骨骨折。

> **释义**
>
> ■ 注意有无足部筋膜间室综合征。
> ■ 正确的诊断与分类需依靠足部正侧斜位 X 线片。

（三）进入路径标准

1. 第一诊断必须符合 ICD-10：S92.301 跖骨骨折疾病编码。

2. 当患者同时具有其他疾病诊断，但在住院期间不需要特殊处理也不影响第一诊断的临床路径流程实施时，可以进入路径。

3. 闭合性单发跖骨骨折，有手术指征。

4. 除外病理性骨折。

> **释义**
>
> ■ 本路径不适用于合并其他骨折的多发损伤患者或多发跖骨骨折患者，开放性骨折或骨折不愈合也需退出本路径。
>
> ■ 合并疾病的院内会诊以及常规处理不影响临床路径流程。
>
> ■ 侧方或短缩移位大于 3mm，成角畸形>10°，累及关节面且有关节内移位的骨折，具有手术指征。

（四）标准住院日 8~16 天

> **释义**
>
> ■ 骨折常造成明显肿胀，严重肿胀者需要等待肿胀消退后方可进行手术。

（五）住院期间的检查项目

1. 必需的检查项目：

（1）血常规、尿常规。

（2）肝肾功能、血电解质、血糖。

（3）凝血功能。

（4）感染性疾病筛查（乙型肝炎、丙型肝炎、艾滋病、梅毒等）。

（5）X 线胸片、心电图。

（6）单足正侧斜位片。

2. 根据患者病情进行的检查项目：

（1）肺功能、超声心动图（老年人或既往有相关病史者）。

（2）对于合并糖尿病的请相关科室调整血糖。

（3）有相关疾病者必要时请相应科室会诊。

> **释义**
>
> ■ 以上项目属术前必须完成的检查项目。部分患者需要进行 CT 检查进一步了解骨折情况。老年、既往有心肺疾病等内科基础疾病患者需有针对性选择血气分析、肺功能检查、超声心动图等检查。
>
> ■ 根据术前检查的结果安排进一步检查项目，如果住院期间需要特殊处理，可以退出本路径。

■ 如术前凝血功能检查提示 D-二聚体升高等异常情况；可间隔 2~3 天再次复查，以观察异常指标的动态变化。

■ 如患侧下肢明显肿胀或 D-二聚体动态升高，可行下肢深静脉超声或下肢静脉造影检查，明确有无下肢深静脉血栓形成。

（六）治疗方案的选择

切开复位内固定术，也可视情况采用其他固定方式。

> **释义**
>
> ■ 骨折造成足部筋膜间室综合征者，需急诊行筋膜间室切开减张手术治疗。
>
> ■ 通常需要切开复位，部分骨折可采取闭合复位；固定方式可依据骨折具体情况选择接骨板、螺钉、克氏针等。

（七）预防性抗菌药物选择与使用时机

术前半小时及术后 24 小时预防应用抗菌药物。

> **释义**
>
> ■ 骨与关节手术感染多为革兰阳性球菌，故首选第一、第二代头孢菌素作为预防用药，不需联合用药。
>
> ■ 抗菌药物应在术前 30 分钟、上止血带之前输注完毕，使手术切口暴露时局部组织中已达到足以杀灭手术过程中入侵切口细菌的药物浓度。手术时间过长（超过 3 小时）或出血量过多（>1500ml）时，可考虑加用抗菌药物。
>
> ■ 术后患者出现体温升高、切口局部红肿、渗出或皮肤软组织坏死等可疑手术切口相关感染时，可适当延长抗菌药物使用时间。

（八）手术日为入院第 3~5 天

> **释义**
>
> ■ 应根据患者具体情况选择麻醉方式，与麻醉师沟通，说明手术入路，尽可能选择全身影响小的麻醉方式。
>
> ■ 根据患者骨折情况，选择合适的手术入路。
>
> ■ 绝大多数患者不需要输血治疗，失血较多患者可视术中具体情况而定。
>
> ■ 不建议常规植骨及术后辅助外固定治疗。

（九）术后恢复 4~16 天

> **释义**
>
> ■ 术后可根据恢复情况适当缩短住院天数。
>
> ■ 至少在术后第 1 天或第 2 天复查一次血常规，以了解有无明显贫血、白细胞计数升高等异常情况。
>
> ■ 如患侧下肢明显肿胀，可行下肢深静脉超声检查，明确有无下肢深静脉血栓形成。
>
> ■ 术后必须复查足部正侧斜位 X 线片判断骨折复位及内固定位置是否良好，必要时用 CT 检查骨折复位情况及内固定位置。
>
> ■ 选择抗菌药物时要根据手术部位的常见病原菌、患者病理生理状况、抗菌药物的抗菌谱、抗菌药物的药动学特点、抗菌药物的不良反应等综合考虑。原则上应选择相对广谱、效果肯定、安全及价格相对低廉的抗菌药物。
>
> ■ 如患者存在血栓性疾病高危因素，术后第 1 天开始抗凝治疗，可使用低分子肝素，以预防下肢深静脉血栓形成；持续治疗至患者可拄拐离床活动。
>
> ■ 如术后足部肿胀明显，首先给予抬高患肢、冰敷，可口服或者静脉使用消肿药物，必要时可以给予制动。
>
> ■ 如固定良好，应鼓励患者早期非负重活动，包括肌肉收缩、屈伸关节，早期禁止负重。

（十）出院标准

1. 体温正常，常规化验指标无明显异常。
2. 伤口愈合良好：伤口无感染征象（或可在门诊处理的伤口情况），无皮肤坏死。
3. 没有需要住院处理的并发症和（或）合并症。

> **释义**
>
> ■ 患者出院前应一般情况良好，骨折固定符合相关标准，切口无异常情况，临床允许出院继续观察休养。如果发生相关并发症，可能会延长住院时间。
>
> ■ 体温高首先应考虑有无感染可能，可结合血常规、局部伤口情况及患者主诉综合分析。应当注意明显贫血、伤口局部血肿吸收也是发热的原因，但体温一般不高于 39℃。
>
> ■ 出院前应仔细观察伤口情况，确定伤口无明显红肿、持续渗液、皮肤软组织坏死方可出院。

（十一）变异及原因分析

1. 围术期并发症：伤口感染、皮下血肿等造成住院日延长和费用增加。
2. 内科合并症：老年患者常合并基础疾病，如脑血管或心血管病、糖尿病、血栓等，手术可能导致这些疾病加重而需要进一步治疗，从而延长治疗时间，并增加住院费用。

> **释义**
>
> ■ 按标准治疗方案如发生严重的并发症，需要转入相应路径。
> ■ 医师认可的变异原因主要是指患者入选路径后，医师在检查及治疗过程中发现患者合并存在一些事前未预知的对本路径治疗可能产生影响的情况，需要中止执行路径或者是延长治疗时间、增加治疗费用。医师需在表单中明确说明。
> ■ 因患者方面的主观原因导致执行路径出现变异，也需要医师在表单中予以说明。

四、单发跖骨骨折临床路径用药方案

【用药选择】

1. 术前治疗基础疾病的药物应继续规律应用。

2. 术中抗菌药物应于术前 30 分钟滴注，骨关节感染以革兰阳性球菌为主，故首选第一、第二代头孢菌素，若皮试阳性可选用头孢曲松。

3. 无血栓类疾病高危因素患者不建议常规术前、术后药物抗凝。

【药学提示】

已知对磺胺类药物过敏患者禁用帕瑞昔布。

【注意事项】

术后应避免注射用非甾类镇痛药与口服非甾类镇痛药合用，以免增加胃肠道不良事件风险。

五、推荐表单

（一）医师表单

单发跖骨骨折临床路径医师表单

适用对象：第一诊断为单发跖骨骨折（ICD-10：S92.3）
行跖骨骨折切开复位内固定术（ICD-9-CM-3：79.3702）

患者姓名：		性别： 年龄： 住院号：	门诊号：
住院日期： 年 月 日		出院日期： 年 月 日	标准住院日：≤16 天

时间	住院第 1 天	住院第 2 天	住院第 3 天 （手术日）
主要诊疗工作	□ 询问病史及体格检查 □ 上级医师查房 □ 初步的诊断和治疗方案 □ 完成住院志、首次病程、上级医师查房等病历书写 □ 开检查检验单 □ 完成必要的相关科室会诊	□ 上级医师查房与手术前评估 □ 确定诊断和手术方案 □ 完成上级医师查房记录 □ 收集检查检验结果并评估病情 □ 向患者和（或）家属交代围术期注意事项并签署手术知情同意书、委托书（患者本人不能签字时）、自费用品协议书 □ 完成各项术前准备	□ 手术 □ 向患者和（或）家属交代手术过程概况及术后注意事项 □ 术者完成手术记录 □ 完成术后病程 □ 观察有无术后并发症并做相应处理
重点医嘱	长期医嘱： □ 骨科护理常规 □ 二级护理 □ 饮食 临时医嘱： □ 足部正侧斜位 X 线片 □ 血常规、血型、尿常规 □ 凝血功能 □ 电解质、肝肾功能 □ 传染性疾病筛查 □ 胸部 X 线平片、心电图 □ 肺功能、超声心动图（根据病情定）	长期医嘱： □ 骨科护理常规 □ 二级护理 □ 饮食 □ 患者既往内科基础疾病用药 临时医嘱： □ 术前医嘱	长期医嘱： □ 骨科术后护理常规 □ 一级护理 □ 饮食 □ 患肢抬高 □ 留置引流管并记引流量 □ 其他特殊医嘱 临时医嘱： □ 止吐、镇痛、消肿等对症处理
病情变异记录	□ 无 □ 有，原因： 1. 2.	□ 无 □ 有，原因： 1. 2.	□ 无 □ 有，原因： 1. 2.
医师签名			

时间	住院第 4 天 （术后第 1 日）	住院第 5 天 （术后第 2 日）	住院第 6 天 （术后第 3 日）
主要诊疗工作	□ 上级医师查房 □ 伤口换药 □ 完成常规病程记录 □ 观察伤口、引流量、生命体征、患肢远端感觉运动情况等并做出相应处理	□ 上级医师查房 □ 完成常规病程记录 □ 指导患者功能锻炼	□ 上级医师查房 □ 完成病程记录 □ 伤口换药（必要时） □ 指导患者功能锻炼
重点医嘱	**长期医嘱：** □ 骨科术后护理常规 □ 一级护理 □ 饮食 □ 患肢抬高 □ 留置引流管并记引流量 □ 其他特殊医嘱 **临时医嘱：** □ 换药 □ 镇痛、消肿等对症处理（酌情）复查血常规（酌情）	**长期医嘱：** □ 骨科术后护理常规 □ 二级护理 □ 饮食 □ 患肢抬高 □ 其他特殊医嘱 **临时医嘱：** □ 复查血常规（酌情） □ 换药 □ 镇痛、消肿等对症处理（酌情）	**长期医嘱：** □ 骨科术后护理常规 □ 二级护理 □ 饮食 □ 患肢抬高 □ 其他特殊医嘱 **临时医嘱：** □ 复查血常规（必要时） □ 换药 □ 镇痛、消肿等对症处理 □ 复查 X 线片
病情变异记录	□ 无　□ 有，原因： 1. 2.	□ 无 □ 有，原因： 1. 2.	□ 无　□ 有，原因： 1. 2.
医师签名			

时间	住院第 7 天 （术后第 4 日）	住院第 8 天 （术后第 5 日）	住院第 9~16 天 （术后第 6~14 日）
主要诊疗工作	□ 上级医师查房 □ 住院医师完成病程记录 □ 伤口换药（必要时） □ 指导患者功能锻炼	□ 上级医师查房 □ 住院医师完成病程记录 □ 伤口换药（必要时） □ 指导患者功能锻炼	□ 上级医师查房，进行手术及伤口评估，确定有无手术并发症和切口愈合不良情况，明确能否出院 □ 完成出院志、病案首页、出院诊断证明书等病历书写 □ 向患者交代出院后的康复锻炼及注意事项
重要医嘱	长期医嘱： □ 骨科术后护理常规 □ 二级护理 □ 饮食 □ 其他特殊医嘱 □ 术后功能锻炼 临时医嘱： □ 复查血尿常规、生化（必要时） □ 换药（必要时） □ 镇痛、消肿等对症处理（必要时）	长期医嘱： □ 骨科术后护理常规 □ 二级护理 □ 饮食 □ 其他特殊医嘱 □ 术后功能锻炼 临时医嘱： □ 复查血尿常规、生化（必要时） □ 换药（必要时） □ 镇痛等对症处理（必要时）	出院医嘱： □ 出院带药 □ ＿＿日后拆线换药（根据伤口愈合情况，预约拆线时间） □ 出院后骨科和（或）康复科门诊复查 □ 不适随诊
病情变异记录	□ 无 □ 有，原因： 1. 2.	□ 无 □ 有，原因： 1. 2.	□ 无 □ 有，原因： 1. 2.
医师签名			

（二）护士表单

单发跖骨骨折临床路径护士表单

适用对象：第一诊断为单发跖骨骨折（ICD-10：S92.3）

行跖骨骨折切开复位内固定术（ICD-9-CM-3：79.3702）

患者姓名：	性别：　年龄：　住院号：	门诊号：
住院日期：　　年　月　日	出院日期：　　年　月　日	标准住院日：≤16 天

时间	住院第 1 天	住院第 2 天（术前日）	住院第 3 天（手术当日）
健康宣教	□ 入院宣教 □ 介绍主管医师和责任护士 □ 介绍病室环境、设施、设备 □ 介绍规章制度及安全宣教 □ 介绍疾病相关注意事项	□ 术前宣教 □ 宣教疾病知识、术前准备、手术过程 □ 告知准备物品 □ 告知术后饮食、活动及探视规定 □ 告知术后可能出现的情况及应对方式 □ 告知家属等候区位置	□ 手术当日宣教 □ 告知监护设备、管路功能及注意事项 □ 饮食指导 □ 告知术后可能出现的情况及应对方式 □ 再次明确探视陪伴须知
护理处置	□ 核对患者，佩戴腕带 □ 建立入院病历 □ 评估患者并书写护理评估单 □ 卫生处置：剪指（趾）甲、沐浴，更换病号服 □ 用软枕抬高患肢	□ 协助医师完成术前检查、化验 □ 术前常规准备 □ 禁食、禁水 □ 备皮 □ 配血 □ 抗菌药物皮试 □ 肠道准备	□ 送手术 □ 摘除患者各种活动物品 □ 核对患者信息 □ 核对带药 □ 填写手术交接单，签字确认 □ 接手术 □ 核对患者及资料，签字确认
基础护理	□ 二级护理或一级护理 □ 晨晚间护理 □ 饮食指导 □ 排泄护理 □ 患者安全管理	□ 二级护理或一级护理 □ 晨晚间护理 □ 饮食指导 □ 排泄护理 □ 患者安全管理	□ 特级/一级护理 □ 晨晚间护理 □ 卧位护理：协助床上移动、保持功能体位 □ 饮食指导、排便情况 □ 患者安全管理
专科护理	□ 护理查体 □ 评估患肢感觉活动、末梢血运 □ 评估患肢肿胀及皮肤情况，并遵医嘱抬高患肢 □ 需要时，填写跌倒及皮肤压疮防范表，床头悬挂防跌倒提示牌 □ 保持石膏固定牢固、有效 □ 遵医嘱予以消肿、镇痛治疗 □ 给予患者及家属心理支持	□ 遵医嘱完成相关检查 □ 评估患肢肿胀及皮肤情况，并遵医嘱抬高患肢 □ 保持石膏固定牢固、有效 □ 遵医嘱予消肿、镇痛治疗 □ 遵医嘱予功能锻炼指导 □ 遵医嘱予预防深静脉血栓治疗 □ 给予患者及家属心理支持	□ 病情观察，书写特护记录或一般护理记录 □ 日间 q2h、夜间 q4h 评估生命体征、意识、患肢感觉活动及血运情况、皮肤及肿胀情况、伤口敷料、引流管、尿管情况、出入量，如有病情变化随时记录 □ 遵医嘱予患肢抬高 □ 遵医嘱予预防深静脉血栓治疗 □ 遵医嘱予抗菌药物、消肿、镇痛、止吐、补液药物治疗 □ 给予患者及家属心理支持

续　表

时间	住院第 1 天	住院第 2 天（术前日）	住院第 3 天（手术当日）
重点医嘱	□ 详见医嘱执行单	□ 详见医嘱执行单	□ 详见医嘱执行单
病情变异记录	□ 无　□ 有，原因： 1. 2.	□ 无　□ 有，原因： 1. 2.	□ 无　□ 有，原因： 1. 2.
护士签名			

时间	住院第 4~8 天 （术后第 1~5 日）	住院第 9~16 天 （出院日）
健康宣教	□ 术后宣教 □ 药物作用时间及频率 □ 饮食、活动指导 □ 复查患者对术前宣教内容的掌握程度 □ 功能锻炼指导 □ 佩戴支具注意事项 □ 安全宣教 □ 镇痛治疗及注意事项	□ 出院宣教 □ 复查时间 □ 用药方法 □ 饮食指导 □ 活动休息 □ 支具佩戴 □ 办理出院手续程序及时间
护理处置	□ 遵医嘱完成相关治疗	□ 办理出院手续 □ 书写出院小结
基础护理	□ 一级/二级护理 □ 晨晚间护理 □ 饮食指导 □ 排泄护理 □ 患者安全管理	□ 二级护理 □ 晨晚间护理 □ 饮食指导 □ 排泄护理 □ 患者安全管理
专科护理	□ 病情观察，写护理记录 □ 评估生命体征、意识、患肢感觉活动及血运、皮肤及肿胀情况、伤口敷料、引流管、尿管情况、出入量，如有病情变化随时记录 □ 遵医嘱予患肢抬高 □ 遵医嘱予康复锻炼指导 □ 遵医嘱予抗菌药物、消肿、镇痛、抗血栓药物治疗 □ 给予患者及家属心理支持	□ 病情观察、书写护理记录 □ 评估生命体征、意识、患肢感觉活动及血运情况 □ 遵医嘱指导出院后康复锻炼 □ 给予患者及家属心理指导
重点医嘱	□ 详见医嘱执行单	□ 详见医嘱执行单
病情变异记录	□ 无　□ 有，原因： 1. 2.	□ 无　□ 有，原因： 1. 2.
护士签名		

（三）患者表单

单发跖骨骨折临床路径患者表单

适用对象：第一诊断为单发跖骨骨折（ICD-10：S92.3）
行跖骨骨折切开复位内固定术（ICD-9-CM-3：79.3702）

患者姓名：	性别： 年龄： 住院号：	门诊号：
住院日期： 年 月 日	出院日期： 年 月 日	标准住院日：≤16 天

时间	入 院	手术前	手术当日
医患配合	□ 配合询问病史、收集资料，请务必详细告知既往史、用药史、过敏史 □ 如服用抗凝剂，请明确告知 □ 配合医师进行体格检查 □ 如有任何不适请告知医师 □ 请配合医师完成患肢石膏固定	□ 配合完善术前相关检查、化验，如采血、留尿、心电图、X 线胸片、患肢 X 线检查、CT、MRI、肺功能 □ 医师与患者及家属介绍病情及手术方案、时间；手术谈话、术前签字 □ 麻醉师与患者进行术前访视	□ 配合评估手术效果 □ 配合检查肢体感觉活动情况 □ 有任何不适请告知医师
护患配合	□ 配合测量体温、脉搏、呼吸、血压、体重 □ 配合佩戴腕带 □ 配合护士完成入院评估（简单询问病史、过敏史、用药史） □ 接受入院宣教（环境介绍、病室规定、订餐制度、贵重物品保管、探视制度等） □ 有任何不适请告知护士	□ 配合测量体温、脉搏、呼吸、询问排便次数 1 次/天 □ 接受术前宣教 □ 配合手术范围备皮 □ 准备好必要用物，如弯头吸管、尿壶、便盆等 □ 取下义齿、饰品等，贵重物品交家属保管	□ 清晨配合测量体温、脉搏、呼吸 1 次 □ 送手术前，协助完成核对，脱去衣物，上手术车 □ 返病房后，协助完成核对，配合过病床 □ 配合检查意识、肢体感觉活动 □ 配合术后吸氧、心电监护、输液、床上排尿或留置尿管，患肢伤口处可能有引流管 □ 遵医嘱采取正确体位 □ 有任何不适请告知护士
饮食	□ 正常普食 □ 糖尿病饮食 □ 低盐低脂饮食	□ 术前 12 小时禁食、禁水 □	□ 返病室后禁食、禁水 6 小时 □ 6 小时后无恶心、呕吐可适量饮水 □ 禁食、禁水
排泄	□ 正常排尿便	□ 正常排尿便	□ 床上排尿便 □ 保留尿管
活动	□ 患肢抬高	□ 患肢抬高	□ 卧床休息，保护管路 □ 患肢抬高 □ 患肢活动

时间	手术后	出 院
医患配合	□ 配合检查肢体感觉活动 □ 需要时，伤口换药 □ 配合佩戴支具 □ 配合拔除伤口引流管、尿管 □ 配合伤口拆线	□ 接受出院前指导 □ 知道复查程序
护患配合	□ 配合定时监测生命体征，每日询问排便次数 □ 配合检查肢体感觉活动 □ 配合夹闭尿管，锻炼膀胱功能 □ 接受进食、进水、排便等生活护理 □ 注意安全，避免坠床或跌倒 □ 配合采取正确体位 □ 如需要，配合正确佩戴支具 □ 配合执行探视及陪伴制度	□ 接受出院宣教 □ 准备齐就诊卡、押金条 □ 知道用药方法、作用、注意事项 □ 知道护理伤口方法 □ 知道正确佩戴支具 □ 知道复印病历的方法和时间 □ 办理出院手续 □ 获取出院证明书 □ 获取出院带药
饮食	□ 正常饮食 □ 糖尿病饮食 □ 低盐低脂饮食	□ 根据医嘱饮食
排泄	□ 正常排尿便 □ 防治便秘	□ 正常排尿便 □ 防治便秘
活动	□ 注意保护管路，勿牵拉、打折 □ 根据医嘱活动	□ 根据医嘱，适量活动，避免疲劳

附：原表单（2016 年版）

单发跖骨骨折临床路径表单

适用对象：第一诊断为单发跖骨骨折（ICD-10：S92.301）
行切开复位内固定术（ICD-9-CM-3：79.37019）

患者姓名： 　　　性别： 　年龄： 　住院号： 　　门诊号：

住院日期： 　年 月 日　　出院日期： 　年 月 日　　标准住院日：≤16 天

时间	住院第 1 天	住院第 2 天	住院第 3 天（手术日）
主要诊疗工作	□ 询问病史及体格检查 □ 上级医师查房 □ 初步的诊断和治疗方案 □ 完成住院志、首次病程、上级医师查房等病历书写 □ 开检查检验单 □ 完成必要的相关科室会诊	□ 上级医师查房与手术前评估 □ 确定诊断和手术方案 □ 完成上级医师查房记录 □ 收集检查检验结果并评估病情 □ 向患者和（或）家属交代围术期注意事项并签署手术知情同意书、委托书（患者本人不能签字时）、自费用品协议书 □ 完成各项术前准备	□ 手术 □ 向患者和（或）家属交代手术过程概况及术后注意事项 □ 术者完成手术记录 □ 完成术后病程 □ 观察有无术后并发症并做相应处理
重点医嘱	**长期医嘱：** □ 骨科护理常规 □ 二级护理 □ 饮食 **临时医嘱：** □ 足部正侧斜位 X 线片 □ 血常规、血型、尿常规 □ 凝血功能 □ 电解质、肝肾功能 □ 传染性疾病筛查 □ 胸部 X 线平片、心电图 □ 根据病情：肺功能、超声心动图	**长期医嘱：** □ 骨科护理常规 □ 二级护理 □ 饮食 □ 患者既往内科基础疾病用药 **临时医嘱：** □ 术前医嘱	**长期医嘱：** □ 骨科术后护理常规 □ 一级护理 □ 饮食 □ 患肢抬高 □ 留置引流管并记引流量 □ 其他特殊医嘱 **临时医嘱：** □ 止吐、镇痛、消肿等对症处理
主要护理工作	□ 入院介绍 □ 入院护理评估	□ 做好备皮等术前准备 □ 防止皮肤压疮护理 □ 心理和生活护理	□ 观察患者病情变化并及时报告医师 □ 术后心理护理 □ 指导术后患者功能锻炼
病情变异记录	□ 无 □ 有，原因： 1. 2.	□ 无 □ 有，原因： 1. 2.	□ 无 □ 有，原因： 1. 2.
护士签名			
医师签名			

时间	住院第 4 天 （术后第 1 日）	住院第 5 天 （术后第 2 日）	住院第 6 天 （术后第 3 日）
主要诊疗工作	□ 上级医师查房 □ 伤口换药 □ 完成常规病程记录 □ 观察伤口、引流量、生命体征、患肢远端感觉运动情况等并作出相应处理	□ 上级医师查房 □ 完成常规病程记录 □ 指导患者功能锻炼	□ 上级医师查房 □ 完成病程记录 □ 伤口换药（必要时） □ 指导患者功能锻炼
重点医嘱	长期医嘱： □ 骨科术后护理常规 □ 一级护理 □ 饮食 □ 患肢抬高 □ 留置引流管并记引流量 □ 其他特殊医嘱 临时医嘱： □ 换药 □ 镇痛、消肿等对症处理（酌情） □ 复查血常规（酌情）	长期医嘱： □ 骨科术后护理常规 □ 二级护理 □ 饮食 □ 患肢抬高 □ 其他特殊医嘱 临时医嘱： □ 复查血常规（酌情） □ 换药 □ 镇痛、消肿等对症处理（酌情）	长期医嘱： □ 骨科术后护理常规 □ 二级护理 □ 饮食 □ 患肢抬高 □ 其他特殊医嘱 临时医嘱： □ 复查血常规（必要时） □ 换药 □ 镇痛、消肿等对症处理 □ 复查 X 线片
主要护理工作	□ 观察患者病情变化 □ 术后心理与生活护理 □ 指导术后患者功能锻炼	□ 观察患者病情 □ 术后心理与生活护理 □ 指导术后患者功能锻炼	□ 观察患者病情变化 □ 术后心理与生活护理 □ 指导术后患者功能锻炼
病情变异记录	□ 无 □ 有，原因： 1. 2.	□ 无 □ 有，原因： 1. 2.	□ 无 □ 有，原因： 1. 2.
护士签名			
医师签名			

时间	住院第 7 天 （术后第 4 日）	住院第 8 天 （术后第 5 日）	住院第 9~16 天 （术后第 6~14 日）
主要诊疗工作	□ 上级医师查房 □ 住院医师完成病程记录 □ 伤口换药（必要时） □ 指导患者功能锻炼	□ 上级医师查房 □ 住院医师完成病程记录 □ 伤口换药（必要时） □ 指导患者功能锻炼	□ 上级医师查房，进行手术及伤口评估，确定有无手术并发症和切口愈合不良情况，明确能否出院 □ 完成出院志、病案首页、出院诊断证明书等病历书写 □ 向患者交代出院后的康复锻炼及注意事项
重要医嘱	长期医嘱： □ 骨科术后护理常规 □ 二级护理 □ 饮食 □ 其他特殊医嘱 □ 术后功能锻炼 临时医嘱： □ 复查血尿常规、生化（必要时） □ 换药（必要时） □ 镇痛、消肿等对症处理（必要时）	长期医嘱： □ 骨科术后护理常规 □ 二级护理 □ 饮食 □ 其他特殊医嘱 □ 术后功能锻炼 临时医嘱： □ 复查血尿常规、生化（必要时） □ 换药（必要时） □ 镇痛等对症处理（必要时）	出院医嘱： □ 出院带药 □ ___ 日后拆线换药（根据伤口愈合情况预约拆线时间） □ 出院后骨科和（或）康复科门诊复查 □ 不适随诊
主要护理工作	□ 观察患者病情变化 □ 术后心理与生活护理 □ 指导患者功能锻炼	□ 观察患者病情变化 □ 指导患者功能锻炼 □ 术后心理和生活护理	□ 指导患者办理出院手续 □ 出院宣教
病情变异记录	□ 无 □ 有，原因： 1. 2.	□ 无 □ 有，原因： 1. 2.	□ 无 □ 有，原因： 1. 2.
护士签名			
医师签名			

第二十章

多发跖骨骨折临床路径释义

一、多发跖骨骨折编码

1. 原编码：

疾病名称及编码：多发跖骨骨折（ICD-10：S92.301）

手术操作名称及编码：骨折切开复位内固定术（ICD-9-CM-3：79.37019）

2. 修改编码：

疾病名称及编码：多发跖骨骨折（ICD-10：S92.3）

手术操作名称及编码：跖骨骨折切开复位内固定术（ICD-9-CM-3：79.3702）

二、临床路径检索方法

S92.3 伴 79.3702

三、多发跖骨骨折临床路径标准住院流程

（一）适用对象

第一诊断为多发跖骨骨折（ICD-10：S92.301），行切开复位内固定术（ICD-9-CM-3：79.37019）。

> **释义**
> - ■ 本临床路径适用对象是第一诊断为多发跖骨骨折的患者。
> - ■ 适用对象中不包括肿瘤等病因造成的病理性骨折、有多发跖骨骨折的多发损伤患者、单发跖骨骨折、陈旧性骨折或骨折不愈合、开放性骨折。

（二）诊断依据

根据《临床诊疗指南·骨科学分册》（中华医学会编著，人民卫生出版社，2008），《外科学（下册）》（8 年制和 7 年制教材临床医学专用，第 3 版，人民卫生出版社，2015）。

1. 病史：外伤史。

2. 体检有明确体征：患足肿胀、疼痛、活动受限。

3. 辅助检查：足部 X 线片显示多发跖骨骨折。

> **释义**
> - ■ 注意有无足部筋膜间室综合征。
> - ■ 正确的诊断与分类需依靠足部正侧斜位 X 线片。

（三）进入路径标准

1. 第一诊断必须符合 ICD-10：S92.301 跖骨骨折疾病编码。
2. 当患者同时具有其他疾病诊断，但在住院期间不需要特殊处理也不影响第一诊断的临床路径流程实施时，可以进入路径。
3. 闭合性多发跖骨骨折，有明确手术指征。
4. 除外病理性骨折。

> **释义**
>
> ■本路径不适用于合并其他骨折的多发损伤患者、单发跖骨骨折患者、Lisfranc 损伤，开放性骨折或骨折不愈合也需退出本路径。
> ■合并疾病的院内会诊以及常规处理不影响临床路径流程。
> ■侧方或短缩移位>3~4mm，成角畸形>10°，累及关节面且有关节内移位的骨折，具有手术指征。

（四）标准住院日 9~16 天

> **释义**
>
> ■骨折常造成明显肿胀，严重肿胀者需要等待肿胀消退后方可进行手术。

（五）住院期间的检查项目

1. 必需的检查项目：
（1）血常规、尿常规。
（2）肝肾功能、血电解质、血糖。
（3）凝血功能。
（4）感染性疾病筛查（乙型肝炎、丙型肝炎、艾滋病、梅毒等）。
（5）X 线胸片、心电图。
（6）单足正侧斜位片。
2. 根据患者病情进行的检查项目：
（1）肺功能、超声心动图（老年人或既往有相关病史者）。
（2）对于合并糖尿病的请相关科室调整血糖。
（3）有相关疾病者必要时请相应科室会诊。

> **释义**
>
> ■以上项目属术前必须完成的检查项目。部分患者需要进行 CT 检查进一步了解骨折情况。老年、既往有心肺疾病等内科基础疾病患者需有针对性选择血气分析、肺功能检查、超声心动图等检查。
> ■根据术前检查的结果安排进一步检查项目，如果住院期间需要特殊处理，可以出本路径。

■ 如术前凝血功能检查提示 D-二聚体升高等异常情况；可间隔 2~3 天再次复查，以观察异常指标的动态变化。

■ 如患侧下肢明显肿胀或 D-二聚体动态升高，可行下肢深静脉超声或下肢静脉造影检查，明确有无下肢深静脉血栓形成。

（六）治疗方案的选择

切开复位内固定术或视情况选择的其他固定方式。

> 释义

■ 骨折造成足部筋膜间室综合征者，需急诊行筋膜间室切开减张手术治疗。

■ 通常需要切开复位，部分骨折可采取闭合复位；固定方式可依据骨折具体情况选择接骨、螺钉、克氏针等。

（七）预防性抗菌药物选择与使用时机

术前半小时及术后 24 小时预防应用抗菌药物。

> 释义

■ 骨与关节手术感染多为革兰阳性球菌，故首选第一、第二代头孢菌素作为预防用药，不需联合用药。

■ 抗菌药物应在术前 30 分钟、上止血带之前输注完毕，使手术切口暴露时局部组织中已达到足以杀灭手术过程中入侵切口细菌的药物浓度。手术时间过长（超过 3 小时）或出血量过多（>1500ml）时，可考虑加用抗菌药物。

■ 术后患者出现体温升高、切口局部红肿、渗出或皮肤软组织坏死等可疑手术切口相关感染时，可适当延长抗菌药物使用时间。

（八）手术日

为入院第 3~5 天。

1. 麻醉方式：神经阻滞麻醉或腰麻，或者其他麻醉方式。
2. 手术方式：多发跖骨骨折切开复位内固定术。
3. 手术内植物：接骨板、螺钉、克氏针等。
4. 输血：无。

> 释义

■ 应根据患者具体情况选择麻醉方式，与麻醉师沟通，说明手术入路，尽可能选择全身影响小的麻醉方式。

■ 根据患者骨折情况，选择合适的手术入路。

■ 绝大多数患者不需要输血治疗，失血较多患者可视术中具体情况而定。
■ 不建议常规植骨及术后辅助外固定治疗。

（九）术后恢复 4~16 天

释义

■ 术后可根据恢复情况适当缩短住院天数。
■ 至少在术后第 1 天或第 2 天复查一次血常规，以了解有无明显贫血、白细胞计数升高等异常情况。
■ 如患侧下肢明显肿胀，可行下肢深静脉超声检查，明确有无下肢深静脉血栓形成。
■ 术后必须复查足部正侧斜位 X 线片判断骨折复位及内固定位置是否良好，必要时做 CT 检查骨折复位情况及内固定位置。
■ 选择抗菌药物时要根据手术部位的常见病原菌、患者病理生理状况、抗菌药物的抗菌谱、抗菌药物的药动学特点、抗菌药物的不良反应等综合考虑。原则上应选择相对广谱、效果肯定、安全及价格相对低廉的抗菌药物。
■ 如患者存在血栓性疾病高危因素，术后第 1 天开始抗凝治疗，可使用低分子肝素，以预防下肢深静脉血栓形成；持续治疗至患者可拄拐离床活动。
■ 如术后足部肿胀明显，首先给予抬高患肢、冰敷，可口服或者静脉使用消肿药物，必要时可以给予制动。
■ 如固定良好，应鼓励患者早期非负重活动，包括肌肉收缩、屈伸关节，早期禁止负重。

（十）出院标准

1. 体温正常，常规化验指标无明显异常。
2. 伤口愈合良好：引流管拔除，伤口无感染征象（或可在门诊处理的伤口情况），无皮肤坏死。
3. 术后 X 线片证实复位固定满意。
4. 没有需要住院处理的并发症和（或）合并症。

释义

■ 患者出院前应一般情况良好，骨折固定符合相关标准，切口无异常情况，临床允许出院继续观察休养。如果发生相关并发症，可能会延长住院时间。
■ 体温高首先应考虑有无感染可能，可结合血常规、局部伤口情况及患者主诉综合分析。应当注意明显贫血、伤口局部血肿吸收也是发热的原因，但体温一般不高于 39℃。
■ 出院前应仔细观察伤口情况，确定伤口无明显红肿、持续渗液、皮肤软组织坏死方可出院。

（十一）变异及原因分析

1. 围术期并发症：伤口感染、皮下血肿等造成住院日延长和费用增加。

2. 内科合并症：老年患者常合并基础疾病，如脑血管或心血管病、糖尿病、血栓等，手术可能导致这些疾病加重而需要进一步治疗，从而延长治疗时间，并增加住院费用。

> **释义**
>
> ■ 按标准治疗方案如发生严重的并发症，需要转入相应路径。
>
> ■ 医师认可的变异原因主要是指患者入选路径后，医师在检查及治疗过程中发现患者合并存在一些事前未预知的对本路径治疗可能产生影响的情况，需要中止执行路径或者是延长治疗时间、增加治疗费用。医师需在表单中明确说明。
>
> ■ 因患者方面的主观原因导致执行路径出现变异，也需要医师在表单中予以说明。

四、多发跖骨骨折临床路径用药方案

【用药选择】

1. 术前治疗基础疾病的药物应继续规律应用。

2. 术中抗菌药物应于术前 30 分钟滴注，骨关节感染以革兰阳性球菌为主，故首选第一、第二代头孢菌素，若皮试阳性可选用头孢曲松。

3. 无血栓类疾病高危因素患者不建议常规术前、术后药物抗凝。

【药学提示】

已知对磺胺类药物过敏患者禁用帕瑞昔布。

【注意事项】

术后应避免注射用非甾类镇痛药与口服非甾类镇痛药合用，以免增加胃肠道不良事件风险。

五、推荐表单

（一）医师表单

多发跖骨骨折临床路径医师表单

适用对象：第一诊断为多发跖骨骨折（ICD-10：S92.3）
行跖骨骨折切开复位内固定术（ICD-9-CM-3：79.3702）

患者姓名：		性别： 年龄： 住院号：	门诊号：
住院日期： 年 月 日		出院日期： 年 月 日	标准住院日：≤16天

时间	住院第1天	住院第2天	住院第3天（手术日）
主要诊疗工作	□ 询问病史及体格检查 □ 上级医师查房 □ 初步的诊断和治疗方案 □ 完成住院志、首次病程、上级医师查房等病历书写 □ 开检查检验单 □ 完成必要的相关科室会诊	□ 上级医师查房与手术前评估 □ 确定诊断和手术方案 □ 完成上级医师查房记录 □ 收集检查检验结果并评估病情 □ 向患者和（或）家属交代围术期注意事项，并签署手术知情同意书、委托书（患者本人不能签字时）、自费用品协议书 □ 完成各项术前准备	□ 手术 □ 向患者和（或）家属交代手术过程概况及术后注意事项 □ 术者完成手术记录 □ 完成术后病程 □ 观察有无术后并发症并做相应处理
重点医嘱	**长期医嘱：** □ 骨科护理常规 □ 二级护理 □ 饮食 **临时医嘱：** □ 足部正侧斜位X线片 □ 血常规、血型、尿常规 □ 凝血功能 □ 电解质、肝肾功能 □ 传染性疾病筛查 □ 胸部X线平片、心电图 □ 根据病情：肺功能、超声心动图	**长期医嘱：** □ 骨科护理常规 □ 二级护理 □ 饮食 □ 患者既往内科基础疾病用药 **临时医嘱：** □ 术前医嘱	**长期医嘱：** □ 骨科术后护理常规 □ 一级护理 □ 饮食 □ 患肢抬高 □ 留置引流管并记引流量 □ 其他特殊医嘱 **临时医嘱：** □ 止吐、镇痛、消肿等对症处理
病情变异记录	□ 无 □ 有，原因： 1. 2.	□ 无 □ 有，原因： 1. 2.	□ 无 □ 有，原因： 1. 2.
医师签名			

时间	住院第 4 天 （术后第 1 日）	住院第 5 天 （术后第 2 日）	住院第 6 天 （术后第 3 日）
主要诊疗工作	□ 上级医师查房 □ 伤口换药 □ 完成常规病程记录 □ 观察伤口、引流量、生命体征、患肢远端感觉运动情况等并做出相应处理	□ 上级医师查房 □ 完成常规病程记录 □ 指导患者功能锻炼	□ 上级医师查房 □ 完成病程记录 □ 伤口换药（必要时） □ 指导患者功能锻炼
重点医嘱	长期医嘱： □ 骨科术后护理常规 □ 一级护理 □ 饮食 □ 患肢抬高 □ 留置引流管并记引流量 □ 其他特殊医嘱 临时医嘱： □ 换药 □ 镇痛、消肿等对症处理（酌情）复查血常规（酌情）	长期医嘱： □ 骨科术后护理常规 □ 二级护理 □ 饮食 □ 患肢抬高 □ 其他特殊医嘱 临时医嘱： □ 复查血常规（酌情） □ 换药 □ 镇痛、消肿等对症处理（酌情）	长期医嘱： □ 骨科术后护理常规 □ 二级护理 □ 饮食 □ 患肢抬高 □ 其他特殊医嘱 临时医嘱： □ 复查血常规（必要时） □ 换药 □ 镇痛、消肿等对症处理 □ 复查 X 线片
病情变异记录	□ 无　□ 有，原因： 1. 2.	□ 无 □ 有，原因： 1. 2.	□ 无　□ 有，原因： 1. 2.
医师签名			

时间	住院第 7 天 （术后第 4 日）	住院第 8 天 （术后第 5 日）	住院第 9~16 天 （术后第 6~14 日）
主要诊疗工作	□ 上级医师查房 □ 住院医师完成病程记录 □ 伤口换药（必要时） □ 指导患者功能锻炼	□ 上级医师查房 □ 住院医师完成病程记录 □ 伤口换药（必要时） □ 指导患者功能锻炼	□ 上级医师查房，进行手术及伤口评估，确定有无手术并发症和切口愈合不良情况，明确能否出院 □ 完成出院志、病案首页、出院诊断证明书等病历书写 □ 向患者交代出院后的康复锻炼及注意事项
重要医嘱	长期医嘱： □ 骨科术后护理常规 □ 二级护理 □ 饮食 □ 其他特殊医嘱 □ 术后功能锻炼 临时医嘱： □ 复查血尿常规、生化（必要时） □ 换药（必要时） □ 镇痛、消肿等对症处理（必要时）	长期医嘱： □ 骨科术后护理常规 □ 二级护理 □ 饮食 □ 其他特殊医嘱 □ 术后功能锻炼 临时医嘱： □ 复查血尿常规、生化（必要时） □ 换药（必要时） □ 镇痛等对症处理（必要时）	出院医嘱： □ 出院带药 □ ＿＿日后拆线换药（根据伤口愈合情况，预约拆线时间） □ 出院后骨科和（或）康复科门诊复查 □ 不适随诊
病情变异记录	□ 无　□ 有，原因： 1. 2.	□ 无　□ 有，原因： 1. 2.	□ 无　□ 有，原因： 1. 2.
医师签名			

（二）护士表单

多发跖骨骨折临床路径护士表单

适用对象：第一诊断为多发跖骨骨折（ICD-10：S92.3）
行跖骨骨折切开复位内固定术（ICD-9-CM-3：79.3702）

患者姓名：		性别： 年龄： 住院号：		门诊号：
住院日期： 年 月 日		出院日期： 年 月 日		标准住院日：≤16 天

时间	住院第 1 天	住院第 2 天（术前日）	住院第 3 天（手术当日）
健康宣教	□ 入院宣教 □ 介绍主管医师和责任护士 □ 介绍病室环境、设施、设备 □ 介绍规章制度及安全宣教 □ 介绍疾病相关注意事项	□ 术前宣教 □ 宣教疾病知识、术前准备、手术过程 □ 告知准备物品 □ 告知术后饮食、活动及探视规定 □ 告知术后可能出现的情况及应对方式 □ 告知家属等候区位置	□ 手术当日宣教 □ 告知监护设备、管路功能及注意事项 □ 饮食指导 □ 告知术后可能出现的情况及应对方式 □ 再次明确探视陪伴须知
护理处置	□ 核对患者，佩戴腕带 □ 建立入院病历 □ 评估患者并书写护理评估单 □ 卫生处置：剪指（趾）甲、沐浴，更换病号服 □ 用软枕抬高患肢	□ 协助医师完成术前检查、化验 □ 术前常规准备 □ 禁食、禁水 □ 备皮 □ 配血 □ 抗菌药物皮试 □ 肠道准备	□ 送手术 □ 摘除患者各种活动物品 □ 核对患者信息 □ 核对带药 □ 填写手术交接单，签字确认 □ 接手术 □ 核对患者及资料，签字确认
基础护理	□ 二级护理或一级护理 □ 晨晚间护理 □ 饮食指导 □ 排泄护理 □ 患者安全管理	□ 二级护理或一级护理 □ 晨晚间护理 □ 饮食指导 □ 排泄护理 □ 患者安全管理	□ 特级/一级护理 □ 晨晚间护理 □ 卧位护理：协助床上移动、保持功能体位 □ 饮食指导、排便情况 □ 患者安全管理
专科护理	□ 护理查体 □ 评估患肢感觉活动、末梢血运情况 □ 评估患肢肿胀及皮肤情况，并遵医嘱抬高患肢 □ 需要时，填写跌倒及皮肤压疮防范表，床头悬挂防跌倒提示牌 □ 保持石膏固定牢固、有效 □ 遵医嘱予以消肿、镇痛治疗 □ 给予患者及家属心理支持	□ 遵医嘱完成相关检查 □ 评估患肢肿胀及皮肤情况，并遵医嘱抬高患肢 □ 保持石膏固定牢固、有效 □ 遵医嘱予消肿、镇痛治疗 □ 遵医嘱予功能锻炼指导 □ 遵医嘱予预防深静脉血栓治疗 □ 给予患者及家属心理支持	□ 病情观察，书写特护记录或一般护理记录 □ 日间 q2h、夜间 q4h 评估生命体征、意识、患肢感觉活动及血运情况、皮肤及肿胀情况、伤口敷料、引流管、尿管情况、出入量，如有病情变化随时记录 □ 遵医嘱予患肢抬高 □ 遵医嘱予预防深静脉血栓治疗 □ 遵医嘱予抗菌药物、消肿、镇痛、止吐、补液药物治疗 □ 给予患者及家属心理支持

续　表

时间	住院第 1 天	住院第 2 天（术前日）	住院第 3 天（手术当日）
重点 医嘱	□ 详见医嘱执行单	□ 详见医嘱执行单	□ 详见医嘱执行单
病情 变异 记录	□ 无　□ 有，原因： 1. 2.	□ 无　□ 有，原因： 1. 2.	□ 无　□ 有，原因： 1. 2.
护士 签名			

时间	住院第 4~8 天 （术后第 1~5 日）	住院第 9~16 天 （出院日）
健康宣教	□ 术后宣教 □ 药物作用时间及频率 □ 饮食、活动指导 □ 复查患者对术前宣教内容的掌握程度 □ 功能锻炼指导 □ 佩戴支具注意事项 □ 安全宣教 □ 镇痛治疗及注意事项	□ 出院宣教 □ 复查时间 □ 用药方法 □ 饮食指导 □ 活动休息 □ 支具佩戴 □ 办理出院手续程序及时间
护理处置	□ 遵医嘱完成相关治疗	□ 办理出院手续 □ 书写出院小结
基础护理	□ 一级/二级护理 □ 晨晚间护理 □ 饮食指导 □ 排泄护理 □ 患者安全管理	□ 二级护理 □ 晨晚间护理 □ 饮食指导 □ 排泄护理 □ 患者安全管理
专科护理	□ 病情观察，写护理记录 □ 评估生命体征、意识、患肢感觉活动及血运、皮肤及肿胀情况、伤口敷料、引流管、尿管情况、出入量，如有病情变化随时记录 □ 遵医嘱予患肢抬高 □ 遵医嘱予康复锻炼指导 □ 遵医嘱予抗菌药物、消肿、镇痛、抗血栓药物治疗 □ 给予患者及家属心理支持	□ 病情观察、书写护理记录 □ 评估生命体征、意识、患肢感觉活动及血运情况 □ 遵医嘱指导出院后康复锻炼 □ 给予患者及家属心理指导
重点医嘱	□ 详见医嘱执行单	□ 详见医嘱执行单
病情变异记录	□ 无 □ 有，原因： 1. 2.	□ 无 □ 有，原因： 1. 2.
护士签名		

（三）患者表单

多发跖骨骨折临床路径患者表单

适用对象：第一诊断为多发跖骨骨折（ICD-10：S92.3）

行跖骨骨折切开复位内固定术（ICD-9-CM-3：79.3702）

患者姓名：	性别：　　年龄：　　住院号：	门诊号：
住院日期：　　年　月　日	出院日期：　　年　月　日	标准住院日：≤16 天

时间	入　院	手术前	手术当日
医患配合	□ 配合询问病史、收集资料，请务必详细告知既往史、用药史、过敏史 □ 如服用抗凝剂，请明确告知 □ 配合医师进行体格检查 □ 如有任何不适请告知医师 □ 请配合医师完成患肢石膏固定	□ 配合完善术前相关检查、化验，如采血、留尿、心电图、X 线胸片、患肢 X 线检查、CT、MRI、肺功能 □ 医师与患者及家属介绍病情及手术方案、时间；手术谈话、术前签字 □ 麻醉师与患者进行术前访视	□ 配合评估手术效果 □ 配合检查肢体感觉活动情况 □ 有任何不适请告知医师
护患配合	□ 配合测量体温、脉搏、呼吸、血压、体重 □ 配合佩戴腕带 □ 配合护士完成入院评估（简单询问病史、过敏史、用药史） □ 接受入院宣教（环境介绍、病室规定、订餐制度、贵重物品保管、探视制度等） □ 有任何不适请告知护士	□ 配合测量体温、脉搏、呼吸、询问排便次数 1 次/天 □ 接受术前宣教 □ 配合手术范围备皮 □ 准备好必要用物，如弯头吸管、尿壶、便盆等 □ 取下义齿、饰品等，贵重物品交家属保管	□ 清晨配合测量体温、脉搏、呼吸 1 次 □ 送手术前协助完成核对，脱去衣物，上手术车 □ 返病房后，协助完成核对，配合过病床 □ 配合检查意识、肢体感觉活动 □ 配合术后吸氧、心电监护、输液、床上排尿或留置尿管，患肢伤口处可能有引流管 □ 遵医嘱采取正确体位 □ 有任何不适请告知护士
饮食	□ 普食 □ 糖尿病饮食 □ 低盐低脂饮食	□ 术前 12 小时禁食、禁水	□ 返病室后禁食、禁水 6 小时 □ 6 小时后无恶心、呕吐可适量饮水 □ 禁食、禁水
排泄	□ 正常排尿便	□ 正常排尿便	□ 床上排尿便 □ 保留尿管
活动	□ 患肢抬高	□ 患肢抬高	□ 卧床休息，保护管路 □ 患肢抬高 □ 患肢活动

时间	手术后	出　院
医患配合	□ 配合检查肢体感觉活动 □ 需要时，伤口换药 □ 配合佩戴支具 □ 配合拔除伤口引流管、尿管 □ 配合伤口拆线	□ 接受出院前指导 □ 知道复查程序
护患配合	□ 配合定时监测生命体征，每日询问排便次数 □ 配合检查肢体感觉活动 □ 配合夹闭尿管，锻炼膀胱功能 □ 接受进食、进水、排便等生活护理 □ 注意安全，避免坠床或跌倒 □ 配合采取正确体位 □ 如需要，配合正确佩戴支具 □ 配合执行探视及陪伴制度	□ 接受出院宣教 □ 准备齐就诊卡、押金条 □ 知道用药方法、作用、注意事项 □ 知道护理伤口方法 □ 知道正确佩戴支具 □ 知道复印病历的方法和时间 □ 办理出院手续 □ 获取出院证明书 □ 获取出院带药
饮食	□ 正常饮食 □ 糖尿病饮食 □ 低盐低脂饮食	□ 根据医嘱饮食
排泄	□ 正常排尿便 □ 防治便秘	□ 正常排尿便 □ 防治便秘
活动	□ 注意保护管路，勿牵拉、打折 □ 根据医嘱活动	□ 根据医嘱，适量活动，避免疲劳

附：原表单（2016 年版）

多发跖骨骨折临床路径表单

适用对象：第一诊断为多发跖骨骨折（ICD-10：S92.301）
行切开复位内固定术（ICD-9-CM-3：79.37019）

患者姓名：	性别：　年龄：　住院号：	门诊号：
住院日期：　　年　月　日	出院日期：　　年　月　日	标准住院日：≤16 天

时间	住院第 1 天	住院第 2 天	住院第 3 天 （手术日）
主要诊疗工作	□ 询问病史及体格检查 □ 上级医师查房 □ 初步的诊断和治疗方案 □ 完成住院志、首次病程、上级医师查房等病历书写 □ 开检查检验单 □ 完成必要的相关科室会诊	□ 上级医师查房与手术前评估 □ 确定诊断和手术方案 □ 完成上级医师查房记录 □ 收集检查检验结果并评估病情 □ 向患者和（或）家属交代围术期注意事项，并签署手术知情同意书、委托书（患者本人不能签字时）、自费用品协议书 □ 完成各项术前准备	□ 手术 □ 向患者和（或）家属交代手术过程概况及术后注意事项 □ 术者完成手术记录 □ 完成术后病程记录 □ 观察有无术后并发症，并做相应处理
重点医嘱	**长期医嘱：** □ 骨科护理常规 □ 二级护理 □ 饮食 **临时医嘱：** □ 血常规、血型、尿常规 □ 凝血功能 □ 电解质、肝肾功能 □ 传染性疾病筛查 □ 胸部 X 线平片、心电图 □ 根据病情：肺功能、超声心动图	**长期医嘱：** □ 骨科护理常规 □ 二级护理 □ 饮食 □ 患者既往内科基础疾病用药 **临时医嘱：** □ 术前医嘱	**长期医嘱：** □ 骨科术后护理常规 □ 一级护理 □ 饮食 □ 患肢抬高 □ 留置引流管并记引流量 □ 其他特殊医嘱 **临时医嘱：** □ 止吐、镇痛、消肿等对症处理
主要护理工作	□ 入院介绍 □ 入院护理评估	□ 做好备皮等术前准备 □ 防止皮肤压疮护理 □ 心理和生活护理	□ 观察患者病情变化，并及时报告医师 □ 术后心理护理 □ 指导术后患者功能锻炼
病情变异记录	□ 无　□ 有，原因： 1. 2.	□ 无　□ 有，原因： 1. 2.	□ 无　□ 有，原因： 1. 2.
护士签名			
医师签名			

时间	住院第 4 天 （术后第 1 日）	住院第 5 天 （术后第 2 日）	住院第 6 天 （术后第 3 日）
主要 诊疗 工作	□ 上级医师查房 □ 完成常规病程记录 □ 观察伤口、引流量、生命体征、患肢远端感觉运动情况等，并做出相应处理	□ 上级医师查房 □ 完成常规病程记录 □ 指导患者功能锻炼	□ 上级医师查房 □ 完成病程记录 □ 伤口换药（必要时） □ 指导患者功能锻炼
重点医嘱	长期医嘱： □ 骨科术后护理常规 □ 一级护理 □ 饮食 □ 患肢抬高 □ 留置引流管并记引流量 □ 其他特殊医嘱 临时医嘱： □ 换药 □ 镇痛、消肿等对症处理（酌情） □ 复查血常规（酌情）	长期医嘱： □ 骨科术后护理常规 □ 二级护理 □ 饮食 □ 患肢抬高 □ 其他特殊医嘱 临时医嘱： □ 复查血常规（酌情） □ 换药 □ 镇痛、消肿等对症处理（酌情）	长期医嘱： □ 骨科术后护理常规 □ 二级护理 □ 饮食 □ 患肢抬高 □ 其他特殊医嘱 临时医嘱： □ 复查血常规（必要时） □ 换药 □ 镇痛、消肿等对症处理 □ 复查 X 线片
主要 护理 工作	□ 观察患者病情变化 □ 术后心理与生活护理 □ 指导术后患者功能锻炼	□ 观察患者病情 □ 术后心理与生活护理 □ 指导术后患者功能锻炼	□ 观察患者病情变化 □ 术后心理与生活护理 □ 指导术后患者功能锻炼
病情 变异 记录	□ 无　□ 有，原因： 1: 2.	□ 无 □ 有，原因： 1. 2.	□ 无　□ 有，原因： 1. 2.
护士 签名			
医师 签名			

时间	住院第 7 天 （术后第 4 日）	住院第 8 天 （术后第 5 日）	住院第 9~16 天 （术后第 6~14 日）
主要诊疗工作	□ 上级医师查房 □ 住院医师完成病程记录 □ 伤口换药（必要时） □ 指导患者功能锻炼	□ 上级医师查房 □ 住院医师完成病程记录 □ 伤口换药（必要时） □ 指导患者功能锻炼	□ 上级医师查房，进行手术及伤口评估，确定有无手术并发症和切口愈合不良情况，明确能否出院 □ 完成出院志、病案首页、出院诊断证明书等病历书写 □ 向患者交代出院后的康复锻炼及注意事项
重要医嘱	长期医嘱： □ 骨科术后护理常规 □ 二级护理 □ 饮食 □ 其他特殊医嘱 □ 术后功能锻炼 临时医嘱： □ 复查血尿常规、生化（必要时） □ 换药（必要时） □ 镇痛、消肿等对症处理（必要时）	长期医嘱： □ 骨科术后护理常规 □ 二级护理 □ 饮食 □ 其他特殊医嘱 □ 术后功能锻炼 临时医嘱： □ 复查血尿常规、生化（必要时） □ 换药（必要时） □ 镇痛等对症处理（必要时）	出院医嘱： □ 出院带药 □ ＿＿日后拆线换药（根据伤口愈合情况，预约拆线时间） □ 出院后骨科和（或）康复科门诊复查 □ 不适随诊
主要护理工作	□ 观察患者病情变化 □ 术后心理与生活护理 □ 指导患者功能锻炼	□ 观察患者病情变化 □ 指导患者功能锻炼 □ 术后心理和生活护理	□ 指导患者办理出院手续 □ 出院宣教
病情变异记录	□ 无　□ 有，原因： 1. 2.	□ 无　□ 有，原因： 1. 2.	□ 无　□ 有，原因： 1. 2.
护士签名			
医师签名			

第二十一章

多部位骨折临床路径释义

一、多部位骨折编码

疾病名称及编码：多部位骨折（ICD-10：T02.3-T02.6）

二、临床路径检索方法

T02.3-T02.6

三、多部位骨折临床路径标准住院流程

（一）适用对象

第一诊断为多部位骨折（ICD-10：T02.3-T02.6）。

> **释义**
> ■ 适用对象编码参见 ICD-10 多部位骨折疾病编码。
> ■ 多部位骨折需要和多发创伤相鉴别。

（二）诊断依据

根据 ICD-10 标准 T02.3-T02.6 以及 T02.7 中骨盆合并四肢骨折部分。多部位骨折是指两个或者两个以上部位骨折，不包括同一部位多处骨折。包括多部位上肢骨折、多部位下肢骨折、上肢伴下肢骨折、骨盆合并四肢骨折。

> **释义**
> ■ 多部位骨折需要和多发创伤相鉴别。多发创伤是指由一个致病因素导致的两个或两个以上解剖部位同时发生的创伤，且至少有一个部位的创伤可能威胁生命。多发创伤可包含多部位骨折，但多部位骨折可以不是多发创伤。

（三）治疗方案的选择

1. 确保生命体征平稳。
2. 开放性骨折，急诊视情况给予相应处理。
3. 根据骨折情况，视情况给予相应急诊处理以及二期手术。

释义

　　■ 对于多部位骨折的患者，急诊的首要任务是确保患者的生命安全。开放骨折可以发生于骨盆和四肢的几乎所有部位。开放骨折是骨折急症之一，只有很小的自内而外的开放性伤口可以消毒后缝合或包扎，其余均需要急诊行伤口清创术。

（四）标准住院日

标准住院日：病情复杂多变，平均约 16 天。

释义

　　■ 对于多部位骨折的患者，术前通常需要稳定生命体征等指标，并进行全面系统的 2 次检查，如损伤较重可能需要进入 ICU 病房监护和治疗。因此此类患者围术期所需要的时间相对较长。

（五）进入路径标准

1. 第一诊断必须符合多部位骨折疾病编码（ICD-10：T02.3-T02.6）。
2. 当患者同时具有其他疾病诊断，但在住院期间不需要特殊处理也不影响第一诊断的临床路径流程实施时，可以进入路径。
3. 急诊手术的患者不进入路径。
4. 需要分期手术的患者不进入路径（需 2 次及 2 次以上手术者）。
5. 合并其他系统损伤的患者不进入路径。

释义

　　■ 本临床路径仅针对非急诊手术治疗、且非多次手术治疗的患者。如果合并其他系统损伤，如多发创伤的患者不能进入此临床路径。

（六）住院期间的检查项目

1. 必需的检查项目：
（1）血常规、尿常规。
（2）肝功能、肾功能、电解质、血型、血糖、凝血功能、感染性疾病筛查（乙型肝炎、丙型肝炎、梅毒、艾滋病等）。
（3）胸部 X 线片、心电图。
2. 根据患者病情进行检查：X 线检查、CT、B 超等。

释义

　　■ 多部位骨折的患者通常因高能量损伤致伤。必要常规检查还应包括便常规、血气分析等。在常规检查以外，仍然建议行多项目生化功能检测，其中需要包含乳酸水平、肌酸激酶、肌酸激酶同工酶等反映创伤严重程度的指标。

（七）治疗方案与药物选择

1. 生命支持治疗：心电监护、输血、补液等治疗。

2. 骨折治疗：急诊处理如下：

（1）锁骨骨折：一般锁骨带和（或）颈腕吊带制动，必要时切开复位内固定术。

（2）肩胛骨骨折：一般吊带制动。

（3）肱骨近端骨折：一般吊带制动。

（4）肱骨干骨折：一般石膏制动，必要时切开复位内固定术。

（5）肘关节骨折：一般石膏或者吊带制动，必要时切开复位内固定术。

（6）前臂骨折：一般石膏制动，必要时切开减张术以及切开复位内固定术。

（7）桡骨远端骨折：一般闭合复位石膏固定，必要时切开复位内固定或外架固定术。

（8）骨盆骨折：视情况骨盆带固定，骨牵引术，必要时外架固定或内固定术。

（9）髋臼骨折：一般骨牵引术。

（10）股骨颈骨折：一般给予制动，必要时闭合复位内固定术。

（11）股骨粗隆间骨折：一般骨牵引术，必要时闭合复位内固定术。

（12）股骨干骨折：一般骨牵引术，必要时内固定或外架固定术。

（13）股骨远端骨折：一般骨牵引术或石膏制动，必要时内固定或外架固定术。

（14）髌骨骨折：一般石膏制动，必要时切开复位内固定术。

（15）胫骨平台骨折：一般石膏制动，必要时闭合复位外架固定术，切开减张内固定术。

（16）胫腓骨骨折：一般石膏制动，必要时内固定或外架固定术，切开减张术。

（17）踝关节骨折：一般闭合复位石膏制动，必要时内固定术。

（18）足部骨折：一般石膏制动，必要时切开复位内固定术，必要时切开减张术。

（19）关节脱位：一般手法复位，石膏或者吊带制动，必要时麻醉下复位或切开复位。

（20）开放性骨折：一般清创缝合术，必要时加行切开或闭合复位内固定和（或）外架固定术。

> **释义**
>
> ■急诊恰当的处理对于多发骨折的患者十分重要。对于绝大部位的骨折，都需要超过两个邻近关节的固定，使用石膏、支具或者吊带均可。需要重视患者肢体肿胀的情况，警惕筋膜间隔综合征的发生。最常见的损伤部位是前臂和小腿，足的筋膜间隔综合征也不少见。对于前臂骨折、胫骨平台骨折、胫腓骨骨折、Lisfranc 损伤等均应当动态观察患者肢体肿胀情况，如存在发生筋膜间室综合征的风险，应当早期判断、早期干预（通常建议手术切开减张）。

二期手术治疗如下：

（1）锁骨骨折：一般锁骨带和（或）颈腕吊带制动，必要时切开复位内固定术。

（2）肩胛骨骨折：一般吊带制动，必要时行切开复位内固定术。

（3）肱骨近端骨折：吊带固定或切开复位内固定术。

（4）肱骨干骨折：一般石膏制动，必要时切开复位或闭合复位内固定术。

（5）肘关节骨折：视情况切开复位内固定术或者石膏/吊带制动。

（6）前臂骨折：一般切开复位内固定术，视情况可闭合复位石膏制动术。

（7）桡骨远端骨折：一般闭合复位石膏固定，必要时切开复位内固定或外架固定术。

（8）骨盆骨折：视情况骨盆带固定，骨牵引术，必要时外架固定或内固定术。

（9）髋臼骨折：视情况切开复位内固定术或骨牵引术。

（10）股骨颈骨折：闭合复位内固定术或关节置换术。

（11）股骨粗隆间骨折：闭合复位内固定术，视情况骨牵引术。

（12）股骨干骨折：闭合复位或切开复位内固定，视情况外架固定术或骨牵引术。

（13）股骨远端骨折：切开复位内固定术，视情况闭合复位石膏制动或者骨牵引术。

（14）髌骨骨折：视情况切开复位内固定术或者石膏制动术。

（15）胫骨平台骨折：切开复位内固定术，视情况可外架固定结合内固定或石膏制动。

（16）胫腓骨骨折：切开复位内固定术，视情况外架固定术或石膏制动。

（17）踝关节骨折：切开复位内固定术或闭合复位石膏制动。

（18）足部骨折：切开复位内固定术或闭合复位石膏制动。

（19）开放性骨折：切开复位内固定术或石膏制动。

3. 对症支持治疗。

> **释义**
>
> ■ 多发骨折患者各骨折部位的手术适应证应当参照各临床路径中手术适应证的详细说明。但应当特别指出的是，一些在单发骨折中可以考虑使用保守治疗方法的骨折，如果合并其他部位骨折，可能转而存在明确的手术指征。例如双侧桡骨远端骨折，或者同侧桡骨远端骨折合并肱骨干骨折，锁骨骨折合并肩胛颈骨折等。

（八）出院标准

1. 伤口无感染。

2. 病情稳定。

> **释义**
>
> ■ 多发骨折患者伤口无感染、病情稳定是出院的基本标准。但对于骨折患者而言，功能锻炼是治疗中重要的一环，应当给予充分的重视。多部位骨折患者罹患疾病较重，更应当重视功能康复的方法和技巧。尽量让患者在出院之前充分知晓所患疾病的特点及康复流程。

四、推荐表单

（一）医师表单

多部位骨折临床路径医师表单

适用对象：第一诊断为多部位骨折（ICD-10：T02.3-T02.6）

患者姓名：		性别： 年龄： 门诊号：		住院号：
住院日期： 年 月 日		出院日期： 年 月 日		标准住院日：16 天

时间	住院第 1 天	住院第 2 天	住院第 3~6 天（术前日）
主要诊疗工作	□ 询问病史及体格检查 □ 上级医师查房 □ 初步的诊断和治疗方案 □ 完成病历书写 □ 完善检查 □ 完成必要的相关科室会诊 □ 行急诊处理	□ 上级医师查房与手术前评估 □ 确定诊断和手术方案 □ 完成上级医师查房记录 □ 完善术前检查项目 □ 收集检查检验结果并评估病情 □ 请相关科室会诊	□ 上级医师查房，术前评估和决定手术方案 □ 完成上级医师查房记录等 □ 向患者和（或）家属交代围术期注意事项，并签署手术知情同意书、输血同意书、委托书（患者本人不能签字时）、自费用品协议书 □ 麻醉医师查房，并与患者和（或）家属交代麻醉注意事项，签署麻醉知情同意书 □ 完成各项术前准备
重点医嘱	**长期医嘱：** □ 骨科常规护理 □ 二级护理或一级护理 □ 饮食：根据患者情况 □ 患者既往疾病基础用药 □ 患肢制动，如牵引、石膏、吊带等 **临时医嘱：** □ 血常规、血型、尿常规 □ 凝血功能 □ 电解质、肝功能、肾功能 □ 传染性疾病筛查 □ 胸部 X 线片、心电图 □ 根据病情：CT、下肢血管超声、肺功能、超声心动图、血气分析、双下肢深静脉彩超 □ 患肢 X 线片 □ 急诊石膏或吊带制动	**长期医嘱：** □ 骨科护理常规 □ 二级护理 □ 饮食：根据患者情况 □ 患者既往疾病基础用药 □ 患肢制动 **临时医嘱：** □ 根据会诊科室要求安排检查和化验单 □ 镇痛等对症处理	**长期医嘱：**同前 **临时医嘱：** □ 术前医嘱：明日在椎管内麻醉或全身麻醉下行多发骨折内固定术 □ 术前禁食、禁水 □ 术前用抗菌药物皮试 □ 术前留置导尿管 □ 术区备皮 □ 配血 □ 其他特殊医嘱
病情变异记录	□ 无 □ 有，原因： 1. 2.	□ 无 □ 有，原因： 1. 2.	□ 无 □ 有，原因： 1. 2.
医师签名			

时间	住院第 4~7 天 （手术日）	住院第 8 天 （术后第 1 日）	住院第 9 天 （术后第 2 日）
主要诊疗工作	□ 手术 □ 向患者和（或）家属交代手术过程概况及术后注意事项 □ 术者完成手术记录 □ 完成术后病程记录 □ 上级医师查房 □ 麻醉医师查房 □ 观察有无术后并发症并做相应处理	□ 上级医师查房 □ 完成病程记录 □ 观察伤口、引流量、生命体征、患肢远端感觉和运动情况等，并做出相应处理	□ 上级医师查房 □ 完成病程记录 □ 拔除引流管，伤口换药 □ 指导患者功能锻炼
重点医嘱	**长期医嘱：** □ 骨科术后护理常规 □ 一级护理 □ 饮食：根据患者情况 □ 患肢抬高 □ 留置引流管并记引流量 □ 抗菌药物 □ 其他特殊医嘱 **临时医嘱：** □ 今日在（麻醉方式）下行多发骨折内固定术 □ 心电监护、吸氧（根据病情需要） □ 补液 □ 胃黏膜保护剂（酌情） □ 止吐、镇痛等对症处理 □ 急查血常规 □ 输血（根据病情需要）	**长期医嘱：** □ 骨科术后护理常规 □ 一级护理 □ 饮食：根据患者情况 □ 患肢抬高 □ 留置引流管并记引流量 □ 抗菌药物 □ 其他特殊医嘱 **临时医嘱：** □ 复查血常规 □ 输血和（或）补晶体、胶体液（根据病情需要） □ 换药 □ 镇痛等对症处理（酌情）	**长期医嘱：** □ 骨科术后护理常规 □ 一级护理 □ 饮食：根据患者情况 □ 患肢抬高 □ 留置引流管并记引流量 □ 抗菌药物 □ 其他特殊医嘱 **临时医嘱：** □ 复查血常规（必要时） □ 输血和（或）补晶体、胶体液（必要时） □ 换药，拔引流管 □ 镇痛等对症处理（酌情）
病情变异记录	□ 无　□ 有，原因： 1. 2.	□ 无　□ 有，原因： 1. 2.	□ 无　□ 有，原因： 1. 2.
医师签名			

时间	住院第 10 天 （术后第 3 日）	住院第 11 天 （术后第 4 日）	住院第 12~16 天 （术后第 5~9 日）
主要诊疗工作	□ 上级医师查房 □ 住院医师完成病程记录 □ 伤口换药（必要时） □ 指导患者功能锻炼	□ 上级医师查房 □ 住院医师完成病程记录 □ 伤口换药（必要时） □ 指导患者功能锻炼 □ 摄患部 X 线片	□ 上级医师查房，进行手术及伤口评估，确定有无手术并发症和切口愈合不良情况，明确能否出院 □ 完成出院志、病案首页、出院诊断证明书等病历 □ 向患者交代出院后的康复锻炼及注意事项，如复诊的时间、地点，发生紧急情况时的处理等
重要医嘱	长期医嘱： □ 骨科术后护理常规 □ 二级护理 □ 饮食：根据患者情况 □ 抗菌药物：如体温正常、伤口情况良好、无明显红肿时可以停止抗菌药物治疗 □ 其他特殊医嘱 □ 术后功能锻炼 临时医嘱： □ 复查血、尿常规、生化（必要时） □ 补液（必要时） □ 换药（必要时） □ 镇痛等对症处理	长期医嘱： □ 骨科术后护理常规 □ 二级护理 □ 饮食：根据患者情况 □ 抗菌药物：如体温正常、伤口情况良好、无明显红肿时可以停止抗菌药物治疗 □ 其他特殊医嘱 □ 术后功能锻炼 临时医嘱： □ 复查血、尿常规，血生化（必要时） □ 补液（必要时） □ 换药（必要时） □ 镇痛等对症处理 □ 患部 X 线片	出院医嘱： □ 出院带药 □ ___ 日后拆线换药（根据伤口愈合情况预约拆线时间） □ 出院后骨科和（或）康复科门诊复查 □ 不适随诊
病情变异记录	□ 无 □ 有，原因： 1. 2.	□ 无 □ 有，原因： 1. 2.	□ 无 □ 有，原因： 1. 2.
医师签名			

（二）护士表单

多部位骨折临床路径护士表单

适用对象：第一诊断为多部位骨折（ICD-10：T02.3-T02.6）

| 患者姓名： | 性别： 年龄： 门诊号： | 住院号： |
| 住院日期： 年 月 日 | 出院日期： 年 月 日 | 标准住院日：16 天 |

时间	住院第 1 天	住院第 2 天	住院第 3~6 天（术前日）
健康宣教	□ 入院宣教 □ 介绍主管医师、护士 □ 介绍环境、设施 □ 介绍住院注意事项 □ 介绍探视和陪伴制度 □ 介绍贵重物品制度	□ 药物宣教 □ 围术期宣教 □ 宣教手术前准备及检查后注意事项 □ 告知手术后检查后饮食 □ 告知患者在检查中配合医师 □ 主管护士与患者沟通，消除患者紧张情绪 □ 告知检查后可能出现的情况及应对方式	□ 药物宣教 □ 手术前宣教 □ 宣教手术前准备及检查后注意事项 □ 告知手术后检查后饮食 □ 告知患者在检查中配合医师 □ 主管护士与患者沟通，消除患者紧张情绪，告知检查后可能出现的情况及应对方式
护理处置	□ 核对患者，佩戴腕带 □ 建立入院护理病历 □ 协助患者留取各种标本 □ 测量体重	□ 协助医师完成手术前的相关化验	□ 协助医师完成手术前的相关化验 □ 皮试 □ 备皮 □ 提醒患者禁食、禁水要求
基础护理	□ 二级护理 □ 晨晚间护理 □ 排泄管理 □ 患者安全管理	□ 二级护理 □ 晨晚间护理 □ 排泄管理 □ 患者安全管理	□ 二级护理 □ 晨晚间护理 □ 排泄管理 □ 患者安全管理
专科护理	□ 观察患肢末梢血运、感觉 □ 护理查体 □ 病情观察 □ 肢体肿胀情况 □ 末梢血运 □ 手指感觉、活动情况 □ 需要时，填写跌倒及压疮防范表 □ 需要时，请家属陪伴 □ 确定饮食种类 □ 心理护理 □ 防止皮肤压疮护理	□ 观察患肢末梢血运、感觉 □ 护理查体 □ 病情观察 □ 肢体肿胀情况 □ 末梢血运 □ 手指感觉、活动情况 □ 需要时，填写跌倒及压疮防范表 □ 需要时，请家属陪伴 □ 确定饮食种类 □ 心理护理 □ 防止皮肤压疮护理	□ 观察患肢末梢血运、感觉 □ 护理查体 □ 病情观察 □ 肢体肿胀情况 □ 末梢血运 □ 手指感觉、活动情况 □ 需要时，填写跌倒及压疮防范表 □ 需要时，请家属陪伴 □ 确定饮食种类 □ 心理护理
重点医嘱	□ 详见医嘱执行单	□ 详见医嘱执行单	□ 详见医嘱执行单
病情变异记录	□ 无 □ 有，原因： 1. 2.	□ 无 □ 有，原因： 1. 2.	□ 无 □ 有，原因： 1. 2.
护士签名			

时间	住院第4~7天 （手术日）	住院第8天 （术后第1日）	住院第9天 （术后第2日）
健康宣教	□ 手术当日宣教 □ 告知饮食、体位要求 □ 告知手术后需禁食、禁水要求 □ 给予患者及家属心理支持 □ 再次明确探视陪伴须知	□ 手术后宣教 □ 术后患肢活动注意事项 □ 功能锻炼注意事项 □ 饮食指导	□ 手术后宣教 □ 术后患肢活动注意事项 □ 功能锻炼注意事项 □ 饮食指导
护理处置	□ 与手术室交接 □ 提醒患者术前排尿 □ 核对患者资料及带药 □ 接患者，核对患者及资料	□ 遵医嘱完成相关检查	□ 遵医嘱完成相关检查
基础护理	□ 一级护理 □ 晨晚间护理 □ 患者安全管理	□ 一级护理 □ 晨晚间护理 □ 排泄管理 □ 患者安全管理	□ 一级护理 □ 晨晚间护理 □ 排泄管理 □ 患者安全管理
专科护理	□ 遵医嘱予补液 □ 病情观察 □ 观察患者伤口敷料是否存在渗血 □ 疼痛程度观察 □ 观察手指血运及感觉、活动 □ 心理护理	□ 遵医嘱予补液 □ 病情观察 □ 观察患者伤口敷料是否存在渗血 □ 观察引流量 □ 疼痛程度观察 □ 观察手指血运及感觉、活动 □ 心理护理	□ 病情观察 □ 观察患者伤口敷料是否存在渗血 □ 观察引流量 □ 疼痛程度观察 □ 观察手指血运及感觉、活动 □ 术后心理与生活护理 □ 指导患者术后功能锻炼
重点医嘱	□ 详见医嘱执行单	□ 详见医嘱执行单	□ 详见医嘱执行单
病情变异记录	□ 无 □ 有，原因： 1. 2.	□ 无 □ 有，原因： 1. 2.	□ 无 □ 有，原因： 1. 2.
护士签名			

时间	住院第 10 天 （术后第 3 日）	住院第 11 天 （术后第 4 日）	住院第 12~16 天 （术后第 5~9 日）
健康宣教	□ 手术后宣教 □ 术后患肢活动注意事项 □ 功能锻炼注意事项 □ 饮食指导	□ 手术后宣教 □ 术后患肢活动注意事项 □ 功能锻炼注意事项 □ 饮食指导	□ 出院宣教 □ 复查时间 □ 服药方法 □ 活动休息 □ 指导饮食 □ 指导办理出院手续
护理处置	□ 遵医嘱完成相关检查	□ 遵医嘱完成相关检查	□ 办理出院手续
基础护理	□ 二级护理 □ 晨晚间护理 □ 排泄管理 □ 患者安全管理	□ 二级护理 □ 晨晚间护理 □ 排泄管理 □ 患者安全管理	□ 三级护理 □ 晨晚间护理 □ 患者安全管理
专科护理	□ 病情观察 □ 观察患者伤口敷料是否存在渗血 □ 疼痛程度观察 □ 观察手指血运及感觉、活动 □ 术后心理与生活护理 □ 指导患者术后功能锻炼	□ 病情观察 □ 观察患者伤口敷料是否存在渗血 □ 疼痛程度观察 □ 观察手指血运及感觉、活动 □ 术后心理与生活护理 □ 指导患者术后功能锻炼	□ 病情观察 □ 观察患者伤口敷料是否存在渗血 □ 疼痛程度观察 □ 观察手指血运及感觉、活动 □ 术后心理与生活护理 □ 指导患者术后功能锻炼
重点医嘱	□ 详见医嘱执行单	□ 详见医嘱执行单	□ 详见医嘱执行单
病情变异记录	□ 无 □ 有，原因： 1. 2.	□ 无 □ 有，原因： 1. 2.	□ 无 □ 有，原因： 1. 2.
护士签名			

（三）患者表单

多部位骨折临床路径患者表单

适用对象：第一诊断为多部位骨折（ICD-10：T02.3-T02.6）

患者姓名：	性别： 年龄： 门诊号：	住院号：
住院日期： 年 月 日	出院日期： 年 月 日	标准住院日：16天

时间	入院	术前	手术当天
医患配合	□ 配合询问病史、收集资料，请务必详细告知既往史、用药史、过敏史 □ 配合进行体格检查 □ 有任何不适请告知医师	□ 配合完手术前相关检查、化验，如采血、留尿、心电图、X线胸片 □ 医师与患者及家属介绍病情及术前谈话签字	□ 配合完善相关检查、化验，如采血、留尿 □ 配合医师摆好手术体位
护患配合	□ 配合测量体温、脉搏、呼吸3次，血压、体重1次 □ 配合完成入院护理评估（简单询问病史、过敏史、用药史） □ 接受入院宣教（环境介绍、病室规定、订餐制度、贵重物品保管等） □ 配合执行探视和陪伴制度 □ 有任何不适请告知护士	□ 配合测量体温、脉搏、呼吸3次，询问大便1次 □ 接受手术前宣教 □ 接受饮食宣教 □ 接受药物宣教	□ 配合测量体温、脉搏、呼吸3次，询问大便1次 □ 送手术室前，协助完成核对，带齐影像资料及用药 □ 返回病房后，配合接受生命体征的监测 □ 配合检查意识（全身麻醉者） □ 配合缓解疼痛 □ 接受手术后宣教 □ 接受饮食宣教 □ 接受药物宣教 □ 有任何不适请告知护士
饮食	□ 遵医嘱饮食	□ 遵医嘱饮食	□ 术前需按要求禁食、禁水 □ 手术后，根据麻醉方式及患者实际情况依照麻醉医师和病房护士的指导进食、进水
排泄	□ 正常排尿便	□ 正常排尿便	□ 正常排尿便
活动	□ 卧床	□ 卧床	□ 卧床

时间	手术后	出院
医患配合	□ 配合伤口换药 □ 配合完善术后影像学检查和抽血化验检查等 □ 配合功能锻炼	□ 接受出院前指导 □ 知道复查程序 □ 获取出院诊断书
护患配合	□ 配合定时监测生命体征，每日询问大便情况 □ 配合检查手部感觉及运动 □ 接受输液、服药等治疗 □ 接受进食、进水、排便等生活护理 □ 配合活动，预防皮肤压力伤 □ 注意活动安全，避免坠床或跌倒 □ 配合执行探视及陪伴	□ 接受出院宣教 □ 办理出院手续 □ 获取出院带药 □ 知道服药方法、作用、注意事项 □ 知道复印病历程序
饮食	□ 遵医嘱饮食	□ 遵医嘱饮食
排泄	□ 正常排尿便	□ 正常排尿便
活动	□ 扶双拐或助行器，患肢免持重	□ 扶双拐或助行器，患肢免持重

附：原表单（2016 年版）

多部位骨折临床路径表单

适用对象：第一诊断为多部位骨折（ICD-10：T02.3-T02.6）

患者姓名：	性别： 年龄： 门诊号：	住院号：
住院日期： 年 月 日	出院日期： 年 月 日	标准住院日：16 天

时间	住院第 1 天	住院第 2 天	住院第 3~6 天（术前日）
主要诊疗工作	□ 询问病史及体格检查 □ 上级医师查房 □ 初步的诊断和治疗方案 □ 完成病历书写 □ 完善检查 □ 完成必要的相关科室会诊 □ 行急诊处理	□ 上级医师查房与手术前评估 □ 确定诊断和手术方案 □ 完成上级医师查房记录 □ 完善术前检查项目 □ 收集检查检验结果并评估病情 □ 请相关科室会诊	□ 上级医师查房，术前评估和决定手术方案 □ 完成上级医师查房记录等 □ 向患者和（或）家属交待围手术期注意事项，并签署手术知情同意书、输血同意书、委托书（患者本人不能签字时）、自费用品协议书 □ 麻醉医师查房并与患者和（或）家属交待麻醉注意事项，签署麻醉知情同意书 □ 完成各项术前准备
重点医嘱	**长期医嘱：** □ 骨科常规护理 □ 二级护理 □ 饮食：根据患者情况 □ 患者既往疾病基础用药 □ 患肢制动，如牵引、石膏、吊带等 **临时医嘱：** □ 血常规、血型、尿常规 □ 凝血功能 □ 电解质、肝功能、肾功能 □ 感染性疾病筛查 □ 胸部 X 线片、心电图 □ 根据病情：CT、下肢血管超声、肺功能、超声心动图、血气分析、双下肢深静脉彩超 □ 患肢 X 线片 □ 急诊处理（非手术）	**长期医嘱：** □ 骨科护理常规 □ 二级护理 □ 饮食：根据患者情况 □ 患者既往疾病基础用药 □ 患肢制动 **临时医嘱：** □ 根据会诊科室要求安排检查和化验单 □ 镇痛等对症处理	**长期医嘱：** 同前 **临时医嘱：** □ 术前医嘱：明日在椎管内麻醉或全身麻醉下行多发骨折内固定术 □ 术前禁食、禁水 □ 术前用抗菌药物皮试 □ 术前留置导尿管 □ 术区备皮 □ 配血 □ 其他特殊医嘱
病情变异记录	□ 无 □ 有，原因： 1. 2.	□ 无 □ 有，原因： 1. 2.	□ 无 □ 有，原因： 1. 2.
医师签名			

时间	住院第 4~7 天 （手术日）	住院第 8 天 （术后第 1 日）	住院第 9 天 （术后第 2 日）
主要诊疗工作	□ 手术 □ 向患者和（或）家属交代手术过程概况及术后注意事项 □ 术者完成手术记录 □ 完成术后病程记录 □ 上级医师查房 □ 麻醉医师查房 □ 观察有无术后并发症并做相应处理	□ 上级医师查房 □ 完成病程记录 □ 观察伤口、引流量、生命体征、患肢远端感觉和运动情况等，并做出相应处理	□ 上级医师查房 □ 完成病程记录 □ 拔除引流管，伤口换药 □ 指导患者功能锻炼
重点医嘱	长期医嘱： □ 骨科术后护理常规 □ 一级护理 □ 饮食：根据患者情况 □ 患肢抬高 □ 留置引流管并记引流量 □ 抗菌药物 □ 其他特殊医嘱 临时医嘱： □ 今日在（麻醉方式）下行多发骨折内固定术 □ 心电监护、吸氧（根据病情需要） □ 补液 □ 胃黏膜保护剂（酌情） □ 止吐、镇痛等对症处理 □ 急查血常规 □ 输血（根据病情需要）	长期医嘱： □ 骨科术后护理常规 □ 一级护理 □ 饮食：根据患者情况 □ 患肢抬高 □ 留置引流管并记引流量 □ 抗菌药物 □ 其他特殊医嘱 临时医嘱： □ 复查血常规 □ 输血和（或）补晶体、胶体液（根据病情需要） □ 换药 □ 镇痛等对症处理（酌情）	长期医嘱： □ 骨科术后护理常规 □ 一级护理 □ 饮食：根据患者情况 □ 患肢抬高 □ 留置引流管并记引流量 □ 抗菌药物 □ 其他特殊医嘱 临时医嘱： □ 复查血常规（必要时） □ 输血和（或）补晶体、胶体液（必要时） □ 换药，拔引流管 □ 镇痛等对症处理（酌情）
病情变异记录	□ 无　□ 有，原因： 1. 2.	□ 无　□ 有，原因： 1. 2.	□ 无　□ 有，原因： 1. 2.
医师签名			

时间	住院第 10 天 （术后第 3 日）	住院第 11 天 （术后第 4 日）	住院第 12~16 天 （术后第 5~9 日）
主要诊疗工作	□ 上级医师查房 □ 住院医师完成病程记录 □ 伤口换药（必要时） □ 指导患者功能锻炼	□ 上级医师查房 □ 住院医师完成病程记录 □ 伤口换药（必要时） □ 指导患者功能锻炼 □ 摄患部 X 线片	□ 上级医师查房，进行手术及伤口评估，确定有无手术并发症和切口愈合不良情况，明确能否出院 □ 完成出院志、病案首页、出院诊断证明书等病历书写 □ 向患者交代出院后的康复锻炼及注意事项，如复诊的时间、地点，发生紧急情况时的处理等
重要医嘱	**长期医嘱：** □ 骨科术后护理常规 □ 二级护理 □ 饮食：根据患者情况 □ 抗菌药物：如体温正常、伤口情况良好、无明显红肿时可以停止抗菌药物治疗 □ 其他特殊医嘱 □ 术后功能锻炼 **临时医嘱：** □ 复查血、尿常规、生化（必要时） □ 补液（必要时） □ 换药（必要时） □ 镇痛等对症处理	**长期医嘱：** □ 骨科术后护理常规 □ 二级护理 □ 饮食：根据患者情况 □ 抗菌药物：如体温正常、伤口情况良好、无明显红肿时可以停止抗菌药物治疗 □ 其他特殊医嘱 □ 术后功能锻炼 **临时医嘱：** □ 复查血、尿常规，血生化（必要时） □ 补液（必要时） □ 换药（必要时） □ 镇痛等对症处理 □ 患部 X 线片	**出院医嘱：** □ 出院带药 □ ___ 日后拆线换药（根据伤口愈合情况，预约拆线时间） □ 出院后骨科和（或）康复科门诊复查 □ 不适随诊
病情变异记录	□ 无　□ 有，原因： 1. 2.	□ 无　□ 有，原因： 1. 2.	□ 无　□ 有，原因： 1. 2.
医师签名			

第二十二章

骨折术后内固定取出临床路径释义

一、骨折术后内固定取出编码

1. 原编码：

疾病名称及编码：骨折内固定术后（ICD-10：Z47.003）

手术操作名称及编码：内固定拆除术（ICD-9-CM-3：78.6002）

2. 修改编码：

疾病名称及编码：骨折内固定术后（ICD-10：Z47.0）

手术操作名称及编码：内固定拆除术（ICD-9-CM-3：78.6）

二、临床路径检索方法

Z47.0 伴 78.6

三、骨折术后内固定取出临床路径标准住院流程

（一）适用对象

第一诊断为骨折内固定术后（ICD-10：Z47.003），行内固定拆除术（ICD-10：CM-78.6002）。

> **释义**
>
> ■ 本路径适用对象为骨折内固定术后患者。
>
> ■ 本路径术式均指常规开放式手术，不包括微创术式，不包括内固定断端取出术式。

（二）诊断依据

根据《临床诊疗指南·外科学分册》（中华医学会编著，人民卫生出版社，2007）。

1. 病史：外伤手术史。

2. 体格检查：患处有手术瘢痕、活动正常、无反常活动。

3. 辅助检查：X线检查发现骨折骨性愈合。

> **释义**
>
> ■ 骨折术后内固定取出的诊断主要依靠患者的外伤手术史及 X 线片的表现等检查，排除其他疾病及相关并发症之后，才能确诊。
>
> ■ 体格检查应注意瘢痕愈合情况及肢体功能情况，辅助检查应注意 X 线表现及化验检查结果是否正常，必要时辅以 CT 检查及 MRI 检查。

（三）治疗方案选择的依据

根据《临床诊疗指南·外科学分册》（中华医学会编著，人民卫生出版社，2007）。

1. 伤前生活质量及活动水平。

2. 全身状况允许手术。

> **释义**
>
> ■对于骨折术后内固定取出的患者，骨折已经愈合，内固定已无积极治疗作用，因此往往需要手术取出内固定。取出术前要注意伤前生活质量、活动水平及全身状况，并评估取出术后的骨折部位稳定性。

（四）标准住院日为≤7 天

> **释义**
>
> ■骨折术后内固定取出的患者入院后，术前常规检查、影像学检查等需要 1~2 天，术后恢复约 4 天，总住院时间≤7 天的均符合本路径要求。

（五）进入路径标准

1. 第一诊断必须符合骨折内固定术后（ICD-10：Z47.003）疾病编码。

2. 骨折骨性愈合。

3. 当患者合并其他疾病，但住院期间不需要特殊处理也不影响第一诊断的临床路径流程实施时可以进入路径。

> **释义**
>
> ■本路径适用于骨折内固定术后患者。不包括微创术式，不包括内固定断端取出术式。
>
> ■患者如果合并感染、高血压病、糖尿病、冠心病等其他慢性疾病；需要术前对症治疗时，如果不影响麻醉和手术可进入本路径，但可能会增加医疗费用，延长住院时间。如果上述慢性疾病需要经治疗稳定后才能手术，术前准备过程先进入其他相应内科疾病的诊疗路径。

（六）术前准备（术前评估）1~2 天

1. 必需的检查项目：血常规、血型、尿常规+镜检、肝功能、肾功能、凝血功能、感染性疾病、乙型肝炎、丙型肝炎、梅毒、艾滋病等；胸部 X 线片、心电图；患处 X 线片。

2. 根据患者病情可选择检查项目：如腹部超声等。

　　■ 必查项目包括血常规、尿常规、肝肾功能、电解质、血糖、凝血功能、X 线胸片、心电图，主要是评估有无合并基础病，是确保手术治疗安全、有效开展的基础，这些检查可能会影响住院时间、费用以及治疗预后；血型、Rh 因子、感染性疾病筛查主要是用于手术治疗前后的输血前准备；影像学检查是进一步明确诊断、选择合适手术治疗方案的必需检查。

　　■ 高龄患者或有心肺功能异常患者，术前根据病情增加腹部超声、肺功能、超声心动图、血气分析等检查，有合并疾病者可根据病情请相应科室会诊，以确保手术安全。

　　■ 为缩短患者住院等待时间，检查项目可以在患者入院前于门诊完成。

（七）预防性抗菌药物选择与使用时机

1. 抗菌药物按照《抗菌药物临床应用指导原则（2015 年版）》（国卫办医发〔2015〕43 号）执行。建议使用第一、第二代头孢菌素，头孢曲松；明确感染患者，可根据药敏试验结果调整抗菌药物。

（1）推荐使用头孢唑林钠肌内或静脉注射：

1）成人 0.5~1 克/次，一日 2~3 次。

2）对本药或其他头孢菌素类药过敏者；对青霉素类药有过敏性休克史者禁用；肝肾功能不全者、有胃肠道疾病史者慎用。

3）使用本药前需进行皮试。

（2）推荐头孢呋辛钠肌内或静脉注射：

1）成人：0.75~1.5 克/次，一日 3 次。

2）肾功能不全患者按照肌酐清除率制订给药方案：肌酐清除率 >20ml/min 者，每日 3 次，每次 0.75~1.5g；肌酐清除率 10~20ml/min 患者，每次 0.75g，一日 2 次；肌酐清除率 <10ml/min 患者，每次 0.75g，一日 1 次。

3）对本药或其他头孢菌素类药过敏者、对青霉素类药有过敏性休克史者禁用；肝肾功能不全者、有胃肠道疾病史者慎用。

4）使用本药前须进行皮试。

（3）推荐头孢曲松钠肌内注射、静脉注射：

1）成人：1 克/次，一次肌内注射或静脉滴注。

2）对本药或其他头孢菌素类药过敏者，对青霉素类药有过敏性休克史者禁用；肝肾功能不全者、有胃肠道疾病史者慎用。

2. 预防性用抗菌药物：时间为术前 0.5 小时，手术超过 3 小时加用 1 次抗菌药物；总预防性用药时间一般不超过 24 小时，个别情况可延长至 48 小时。

　　■ 内固定取出术作为骨科手术，对手术室层流的无菌环境要求较高，一旦感染可导致严重后果。因此，可按规定适当预防性和术后应用抗菌药物。

（八）手术日为入院第 3 天

1. 麻醉方式：神经阻滞麻醉加局部麻醉，必要时全身麻醉。
2. 手术方式：骨折术后内固定取出术。
3. 术中用药：麻醉用药、抗菌药物。

> **释义**
>
> ■ 本路径规定的手术均是在神经阻滞麻醉加局部麻醉或全身麻醉下实施。
> ■ 常规使用麻醉用药、抗菌药物，术中及术后是否输血依照术中出血量及术后引流量、患者心率及血压等循环稳定性、血常规 Hb 情况而定。

（九）术后住院恢复 4~16 天

1. 必需复查的项目：血常规、X 线检查。
2. 必要时复查的项目：电解质、肝功能、肾功能。
3. 术后用药：
（1）抗菌药物，按照《抗菌药物临床应用指导原则（2015 年版）》（国卫办医发〔2015〕43 号）执行。
（2）预防下肢静脉血栓形成药物，参照《中国骨科大手术后静脉血栓栓塞症预防指南》，根据患者病情酌情使用。
（3）其他对症药物，消肿、镇痛、预防应激性溃疡等。
4. 保护下功能锻炼。

> **释义**
>
> ■ 术后需复查 X 线片，了解术后是否存在内植物残留的情况。
> ■ 在术后处理上：可按《抗菌药物临床应用指导原则》适当应用抗菌药物；对于术后疼痛，可按照《骨科常见疼痛的处理专家建议》进行术后镇痛；对于存在易栓症危险因素的患者，可根据病情给予抗凝治疗，以避免深静脉血栓形成；对功能恢复，可在保护下逐渐进行功能锻炼。

（十）出院标准

1. 体温正常、常规化验无明显异常。
2. 术后 X 线片证实内固定取出满意。
3. 切口无异常。
4. 没有需要住院处理的并发症和（或）合并症。

> **释义**
>
> ■ 主治医师应在出院前，通过复查的上述各项检查并结合患者恢复情况决定是否能出院。如果出现术后伤口感染等并发症和（或）合并症需要继续留院治疗的情况，应先处理并发症和（或）合并症并符合出院条件后再准许患者出院。

（十一）变异及原因分析

1. 并发症：本病可伴有其他疾病，应严格掌握入选标准。部分患者因合并症而延期治疗如血栓形成、血肿引起体温增高等。

2. 合并症：老年患者易有合并症，如骨质疏松、糖尿病、心脑血管疾病等，合并症可能加重，需同时治疗，住院时间延长。

3. 若患者拆线前要求出院，切口无明显感染迹象时可提前结束路径。

释义

■ 出现变异的原因很多，除了包括路径中所描述的各种术后并发症，还包括医疗、护理、患者、环境等多方面的变异原因，对于这些变异医师需在表单中明确说明，具体变异情况如下：

（1）按路径流程完成治疗，但出现了上述围术期并发症，导致治疗时间延长甚至再次手术，从而造成住院日延长和费用增加。

（2）按路径流程完成治疗，但手术后患者合并的基础疾病加重，如术后患者血糖、血压持续增高，需要进一步治疗，从而延长治疗时间，并增加住院费用。

（3）患者入选路径后，医师在检查及治疗过程中发现患者合并存在一些事前未预知的对本路径治疗可能产生影响的情况，需要中止执行路径或者是延长治疗时间、增加治疗费用。

（4）因患者方面的主观原因导致执行路径出现变异。

四、骨折术后内固定取出临床路径给药方案

抗菌药物按照《抗菌药物临床应用指导原则（2015年版）》（国卫办医发〔2015〕43号）执行。建议使用第一、第二代头孢菌素，头孢曲松；明确感染患者，可根据药敏试验结果调整抗菌药物。

1. 推荐使用头孢唑林钠肌内或静脉注射：

（1）成人0.5~1克/次，一日2~3次。

（2）对本药或其他头孢菌素类药过敏者；对青霉素类药有过敏性休克史者禁用；肝肾功能不全者、有胃肠道疾病史者慎用。

（3）使用本药前需进行皮试。

2. 推荐头孢呋辛钠肌内或静脉注射：

（1）成人：0.75~1.5克/次，一日3次。

（2）肾功能不全患者按照肌酐清除率制订给药方案：肌酐清除率>20ml/min者，每日3次，每次0.75~1.5g；肌酐清除率10~20ml/min患者，每次0.75g，一日2次；肌酐清除率<10ml/min患者，每次0.75g，一日1次。

（3）对本药或其他头孢菌素类药过敏者、对青霉素类药有过敏性休克史者禁用；肝肾功能不全者、有胃肠道疾病史者慎用。

（4）使用本药前需进行皮试。

3. 推荐头孢曲松钠肌内注射、静脉注射：

（1）成人：1克/次，一次肌内注射或静脉滴注。

（2）对本药或其他头孢菌素类药过敏者，对青霉素类药有过敏性休克史者禁用；肝肾功能不全者、有胃肠道疾病史者慎用。

五、推荐表单

（一）医师表单

骨折术后内固定取出临床路径医师表单

适用对象：第一诊断为骨折内固定术后（ICD-10：Z47.0）

行内固定拆除术（ICD-9-CM-3：78.6）

患者姓名：		性别： 年龄： 门诊号：		住院号：
住院日期： 年 月 日		出院日期： 年 月 日		标准住院日：≤16 天

时间	住院第 1 天	住院第 2 天	住院第 3 天（手术日）
主要诊疗工作	□ 询问病史及体格检查 □ 上级医师查房 □ 初步的诊断和治疗方案 □ 完成住院志、首次病程、上级医师查房等病历书写 □ 开检查检验单 □ 完成必要的相关科室会诊	□ 上级医师查房与手术前评估 □ 确定诊断和手术方案 □ 完成上级医师查房记录 □ 收集检查检验结果并评估病情 □ 向患者和（或）家属交代围术期注意事项，并签署手术知情同意书、输血同意书、委托书（患者本人不能签字时）、自费用品协议书 □ 完成各项术前准备	□ 手术 □ 向患者和（或）家属交代手术过程概况及术后注意事项 □ 术者完成手术记录 □ 完成术后病程记录 □ 观察有无术后并发症并做相应处理
重点医嘱	**长期医嘱：** □ 骨科护理常规 □ 二级护理 □ 饮食 **临时医嘱：** □ 血常规、血型、尿常规 □ 凝血功能 □ 电解质、肝肾功能 □ 传染性疾病筛查 □ 胸部 X 线平片、心电图 □ 根据病情：肺功能、超声心动图、	**长期医嘱：** □ 骨科护理常规 □ 二级护理 □ 饮食 □ 患者既往内科基础疾病用药 **临时医嘱：** □ 术前医嘱	**长期医嘱：** □ 骨科术后护理常规 □ 一级护理 □ 饮食 □ 患肢抬高 □ 留置引流管并记引流量 □ 其他特殊医嘱 **临时医嘱：** □ 止吐、镇痛、消肿等对症处理
病情变异记录	□ 无□ 有，原因： 1. 2.	□ 无□ 有，原因： 1. 2.	□ 无□ 有，原因： 1. 2.
医师签名			

时间	住院第 4 天 （术后第 1 日）	住院第 5 天 （术后第 2 日）
主要 诊疗 工作	□ 上级医师查房 □ 完成常规病程记录 □ 观察伤口、引流量、生命体征、患肢远端感觉及 　运动情况等，并做出相应处理	□ 上级医师查房 □ 完成常规病程记录 □ 指导患者功能锻炼
重 点 医 嘱	**长期医嘱：** □ 骨科术后护理常规 □ 一级护理 □ 饮食 □ 患肢抬高 □ 留置引流管并记引流量 □ 其他特殊医嘱 **临时医嘱：** □ 换药 □ 镇痛、消肿等对症处理（酌情） □ 复查血常规（酌情）	**长期医嘱：** □ 骨科术后护理常规 □ 二级护理 □ 饮食 □ 患肢抬高 □ 其他特殊医嘱 **临时医嘱：** □ 复查血常规（酌情） □ 换药 □ 镇痛、消肿等对症处理（酌情）
病情 变异 记录	□ 无　□ 有，原因： 1. 2.	□ 无　□ 有，原因： 1. 2.
医师 签名		

时间	住院第 6 天 （术后第 3 日）	住院第 7~16 天 （术后第 4~13 日）
主 要 诊 疗 工 作	□ 上级医师查房 □ 完成病程记录 □ 伤口换药（必要时） □ 指导患者功能锻炼	□ 上级医师查房，进行手术及伤口评估，确 　定有无手术并发症和切口愈合不良情况， 　明确能否出院 □ 完成出院志、病案首页、出院诊断证明书 　等病历书写 □ 向患者交代出院后的康复锻炼及注意事项
重 要 医 嘱	**长期医嘱：** □ 骨科术后护理常规 □ 二级护理 □ 饮食 □ 患肢抬高 □ 其他特殊医嘱 **临时医嘱：** □ 复查血常规（必要时） □ 换药 □ 镇痛、消肿等对症处理 □ 复查 X 线片	**出院医嘱：** □ 出院带药 □ 日后拆线换药（根据伤口愈合情况，预约 　拆线时间） □ 出院后骨科和（或）康复科门诊复查 □ 不适随诊
病情 变异 记录	□ 无　□ 有，原因： 1. 2.	□ 无　□ 有，原因： 1. 2.
医师 签名		

（二）护士表单

骨折术后内固定取出临床路径护士表单

适用对象：第一诊断为骨折内固定术后（ICD-10：Z47.0）

　　　　　行内固定拆除术（ICD-9-CM-3：78.6）

| 患者姓名： | 性别： | 年龄： | 门诊号： | 住院号： |
| 住院日期：　年　月　日 | 出院日期：　年　月　日 | | | 标准住院日：≤16 天 |

时间	住院第 1 天	住院第 2 天	住院第 3 天（手术日）
健康宣教	□ 入院宣教 □ 介绍主管医师、护士 □ 介绍环境、设施 □ 介绍住院注意事项 □ 介绍探视和陪伴制度 □ 介绍贵重物品制度	□ 药物宣教 □ 术前宣教 □ 宣教术前准备及术后注意事项 □ 告知术后饮食 □ 告知患者在检查中配合医师 □ 主管护士与患者沟通，消除患者紧张情绪 □ 告知检查后可能出现的情况及应对方式	□ 手术当日宣教 □ 告知饮食要求 □ 给予患者及家属心理支持 □ 再次明确探视陪伴须知
护理处置	□ 核对患者，佩戴腕带 □ 建立入院护理病历 □ 协助患者留取各种标本 □ 测量体重	□ 协助医师完成术前的相关化验 □ 术前准备 □ 禁食、禁水	□ 送患者 □ 摘除患者义齿 □ 核对患者资料及带药 □ 接患者 □ 核对患者及资料
基础护理	□ 三级护理 □ 晨晚间护理 □ 排泄管理 □ 患者安全管理	□ 三级护理 □ 晨晚间护理 □ 排泄管理 □ 患者安全管理	□ 一级护理 □ 晨晚间护理 □ 患者安全管理
专科护理	□ 护理查体 □ 病情观察 □ 伤口的观察 □ 肢体活动情况的观察 □ 需要时，填写跌倒及压疮防范表 □ 需要时，请家属陪伴 □ 确定饮食种类 □ 心理护理	□ 病情观察 □ 伤口的观察 □ 肢体活动情况的观察 □ 遵医嘱完成相关检查 □ 心理护理	□ 遵医嘱予补液 □ 病情观察 □ 伤口的观察 □ 肢体活动情况的观察 □ 心理护理
重点医嘱	□ 详见医嘱执行单	□ 详见医嘱执行单	□ 详见医嘱执行单
病情变异记录	□ 无　□ 有，原因： 1. 2.	□ 无　□ 有，原因： 1. 2.	□ 无　□ 有，原因： 1. 2.
护士签名			

时间	住院第 4 天 （术后第 1 日）	住院第 5 天 （术后第 2 日）	住院第 6 天 （术后第 3 日）	住院第 7~16 天 （术后第 4~13 日）
健康宣教	□ 术后宣教 □ 药物作用及频率 □ 饮食、活动指导	□ 术后宣教 □ 药物作用及频率 □ 饮食、活动指导	□ 术后宣教 □ 药物作用及频率 □ 饮食、活动指导	□ 出院宣教 □ 复查时间 □ 服药方法 □ 活动休息 □ 指导饮食 □ 指导办理出院手续
护理处置	□ 遵医嘱完成相关检查	□ 遵医嘱完成相关检查	□ 遵医嘱完成相关检查	□ 办理出院手续 □ 书写出院小结
基础护理	□ 一级护理 □ 晨晚间护理 □ 排泄管理 □ 患者安全管理	□ 二级护理 □ 晨晚间护理 □ 排泄管理 □ 患者安全管理	□ 二级护理 □ 晨晚间护理 □ 排泄管理 □ 患者安全管理	□ 三级护理 □ 晨晚间护理 □ 协助或指导活动 □ 患者安全管理
专科护理	□ 病情观察 □ 监测生命体征 □ 伤口的观察 □ 肢体活动情况的观察 □ 心理护理	□ 病情观察 □ 监测生命体征 □ 伤口的观察 □ 肢体活动情况的观察 □ 心理护理	□ 病情观察 □ 监测生命体征 □ 伤口的观察 □ 肢体活动情况的观察 □ 心理护理	□ 病情观察 □ 监测生命体征 □ 伤口的观察 □ 肢体活动情况的观察 □ 心理护理
重点医嘱	□ 详见医嘱执行单	□ 详见医嘱执行单	□ 详见医嘱执行单	□ 详见医嘱执行单
病情变异记录	□ 无　□ 有，原因： 1. 2.	□ 无　□ 有，原因： 1. 2.	□ 无　□ 有，原因： 1. 2.	□ 无　□ 有，原因： 1. 2.
护士签名				

（三）患者表单

骨折术后内固定取出临床路径患者表单

适用对象：第一诊断为骨折内固定术后（ICD-10：Z47.0）

　　　　　行内固定拆除术（ICD-9-CM-3：78.6）

患者姓名：		性别：　　年龄：　　门诊号：	住院号：
住院日期：　　年　月　日		出院日期：　　年　月　日	标准住院日：≤16 天

时间	住院第 1 天	住院第 2 天	住院第 3 天 （手术日）
医 患 配 合	□ 配合询问病史、收集资料，请务必详细告知既往史、用药史、过敏史 □ 配合进行体格检查 □ 有任何不适请告知医师	□ 配合完善术前相关检查、化验，如采血、留尿、心电图、X 线胸片 □ 医师与患者及家属介绍病情及术前谈话签字	□ 配合完善相关检查、化验，如采血、留尿 □ 配合手术准备工作
护 患 配 合	□ 配合测量体温、脉搏、呼吸 3 次，血压、体重 1 次 □ 配合完成入院护理评估（简单询问病史、过敏史、用药史） □ 接受入院宣教（环境介绍、病室规定、订餐制度、贵重物品保管等） □ 配合执行探视和陪伴制度 □ 有任何不适请告知护士	□ 配合测量体温、脉搏、呼吸 3 次，询问大便 1 次 □ 接受术前宣教 □ 接受饮食宣教 □ 接受药物宣教	□ 配合测量体温、脉搏、呼吸 3 次，询问大便 1 次 □ 术前，协助完成核对，带齐影像资料及用药 □ 返回病房后，配合接受生命体征的监测 □ 配合检查意识（全身麻醉者） □ 配合缓解疼痛 □ 接受术后宣教 □ 接受饮食宣教 □ 接受药物宣教 □ 有任何不适请告知护士
饮 食	□ 遵医嘱饮食	□ 遵医嘱饮食	□ 术前禁食、禁水 □ 术后，根据医嘱 6 小时后试饮水，无恶心、呕吐可进少量流食或半流食
排 泄	□ 正常排尿便	□ 正常排尿便	□ 正常排尿便
活 动	□ 正常活动	□ 正常活动	□ 正常活动

时间	住院第 4 天 （术后第 1 日）	住院第 5 天 （术后第 2 日）	住院第 6 天 （术后第 3 日）	住院第 7~16 天 （术后第 4~13 日）
医患配合	□ 配合伤口及肢体活动检查 □ 配合完善术后检查：如采血、留尿、便等	□ 配合伤口及肢体活动检查 □ 配合完善术后检查：如采血、留尿、便等	□ 配合伤口及肢体活动检查 □ 配合完善术后检查：如采血、留尿、便等	□ 接受出院前指导 □ 知道复查程序 □ 获取出院诊断书
护患配合	□ 配合定时监测生命体征 □ 配合伤口及肢体活动检查 □ 接受输液、服药等治疗 □ 接受进食、进水、排便等生活护理 □ 配合活动，预防皮肤压力伤 □ 注意活动安全，避免坠床或跌倒 □ 配合执行探视及陪伴	□ 配合定时监测生命体征 □ 配合伤口及肢体活动检查 □ 接受输液、服药等治疗 □ 接受进食、进水、排便等生活护理 □ 配合活动，预防皮肤压力伤 □ 注意活动安全，避免坠床或跌倒 □ 配合执行探视及陪伴	□ 配合定时监测生命体征 □ 配合伤口及肢体活动检查 □ 接受输液、服药等治疗 □ 接受进食、进水、排便等生活护理 □ 配合活动，预防皮肤压力伤 □ 注意活动安全，避免坠床或跌倒 □ 配合执行探视及陪伴	□ 接受出院宣教 □ 办理出院手续 □ 获取出院带药 □ 知道服药方法、作用、注意事项 □ 知道复印病历程序
饮食	□ 遵医嘱饮食	□ 遵医嘱饮食	□ 遵医嘱饮食	□ 遵医嘱饮食
排泄	□ 正常排尿便	□ 正常排尿便	□ 正常排尿便	□ 正常排尿便
活动	□ 正常适度活动，避免疲劳	□ 正常适度活动，避免疲劳	□ 正常适度活动，避免疲劳	□ 正常适度活动，避免疲劳

附：原表单（2016 年版）

骨折术后内固定取出临床路径表单

适用对象：第一诊断为骨折内固定术后（ICD-10：Z47.003）

行内固定拆除术（ICD-10：CM-78.6002）

患者姓名：	性别：　　年龄：　　门诊号：	住院号：
住院日期：　　年　月　日	出院日期：　　年　月　日	标准住院日：≤16 天

时间	住院第 1 天	住院第 2 天	住院第 3 天 （手术日）
主要诊疗工作	□ 询问病史及体格检查 □ 上级医师查房 □ 初步的诊断和治疗方案 □ 完成住院志、首次病程、上级医师查房等病历书写 □ 开检查检验单 □ 完成必要的相关科室会诊	□ 上级医师查房与手术前评估 □ 确定诊断和手术方案 □ 完成上级医师查房记录 □ 收集检查检验结果并评估病情 □ 向患者和（或）家属交代围术期注意事项并签署手术知情同意书、输血同意书、委托书（患者本人不能签字时）、自费用品协议书 □ 完成各项术前准备	□ 手术 □ 向患者和（或）家属交代手术过程概况及术后注意事项 □ 术者完成手术记录 □ 完成术后病程记录 □ 观察有无术后并发症并做相应处理
重点医嘱	长期医嘱： □ 骨科护理常规 □ 二级护理 □ 饮食 临时医嘱： □ 血常规、血型、尿常规 □ 凝血功能 □ 电解质、肝肾功能 □ 感染性疾病筛查 □ 胸部 X 线平片、心电图 □ 根据病情：肺功能、超声心动图	长期医嘱： □ 骨科护理常规 □ 二级护理 □ 饮食 □ 患者既往内科基础疾病用药 临时医嘱： □ 术前医嘱	长期医嘱： □ 骨科术后护理常规 □ 一级护理 □ 饮食 □ 患肢抬高 □ 留置引流管并记引流量 □ 其他特殊医嘱 临时医嘱： □ 止吐、镇痛、消肿等对症处理
主要护理工作	□ 入院介绍 □ 入院护理评估	□ 做好备皮等术前准备 □ 防止皮肤压疮护理 □ 心理和生活护理	□ 观察患者病情变化并及时报告医师 □ 术后心理护理 □ 指导术后患者功能锻炼
病情变异记录	□ 无　□ 有，原因： 1. 2.	□ 无　□ 有，原因： 1. 2.	□ 无　□ 有，原因： 1. 2.
护士签名			
医师签名			

时间	住院第 3 天 （术后第 1 日）	住院第 4 天 （术后第 2 日）	住院第 5 天 （术后第 3 日）
主要 诊疗 工作	□ 上级医师查房 □ 完成常规病程记录 □ 观察伤口、引流量、体温、生命体征、患肢远端感觉运动情况等，并做出相应处理	□ 上级医师查房 □ 完成常规病程记录 □ 指导患者功能锻炼	□ 上级医师查房 □ 完成病程记录 □ 伤口换药（必要时） □ 指导患者功能锻炼
重 点 医 嘱	长期医嘱： □ 骨科术后护理常规 □ 一级护理 □ 饮食 □ 患肢抬高 □ 留置引流管并记引流量 □ 其他特殊医嘱 临时医嘱： □ 换药 □ 镇痛、消肿等对症处理（酌情） □ 复查血常规（酌情）	长期医嘱： □ 骨科术后护理常规 □ 二级护理 □ 饮食 □ 患肢抬高 □ 其他特殊医嘱 临时医嘱： □ 复查血常规（酌情） □ 换药 □ 镇痛、消肿等对症处理（酌情）	长期医嘱： □ 骨科术后护理常规 □ 二级护理 □ 饮食 □ 患肢抬高 □ 其他特殊医嘱 临时医嘱： □ 复查血常规（必要时） □ 换药 □ 镇痛、消肿等对症处理 □ 复查 X 线片
主要 护理 工作	□ 观察患者病情变化 □ 术后心理与生活护理 □ 指导术后患者功能锻炼	□ 观察患者病情 □ 术后心理与生活护理 □ 指导术后患者功能锻炼	□ 观察患者病情变化 □ 术后心理与生活护理 □ 指导术后患者功能锻炼
病情 变异 记录	□ 无 □ 有，原因： 1. 2.	□ 无 □ 有，原因： 1. 2.	□ 无 □ 有，原因： 1. 2.
护士 签名			
医师 签名			

时间	住院第6天 （术后第4日）	住院第7天 （术后第5日）	住院第8~16天 （术后第6~14日）
主要诊疗工作	□ 上级医师查房 □ 住院医师完成病程记录 □ 伤口换药（必要时） □ 指导患者功能锻炼	□ 上级医师查房 □ 住院医师完成病程记录 □ 伤口换药（必要时） □ 指导患者功能锻炼	□ 上级医师查房，进行手术及伤口评估，确定有无手术并发症和切口愈合不良情况，明确能否出院 □ 完成出院志、病案首页、出院诊断证明书等病历 □ 向患者交代出院后的康复锻炼及注意事项
重要医嘱	**长期医嘱：** □ 骨科术后护理常规 □ 二级护理 □ 饮食 □ 其他特殊医嘱 □ 术后功能锻炼 **临时医嘱：** □ 复查血尿常规、生化（必要时） □ 换药（必要时） □ 镇痛、消肿等对症处理（必要时）	**长期医嘱：** □ 骨科术后护理常规 □ 二级护理 □ 饮食 □ 其他特殊医嘱 □ 术后功能锻炼 **临时医嘱：** □ 复查血尿常规、生化（必要时） □ 换药（必要时） □ 镇痛等对症处理（必要时）	**出院医嘱：** □ 出院带药 □ ___ 日后拆线换药（根据伤口愈合情况，预约拆线时间） □ 出院后骨科和（或）康复科门诊复查 □ 不适随诊
主要护理工作	□ 观察患者病情变化 □ 术后心理与生活护理 □ 指导患者功能锻炼	□ 观察患者病情变化 □ 指导患者功能锻炼 □ 术后心理和生活护理	□ 指导患者办理出院手续 □ 出院宣教
病情变异记录	□ 无 □ 有，原因： 1. 2.	□ 无 □ 有，原因： 1. 2.	□ 无 □ 有，原因： 1. 2.
护士签名			
医师签名			

第二十三章

血管瘤临床路径释义

一、血管瘤编码

1. 原编码：

疾病名称及编码：未提供编码

2. 修改编码：

疾病名称及编码：血管瘤（ICD-10：D18.0）

手术操作名称及编码：血管瘤切除术（ICD-9-CM-3：86.3）

二、临床路径检索方法

D18.0 伴 86.3

三、血管瘤临床路径标准住院流程

（一）适用对象

第一诊断为血管瘤。行血管瘤切除术。

> **释义**
>
> - 适用对象编码见上。
> - 本临床路径适用对象为第一诊断为血管瘤，且治疗方式为手术切除的患者。
> - 需除外其他诊断，如血管内皮瘤、血管肉瘤、动脉瘘等。

（二）诊断依据

根据《临床诊疗指南·手外科学分册》（中华医学会编著，人民卫生出版社，2007），《手外科学（第2版）》（王澍寰主编，人民卫生出版社，2006）。

1. 病史：手和前臂的任何部位、任何组织内大小不一肿物，一般为先天性。

2. 体征：肿瘤表面为蓝色或紫红色，其范围不规则，随血管瘤所侵及的组织范围而异。肿瘤呈可压缩性，即大小呈可变性。用力压迫肿瘤或抬高患肢肿瘤体积缩小，反之则恢复原状，患肢下垂时体积还可增大。

3. 超声、血管造影、MRI 检查。

5. 病理组织学检查确诊。

> **释义**
>
> - 本路径的制订主要参考国内外权威参考书籍。
> - 此类患者多数发生于肢体，常为单发。
> - 临床查体肿瘤体积可因位置发生变化。

> ■ 大部分肿瘤 B 超检查可明确诊断。血管造影或磁共振检查可提供更为清晰的影像。

（三）治疗方案的选择及依据

根据《临床诊疗指南·手外科学分册》（中华医学会编著，人民卫生出版社，2007），《手外科学（第 2 版）》（王澍寰主编，人民卫生出版社，2006）。

1. 血管瘤。
2. 保守治疗无效时选择手术治疗。

> **释义**
>
> ■ 保守治疗无效时，出现疼痛、出血、肿瘤增大的情况可以进行手术治疗。

（四）标准住院日为 7~15 天

> **释义**
>
> ■ 术前完善病历、化验检查 2 日，手术 1 日，术后 48 小时内复查伤口 1 次，如果有出血较多，术后可以预防性应用抗菌药物 3 天；有需要输血的可能。

（五）进入路径标准

1. 第一诊断必须符合血管瘤诊断标准。
2. 当患者同时具有其他疾病，但在住院期间不需要特殊处理也不影响第一诊断的临床路径流程实施时，可以进入路径。
3. 病情需手术治疗。

> **释义**
>
> ■ 需除外其他诊断，如血管内皮瘤、血管肉瘤、动脉瘘等。
> ■ 出现疼痛、出血、肿瘤增大的情况可以进行手术治疗。

（六）术前准备 3~5 天

1. 必需的检查项目：
（1）血常规、尿常规。
（2）肝肾功能、电解质、血糖。
（3）凝血功能。
（4）感染性疾病筛查（乙型肝炎、丙型肝炎、艾滋病、梅毒等）。
（5）X 线胸片、心电图。

（6）局部 X 线片、彩超、MRI。

2. 根据患者病情可选择：

（1）肺功能、超声心动图（老年人或既往有相关病史者）。

（2）有相关疾病者必要时请相应科室会诊。

> **释义**
>
> ■ 必需的检查项目是了解患者全身情况以评估手术风险的检查，进入路径的患者均需完成。

（七）选择用药

无

（八）手术日为入院第 4~6 天

1. 麻醉方式：局部麻醉+强化或全身麻醉。

2. 手术方式：肿物局部切口。

3. 输血：视术中情况而定。

（九）术后住院恢复 5~11 天

术后处理：

1. 抗菌药物：按照《抗菌药物临床应用指导原则（2015 年版）》（国卫办医发〔2015〕43 号）执行。

2. 术后镇痛：参照《骨科常见疼痛的处理专家建议》。

3. 术后康复：支具保护下逐渐进行功能锻炼。

> **释义**
>
> ■ 术后 48 小时内需复查切口，拔除引流，若切口无异常，可适当延长复查间隔时间。
>
> ■ 如果血管瘤比较大、手术时间较长或出血较多，有需要输血可能。

（十）出院标准

1. 体温正常，常规化验指标无明显异常。

2. 伤口情况良好：引流管拔除，伤口无感染征象（或可在门诊处理的伤口情况），无皮瓣坏死。

3. 没有需要住院处理的并发症和（或）合并症。

> **释义**
>
> ■ 术后第一次复查切口在 48 小时内，术后复查 X 线片，关节位置良好、皮肤无坏死表现、切口无感染征象即可出院。
>
> ■ 出院后可在门诊复查切口 1~2 次。

（十一）变异及原因分析

1. 并发症：手术的一些并发症而延期治疗，如局部神经血管损伤、血肿、感染等情况。

2. 合并症：如患者自身有及较多合并症，如糖尿病、心脑血管疾病等，手术后这些疾病可能加重，需同时治疗，或需延期治疗并增加费用。

3. 病理情况：若病理回报结果与血管瘤不符合，则需要退出临床路径。

> **释义**
>
> ■ 如果局部皮肤发红，则需延长住院，每天复查切口直至皮肤恢复正常。
>
> ■ 合并症较多时，可能会增加住院时间。
>
> ■ 内科并发症可以门诊或转科治疗。
>
> ■ 少数情况下，病理可能与临床诊断血管瘤不一致，此时要退出路径。

四、推荐表单

（一）医师表单

血管瘤临床路径医师表单

适用对象：第一诊断为血管瘤（ICD10：D18.0）

行血管瘤切除术（ICD-9-CM-3：86.3）

患者姓名：		性别： 年龄： 门诊号：		住院号：
住院日期： 年 月 日		出院日期： 年 月 日		标准住院日：7~15 日

时间	住院第 1 天	住院第 2 天	住院第 3 天（手术日前 1 天）
主要诊疗工作	□ 询问病史及体格检查 □ 完成病历书写 □ 开化验单及相关检查单 □ 上级医师查房与术前评估 □ 上级医师查房 □ 根据化验及相关检查结果对患者的手术风险进行评估，必要者请相关科室会诊	□ 上级医师查房 □ 继续完成术前化验检查 □ 完成必要的相关科室会诊	□ 根据病史、体检、平片、彩超、MRI 等行术前讨论，确定手术方案 □ 完成必要的相关科室会诊 □ 完成术前准备与术前评估 □ 完成术前小结、上级医师查房记录等病历书写 □ 签署手术知情同意书、自费用品协议书、输血同意书 □ 向患者及家属交代病情及围术期注意事项
重点医嘱	**长期医嘱：** □ 护理常规 □ 二级护理 □ 饮食 □ 患者既往基础用药 **临时医嘱：** □ 血常规、尿常规 □ 凝血功能 □ 肝肾功能、电解质、血糖 □ 感染性疾病筛查 □ X 线胸片、心电图 □ 局部平片、彩超、MRI □ 心肌酶、肺功能、超声心动图（根据病情需要决定） □ 请相关科室会诊	**长期医嘱：** □ 护理常规 □ 二级护理 □ 饮食 □ 患者既往基础用药 **临时医嘱：** □ 根据会诊科室要求安排检查和化验单	**临时医嘱：** □ 术前医嘱：常规准备明日在全身麻醉/局部麻醉+强化下行/肿物切除术 □ 术前禁食、禁水 □ 抗菌药物皮试 □ 配血 □ 一次性导尿包
医师签名			

时间	住院第 4 天（手术日）	住院第 5 天 （术后第 1 日）	住院第 6 天 （术后第 2 日）
主要诊疗工作	□ 手术 □ 术者完成手术记录 □ 住院医师完成术后病程记录 □ 上级医师查房 □ 注意出血、血运 □ 向患者及家属交代手术过程概况及术后注意事项	□ 上级医师查房，注意病情变化 □ 完成常规病历书写 □ 注意引流量 □ 注意观察体温 □ 注意神经功能变化	□ 上级医师查房 □ 完成常规病历书写 □ 根据引流情况明确是否拔除引流管 □ 注意观察体温 □ 注意神经功能变化 □ 注意伤口情况
重点医嘱	长期医嘱： □ 全身麻醉/局部麻醉+强化后护理常规 □ 一级护理 □ 明日/普食/糖尿病饮食/低盐低脂饮食 □ 伤口引流记量 □ 留置尿管 □ 抗菌药物 □ 激素 □ 神经营养药物 临时医嘱： □ 心电血压监护、吸氧 □ 补液（根据病情） □ 其他特殊医嘱	长期医嘱： □ 饮食 □ 一级护理 □ 脱水剂（根据情况） □ 激素 □ 神经营养药物 □ 消炎镇痛药物 □ 雾化吸入（根据情况） □ 抗凝治疗（根据情况） 临时医嘱： □ 通便 □ 镇痛 □ 补液	长期医嘱： □ 饮食 □ 一级护理 □ 拔除尿管 □ 拔除引流（根据情况） 临时医嘱： □ 换药（根据情况） □ 补液（根据情况）
医师签名			

时间	住院第 7 天 （术后第 3 日）	住院第 8 天 （出院前 1 日）	住院第 9 天 （出院日）
主要诊疗工作	□ 上级医师查房 □ 完成常规病历书写 □ 注意观察体温 □ 注意伤口情况 □ 根据引流情况明确是否拔除引流管	□ 上级医师查房 □ 完成常规病历书写 □ 注意观察体温 □ 注意伤口情况	□ 上级医师查房，进行手术及伤口评估，确定有无手术并发症和切口愈合不良情况，明确能否出院 □ 完成出院记录、病案首页、出院证明书等，向患者交代出院后的注意事项，如返院复诊的时间、地点，发生紧急情况时的处理等 □ 患者办理出院手续，出院
重点医嘱	长期医嘱： □ 饮食 □ 一级护理 □ 拔除引流（根据情况） 临时医嘱： □ 换药（根据情况） □ 补液（根据情况）	长期医嘱： □ 饮食 □ 二级护理 临时医嘱： □ 换药（根据情况）	出院医嘱： □ 出院带药：神经营养药物、消炎镇痛药 □ 预约拆线时间
医师签名			

（二）护士表单

血管瘤临床路径护士表单

适用对象：第一诊断为血管瘤的患者

　　　　　行血管瘤切除术（ICD-9-CM-3：86.3）

患者姓名：	性别：　　年龄：　　门诊号：	住院号：
住院日期：　　年　月　日	出院日期：　　年　月　日	标准住院日：7~15 日

时间	住院第 1 天	住院第 2 天	住院第 3 天（手术日前 1 天）
主要护理工作	□ 介绍病区环境、设施 □ 介绍患者主管医师和责任护士 □ 入院常规宣教 □ 患肢皮肤评估 □ 告知辅助检查的注意事项	□ 护理等级评定 □ 药物过敏史 □ 既往病史 □ 在陪检护士指导下完成辅助检查 □ 做好晨晚间护理 □ 定期巡视病房	□ 术前常规准备（腕带、对接单） □ 术区备皮 □ 术前宣教 □ 心理护理 □ 造影护理
病情变异记录	□ 无　□ 有，原因： 1. 2.	□ 无　□ 有，原因： 1. 2.	□ 无　□ 有，原因： 1. 2.
护士签名			

时间	住院第4天（手术日）	住院第5天 （术后第1日）	住院第6天 （术后第2日）
主要护理工作	□ 基础护理：根据麻醉方式做好口腔、拍背等基础护理。患肢舒适卧位 □ 血运观察：观察患肢血运及渗出情况，植皮患者注意供皮区切口护理 □ 疼痛护理：根据疼痛程度选择合理镇痛方法	□ 饮食指导：禁烟酒，忌生冷辛辣刺激性食物，给予适度补钙 □ 切口护理：为减少出血倾向，加压包扎时注意血运的观察 □ 心理护理	□ 饮食指导：禁烟酒，忌生冷辛辣刺激性食物，给予适度补钙 □ 切口护理：为减少出血倾向，加压包扎时注意血运的观察 □ 心理护理
病情变异记录	□ 无　□ 有，原因： 1. 2.	□ 无　□ 有，原因： 1. 2.	□ 无　□ 有，原因： 1. 2.
护士签名			

时间	住院第 7 天 （术后第 3 日）	住院第 8 天 （出院前 1 日）	住院第 9 天 （出院日）
主要护理工作	□ 饮食指导：禁烟酒，忌生冷辛辣刺激性食物，给予适度补钙 □ 切口护理：为减少出血倾向，加压包扎时注意血运的观察 □ 心理护理	□ 饮食指导：禁烟酒，忌生冷辛辣刺激性食物，给予适度补钙 □ 切口护理：为减少出血倾向，加压包扎时注意血运的观察 □ 心理护理	□ 出院指导：根据病理结果，告知相关注意事项。预防瘢痕以及血管瘤复发 □ 告知随诊的意义 □ 告知出院流程
病情变异记录	□ 无　□ 有，原因： 1. 2.	□ 无　□ 有，原因： 1. 2.	□ 无　□ 有，原因： 1. 2.
护士签名			

（三）患者表单

血管瘤临床路径患者表单

适用对象：第一诊断为血管瘤的患者

行血管瘤切除术（ICD-9-CM-3：86.3）

患者姓名：	性别： 年龄： 门诊号：	住院号：
住院日期： 年 月 日	出院日期： 年 月 日	标准住院日：7~15 日

时间	入院	术前	手术当天
医患配合	□ 配合询问病史、收集资料，请务必详细告知既往史、用药史、过敏史 □ 配合进行体格检查 □ 有任何不适请告知医师	□ 配合完善胃镜检查前相关检查、化验，如采血、留尿、心电图、X 线胸片 □ 医师与患者及家属介绍病情及胃镜检查谈话、胃镜检查前签字	□ 配合完善相关检查、化验，如采血、留尿、胃镜 □ 配合医师摆好检查体位
护患配合	□ 配合测量体温、脉搏、呼吸3次，血压、体重1次 □ 配合完成入院护理评估（简单询问病史、过敏史、用药史） □ 接受入院宣教（环境介绍、病室规定、订餐制度、贵重物品保管等） □ 配合执行探视和陪伴制度 □ 有任何不适请告知护士	□ 配合测量体温、脉搏、呼吸3次，询问大便1次 □ 接受胃镜检查前宣教 □ 接受饮食宣教 □ 接受药物宣教	□ 配合测量体温、脉搏、呼吸3次，询问大便1次 □ 送内镜中心前，协助完成核对，带齐影像资料及用药 □ 返回病房后，配合接受生命体征的监测 □ 配合检查意识（全身麻醉者） □ 配合缓解疼痛 □ 接受胃镜检查后宣教 □ 接受饮食宣教：胃镜当天禁食 □ 接受药物宣教 □ 有任何不适请告知护士
饮食	□ 遵医嘱饮食	□ 遵医嘱饮食	□ 胃镜检查前禁食、禁水 □ 胃镜检查后，根据医嘱2小时后试饮水，无恶心、呕吐可进少量流食或者半流食
排泄	□ 正常排尿便	□ 正常排尿便	□ 正常排尿便
活动	□ 正常活动	□ 正常活动	□ 正常活动

时间	手术后	出院
医患配合	□ 配合腹部检查 □ 配合完善术后检查：如采血、留尿便等	□ 接受出院前指导 □ 知道复查程序 □ 获取出院诊断书
护患配合	□ 配合定时监测生命体征、每日询问大便 □ 配合检查腹部 □ 接受输液、服药等治疗 □ 接受进食、进水、排便等生活护理 □ 配合活动，预防皮肤压力伤 □ 注意活动安全，避免坠床或跌倒 □ 配合执行探视及陪伴	□ 接受出院宣教 □ 办理出院手续 □ 获取出院带药 □ 知道服药方法、作用、注意事项 □ 知道复印病历程序
饮食	□ 遵医嘱饮食	□ 遵医嘱饮食
排泄	□ 正常排尿便	□ 正常排尿便
活动	□ 正常适度活动，避免疲劳	□ 正常适度活动，避免疲劳

附：原表单（2016 年版）

血管瘤临床路径表单

适用对象：第一诊断为血管瘤的患者

患者姓名：	性别： 年龄： 门诊号：	住院号：
住院日期：　年　月　日	出院日期：　年　月　日	标准住院日：7~15 日

时间	住院第 1 天	住院第 2 天	住院第 3 天（手术日前 1 天）
主要诊疗工作	□ 询问病史及体格检查 □ 完成病历书写 □ 开化验单及相关检查单 □ 上级医师查房与术前评估 □ 上级医师查房 □ 根据化验及相关检查结果对患者的手术风险进行评估，必要时请相关科室会诊	□ 上级医师查房 □ 继续完成术前化验检查 □ 完成必要的相关科室会诊	□ 根据病史、体检、平片、彩超、MRI 等行术前讨论，确定手术方案 □ 完成必要的相关科室会诊 □ 完成术前准备与术前评估 □ 完成术前小结、上级医师查房记录等病历书写 □ 签署手术知情同意书、自费用品协议书、输血同意书 □ 向患者及家属交代病情及围术期注意事项
重点医嘱	长期医嘱： □ 护理常规 □ 二级护理 □ 饮食 □ 患者既往基础用药 临时医嘱： □ 血常规、尿常规 □ 凝血功能 □ 肝肾功能、电解质、血糖 □ 感染性疾病筛查 □ X 线胸片、心电图 □ 局部平片、彩超、MRI □ 心肌酶、肺功能、超声心动图（根据病情需要决定） □ 请相关科室会诊	长期医嘱： □ 护理常规 □ 二级护理 □ 饮食 □ 患者既往基础用药 临时医嘱： □ 根据会诊科室要求安排检查和化验单	临时医嘱： □ 术前医嘱：常规准备明日在全身麻醉/局部麻醉+强化下行/肿物切除术 □ 术前禁食、禁水 □ 抗菌药物皮试 □ 配血 □ 一次性导尿包
主要护理工作	□ 介绍病区环境、设施 □ 介绍患者主管医师和责任护士 □ 入院常规宣教 □ 患肢皮肤评估 □ 告知辅助检查的注意事项	□ 护理等级评定 □ 药物过敏史 □ 既往病史 □ 在陪检护士指导下完成辅助检查 □ 做好晨晚间护理 □ 定期巡视病房	□ 术前常规准备（腕带、对接单） □ 术区备皮 □ 术前宣教 □ 心理护理 □ 造影护理
病情变异记录	□ 无 □ 有，原因： 1. 2.	□ 无 □ 有，原因： 1. 2.	□ 无 □ 有，原因： 1. 2.
护士签名			
医师签名			

时间	住院第 4 天（手术日）	住院第 5 天 （术后第 1 日）	住院第 6 天 （术后第 2 日）
主要诊疗工作	□ 手术 □ 术者完成手术记录 □ 住院医师完成术后病程记录 □ 上级医师查房 □ 注意出血、血运 □ 向患者及家属交代手术过程概况及术后注意事项	□ 上级医师查房，注意病情变化 □ 完成常规病历书写 □ 注意引流量 □ 注意观察体温 □ 注意神经功能变化	□ 上级医师查房 □ 完成常规病历书写 □ 根据引流情况明确是否拔除引流管 □ 注意观察体温 □ 注意神经功能变化 □ 注意伤口情况
重点医嘱	**长期医嘱：** □ 全身麻醉/局部麻醉+强化后护理常规 □ 一级护理 □ 明日/普食/糖尿病饮食/低盐低脂饮食 □ 伤口引流记量 □ 留置尿管 □ 抗菌药物 □ 激素 □ 神经营养药物 **临时医嘱：** □ 心电血压监护、吸氧 □ 补液（根据病情） □ 其他特殊医嘱	**长期医嘱：** □ 饮食 □ 一级护理 □ 脱水剂（根据情况） □ 激素 □ 神经营养药物 □ 消炎镇痛药物 □ 雾化吸入（根据情况） □ 抗凝治疗（根据情况） **临时医嘱：** □ 通便 □ 镇痛 □ 补液	**长期医嘱：** □ 饮食 □ 一级护理 □ 拔除尿管 □ 拔除引流（根据情况） **临时医嘱：** □ 换药（根据情况） □ 补液（根据情况）
主要护理工作	□ 基础护理：根据麻醉方式做好口腔、拍背等基础护理。患肢舒适卧位 □ 血运观察：观察患肢血运及渗出情况，植皮患者注意供皮区切口护理 □ 疼痛护理：根据疼痛程度，选择合理镇痛方法	□ 饮食指导：禁烟酒，忌生冷辛辣刺激性食物，给予适度补钙 □ 切口护理：为减少出血倾向，加压包扎时，注意血运的观察 □ 心理护理	□ 饮食指导：禁烟酒，忌生冷辛辣刺激性食物，给予适度补钙 □ 切口护理：为减少出血倾向，加压包扎时注意血运的观察 □ 心理护理
病情变异记录	□ 无　□ 有，原因： 1. 2.	□ 无　□ 有，原因： 1. 2.	□ 无　□ 有，原因： 1. 2.
护士签名			
医师签名			

时间	住院第 7 天 （术后第 3 日）	住院第 8 天 （出院前 1 日）	住院第 9 天 （出院日）
主要诊疗工作	□ 上级医师查房 □ 完成常规病历书写 □ 注意观察体温 □ 注意伤口情况 □ 根据引流情况明确是否拔除引流管	□ 上级医师查房 □ 完成常规病历书写 □ 注意观察体温 □ 注意伤口情况	□ 上级医师查房，进行手术及伤口评估，确定有无手术并发症和切口愈合不良情况，明确能否出院 □ 完成出院记录、病案首页、出院证明书等，向患者交代出院后的注意事项，如：返院复诊的时间、地点，发生紧急情况时的处理等 □ 患者办理出院手续，出院
重点医嘱	长期医嘱： □ 饮食 □ 一级护理 □ 拔除引流（根据情况） 临时医嘱： □ 换药（根据情况） □ 补液（根据情况）	长期医嘱： □ 饮食 □ 二级护理 临时医嘱： □ 换药（根据情况）	出院医嘱： □ 出院带药：神经营养药物、消炎镇痛药、 □ 预约拆线时间
主要护理工作	□ 饮食指导：禁烟酒，忌生冷辛辣刺激性食物，给予适度补钙 □ 切口护理：为减少出血倾向，加压包扎时，注意血运的观察 □ 心理护理	□ 饮食指导：禁烟酒，忌生冷辛辣刺激性食物，给予适度补钙 □ 切口护理：为减少出血倾向，加压包扎时，注意血运的观察 □ 心理护理	□ 出院指导：根据病理结果，告知相关注意事项。预防瘢痕以及血管瘤复发 □ 告知随诊的意义 □ 告知出院流程
病情变异记录	□ 无 □ 有，原因： 1. 2.	□ 无 □ 有，原因： 1. 2.	□ 无 □ 有，原因： 1. 2.
护士签名			
医师签名			

第二十四章

第一腕掌关节炎临床路径释义

一、第一腕掌关节炎编码

1. 原编码：

疾病名称及编码：第一腕掌关节炎（ICD-10：M13.991）

手术操作名称及编码：关节镜下第一腕掌关节成形术（ICD-9-CM-3：80.231）

　　　　　　　　　　　开放性第一腕掌关节成形术（ICD-9-CM-3：81.312）

　　　　　　　　　　　第一腕掌关节置换术（ICD-9-CM-3：79.36）

2. 修改编码：

疾病名称及编码：第一腕掌关节炎（ICD-10：M18）

手术操作名称及编码：关节镜下第一腕掌关节成形术（ICD-9-CM-3：80.23）

　　　　　　　　　　　开放性第一腕掌关节成形术（ICD-9-CM-3：81.75）

　　　　　　　　　　　第一腕掌关节置换术（ICD-9-CM-3：81.74）

二、临床路径检索方法

M18 伴（80.23 / 81.75 / 81.74）

三、第一腕掌关节炎临床路径标准住院流程

（一）适用对象

ICD-10：M13.991

行关节镜下第一腕掌关节成形术（80.231）或开放性第一腕掌关节成形术（81.312）或第一腕掌关节融合术（81.261）或第一腕掌关节置换术（ICD-9-CM-3：79.36）。

> **释义**
>
> ■ 适用对象编码参见第一部分。
> ■ 本路径适用的对象为需要手术的第一诊断为第一腕掌关节炎患者。
> ■ 手术治疗方式包括第一腕掌关节成形术，即大多角骨全部或部分切除加韧带重建术或关节融合术，有取骨植骨可能，还包括关节置换术。

（二）诊断依据

根据《手外科学（第3版）》（王澍寰主编，人民卫生出版社，2011），《手外科手术学（第2版）》（顾玉东、王澍寰、侍德主编，复旦大学出版社，2010），《格林手外科手术学（第6版）》（北京积水潭医院译，人民军医出版社，2012）。

1. 病史：第一腕掌关节反复疼痛的病史，用力握持、拿捏及旋转动作时疼痛明显。

2. 体检有明确体征：第一腕掌关节局部水肿、触痛，拇指活动受限。研磨试验阳性，第一腕掌关节可有背侧脱位及掌指关节过伸畸形。

3. 辅助检查：第一腕掌关节 X 线片可明确诊断。

> **释义**
>
> ■ 第一腕掌关节反复疼痛的病史。
> ■ 体征：局部水肿、触痛；拇指活动受限；研磨试验阳性；第一腕掌关节可有背侧脱位及掌指关节过伸畸形。
> ■ X线检查对早期诊断很重要。X线检查无法明确诊断时可行 CT、MRI 检查。CT 对关节炎的分期有诊断作用。

（三）治疗方案的选择及依据

根据《手外科学（第3版）》（王澍寰主编，人民卫生出版社，2011），《手外科手术学（第2版）》（顾玉东、王澍寰、侍德主编，复旦大学出版社，2010），《格林手外科手术学（第6版）》（北京积水潭医院译，人民军医出版社，2012）。

1. 伴有持续性疼痛、功能障碍的患者均有手术指征。
2. 无手术禁忌证。

> **释义**
>
> ■ 症状、体征、病史符合。
> ■ 无手术禁忌证。
> ■ 可选择关节融合、关节成形、韧带重建（异体肌腱悬吊）。

（四）标准住院日为7~10天

> **释义**
>
> ■ 患者入院后，完成常规术前检查和影像学检查1~4天，手术1天，术后换药，观察伤口3~5天。

（五）进入路径标准

1. 第一诊断必须符合第一腕掌关节炎（ICD-10：M13.991）。
2. 当患者同时具有其他疾病诊断时，但在住院期间不需要特殊处理也不影响第一诊断的临床路径流程实施时，可以进入路径。
3. 除外大小舟关节关节炎。

> **释义**
>
> ■ 第一诊断必须符合第一腕掌关节炎。
> ■ 当患者同时具有其他疾病诊断时，但在住院期间不需要特殊处理也不影响第一诊断的临床路径流程实施时，可以进入路径。
> ■ 需要除外邻近关节病。

（六）术前准备2~3天

1. 必需的检查项目：

（1）血常规、尿常规。

（2）肝肾功能、电解质、血糖。

（3）凝血功能。

（4）感染性疾病筛查（乙型肝炎、丙型肝炎、艾滋病、梅毒等）。

（5）第一腕掌关节X线片，正位、侧位及斜位（必要时CT）。

（6）X线胸片、心电图。

2. 根据患者病情可选择：

（1）超声心动图、血气分析和肺功能（高龄或既往有心、肺部病史者）。

（2）腕关节CT和（或）MRI。

（3）有相关疾病者必要时请相关科室会诊。

> **释义**
>
> ■ 必需的检查项目是了解患者全身情况以评估手术风险的检查，进入路径的患者均需完成。
>
> ■ CT与MRI检查是为研究关节炎的严重程度。

（七）选择用药

1. 抗菌药物：按照《抗菌药物临床应用指导原则（2015年版）》（国卫办医发〔2015〕43号）执行。

2. 预防静脉血栓栓塞症处理：参照《中国骨科大手术后静脉血栓栓塞症预防指南》。

> **释义**
>
> ■ 如果有异体肌腱移植，需术前半小时及术后不超过72小时预防应用抗菌药物，如果切口有红肿的感染迹象，可延长抗菌药物使用时间，需在病历中记载。

（八）手术日为入院第3~4天

1. 麻醉方式：神经阻滞麻醉或全身麻醉。

2. 手术方式：关节镜下第一腕掌关节成形术（80.231）或开放性第一腕掌关节成形术（81.312）或第一腕掌关节融合术（81.261）或第一腕掌关节置换术（ICD-9-CM-3：79.36）。

3. 手术内植物：克氏针、接骨板或人工关节。

4. 关节成形术石膏外固定4~6周。

（九）术后住院恢复3~5天

1. 必须复查的检查项目：第一腕掌关节X线片。

2. 术后处理：

（1）抗菌药物：按照《抗菌药物临床应用指导原则（2015年版）》（国卫办医发〔2015〕43号）执行。

（2）术后镇痛：参照《骨科常见疼痛的处理专家建议》。

（3）术后康复：以主动锻炼为主，被动锻炼为辅。

> **释义**
>
> ■术后48小时内需复查切口，拔除引流，若切口无异常，可适当延长复查间隔。
>
> ■术后2周切口拆除缝线，石膏需制动4~6周。

（十）出院标准

1. 体温正常，常规化验指标无明显异常。
2. 伤口愈合良好：引流管拔除，伤口无感染征象（或可在门诊处理的伤口情况）、无皮瓣坏死。
3. 术后X线片第一腕掌关节位置良好，关节融合位置满意，关节置换后关节假体位置良好。
4. 没有需要住院处理的并发症和（或）合并症。

> **释义**
>
> ■术后第一次复查切口在48小时内，术后复查X线片，关节位置良好。
>
> ■皮肤无坏死表现，切口无感染征象即可出院。
>
> ■出院后可在门诊复查切口1~2次。

（十一）变异及原因分析

1. 围术期并发症：深静脉血栓形成、伤口感染、脱位、神经血管损伤等，造成住院日延长和费用增加。
2. 内科合并症：老年患者常合并内科疾病，如脑血管或心血管病、糖尿病、血栓等，手术可能导致基础疾病加重而需要进一步治疗，从而延长治疗时间，并增加住院费用。
3. 植入材料的选择：由于术式不同，使用不同的内固定材料，可能导致住院费用存在差异。

> **释义**
>
> ■如果局部皮肤发红，则需延长住院，每天复查切口直至皮肤恢复正常。
>
> ■内科并发症可以门诊或转科治疗。

四、推荐表单

(一) 医师表单

第一腕掌关节炎临床路径医师表单

适用对象：第一诊断为第一腕掌关节炎 (ICD-10：M18)

行关节镜下第一腕掌关节成形术 (ICD-9-CM-3：80.23)，开放性第一腕掌关节成形术 (ICD-9-CM-3：81.75)，第一腕掌关节置换术 (ICD-9-CM-3：81.74)

患者姓名：	性别： 年龄： 门诊号：	住院号：
住院日期： 年 月 日	出院日期： 年 月 日	标准住院日：7~10 日

时间	住院第 1 天	住院第 2 天	住院第 3 天 (手术日前 1 天)
临床诊断与病情评估	□ 临床诊断：第一诊断为第一腕掌关节炎 □ 病情评估：评估患者病情有无明显改变	□ 临床诊断：第一诊断为第一腕掌关节炎 □ 病情评估：评估患者病情有无明显改变	□ 临床诊断：第一诊断为第一腕掌关节炎 □ 病情评估：评估患者病情有无明显改变
主要诊疗工作	□ 询问病史及体格检查 □ 完成病历书写 □ 开化验单及相关检查 □ 上级医师查房及术前评估	□ 上级医师查房确定临床诊断与鉴别诊断 □ 鉴别诊断需要的辅助检查	□ 根据病史、体格检查、平片及 MRI 检查等进行术前讨论，确定手术方案及麻醉方法 □ 根据检查结果对患者的手术风险进行评估 □ 完成必要的相关科室会诊 □ 完成术前准备、术前评估、术前小结、上级医师查房记录等病历书写 □ 签署手术知情同意书、自费用品协议书 □ 向患者及家属交代病情及围术期的注意事项
重点医嘱	**长期医嘱：** □ 手外科护理常规 □ 二级护理 □ 饮食 □ 患者既往基础用药 **临时医嘱：** □ 血常规、尿常规 □ 凝血功能 □ 肝肾功能、电解质、血糖 □ 感染性疾病筛查 □ X 线胸片、心电图 □ 腕部 X 线片或 CT 或磁共振检查 (根据病情需要决定) □ 请相关科室会诊 (根据情况)	**长期医嘱：** □ 二级护理 □ 饮食 **临时医嘱：** □ 根据检查结果进行相关的进一步检查或提请相关科室会诊	**长期医嘱：** □ 二级护理 □ 饮食 □ **临时医嘱：** □ 术前医嘱：常规准备明日在臂丛麻醉或全身麻醉下行关节镜下第一腕掌关节成形术或开放性第一腕掌关节成形术或第一腕掌关节融合术或第一腕掌关节置换术 □ 术前禁食、禁水
医师签名			

时间	住院第 4 天 （手术当日）	住院第 5 天 （术后第 1 日）	住院第 6 天 （术后第 2 日）
临床 诊断 与 病情 评估	□ 临床诊断：第一诊断为第一 　腕掌关节炎 □ 病情评估：评估患者病情有 　无明显改变	□ 临床诊断：第一诊断为第一 　腕掌关节炎 □ 病情评估：评估患者病情有 　无明显改变	□ 临床诊断：第一诊断为第 　一腕掌关节炎 □ 病情评估：评估患者病情 　有无明显改变
主 要 诊 疗 工 作	□ 手术 □ 术者完成手术记录 □ 住院医师完成术后病程记录 □ 上级医师查房 □ 注意患肢肿胀程度、运动及 　感觉情况 □ 向患者及家属交代手术过程 　概况及术后注意事项 □ 如果有，注意观察外固定的 　松紧度等情况	□ 上级医师查房，注意病情 　变化 □ 完成常规病历书写 □ 注意引流量，根据引流情况 　明确是否拔除引流管 □ 注意观察体温 □ 注意患肢肿胀程度、运动及 　感觉情况 □ 如果有，注意观察外固定的 　松紧度等情况 □ 复查 X 线片	□ 上级医师查房 □ 完成常规病历书写 □ 根据引流情况明确是否拔 　除引流管 □ 注意观察体温 □ 注意患肢肿胀程度、运动 　及感觉情况 □ 注意伤口情况 □ 如果有注意观察外固定的 　松紧度等情况
重 点 医 嘱	**长期医嘱：** □ 全身麻醉/臂丛麻醉+强化后 　护理常规 □ 术后护理常规 □ 特殊疾病护理或一级护理 □ 明日普食、糖尿病饮食、低 　盐低脂饮食 **临时医嘱：** □ 心电血压监护、吸氧 □ 补液（根据病情） □ 镇痛	**长期医嘱：** □ 术后护理常规 □ 饮食 □ 一级护理 □ 脱水（根据情况） □ 镇痛药物 □ 理疗 □ 雾化吸入（根据情况） □ 抗凝治疗（根据情况） **临时医嘱：** □ 换药 □ 镇痛	**长期医嘱：** □ 饮食 □ 一级护理 □ 理疗 □ 拔除引流（根据情况） **临时医嘱：** □ 换药（根据情况） □ 补液（根据情况）
医师 签名			

时间	住院第7天	住院第8天 （出院前1日）	住院第9天 （出院当日）
临床 诊断 与 病情 评估	□ 临床诊断：第一诊断为第一 　腕掌关节炎 □ 病情评估：评估患者病情有 　无明显改变	□ 临床诊断：第一诊断为第一 　腕掌关节炎 □ 病情评估：评估患者病情有 　无明显改变	□ 临床诊断：第一诊断为第 　一腕掌关节炎 □ 病情评估：评估患者病情 　有无明显改变
主 要 诊 疗 工 作	□ 上级医师查房 □ 完成常规病历书写 □ 注意观察体温变化 □ 注意患肢肿胀程度、运动及 　感觉情况 □ 注意伤口情况 □ 如果有，注意观察外固定的 　松紧度等情况	□ 上级医师查房，进行手术及 　伤口评估，确定有无手术并 　发症和切口愈合不良情况， 　明确能否出院 □ 完成出院记录、病案首页、 　出院诊断书、病程记录等 □ 向患者交代出院后的注意事 　项，如返院复诊的时间、地 　点，发生紧急情况时的处 　理等	□ 患者办理出院手续，出院
医师 签名			

（二）护士表单

第一腕掌关节炎临床路径护士表单

适用对象：第一诊断为第一腕掌关节炎（ICD-10：M18）

行关节镜下第一腕掌关节成形术（ICD-9-CM-3：80.23），开放性第一腕掌关节成形术（ICD-9-CM-3：81.75），第一腕掌关节置换术（ICD-9-CM-3：81.74）

患者姓名：		性别：	年龄：	门诊号：	住院号：
住院日期： 年 月 日		出院日期： 年 月 日			标准住院日：7~10日

时间	住院第 1 天	住院第 2 天	住院第 3 天（手术日前 1 天）
主要护理工作	□ 核对个人信息，告知医保事宜 □ 入院宣教 □ 安全教育 □ 介绍主管医师和责任护士 □ 晨检注意事项	□ 正确采集及留取标本 □ 辅助检查目的及配合 □ 护理等级评定 □ 术前疼痛评估 □ 做好晨晚间护理	□ 术前常规准备（腕带、对接单）、术区备皮 □ 术前宣教 □ 心理护理 □ 保证良好睡眠
病情变异记录	□ 无 □ 有，原因： 1. 2.	□ 无 □ 有，原因： 1. 2.	□ 无 □ 有，原因： 1. 2.
特殊医嘱			
护士签名	白班 | 小夜 | 大夜	白班 | 小夜 | 大夜	白班 | 小夜 | 大夜

时间	住院第4天 （手术当日）	住院第5天 （术后第1日）	住院第6天 （术后第2日）
主要护理工作	□ 常规护理：监测生命体征；确认禁食、禁水 □ 准确对接患者；安全护理 □ 石膏托护理：保持患肢功能位 □ 疼痛护理：评估与术前对照，对症护理，宣教镇痛方法	□ 饮食指导：禁烟酒，忌生冷辛辣刺激性食物。 □ 管路护理：做好拔管前护理 □ 伤口护理：密切观察伤口敷料渗出情况 □ 功能锻炼：1~2周屈伸、外展、内收、对掌、抓握训练 □ 心理护理	□ 饮食指导：禁烟酒，忌生冷辛辣刺激性食物 □ 管路护理：做好拔管前护理 □ 伤口护理：密切观察伤口敷料渗出情况 □ 功能锻炼：1~2周屈伸、外展、内收、对掌、抓握训练 □ 心理护理
病情变异记录	□ 无 □ 有，原因： 1. 2.	□ 无 □ 有，原因： 1. 2.	□ 无 □ 有，原因： 1. 2.
特殊医嘱			
护士签名	白班	小夜	大夜	白班	小夜	大夜	白班	小夜	大夜

时间	住院第 7 天			住院第 8 天 （出院前 1 日）			住院第 9 天 （出院当日）		
主要护理工作	□ 饮食指导：禁烟酒，忌生冷辛辣刺激性食物 □ 管路护理：做好拔管前护理 □ 伤口护理：密切观察伤口敷料渗出情况 □ 功能锻炼：1~2 周屈伸、外展、内收、对掌、抓握训练 □ 心理护理			□ 饮食指导：禁烟酒，忌生冷辛辣刺激性食物。 □ 管路护理：做好拔管前护理 □ 伤口护理：密切观察伤口敷料渗出情况 □ 功能锻炼：1~2 周屈伸、外展、内收、对掌、抓握训练 □ 心理护理			□ 功能锻炼：3~4 周拇指肌力练习；5 周作业训练 □ 瘢痕护理：告知预防瘢痕的意义及方法 □ 告知随诊的意义 □ 告知出院流程		
病情变异记录	□ 无　□ 有，原因： 1. 2.			□ 无　□ 有，原因： 1. 2.			□ 无　□ 有，原因： 1. 2.		
特殊医嘱									
护士签名	白班	小夜	大夜	白班	小夜	大夜	白班	小夜	大夜

（三）患者表单

第一腕掌关节炎临床路径患者表单

适用对象：第一诊断为第一腕掌关节炎（ICD-10：M18）

行关节镜下第一腕掌关节成形术（ICD-9-CM-3：80.23），开放性第一腕掌关节成形术（ICD-9-CM-3：81.75），第一腕掌关节置换术（ICD-9-CM-3：81.74）

患者姓名：		性别： 年龄： 门诊号：		住院号：
住院日期： 年 月 日		出院日期： 年 月 日		标准住院日：7~10 日

时间	入院	术前	手术当天
医患配合	□ 配合询问病史、收集资料，请务必详细告知既往史、用药史、过敏史 □ 配合进行体格检查 □ 有任何不适请告知医师	□ 配合完善胃镜检查前相关检查、化验，如采血、留尿、心电图、X 线胸片 □ 医师与患者及家属介绍病情及胃镜检查谈话、胃镜检查前签字	□ 配合完善相关检查、化验，如采血、留尿、胃镜 □ 配合医师摆好检查体位
护患配合	□ 配合测量体温、脉搏、呼吸3次，血压、体重1次 □ 配合完成入院护理评估（简单询问病史、过敏史、用药史） □ 接受入院宣教（环境介绍、病室规定、订餐制度、贵重物品保管等） □ 配合执行探视和陪伴制度 □ 有任何不适告知护士	□ 配合测量体温、脉搏、呼吸3次，询问大便1次 □ 接受胃镜检查前宣教 □ 接受饮食宣教 □ 接受药物宣教	□ 配合测量体温、脉搏、呼吸3次，询问大便1次 □ 送内镜中心前，协助完成核对，带齐影像资料及用药 □ 返回病房后，配合接受生命体征的测量 □ 配合检查意识（全身麻醉者） □ 配合缓解疼痛 □ 接受胃镜检查后宣教 □ 接受饮食宣教：胃镜当天禁食 □ 接受药物宣教 □ 有任何不适请告知护士
饮食	□ 遵医嘱饮食	□ 遵医嘱饮食	□ 胃镜检查前禁食、禁水 □ 胃镜检查后，根据医嘱2小时后试饮水，无恶心、呕吐可进少量流食或半流食
排泄	□ 正常排尿便	□ 正常排尿便	□ 正常排尿便
活动	□ 正常活动	□ 正常活动	□ 正常活动

时间	手术后	出院
医患 配合	□ 配合腹部检查 □ 配合完善术后检查：如采血、留尿便等	□ 接受出院前指导 □ 知道复查程序 □ 获取出院诊断书
护 患 配 合	□ 配合定时监测生命体征，每日询问大便情况 □ 配合检查腹部 □ 接受输液、服药等治疗 □ 接受进食、进水、排便等生活护理 □ 配合活动，预防皮肤压力伤 □ 注意活动安全，避免坠床或跌倒 □ 配合执行探视及陪伴	□ 接受出院宣教 □ 办理出院手续 □ 获取出院带药 □ 知道服药方法、作用、注意事项 □ 知道复印病历程序
饮 食	□ 遵医嘱饮食	□ 遵医嘱饮食
排 泄	□ 正常排尿便	□ 正常排尿便
活 动	□ 正常适度活动，避免疲劳	□ 正常适度活动，避免疲劳

附：原表单（2016 年版）

第一腕掌关节炎临床路径表单

适用对象：第一诊断为上消化道出血的患者（ICD-10：M18）

患者姓名：	性别：　　年龄：　　门诊号：	住院号：
住院日期：　　年　月　日	出院日期：　　年　月　日	标准住院日：7~10 日

时间	住院第 1 天	住院第 2 天	住院第 3 天（手术日前 1 天）
临床诊断与病情评估	□ 临床诊断：第一诊断为第一腕掌关节炎 □ 病情评估：评估患者病情有无明显改变	□ 临床诊断：第一诊断为第一腕掌关节炎 □ 病情评估：评估患者病情有无明显改变	□ 临床诊断：第一诊断为第一腕掌关节炎 □ 病情评估：评估患者病情有无明显改变
主要诊疗工作	□ 询问病史及体格检查 □ 完成病历书写 □ 开化验单及相关检查 □ 上级医师查房及术前评估	□ 上级医师查房确定临床诊断与鉴别诊断 □ 鉴别诊断需要的辅助检查	□ 根据病史、体格检查、平片及 MRI 检查等进行术前讨论，确定手术方案及麻醉方法 □ 根据检查结果对患者的手术风险进行评估 □ 完成必要的相关科室会诊 □ 完成术前准备、术前评估、术前小结、上级医师查房记录等病历书写 □ 签署手术知情同意书、自费用品协议书 □ 向患者及家属交代病情及围术期的注意事项
重点医嘱	长期医嘱： □ 手外科护理常规 □ 二级护理 □ 饮食 □ 患者既往基础用药 临时医嘱： □ 血常规、尿常规 □ 凝血功能 □ 肝肾功能、电解质、血糖 □ 感染性疾病筛查 □ X 线胸片、心电图 □ 腕部 X 线片或 CT 或磁共振检查（根据病情需要决定） □ 请相关科室会诊（根据情况）	长期医嘱： □ 二级护理 □ 饮食 临时医嘱： □ 根据检查结果进行相关的进一步检查或提请相关科室会诊	长期医嘱： □ 二级护理 □ 饮食 □ 临时医嘱： □ 术前医嘱：常规准备明日在臂丛麻醉或全身麻醉下行关节镜下第一腕掌关节成形术或开放性第一腕掌关节成形术或第一腕掌关节融合术或第一腕掌关节置换术 □ 术前禁食、禁水
主要护理工作	□ 核对个人信息，告知医保事宜 □ 入院宣教 □ 安全教育 □ 介绍主管医师和责任护士 □ 晨检注意事项	□ 正确采集及留取标本 □ 辅助检查目的及配合 □ 护理等级评定 □ 术前疼痛评估 □ 做好晨晚间护理	□ 术前常规准备（腕带、对接单）、术区备皮 □ 术前宣教 □ 心理护理 □ 保证良好睡眠

续　表

时间	住院第 1 天			住院第 2 天			住院第 3 天（手术日前 1 天）		
病情 变异 记录	□无　□有，原因： 1. 2.			□无　□有，原因： 1. 2.			□无　□有，原因： 1. 2.		
特殊 医嘱									
护士 签名	白班	小夜	大夜	白班	小夜	大夜	白班	小夜	大夜
医师 签名									

时间	住院第 4 天 （手术当日）	住院第 5 天 （术后第 1 日）	住院第 6 天 （术后第 2 日）
临床诊断与病情评估	□ 临床诊断：第一诊断为第一腕掌关节炎 □ 病情评估：评估患者病情有无明显改变	□ 临床诊断：第一诊断为第一腕掌关节炎 □ 病情评估：评估患者病情有无明显改变	□ 临床诊断：第一诊断为第一腕掌关节炎 □ 病情评估：评估患者病情有无明显改变
主要诊疗工作	□ 手术 □ 术者完成手术记录 □ 住院医师完成术后病程记录 □ 上级医师查房 □ 注意患肢肿胀程度、运动及感觉情况 □ 向患者及家属交代手术过程概况及术后注意事项 □ 如果有，注意观察外固定的松紧度等情况	□ 上级医师查房，注意病情变化 □ 完成常规病历书写 □ 注意引流量，根据引流情况明确是否拔除引流管 □ 注意观察体温 □ 注意患肢肿胀程度、运动及感觉情况 □ 如果有，注意观察外固定的松紧度等情况 □ 复查 X 线片	□ 上级医师查房 □ 完成常规病历书写 □ 根据引流情况明确是否拔除引流管 □ 注意观察体温 □ 注意患肢肿胀程度、运动及感觉情况 □ 注意伤口情况 □ 如果有，注意观察外固定的松紧度等情况
重点医嘱	长期医嘱： □ 全身麻醉/臂丛麻醉+强化后护理常规 □ 术后护理常规 □ 特殊疾病护理或一级护理 □ 明日普食、糖尿病饮食、低盐低脂饮食 临时医嘱： □ 心电血压监护、吸氧 □ 补液（根据病情） □ 镇痛	长期医嘱： □ 术后护理常规 □ 饮食 □ 一级护理 □ 脱水（根据情况） □ 镇痛药物 □ 理疗 □ 雾化吸入（根据情况） □ 抗凝治疗（根据情况） 临时医嘱： □ 换药 □ 镇痛	长期医嘱： □ 饮食 □ 一级护理 □ 理疗 □ 拔除引流（根据情况） 临时医嘱： □ 换药（根据情况） □ 补液（根据情况）
主要护理工作	□ 常规护理：监测生命体征；确认禁食、禁水 □ 准确对接患者；安全护理 □ 石膏托护理：保持患肢功能位 □ 疼痛护理：评估与术前对照，对症护理，宣教镇痛方法	□ 饮食指导：禁烟酒，忌生冷辛辣刺激性食物 □ 管路护理：做好拔管前护理 □ 伤口护理：密切观察伤口敷料渗出情况 □ 功能锻炼：1~2 周屈伸、外展、内收、对掌、抓握训练 □ 心理护理	□ 饮食指导：禁烟酒，忌生冷辛辣刺激性食物 □ 管路护理：做好拔管前护理 □ 伤口护理：密切观察伤口敷料渗出情况。 □ 功能锻炼：1~2 周屈伸、外展、内收、对掌、抓握训练 □ 心理护理
病情变异记录	□ 无 □ 有，原因： 1. 2.	□ 无 □ 有，原因： 1. 2.	□ 无 □ 有，原因： 1. 2.
特殊医嘱			
护士签名	白班　小夜　大夜	白班　小夜　大夜	白班　小夜　大夜
医师签名			

时间	住院第 7 天	住院第 8 天 （出院前 1 日）	住院第 9 天 （出院当日）
临床诊断与病情评估	□ 临床诊断：第一诊断为第一腕掌关节炎 □ 病情评估：评估患者病情有无明显改变	□ 临床诊断：第一诊断为第一腕掌关节炎 □ 病情评估：评估患者病情有无明显改变	□ 临床诊断：第一诊断为第一腕掌关节炎 □ 病情评估：评估患者病情有无明显改变
主要诊疗工作	□ 上级医师查房 □ 完成常规病历书写 □ 注意观察体温变化 □ 注意患肢肿胀程度、运动及感觉情况 □ 注意伤口情况 □ 如果有，注意观察外固定的松紧度等情况	□ 上级医师查房，进行手术及伤口评估，确定有无手术并发症和切口愈合不良情况，明确能否出院 □ 完成出院记录、病案首页、出院诊断书、病程记录等 □ 向患者交代出院后的注意事项，如返院复诊的时间、地点，发生紧急情况时的处理等	□ 患者办理出院手续，出院
重点医嘱	长期医嘱： □ 手外科术后护理常规 □ 二级护理 □ 饮食 □ 理疗 临时医嘱： □ 换药	出院医嘱： □ 嘱　日拆线换药（根据出院时间决定） □ 如果有，外固定时间 □ 1 个月后门诊复诊 □ 如有不适，随时来诊	
主要护理工作	□ 饮食指导：禁烟酒，忌生冷辛辣刺激性食物 □ 管路护理：做好拔管前护理 □ 伤口护理：密切观察伤口敷料渗出情况 □ 功能锻炼：1~2 周屈伸、外展、内收、对掌、抓握训练 □ 心理护理	□ 饮食指导：禁烟酒，忌生冷辛辣刺激性食物 □ 管路护理：做好拔管前护理 □ 伤口护理：密切观察伤口敷料渗出情况 □ 功能锻炼：1~2 周屈伸、外展、内收、对掌、抓握训练 □ 心理护理	□ 功能锻炼：3~4 周拇指肌力练习；5 周作业训练 □ 瘢痕护理：告知预防瘢痕的意义及方法 □ 告知随诊的意义 □ 告知出院流程
病情变异记录	□ 无　□ 有，原因： 1. 2.	□ 无　□ 有，原因： 1. 2.	□ 无　□ 有，原因： 1. 2.
特殊医嘱			
护士签名	白班　小夜　大夜	白班　小夜　大夜	白班　小夜　大夜
医师签名			

第二十五章

手舟骨骨折临床路径释义

一、手舟骨骨折编码

1. 原编码：

疾病名称及编码：手舟骨骨折（ICD-10：S62.001）

手术操作名称及编码：切开或闭合复位内固定术（ICD-9-CM-3：79.33010）

2. 修改编码：

疾病名称及编码：手舟骨骨折（ICD-10：S62.000）

手术操作名称及编码：开放性复位术伴固定术（ICD-9-CM-3：79.3301）

闭合性复位术伴固定术（ICD-9-CM-3：79.1301）

骨折内固定术（不伴复位）（ICD-9-CM-3：78.5401）

二、临床路径检索方法

S62.0 伴（78.5401 +79.3301 / 79.1301）

三、手舟骨骨折临床路径标准住院流程

（一）适用对象

第一诊断为手舟骨骨折（ICD-10：S62.001），行切开或闭合复位内固定术（ICD-9-CM-3：79.33010）。

> **释义**
>
> ■ 适用对象编码参见第一部分。
> ■ 本路径适用的对象为手舟骨骨折需要手术治疗患者。
> ■ 手术治疗方式为开放性复位伴固定术或闭合复位内固定术。

（二）诊断依据

根据《临床诊疗指南·骨科分册》（中华医学会编著，人民卫生出版社，2008），《外科学（下册）》（8 年制和 7 年制教材临床医学专用，第 3 版，人民卫生出版社，2015）。

1. 病史：外伤史。
2. 体检有明确体征：患手肿胀、疼痛、活动受限。
3. 辅助检查：手部 X 线片和 CT 显示手舟骨骨折。

> **释义**
>
> ■ 有时外伤病史可能不明确。
> ■ 体征：局部水肿、触痛；拇指活动受限。

■ X 线检查对诊断很重要。X 线检查无法明确诊断时可行 CT、MRI 检查。CT 对关节炎的分期有诊断作用。

（三）进入路径标准

1. 第一诊断必须符合 ICD-10：S62.001 手舟骨骨折疾病编码。
2. 当患者同时具有其他疾病诊断，但在住院期间不需要特殊处理也不影响第一诊断的临床路径流程实施时，可以进入路径。
3. 闭合性手舟骨骨折。
4. 除外病理性骨折。

> 释义
>
> ■ 症状、体征、病史符合。
> ■ 无手术禁忌证。

（四）标准住院日 7~15 天

> 释义
>
> ■ 患者入院后，完成常规术前检查和影像学检查 1~4 天，手术 1 天，术后换药，观察伤口 3~5 天。

（五）住院期间的检查项目

1. 必需的检查项目：
（1）血常规、尿常规。
（2）肝肾功能、血电解质、血糖。
（3）凝血功能。
（4）感染性疾病筛查（乙型肝炎、丙型肝炎、艾滋病、梅毒等）。
（5）X 线胸片、心电图。
（6）单腕正侧位片和单腕 CT。
2. 根据患者病情进行的检查项目：
（1）肺功能、超声心动图（老年人或既往有相关病史者）。
（2）对于合并糖尿病的请相关科室调整血糖。
（3）有相关疾病者必要时请相应科室会诊。

> 释义
>
> ■ 必需的检查项目是了解患者全身情况以评估手术风险的检查，进入路径的患者均需完成。
> ■ CT 检查对于骨折线稳定性判断有帮助。

（六）治疗方案的选择

切开或闭合复位内固定术。

> **释义**
>
> ■ 如果没有移位可以进行闭合复位内固定术。如果移位>1mm，考虑切开复位内固定。

（七）预防性抗菌药物选择与使用时机

术前半小时及术后 24 小时预防应用抗菌药物。

> **释义**
>
> ■ 如果有内固定，需术前半小时及术后不超过 72 小时预防应用抗菌药物，如果切口有红肿的感染迹象，可延长抗菌药物使用时间，需在病历中记载。

（八）手术日

为入院第 3~5 天。

（九）术后恢复 4~15 天

> **释义**
>
> ■ 术后 48 小时内需复查切口，拔除引流，若切口无异常，可适当延长复查间隔。
> ■ 术后两周切口拆除缝线，石膏需制动 4~6 周。
> ■ 指导训练，如需要可转至康复科继续治疗。

（十）出院标准

1. 体温正常，常规化验指标无明显异常。
2. 伤口愈合良好：伤口无感染征象（或可在门诊处理的伤口情况），无皮肤坏死。
3. 没有需要住院处理的并发症和（或）合并症。

> **释义**
>
> ■ 术后第一次复查切口在 48 小时内，术后复查 X 线片，骨折位置良好。
> ■ 皮肤无坏死表现，切口无感染征象即可出院。
> ■ 出院后可在门诊复查切口 1~2 次。

（十一）变异及原因分析

1. 围术期并发症：伤口感染、皮下血肿等造成住院日延长和费用增加。

2. 内科合并症：老年患者常合并基础疾病，如脑血管或心血管病、糖尿病、血栓等，手术可能导致这些疾病加重而需要进一步治疗，从而延长治疗时间，并增加住院费用。

> **释义**
>
> - 如果局部皮肤发红，则需延长住院，每天复查切口直至皮肤恢复正常。
> - 内科并发症可以门诊或转科治疗。
> - 骨折线位置不同，内固定物选择的类型不同。

四、推荐表单

（一）医师表单

手舟骨骨折临床路径医师表单

适用对象：第一诊断为手舟骨骨折（ICD-10：S62.000）

行开放性复位术伴固定术（ICD-9-CM-3：79.3301），闭合性复位术伴固定术（ICD-9-CM-3：79.1301），骨折内固定术（不伴复位）（ICD-9-CM-3：78.5401）

患者姓名：	性别：	年龄：	门诊号：	住院号：
住院日期：　年　月　日	出院日期：　年　月　日			标准住院日：15 日

时间		住院第 1~3 天（住院日）		住院第 2~4 天（手术日）
主要诊疗工作		□ 询问病史、体格检查、基本诊断 □ 完成入院记录、首次病程记录 □ 上级医师查房，必要时全科会诊，制订手术方案 □ 完成术前三级医师查房及术前小结 □ 向患者及家属交代病情，签署手术知情同意书 □ 完善术前各项检查、术前准备 □ 麻醉师查看患者，签署麻醉知情同意书		□ 完成手术 □ 完成手术记录、术后记录及术后上级医师查房记录 □ 向患者家属交代手术情况及术后注意事项 □ 全身麻醉患者术后送入 ICU 病房，苏醒后返回病房 □ 麻醉师术后随访
重点医嘱	护理级别	□ 长嘱，一级护理，持续性 □ 长嘱，二级护理，持续性 □ 长嘱，三级护理，持续性	护理级别	□ 长嘱，一级护理，持续性 □ 长嘱，二级护理，持续性 □ 长嘱，三级护理，持续性
	膳食选择	□ 长嘱，普食，持续性 □ 长嘱，母乳喂养，持续性 □ 长嘱，糖尿病饮食，持续性 □ 长嘱，低盐低脂糖尿病饮食，持续性 □ 长嘱，流食，持续性 □ 长嘱，半流食，持续性	膳食选择	□ 长嘱，普食，持续性 □ 长嘱，母乳喂养，持续性 □ 长嘱，糖尿病饮食，持续性 □ 长嘱，低盐低脂糖尿病饮食，持续性 □ 长嘱，流食，持续性 □ 长嘱，半流食，持续性
	术前检验	□ 临嘱，急检血细胞分析+超敏 C 反应，共 1 次，一次性 □ 临嘱，血凝分析（急检），共 1 次，一次性 □ 临嘱，急检传染病抗体检测，共 1 次，一次性 □ 临嘱，急检血糖，共 1 次，一次性	手术申请医嘱	□ 临嘱，手术申请，共 1 次，一次性 □ 临嘱，拟明日在全身麻醉下行手舟骨切开复位内固定术 □ 临嘱，拟明日在臂丛麻醉下行畸形矫正术 □ 临嘱，术晨禁食、禁水 □ 临嘱，术区备皮 □ 临嘱，地西泮注射液（2ml：10mg×10 支），每次 2ml，共 1 支，一次性 □ 临嘱，地西泮注射液（2ml：10mg×10 支），每次 0.5ml，共 1 支，一次性 □ 临嘱，硫酸阿托品注射液（1ml：0.5mg），每次 1ml，共 1 支，一次性 □ 临嘱，硫酸阿托品注射液（1ml：0.5mg），每次 0.3ml，共 1 支，一次性 □ 临嘱，导尿（进口），共 1 次，一次性

续 表

时间		住院第 1~3 天（住院日）		住院第 2~4 天（手术日）
重点医嘱	术前常规检查	□ 临嘱，血细胞分析（五分类），共 1 次，一次性 □ 临嘱，血凝分析，共 1 次，一次性 □ 临嘱，传染病综合抗体，共 1 次，一次性 □ 临嘱，尿常规分析，共 1 次，一次性 □ 临嘱，肝肾糖脂组合，共 1 次，一次性	抗菌药物试敏	□ 临嘱，头孢替唑钠皮试，共 1 次，一次性 □ 临嘱，青霉素钠皮试，共 1 次，一次性 □ 临嘱，磺苄西林钠皮试，共 1 次，一次性
	电诊检查	□ 临嘱，常规心电图检查（电），共 1 次，一次性 □ 临嘱，床头常规心电图检查，共 1 次，一次性	术后医嘱	□ 长嘱，术后医嘱，持续性
	影像学检查	□ 临嘱，上肢摄影（门诊），共 1 次，一次性 □ 临嘱，上肢摄影（门诊），共 1 次，一次性 □ 临嘱，下肢摄影（门诊），共 1 次，一次性 □ 临嘱，下肢摄影（门诊），共 1 次，一次性 □ 临嘱，胸腹部摄影（门诊），共 1 次，一次性 □ 临嘱，上肢摄影（门诊），共 1 次，一次性 □ 临嘱，上肢摄影（门诊），共 1 次，一次性 □ 临嘱，上肢 CT（门诊楼），共 1 次，一次性 □ 临嘱，上肢 CT（门诊楼），共 1 次，一次性	术后护理等级	□ 长嘱，一级护理，持续性 □ 长嘱，二级护理，持续性 □ 长嘱，三级护理，持续性
	手术申请医嘱	□ 临嘱，手术申请，共 1 次，一次性 □ 临嘱，拟明日在全身麻醉下行手舟骨骨折切开复位内固定术 □ 临嘱，拟明日在臂丛麻醉下行手舟骨骨折切开复位内固定术 □ 临嘱，拟急诊在臂丛麻醉下行手舟骨骨折切开复位内固定术 □ 临嘱，拟急诊在局部麻醉下行手舟骨骨折切开复位内固定术 □ 临嘱，拟明日在局部麻醉下行掌骨骨折切开复位内固定术 □ 临嘱，术晨禁食、禁水 □ 临嘱，术区备皮 □ 临嘱，地西泮注射液（2ml：10mg×10支），每次 2ml，共 1 支，一次性 □ 临嘱，地西泮注射液（2ml：10mg×10支），每次 0.5ml，共 1 支，一次性 □ 临嘱，硫酸阿托品注射液（1ml：0.5mg），每次 1ml，共 1 支，一次性 □ 临嘱，硫酸阿托品注射液（1ml：0.5mg），每次 0.3ml，共 1 支，一次性 □ 临嘱，导尿（进口），共 1 次，一次性	术后膳食选择	□ 长嘱，普食，持续性 □ 长嘱，禁食、禁水，持续性 □ 长嘱，母乳喂养，持续性 □ 长嘱，流食，持续性 □ 长嘱，半流食，持续性 □ 长嘱，糖尿病饮食，持续性 □ 长嘱，低盐低脂糖尿病饮食，持续性

续 表

时间		住院第 1~3 天（住院日）		住院第 2~4 天（手术日）
重点医嘱	抗菌药物试敏	□ 临嘱，头孢替唑钠皮试，共 1 次，一次性 □ 临嘱，青霉素钠皮试，共 1 次，一次性 □ 临嘱，磺苄西林钠皮试，共 1 次，一次性	术后复查	□ 临嘱，5%葡萄糖注射液（100ml：5g），每次 100ml，共 3 袋，每天上午 1 次 □ 临嘱，注射用门冬氨酸阿奇霉素（0.25g），每次 0.5g，共 6 瓶，每天上午 1 次 □ 临嘱，0.9%氯化钠注射液（250ml：2.25g/袋），每次 2502ml，共 22 袋，每天 2 次 □ 临嘱，注射用青霉素钠（160 万 U），每次 800 万 U，共 10 支，每天 2 次 □ 临嘱，0.9%氯化钠注射液（250ml：2.25g/袋），每次 2502ml，共 22 袋，每天 2 次 □ 临嘱，注射用青霉素钠（160 万 U），每次 800 万 U，共 10 支，每天 2 次 □ 临嘱，0.9%氯化钠注射液（250ml：2.25g），每次 250ml，共 2 袋，每天 2 次 □ 临嘱，注射用头孢替唑钠（0.5g），每次 2g，共 8 支，每天 2 次 □ 临嘱，0.9%氯化钠注射液（250ml：2.25g/袋），每次 250ml，共 4 袋，每天 2 次 □ 临嘱，注射用磺苄西林钠（1g/支），每次 2g，共 8 支，每天 2 次 □ 临嘱，0.9%氯化钠注射液（250ml：2.25g/袋），每次 250ml，共 2 袋，每天上午 1 次 □ 临嘱，克林霉素磷酸酯注射液（10ml：0.9g），每次 1.8g，共 4 支，每天上午 1 次
	术前预防用药	□ 临嘱，0.9%氯化钠注射液（250ml：2.25g/袋），每次 250ml，共 2 袋，每天 2 次 □ 临嘱，注射用磺苄西林钠（1g/支），每次 2g，共 4 支，每天 2 次 □ 临嘱，0.9%氯化钠注射液（250ml：2.25g/袋），每次 250ml，共 2 袋，一次性 □ 临嘱，注射用头孢替唑钠（0.5g），每次 2g，共 8 支，一次性 □ 临嘱，0.9%氯化钠注射液（250ml：2.25g/袋），每次 250ml，共 1 袋，一次性 □ 临嘱，克林霉素磷酸酯注射液（10ml：0.9g），每次 1.8g，共 2 支，一次性	术后消肿	□ 长嘱，参芎葡萄糖注射液（100ml/瓶），每次 100ml，每天 2 次 □ 长嘱，5%葡萄糖注射液（250ml：12.5g），每次 250ml，每天 1 次 □ 长嘱，大株红景天注射液（5ml/支），每次 10ml，每天 1 次 □ 长嘱，0.9%氯化钠注射液（250ml：2.25g/袋），每次 250ml，每天 1 次 □ 长嘱，大株红景天注射液（5ml/支），每次 10ml，每天 1 次
			促进骨折愈合	□ 长嘱，0.9%氯化钠注射液（250ml：2.25g/袋），每次 250ml，每天上午 1 次 □ 长嘱，骨瓜提取物注射液（5ml：25mg/支），每次 100mg，每天上午 1 次
医师签名				

时间		住院第 3~7 天		住院第 6~15 天
主要诊疗工作		□ 上级医师查房并做手术效果及术后恢复情况评估 □ 完成术后各级医师查房记录及术后病程记录 □ 完成术后每日换药工作 □ 观察有无术后及麻醉后并发症的出现		□ 上级医师查房，并观察手术切口愈合情况及有无并发症的出现 □ 完成术后各级医师查房记录及病程记录 □ 完成每日换药工作
重点医嘱	术后护理等级	□ 长嘱，一级护理，持续性 □ 长嘱，二级护理，持续性 □ 长嘱，三级护理，持续性	术后等级护理	□ 长嘱，一级护理，持续性 □ 长嘱，二级护理，持续性 □ 长嘱，三级护理，持续性
	术后膳食选择	□ 长嘱，普食，持续性 □ 长嘱，禁食、禁水，持续性 □ 长嘱，母乳喂养，持续性 □ 长嘱，流食，持续性 □ 长嘱，半流食，持续性 □ 长嘱，糖尿病饮食，持续性 □ 长嘱，低盐低脂糖尿病饮食，持续性	术后膳食选择	□ 长嘱，普食，持续性 □ 长嘱，母乳喂养，持续性 □ 长嘱，糖尿病饮食，持续性 □ 长嘱，低盐低脂糖尿病饮食，持续性 □ 长嘱，流食，持续性 □ 长嘱，半流食，持续性
	术后抗菌药物应用	□ 长嘱，0.9%氯化钠注射液（100ml：0.9g），每次 100ml，每天 2 次 □ 长嘱，注射用头孢替唑钠（0.75g），每次 0.75g，每天 2 次 □ 长嘱，0.9%氯化钠注射液（250ml：2.25g），每次 250ml，每天 2 次 □ 长嘱，注射用头孢替唑钠（0.75g），每次 1.5g，每天 2 次 □ 长嘱，5%葡萄糖注射液（100ml：5g），每次 100ml，每天上午 1 次 □ 长嘱，注射用门冬氨酸阿奇霉素（0.25g），每次 0.25g，每天上午 1 次 □ 长嘱，5%葡萄糖注射液（250ml：12.5g），每次 250ml，每天上午 1 次 □ 长嘱，注射用门冬氨酸阿奇霉素（0.25g），每次 0.5g，每天上午 1 次 □ 长嘱，0.9%氯化钠注射液（100ml：0.9g），每次 100ml，每天 2 次 □ 长嘱，注射用青霉素钠（160 万 U），每次 320 万 U，每天 2 次 □ 长嘱，0.9%氯化钠注射液（250ml：2.25g），每次 250ml，每天 2 次 □ 长嘱，注射用青霉素钠（160 万 U），每次 800 万 U，每天 2 次	术后抗菌药物应用	□ 长嘱，0.9%氯化钠注射液（100ml：0.9g），每次 100ml，每天 2 次 □ 长嘱，注射用头孢替唑钠（0.75g），每次 .75g，每天 2 次 □ 长嘱，0.9%氯化钠注射液（250ml：2.25g），每次 250ml，每天 2 次 □ 长嘱，注射用头孢替唑钠（0.75g），每次 1.5g，每天 2 次 □ 长嘱，5%葡萄糖注射液（100ml：5g），每次 100ml，每天上午 1 次 □ 长嘱，注射用门冬氨酸阿奇霉素（0.25g），每次 0.25g，每天上午 1 次 □ 长嘱，5%葡萄糖注射液（250ml：12.5g），每次 250ml，每天上午 1 次 □ 长嘱，注射用门冬氨酸阿奇霉素（0.25g），每次 0.5g，每天上午 1 次 □ 长嘱，0.9%氯化钠注射液（100ml：0.9g），每次 100ml，每天 2 次 □ 长嘱，注射用青霉素钠（160 万 U），每次 320 万 U，每天 2 次 □ 长嘱，0.9%氯化钠注射液（250ml：2.25g），每次 250ml，每天 2 次 □ 长嘱，注射用青霉素钠（160 万 U），每次 800 万 U，每天 2 次
	换药	□ 临嘱，特大换药，每次 1 次，共 1 次，一次性 □ 临嘱，石膏拆除术，共 1 次，一次性	换药	□ 临嘱，特大换药，每次 1 次，共 1 次，一次性 □ 临嘱，石膏拆除术，共 1 次，一次性
			通知出院	□ 临嘱，通知出院，共 1 次，一次性
医师签名				

（二）护士表单

手舟骨骨折临床路径护士表单

适用对象：第一诊断为手舟骨骨折（ICD-10：S62.000）

行开放性复位术伴固定术（ICD-9-CM-3：79.3301），闭合性复位术伴固定术（ICD-9-CM-3：79.1301），骨折内固定术（不伴复位）（ICD-9-CM-3：78.5401）

患者姓名：	性别： 年龄： 门诊号：	住院号：
住院日期： 年 月 日	出院日期： 年 月 日	标准住院日：15 日

时间	住院第1~3天（住院日）	住院第2~4天（手术日）
主要护理工作	□ 护士接诊，监测生命体征、建立入院病理 □ 进行入院宣教，向患者本人及家属交代临床路径，并交代相关注意事项 □ 完成术前各项常规检查 □ 做术前准备	□ 术前生命体征测量 □ 佩戴腕带，看护患者由手术室护理人员接入手术室 □ 患者安返病房后接患者，监测生命体征 □ 术后心理和生活护理
病情变异记录	□ 无 □ 有，原因： 1. 2.	□ 无 □ 有，原因： 1. 2.
护士签名		
医师签名		

时间	住院第 3~7 天	住院第 6~15 天
主要护理工作	□ 护士接诊，监测生命体征、建立入院病理 □ 进行入院宣教，向患者本人及家属交代临床路径，并交代相关注意事项 □ 完成术前各项常规检查 □ 做术前准备	□ 术前生命体征测量 □ 佩戴腕带，看护患者由手术室护理人员接入手术室 □ 患者安返病房后接患者，监测生命体征 □ 术后心理和生活护理
病情变异记录	□ 无　□ 有，原因： 1. 2.	□ 无　□ 有，原因： 1. 2.
护士签名		
医师签名		

（三）患者表单

手舟骨骨折临床路径患者表单

适用对象：第一诊断为手舟骨骨折（ICD-10：S62.000）

行开放性复位术伴固定术（ICD-9-CM-3：79.3301），闭合性复位术伴固定术（ICD-9-CM-3：79.1301），骨折内固定术（不伴复位）（ICD-9-CM-3：78.5401）

患者姓名：		性别： 年龄： 门诊号：	住院号：
住院日期： 年 月 日		出院日期： 年 月 日	标准住院日：15 日

时间	入院	术前	手术当天
医患配合	□ 配合询问病史、收集资料，请务必详细告知既往史、用药史、过敏史 □ 配合进行体格检查 □ 有任何不适请告知医师	□ 配合完善胃镜检查前相关检查、化验，如采血、留尿、心电图、X 线胸片 □ 医师与患者及家属介绍病情及胃镜检查谈话、胃镜检查前签字	□ 配合完善相关检查、化验，如采血、留尿、胃镜 □ 配合医师摆好检查体位
护患配合	□ 配合测量体温、脉搏、呼吸 3 次，血压、体重 1 次 □ 配合完成入院护理评估（简单询问病史、过敏史、用药史） □ 接受入院宣教（环境介绍、病室规定、订餐制度、贵重物品保管等） □ 配合执行探视和陪伴制度 □ 有任何不适请告知护士	□ 配合测量体温、脉搏、呼吸 3 次，询问大便 1 次 □ 接受胃镜检查前宣教 □ 接受饮食宣教 □ 接受药物宣教	□ 配合测量体温、脉搏、呼吸 3 次，询问大便 1 次 □ 送内镜中心前，协助完成核对，带齐影像资料及用药 □ 返回病房后，配合接受生命体征的监测 □ 配合检查意识（全身麻醉者） □ 配合缓解疼痛 □ 接受胃镜检查后宣教 □ 接受饮食宣教：胃镜当天禁食 □ 接受药物宣教 □ 有任何不适请告知护士
饮食	□ 遵医嘱饮食	□ 遵医嘱饮食	□ 胃镜检查前禁食、禁水 □ 胃镜检查后，根据医嘱 2 小时后试饮水，无恶心、呕吐可进少量流食或者半流食
排泄	□ 正常排尿便	□ 正常排尿便	□ 正常排尿便
活动	□ 正常活动	□ 正常活动	□ 正常活动

时间	手术后	出院
医患 配合	□ 配合腹部检查 □ 配合完善术后检查：如采血、留尿便等	□ 接受出院前指导 □ 知道复查程序 □ 获取出院诊断书
护 患 配 合	□ 配合定时监测生命体征、每日询问大便 □ 配合检查腹部 □ 接受输液、服药等治疗 □ 接受进食、进水、排便等生活护理 □ 配合活动，预防皮肤压力伤 □ 注意活动安全，避免坠床或跌倒 □ 配合执行探视及陪伴	□ 接受出院宣教 □ 办理出院手续 □ 获取出院带药 □ 知道服药方法、作用、注意事项 □ 知道复印病历程序
饮 食	□ 遵医嘱饮食	□ 遵医嘱饮食
排 泄	□ 正常排尿便	□ 正常排尿便
活 动	□ 正常适度活动，避免疲劳	□ 正常适度活动，避免疲劳

附：原表单（2016年版）

手舟骨骨折临床路径表单

适用对象：第一诊断为手舟骨骨折（ICD-10：S62.001）

行切开或闭合复位内固定术（ICD-9-CM-3：79.33010）

患者姓名：		性别：	年龄：	门诊号：	住院号：
住院日期：	年　月　日	出院日期：	年　月　日		标准住院日：15日

时间		住院第1~3天（住院日）	住院第2~4天（手术日）
主要诊疗工作		□ 询问病史、体格检查、基本诊断 □ 完成入院记录、首次病程记录 □ 上级医师查房，必要时全科会诊，制订手术方案 □ 完成术前三级医师查房及术前小结 □ 向患者及家属交代病情，签署手术知情同意书 □ 完善术前各项检查，术前准备 □ 麻醉师查看患者，签署麻醉知情同意书	□ 完成手术 □ 完成手术记录、术后记录及术后上级医师查房记录 □ 向患者家属交代手术情况及术后注意事项 □ 全身麻醉患者术后送入ICU病房，苏醒后返回病房 □ 麻醉师术后随访
重点医嘱	护理级别	□ 长嘱，一级护理，持续性 □ 长嘱，二级护理，持续性 □ 长嘱，三级护理，持续性	护理级别 □ 长嘱，一级护理，持续性 □ 长嘱，二级护理，持续性 □ 长嘱，三级护理，持续性
	膳食选择	□ 长嘱，普食，持续性 □ 长嘱，母乳喂养，持续性 □ 长嘱，糖尿病饮食，持续性 □ 长嘱，低盐低脂糖尿病饮食，持续性 □ 长嘱，流食，持续性 □ 长嘱，半流食，持续性	膳食选择 □ 长嘱，普食，持续性 □ 长嘱，母乳喂养，持续性 □ 长嘱，糖尿病饮食，持续性 □ 长嘱，低盐低脂糖尿病饮食，持续性 □ 长嘱，流食，持续性 □ 长嘱，半流食，持续性
	术前检验	□ 临嘱，急检血细胞分析+超敏C反应，共1次，一次性 □ 临嘱，血凝分析（急检），共1次，一次性 □ 临嘱，急检传染病抗体检测，共1次，一次性 □ 临嘱，急检血糖，共1次，一次性	手术申请医嘱 □ 临嘱，手术申请，共1次，一次性 □ 临嘱，拟明日在全身麻醉下行手舟骨骨折切开复位内固定术 □ 临嘱，拟明日在臂丛麻醉下行畸形矫正术 □ 临嘱，术晨禁食、禁水 □ 临嘱，术区备皮 □ 临嘱，地西泮注射液（2ml：10mg×10支），每次2ml，共1支，一次性 □ 临嘱，地西泮注射液（2ml：10mg×10支），每次0.5ml，共1支，一次性 □ 临嘱，硫酸阿托品注射液（1ml：0.5mg），每次1ml，共1支，一次性 □ 临嘱，硫酸阿托品注射液（1ml：0.5mg），每次0.3ml，共1支，一次性 □ 临嘱，导尿（进口），共1次，一次性

续 表

时间		住院第 1~3 天（住院日）		住院第 2~4 天（手术日）
重点医嘱	术前常规检查	□ 临嘱，血细胞分析（五分类），共 1 次，一次性 □ 临嘱，血凝分析，共 1 次，一次性 □ 临嘱，传染病综合抗体·，共 1 次，一次性 □ 临嘱，尿常规分析，共 1 次，一次性 □ 临嘱，肝肾糖脂组合，共 1 次，一次性	抗菌药物试敏	□ 临嘱，头孢替唑钠皮试，共 1 次，一次性 □ 临嘱，青霉素钠皮试，共 1 次，一次性 □ 临嘱，磺苄西林钠皮试，共 1 次，一次性
	电诊检查	□ 临嘱，常规心电图检查（电），共 1 次，一次性 □ 临嘱，床头常规心电图检查，共 1 次，一次性	术后医嘱	□ 长嘱，术后医嘱，持续性
	影像学检查	□ 临嘱，上肢摄影（门诊），共 1 次，一次性 □ 临嘱，上肢摄影（门诊），共 1 次，一次性 □ 临嘱，下肢摄影（门诊），共 1 次，一次性 □ 临嘱，下肢摄影（门诊），共 1 次，一次性 □ 临嘱，胸腹部摄影（门诊），共 1 次，一次性 □ 临嘱，上肢摄影（门诊），共 1 次，一次性 □ 临嘱，上肢摄影（门诊），共 1 次，一次性 □ 临嘱，上肢 CT（门诊楼），共 1 次，一次性 □ 临嘱，上肢 CT（门诊楼），共 1 次，一次性	术后护理等级	□ 长嘱，一级护理，持续性 □ 长嘱，二级护理，持续性 □ 长嘱，三级护理，持续性
	手术申请医嘱	□ 临嘱，手术申请，共 1 次，一次性 □ 临嘱，拟明日在全身麻醉下行手舟骨骨折切开复位内固定术 □ 临嘱，拟明日在臂丛麻醉下行手舟骨骨折切开复位内固定术 □ 临嘱，拟急诊在臂丛麻醉下行手舟骨骨折切开复位内固定术 □ 临嘱，拟急诊在局部麻醉下行手舟骨骨折切开复位内固定术 □ 临嘱，拟明日在局部麻醉下行掌骨骨折切开复位内固定术 □ 临嘱，术晨禁食、禁水 □ 临嘱，术区备皮 □ 临嘱，地西泮注射液（2ml：10mg×10 支），每次 2ml，共 1 支，一次性 □ 临嘱，地西泮注射液（2ml：10mg×10 支），每次 0.5ml，共 1 支，一次性 □ 临嘱，硫酸阿托品注射液（1ml：0.5mg），每次 1ml，共 1 支，一次性 □ 临嘱，硫酸阿托品注射液（1ml：0.5mg），每次 0.3ml，共 1 支，一次性 □ 临嘱，导尿（进口），共 1 次，一次性	术后膳食选择	□ 长嘱，普食，持续性 □ 长嘱，禁食、禁水，持续性 □ 长嘱，母乳喂养，持续性 □ 长嘱，流食，持续性 □ 长嘱，半流食，持续性 □ 长嘱，糖尿病饮食，持续性 □ 长嘱，低盐低脂糖尿病饮食，持续性

时间		住院第 1~3 天（住院日）		住院第 2~4 天（手术日）
重点医嘱	抗菌药物试敏	□ 临嘱，头孢替唑钠皮试，共 1 次，一次性 □ 临嘱，青霉素钠皮试，共 1 次，一次性 □ 临嘱，磺苄西林钠皮试，共 1 次，一次性	术后复查	□ 临嘱，5% 葡萄糖注射液（100ml：5g），每次 100ml，共 3 袋，每天上午 1 次 □ 临嘱，注射用门冬氨酸阿奇霉素（0.25g），每次 0.5g，共 6 瓶，每天上午 1 次 □ 临嘱，0.9% 氯化钠注射液（250ml：2.25g/袋），每次 2502ml，共 22 袋，每天 2 次 □ 临嘱，注射用青霉素钠（160 万 U），每次 800 万 U，共 10 支，每天 2 次 □ 临嘱，0.9% 氯化钠注射液（250ml：2.25g/袋），每次 2502ml，共 22 袋，每天 2 次 □ 临嘱，注射用青霉素钠（160 万 U），每次 800 万 U，共 10 支，每天 2 次 □ 临嘱，0.9% 氯化钠注射液（250ml：2.25g），每次 250ml，共 2 袋，每天 2 次 □ 临嘱，注射用头孢替唑钠（0.5g），每次 2g，共 8 支，每天 2 次 □ 临嘱，0.9% 氯化钠注射液（250ml：2.25g/袋），每次 250ml，共 4 袋，每天 2 次 □ 临嘱，注射用磺苄西林钠（1g/支），每次 2g，共 8 支，每天 2 次 □ 临嘱，0.9% 氯化钠注射液（250ml：2.25g/袋），每次 250ml，共 2 袋，每天上午 1 次 □ 临嘱，克林霉素磷酸酯注射液（10ml：0.9g），每次 1.8g，共 4 支，每天上午 1 次
	术前预防用药	□ 临嘱，0.9% 氯化钠注射液（250ml：2.25g/袋），每次 250ml，共 2 袋，每天 2 次 □ 临嘱，注射用磺苄西林钠（1g/支），每次 2g，共 4 支，每天 2 次 □ 临嘱，0.9% 氯化钠注射液（250ml：2.25g/袋），每次 250ml，共 2 袋，一次性 □ 临嘱，注射用头孢替唑钠（0.5g），每次 2g，共 8 支，一次性 □ 临嘱，0.9% 氯化钠注射液（250ml：2.25g/袋），每次 250ml，共 1 袋，一次性 □ 临嘱，克林霉素磷酸酯注射液（10ml：0.9g），每次 1.8g，共 2 支，一次性	术后消肿	□ 长嘱，参芎葡萄糖注射液（100ml/瓶），每次 100ml，每天 2 次 □ 长嘱，5% 葡萄糖注射液（250ml：12.5g），每次 250ml，每天 1 次 □ 长嘱，大株红景天注射液（5ml/支），每次 10ml，每天 1 次 □ 长嘱，0.9% 氯化钠注射液（250ml：2.25g/袋），每次 250ml，每天 1 次 □ 长嘱，大株红景天注射液（5ml/支），每次 10ml，每天 1 次
			促进骨折愈合	□ 长嘱，0.9% 氯化钠注射液（250ml：2.25g/袋），每次 250ml，每天上午 1 次 □ 长嘱，骨瓜提取物注射液（5ml：25mg/支），每次 100mg，每天上午 1 次

续　表

时间	住院第1~3天（住院日）	住院第2~4天（手术日）
主要护理工作	□ 护士接诊，监测生命体征、建立入院病理 □ 进行入院宣教，向患者本人及家属交代临床路径，并交代相关注意事项 □ 完成术前各项常规检查 □ 做术前准备	□ 术前生命体征监测 □ 佩戴腕带，看护患者由手术室护理人员接入手术室 □ 患者安返病房后接患者，监测生命体征 □ 术后心理和生活护理
病情变异记录	□ 无　□ 有，原因： 1. 2.	□ 无　□ 有，原因： 1. 2.
护士签名		
医师签名		

时间		住院第 3~7 天		住院第 6~15 天
主要诊疗工作		□ 上级医师查房并做手术效果及术后恢复情况评估 □ 完成术后各级医师查房记录及术后病程记录 □ 完成术后每日换药工作 □ 观察有无术后及麻醉后并发症的出现		□ 上级医师查房，并观察手术切口愈合情况及有无并发症的出现 □ 完成术后各级医师查房记录及病程记录 □ 完成每日换药工作
重点医嘱	术后护理等级	□ 长嘱，一级护理，持续性 □ 长嘱，二级护理，持续性 □ 长嘱，三级护理，持续性	术后等级护理	□ 长嘱，一级护理，持续性 □ 长嘱，二级护理，持续性 □ 长嘱，三级护理，持续性
	术后膳食选择	□ 长嘱，普食，持续性 □ 长嘱，禁食、禁水，持续性 □ 长嘱，母乳喂养，持续性 □ 长嘱，流食，持续性 □ 长嘱，半流食，持续性 □ 长嘱，糖尿病饮食，持续性 □ 长嘱，低盐低脂糖尿病饮食，持续性	术后膳食选择	□ 长嘱，普食，持续性 □ 长嘱，母乳喂养，持续性 □ 长嘱，糖尿病饮食，持续性 □ 长嘱，低盐低脂糖尿病饮食，持续性 □ 长嘱，流食，持续性 □ 长嘱，半流食，持续性
	术后抗菌药物应用	□ 长嘱，0.9% 氯化钠注射液（100ml：0.9g），每次 100ml，每天 2 次 □ 长嘱，注射用头孢替唑钠（0.75g），每次 0.75g，每天 2 次 □ 长嘱，0.9% 氯化钠注射液（250ml：2.25g），每次 250ml，每天 2 次 □ 长嘱，注射用头孢替唑钠（0.75g），每次 1.5g，每天 2 次 □ 长嘱，5% 葡萄糖注射液（100ml：5g），每次 100ml，每天上午 1 次 □ 长嘱，注射用门冬氨酸阿奇霉素（0.25g），每次 0.25g，每天上午 1 次 □ 长嘱，5% 葡萄糖注射液（250ml：12.5g），每次 250ml，每天上午 1 次 □ 长嘱，注射用门冬氨酸阿奇霉素（0.25g），每次 0.5g，每天上午 1 次 □ 长嘱，0.9% 氯化钠注射液（100ml：0.9g），每次 100ml，每天 2 次 □ 长嘱，注射用青霉素钠（160 万 U），每次 320 万 U，每天 2 次 □ 长嘱，0.9% 氯化钠注射液（250ml：2.25g），每次 250ml，每天 2 次 □ 长嘱，注射用青霉素钠（160 万 U），每次 800 万 U，每天 2 次	术后抗菌药物应用	□ 长嘱，0.9% 氯化钠注射液（100ml：0.9g），每次 100ml，每天 2 次 □ 长嘱，注射用头孢替唑钠（0.75g），每次 0.75g，每天 2 次 □ 长嘱，0.9% 氯化钠注射液（250ml：2.25g），每次 250ml，每天 2 次 □ 长嘱，注射用头孢替唑钠（0.75g），每次 1.5g，每天 2 次 □ 长嘱，5% 葡萄糖注射液（100ml：5g），每次 100ml，每天上午 1 次 □ 长嘱，注射用门冬氨酸阿奇霉素（0.25g），每次 0.25g，每天上午 1 次 □ 长嘱，5% 葡萄糖注射液（250ml：12.5g），每次 250ml，每天上午 1 次 □ 长嘱，注射用门冬氨酸阿奇霉素（0.25g），每次 0.5g，每天上午 1 次 □ 长嘱，0.9% 氯化钠注射液（100ml：0.9g），每次 100ml，每天 2 次 □ 长嘱，注射用青霉素钠（160 万 U），每次 320 万 U，每天 2 次 □ 长嘱，0.9% 氯化钠注射液（250ml：2.25g），每次 250ml，每天 2 次 □ 长嘱，注射用青霉素钠（160 万 U），每次 800 万 U，每天 2 次
	换药	□ 临嘱，特大换药，每次 1 次，共 1 次，一次性 □ 临嘱，石膏拆除术，共 1 次，一次性	换药	□ 临嘱，特大换药，每次 1 次，共 1 次，一次性 □ 临嘱，石膏拆除术，共 1 次，一次性
			通知出院	□ 临嘱，通知出院，共 1 次，一次性

续　表

时间	住院第 3~7 天	住院第 6~15 天
主要 护理 工作	□ 护士接诊，监测生命体征、建立入院病理 □ 进行入院宣教，向患者本人及家属交代临床路径，并交代相关注意事项 □ 完成术前各项常规检查 □ 做术前准备	□ 术前生命体征监测 □ 佩戴腕带，看护患者由手术室护理人员接入手术室 □ 患者安返病房后接患者，监测生命体征 □ 术后心理和生活护理
病情 变异 记录	□ 无　□ 有，原因： 1. 2.	□ 无　□ 有，原因： 1. 2.
护士 签名		
医师 签名		

第二十六章

新鲜稳定型舟骨骨折临床路径释义

一、新鲜稳定型舟骨近端骨折编码

1. 原编码：

疾病名称及编码：新鲜稳定型舟骨近端骨折（ICD-10：S62.001）

手术操作名称及编码：腕骨骨折开放性复位术伴固定术（ICD-9-CM-3：79.331）

2. 修改编码：

疾病名称及编码：稳定型舟骨近端骨折（ICD-10：S62.0）

手术操作名称及编码：腕骨骨折开放性复位术伴固定术（ICD-9-CM-3：79.3301）

腕骨内固定术（ICD-9-CM-3：78.5401）

二、临床路径检索方法

S62.0 伴（78.5401+79.3301）

三、新鲜稳定型舟骨近端骨折临床路径标准住院流程

（一）适用对象

第一诊断为新鲜稳定型舟骨近端骨折（ICD-10：S62.001）。

行腕骨骨折开放性复位术伴固定术（ICD-9-CM-3：79.331）。

> **释义**
>
> ■ 适用对象编码参见第一部分。
>
> ■ 本路径适用的对象为需要舟骨近端骨折。
>
> ■ 手术治疗方式为开放性复位伴固定术

（二）诊断依据

根据《格林手外科手术学》（北京积水潭译，第6版，人民军医出版社，2012）。

1. 病史：外伤史。

2. 体格检查：患侧腕部肿胀、疼痛、活动受限。

3. 辅助检查：X线平片、CT检查。

> **释义**
>
> ■ 有时外伤病史可能不明确。
>
> ■ 体征：局部水肿、触痛；拇指活动受限。
>
> ■ X线检查对诊断很重要。X线检查无法明确诊断时，可行CT、MRI检查。CT对关节炎的分期有诊断作用。

（三）治疗方案的选择及依据

根据《格林手外科手术学》（北京积水潭译，第 6 版，人民军医出版社，2012）。

无移位的可经皮或切开内固定。

> **释义**
>
> - 症状、体征、病史符合。
> - 无手术禁忌证。

（四）标准住院日为 7~9 天

> **释义**
>
> - 患者入院后，完成常规术前检查和影像学检查 1~4 天，手术 1 天，术后换药，观察伤口 3~5 天。

（五）进入路径标准

1. 第一诊断必须符合新鲜稳定型舟骨近端骨折（ICD-10：S62.001）。
2. 外伤引起的单纯的、新鲜的、稳定的舟骨骨折。
3. 除外病理性骨折。
4. 除外合并其他部位的骨折和损伤。
5. 除外对舟骨骨折手术治疗有较大影响的疾病（如心脑血管疾病）。
6. 需要进行手术治疗。

（六）术前准备（术前评估）2~3 天

所必需的检查项目：

1. 血常规、血型、尿常规+镜检、电解质检查、肝肾功能、凝血功能检查、感染性疾病筛查。
2. 胸部 X 线片、心电图。
3. X 线平片、腕部 CT 检查。
4. 其他根据病情需要而定：如血气分析、肺功能检查、超声心动图、动态心电图、双下肢血管彩色超声。

> **释义**
>
> - 必需的检查项目是了解患者全身情况以评估手术风险的检查，进入路径的患者均需完成。
> - CT 对于骨折线稳定性判断有帮助。

（七）预防性抗菌药物选择与使用时机

1. 按《抗菌药物临床应用指导原则（2015 年版）》（国卫办医发〔2015〕43 号）选择用药。

2. 预防性用药时间为术前 30 分钟。

3. 手术超时 3 小时加用 1 次。

4. 术中出血量>1500ml 时加用 1 次。

5. 术后 3 天内停止使用预防性抗菌药物，可根据患者切口、体温等情况适当延长使用时间。

> **释义**
>
> ■如果有内固定，需术前半小时及术后不超过 72 小时预防应用抗菌药物，如果切口有红肿的感染迹象，可延长抗菌药物使用时间，需在病历中记载。

（八）手术日为入院第 3~4 天

1. 麻醉方式：臂丛麻醉或全身麻醉。

2. 手术方式：舟骨骨折内固定术。

3. 手术内固定物：空心加压螺钉。

4. 术中用药：麻醉用药、抗菌药。

5. 输血：根据出血情况。

（九）术后住院恢复 4~6 天

1. 必需复查的项目：血常规、凝血功能、X 线检查。

2. 必要时复查的项目：电解质、肝肾功能、CT。

3. 术后用药：

（1）抗菌药物：按《抗菌药物临床应用指导原则（2015 年版）》（国卫办医发〔2015〕43 号）执行。

（2）其他对症药物：消肿、镇痛等药物。

4. 保护下功能锻炼。

> **释义**
>
> ■术后 48 小时内需复查切口，拔除引流，若切口无异常，可适当延长复查间隔。
>
> ■术后 2 周切口拆除缝线，石膏需制动 4~6 周。
>
> ■指导训练，可需要转至康复科继续治疗

（十）出院标准（围绕一般情况、切口情况、第一诊断转归）

1. 体温正常、常规化验无明显异常。

2. X 线片证实复位固定符合标准。

3. 切口无异常。

4. 无与本病相关的其他并发症。

> **释义**
>
> ■术后第一次复查切口在 48 小时内，术后复查 X 线片，骨折位置良好。
>
> ■皮肤无坏死表现、切口无感染征象即可出院。
>
> ■出院后可在门诊复查切口 1~2 次。

（十一）有无变异及原因分析

1. 并发症：本病常伴有其他部位损伤，应严格掌握入选标准。但仍有一些患者因骨折本身带来的一些合并症而延期治疗，如大量出血需术前输血、血栓形成、血肿引起体温增高等。

2. 合并症：老年人本身有许多合并症，如骨质疏松、糖尿病、心脑血管疾病等，骨折后这些疾病可能加重，需同时治疗，而需延期治疗。

3. 内固定物选择：根据骨折类型选择适当的内固定物。

> **释义**
>
> ■ 如果局部皮肤发红，则需延长住院，每天复查切口直至皮肤恢复正常。
>
> ■ 内科并发症可以门诊或转科治疗。
>
> ■ 骨折线位置不同，内固定物选择的类型不同。

四、推荐表单

（一）医师表单

新鲜稳定型舟骨近端骨折临床路径医师表单

适用对象：第一诊断为稳定型舟骨近端骨折（ICD-10：S62.0）
行腕骨骨折开放性复位术伴固定术（ICD-9-CM-3：79.3301），腕骨内固定术
（ICD-9-CM-3：78.5401）

患者姓名：		性别：　　　年龄：　　　门诊号：	住院号：
住院日期：　　年　月　日		出院日期：　　年　月　日	标准住院日：7~9日

时间	住院第1天	住院第2天	住院第3天 （手术日前1天）
临床诊断与病情评估	□ 临床诊断：第一诊断为新鲜稳定型舟骨近端骨折 □ 病情评估：评估患者病情有无明显改变	□ 临床诊断：第一诊断为新鲜稳定型舟骨近端骨折 □ 病情评估：评估患者病情有无明显改变	□ 临床诊断：第一诊断为新鲜稳定型舟骨近端骨折 □ 病情评估：评估患者病情有无明显改变
主要诊疗工作	□ 询问病史及体格检查 □ 完成病历书写 □ 开化验单及相关检查单 □ 上级医师查房与术前评估 □ 上级医师查房 □ 根据化验及相关检查结果对患者的手术风险进行评估，必要时请相关科室会诊	□ 上级医师查房 □ 继续完成术前化验检查 □ 完成必要的相关科室会诊	□ 根据病史、体检、局部平片、CT等行术前讨论，确定手术方案 □ 完成必要的相关科室会诊 □ 完成术前准备与术前评估 □ 完成术前小结、上级医师查房记录等病历书写 □ 签署手术知情同意书、自费用品协议书、输血同意书 □ 向患者及家属交代病情及围术期注意事项
重点医嘱	**长期医嘱：** □ 手外科护理常规 □ 二级护理 □ 饮食 □ 患者既往基础用药 **临时医嘱：** □ 血常规、尿常规 □ 凝血功能 □ 肝肾功能、电解质、血糖 □ 感染性疾病筛查 □ X线胸片、心电图 □ 局部平片、CT □ 心肌酶、肺功能、超声心动图（根据病情需要决定） □ 请相关科室会诊	**长期医嘱：** □ 手外科护理常规 □ 二级护理 □ 饮食 □ 患者既往基础用药 **临时医嘱：** □ 根据会诊科室要求安排检查和化验单	**临时医嘱：** □ 术前医嘱：常规准备明日在局部麻醉或臂丛麻醉下行舟骨近端骨折切开复位内固定术 □ 术前禁食、禁水 □ 抗菌药物皮试 □ 配血 □ 一次性导尿包
医师签名			

时间	住院第 4 天	住院第 5 天	住院第 6 天
临床诊断与病情评估	□ 临床诊断：第一诊断为新鲜稳定型舟骨近端骨折 □ 病情评估：评估患者病情有无明显改变	□ 临床诊断：第一诊断为新鲜稳定型舟骨近端骨折 □ 病情评估：评估患者病情有无明显改变	□ 临床诊断：第一诊断为新鲜稳定型舟骨近端骨折 □ 病情评估：评估患者病情有无明显改变
主要诊疗工作	□ 手术 □ 术者完成手术记录 □ 住院医师完成术后病程记录 □ 上级医师查房 □ 注意出血、血运 □ 向患者及家属交代手术过程概况及术后注意事项	□ 上级医师查房，注意病情变化 □ 完成常规病历书写 □ 注意引流量 □ 注意观察体温	□ 上级医师查房 □ 完成常规病历书写 □ 根据引流情况明确是否拔除引流管 □ 注意观察体温 □ 注意伤口情况
重点医嘱	**长期医嘱：** □ 臂丛麻醉护理常规 □ 一级护理 □ 明日普食/糖尿病饮食/低盐低脂饮食 □ 伤口引流记量 □ 留置尿管 □ 抗菌药物 **临时医嘱：** □ 心电血压监护、吸氧 □ 补液（根据病情） □ 其他特殊医嘱	**长期医嘱：** □ 饮食 □ 一级护理 □ 脱水剂（根据情况） □ 消炎镇痛药物 □ 雾化吸入（根据情况） □ 抗凝治疗（根据情况） **临时医嘱：** □ 复查局部平片 □ 通便 □ 镇痛 □ 补液	**长期医嘱：** □ 饮食 □ 一级护理 □ 拔除尿管 □ 拔除引流（根据情况） **临时医嘱：** □ 换药（根据情况） □ 补液（根据情况）
医师签名			

时间	住院第 7 天	住院第 8 天	住院第 9 天（出院日）
临床诊断与病情评估	□ 临床诊断：第一诊断为新鲜稳定型舟骨近端骨折 □ 病情评估：评估患者病情有无明显改变	□ 临床诊断：第一诊断为新鲜稳定型舟骨近端骨折 □ 病情评估：评估患者病情有无明显改变	□ 临床诊断：第一诊断为新鲜稳定型舟骨近端骨折 □ 病情评估：评估患者病情有无明显改变
主要诊疗工作	□ 上级医师查房 □ 完成常规病历书写 □ 注意观察体温 □ 注意伤口情况 □ 根据引流情况明确是否拔除引流管	□ 上级医师查房 □ 完成常规病历书写 □ 注意观察体温 □ 注意伤口情况	□ 上级医师查房，进行手术及伤口评估，确定有无手术并发症和切口愈合不良情况，明确能否出院 □ 完成出院记录、病案首页、出院证明书等，向患者交代出院后的注意事项，如返院复诊的时间、地点，发生紧急情况时的处理等 □ 患者办理出院手续，出院
重点医嘱	长期医嘱： □ 饮食 □ 一级护理 □ 拔除引流（根据情况） 临时医嘱： □ 换药（根据情况） □ 补液（根据情况）	长期医嘱： □ 术后护理常规 □ 饮食 □ 二级护理 临时医嘱： □ 换药（根据情况）	出院医嘱： □ 出院带药：神经营养药物、消炎镇痛药、口服抗菌药物 □ 预约拆线时间
医师签名			

（二）护士表单

新鲜稳定型舟骨近端骨折临床路径护士表单

适用对象：第一诊断为稳定型舟骨近端骨折（ICD-10：S62.0）
行腕骨骨折开放性复位术伴固定术（ICD-9-CM-3：79.3301），腕骨内固定术
（ICD-9-CM-3：78.5401）

患者姓名：		性别： 年龄： 门诊号：		住院号：	
住院日期： 年 月 日		出院日期： 年 月 日		标准住院日：7~9日	

时间	住院第 1 天			住院第 2 天			住院第 3 天 （手术日前 1 天）		
主要 护理 工作	□ 介绍病区环境、设施 □ 介绍患者主管医师和责任 　护士 □ 入院常规宣教 □ 心理评估 □ 告知辅助检查的注意事项			□ 护理等级评定 □ 药物过敏史 □ 既往病史 □ 在陪检护士指导下完成辅助 　检查 □ 做好晨晚间护理 □ 评估"三高征"			□ 术前常规准备（腕带、对 　接单） □ 术区备皮 □ 术前宣教 □ 心理护理 □ 告知进清淡饮食 □ 妥善保管义齿、贵重物品		
病情 变异 记录	□ 无 □ 有，原因： 1. 2.			□ 无 □ 有，原因： 1. 2.			□ 无 □ 有，原因： 1. 2.		
特殊 医嘱									
护士 签名	白班	小夜	大夜	白班	小夜	大夜	白班	小夜	大夜

时间	住院第 4 天	住院第 5 天	住院第 6 天
主要护理工作	□ 监测生命体征 □ 排空膀胱 □ 根据麻醉方式对症术后护理 □ 切口及引流护理 □ 肢体护理：使用上肢垫，抬高制动 □ 疼痛护理 □ 石膏托护理 □ 关节镜术后切口护理 □ 疼痛护理	□ 饮食指导：禁烟酒，忌生冷辛辣刺激性食物 □ 并发症观察：内出血、感染、血肿 □ 切口护理：按时换药，监测体温，观察血运，密切关注肿胀程度。 □ 石膏护理，加压包扎观察护理 □ 心理护理	□ 饮食指导：禁烟酒，忌生冷辛辣刺激性食物 □ 并发症观察：内出血、感染、血肿 □ 切口护理：按时换药，监测体温，观察血运，密切关注肿胀程度 □ 石膏护理，加压包扎观察护理 □ 心理护理
病情变异记录	□ 无　□ 有，原因： 1. 2.	□ 无　□ 有，原因： 1. 2.	□ 无　□ 有，原因： 1. 2.
特殊医嘱			
护士签名	白班　小夜　大夜	白班　小夜　大夜	白班　小夜　大夜

（三）患者表单

新鲜稳定型舟骨近端骨折临床路径患者表单

适用对象：第一诊断为稳定型舟骨近端骨折（ICD-10：S62.0）

行腕骨骨折开放性复位术伴固定术（ICD-9-CM-3：79.3301），腕骨内固定术
（ICD-9-CM-3：78.5401）

患者姓名：		性别： 年龄： 门诊号：	住院号：
住院日期： 年 月 日		出院日期： 年 月 日	标准住院日：7~10 日

时间	入院	术前	手术当天
医患配合	□ 配合询问病史、收集资料，请务必详细告知既往史、用药史、过敏史 □ 配合进行体格检查 □ 有任何不适请告知医师	□ 配合完善胃镜检查前相关检查、化验，如采血、留尿、心电图、X 线胸片 □ 医师与患者及家属介绍病情及胃镜检查谈话、胃镜检查前签字	□ 配合完善相关检查、化验，如采血、留尿、胃镜 □ 配合医师摆好检查体位
护患配合	□ 配合测量体温、脉搏、呼吸3 次、血压、体重1 次 □ 配合完成入院护理评估（简单询问病史、过敏史、用药史） □ 接受入院宣教（环境介绍、病室规定、订餐制度、贵重物品保管等） □ 配合执行探视和陪伴制度 □ 有任何不适请告知护士	□ 配合测量体温、脉搏、呼吸3 次，询问大便1 次 □ 接受胃镜检查前宣教 □ 接受饮食宣教 □ 接受药物宣教	□ 配合测量体温、脉搏、呼吸3 次、询问大便1 次 □ 送内镜中心前，协助完成核对，带齐影像资料及用药 □ 返回病房后，配合接受生命体征的监测 □ 配合检查意识（全身麻醉者） □ 配合缓解疼痛 □ 接受胃镜检查后宣教 □ 接受饮食宣教：胃镜当天禁食 □ 接受药物宣教 □ 有任何不适请告知护士
饮食	□ 遵医嘱饮食	□ 遵医嘱饮食	□ 胃镜检查前禁食、禁水 □ 胃镜检查后，根据医嘱2 小时后试饮水，无恶心、呕吐进少量流食或者半流食
排泄	□ 正常排尿便	□ 正常排尿便	□ 正常排尿便
活动	□ 正常活动	□ 正常活动	□ 正常活动

时间	手术后	出院
医患配合	□ 配合腹部检查 □ 配合完善术后检查：如采血、留尿便等	□ 接受出院前指导 □ 知道复查程序 □ 获取出院诊断书
护患配合	□ 配合定时监测生命体征、每日询问大便 □ 配合检查腹部 □ 接受输液、服药等治疗 □ 接受进食、进水、排便等生活护理 □ 配合活动，预防皮肤压力伤 □ 注意活动安全，避免坠床或跌倒 □ 配合执行探视及陪伴	□ 接受出院宣教 □ 办理出院手续 □ 获取出院带药 □ 知道服药方法、作用、注意事项 □ 知道复印病历程序
饮食	□ 遵医嘱饮食	□ 遵医嘱饮食
排泄	□ 正常排尿便	□ 正常排尿便
活动	□ 正常适度活动，避免疲劳	□ 正常适度活动，避免疲劳

时间	住院第 7 天	住院第 8 天	住院第 9 天（出院日）
主要护理工作	□ 饮食指导：禁烟酒，忌生冷辛辣刺激性食物 □ 并发症观察：内出血、感染、血肿 □ 切口护理：按时换药，监测体温，观察血运，密切关注肿胀程度 □ 石膏护理，加压包扎观察护理 □ 心理护理	□ 饮食指导：禁烟酒，忌生冷辛辣刺激性食物 □ 并发症观察：内出血、感染、血肿 □ 切口护理：按时换药，监测体温，观察血运，密切关注肿胀程度 □ 石膏护理，加压包扎观察护理 □ 心理护理	□ 功能锻炼：患肢不可过早负荷过重 □ 瘢痕护理：告知拆线时间、预防瘢痕的意义及方法 □ 告知随诊的意义 □ 告知出院流程
病情变异记录	□ 无 □ 有，原因： 1. 2.	□ 无 □ 有，原因： 1. 2.	□ 无 □ 有，原因： 1. 2.
特殊医嘱			

护士签名	白班	小夜	大夜	白班	小夜	大夜	白班	小夜	大夜

医师签名			

附：原表单（2016 年版）

新鲜稳定型舟骨近端骨折临床路径表单

适用对象：第一诊断为新鲜稳定型舟骨近端骨折患者（ICD-10：S62001）

患者姓名：		性别：	年龄：	门诊号：	住院号：
住院日期： 年 月 日		出院日期： 年 月 日			标准住院日：7~9 日

时间	住院第 1 天	住院第 2 天	住院第 3 天 （手术日前 1 天）
临床诊断与病情评估	□ 临床诊断：第一诊断为新鲜稳定型舟骨近端骨折 □ 病情评估：评估患者病情有无明显改变	□ 临床诊断：第一诊断为新鲜稳定型舟骨近端骨折 □ 病情评估：评估患者病情有无明显改变	□ 临床诊断：第一诊断为新鲜稳定型舟骨近端骨折 □ 病情评估：评估患者病情有无明显改变
主要诊疗工作	□ 询问病史及体格检查 □ 完成病历书写 □ 开化验单及相关检查单 □ 上级医师查房与术前评估 □ 上级医师查房 □ 根据化验及相关检查结果对患者的手术风险进行评估，必要时请相关科室会诊	□ 上级医师查房 □ 继续完成术前化验检查 □ 完成必要的相关科室会诊	□ 根据病史、体检、局部平片、CT 等行术前讨论，确定手术方案 □ 完成必要的相关科室会诊 □ 完成术前准备与术前评估 □ 完成术前小结、上级医师查房记录等病历书写 □ 签署手术知情同意书、自费用品协议书、输血同意书 □ 向患者及家属交代病情及围术期注意事项
重点医嘱	**长期医嘱：** □ 手外科护理常规 □ 二级护理 □ 饮食 □ 患者既往基础用药 **临时医嘱：** □ 血常规、尿常规 □ 凝血功能 □ 肝肾功能、电解质、血糖 □ 感染性疾病筛查 □ X 线胸片、心电图 □ 局部平片、CT □ 心肌酶、肺功能、超声心动图（根据病情需要决定） □ 请相关科室会诊	**长期医嘱：** □ 手外科护理常规 □ 二级护理 □ 饮食 □ 患者既往基础用药 **临时医嘱：** □ 根据会诊科室要求安排检查和化验单	**临时医嘱：** □ 术前医嘱：常规准备明日在局部麻醉或臂丛麻醉下行舟骨近端骨折切开复位内固定术 □ 术前禁食、禁水 □ 抗菌药物皮试 □ 配血 □ 一次性导尿包

续 表

时间	住院第 1 天			住院第 2 天			住院第 3 天 （手术日前 1 天）		
主要 护理 工作	□ 介绍病区环境、设施 □ 介绍患者主管医师和责任 　护士 □ 入院常规宣教 □ 心理评估 □ 告知辅助检查的注意事项			□ 护理等级评定 □ 药物过敏史 □ 既往病史 □ 在陪检护士指导下完成辅助 　检查 □ 做好晨晚间护理 □ 评估"三高征"			□ 术前常规准备（腕带、对 　接单） □ 术区备皮 □ 术前宣教 □ 心理护理 □ 告知进清淡饮食 □ 妥善保管义齿、贵重物品		
病情 变异 记录	□ 无　□ 有，原因： 1. 2.			□ 无　□ 有，原因： 1. 2.			□ 无　□ 有，原因： 1. 2.		
特殊 医嘱									
护士 签名	白班	小夜	大夜	白班	小夜	大夜	白班	小夜	大夜
医师 签名									

时间	住院第 4 天	住院第 5 天	住院第 6 天
临床诊断与病情评估	□ 临床诊断：第一诊断为新鲜稳定型舟骨近端骨折 □ 病情评估：评估患者病情有无明显改变	□ 临床诊断：第一诊断为新鲜稳定型舟骨近端骨折 □ 病情评估：评估患者病情有无明显改变	□ 临床诊断：第一诊断为新鲜稳定型舟骨近端骨折 □ 病情评估：评估患者病情有无明显改变
主要诊疗工作	□ 手术 □ 术者完成手术记录 □ 住院医师完成术后病程记录 □ 上级医师查房 □ 注意出血、血运 □ 向患者及家属交代手术过程概况及术后注意事项	□ 上级医师查房，注意病情变化 □ 完成常规病历书写 □ 注意引流量 □ 注意观察体温	□ 上级医师查房 □ 完成常规病历书写 □ 根据引流情况明确是否拔除引流管 □ 注意观察体温 □ 注意伤口情况
重点医嘱	**长期医嘱：** □ 臂丛麻醉护理常规 □ 一级护理 □ 明日普食/糖尿病饮食/低盐低脂饮食 □ 伤口引流记量 □ 留置尿管 □ 抗菌药物 **临时医嘱：** □ 心电血压监护、吸氧 □ 补液（根据病情） □ 其他特殊医嘱	**长期医嘱：** □ 饮食 □ 一级护理 □ 脱水剂（根据情况） □ 消炎镇痛药物 □ 雾化吸入（根据情况） □ 抗凝治疗（根据情况） **临时医嘱：** □ 复查局部平片 □ 通便 □ 镇痛 □ 补液	**长期医嘱：** □ 饮食 □ 一级护理 □ 拔除尿管 □ 拔除引流（根据情况） **临时医嘱：** □ 换药（根据情况） □ 补液（根据情况）
主要护理工作	□ 监测生命体征 □ 排空膀胱 □ 根据麻醉方式对症术后护理 □ 切口及引流护理 □ 肢体护理：使用上肢垫，抬高制动 □ 疼痛护理 □ 石膏托护理 □ 关节镜术后切口护理	□ 饮食指导：禁烟酒，忌生冷辛辣刺激性食物 □ 并发症观察：内出血、感染、血肿 □ 切口护理：按时换药，监测体温，观察血运，密切关注肿胀程度 □ 石膏护理，加压包扎观察护理 □ 心理护理	□ 饮食指导：禁烟酒，忌生冷辛辣刺激性食物 □ 并发症观察：内出血、感染、血肿 □ 切口护理：按时换药，监测体温，观察血运，密切关注肿胀程度 □ 石膏护理，加压包扎观察护理 □ 心理护理
病情变异记录	□ 无 □ 有，原因： 1. 2.	□ 无 □ 有，原因： 1. 2.	□ 无 □ 有，原因： 1. 2.
特殊医嘱			
护士签名	白班　小夜　大夜	白班　小夜　大夜	白班　小夜　大夜
医师签名			

时间	住院第7天	住院第8天	住院第9天（出院日）
临床诊断与病情评估	□ 临床诊断：第一诊断为新鲜稳定型舟骨近端骨折 □ 病情评估：评估患者病情有无明显改变	□ 临床诊断：第一诊断为新鲜稳定型舟骨近端骨折 □ 病情评估：评估患者病情有无明显改变	□ 临床诊断：第一诊断为新鲜稳定型舟骨近端骨折 □ 病情评估：评估患者病情有无明显改变
主要诊疗工作	□ 上级医师查房 □ 完成常规病历书写 □ 注意观察体温 □ 注意伤口情况 □ 根据引流情况明确是否拔除引流管	□ 上级医师查房 □ 完成常规病历书写 □ 注意观察体温 □ 注意伤口情况	□ 上级医师查房，进行手术及伤口评估，确定有无手术并发症和切口愈合不良情况，明确能否出院 □ 完成出院记录、病案首页、出院证明书等，向患者交代出院后的注意事项，如返院复诊的时间、地点，发生紧急情况时的处理等 □ 患者办理出院手续，出院
重点医嘱	长期医嘱： □ 饮食 □ 一级护理 □ 拔除引流（根据情况） 临时医嘱： □ 换药（根据情况） □ 补液（根据情况）	长期医嘱： □ 术后护理常规 □ 饮食 □ 二级护理 临时医嘱： □ 换药（根据情况）	出院医嘱： □ 出院带药：神经营养药物、消炎镇痛药、口服抗菌药物 □ 预约拆线时间
主要护理工作	□ 饮食指导：禁烟酒，忌生冷辛辣刺激性食物 □ 并发症观察：内出血、感染、血肿 □ 切口护理：按时换药，监测体温，观察血运，密切关注肿胀程度 □ 石膏护理，加压包扎观察护理 □ 心理护理	□ 饮食指导：禁烟酒，忌生冷辛辣刺激性食物 □ 并发症观察：内出血、感染、血肿 □ 切口护理：按时换药，监测体温，观察血运，密切关注肿胀程度 □ 石膏护理，加压包扎观察护理 □ 心理护理	□ 功能锻炼：患肢不可过早负荷过重 □ 瘢痕护理：告知拆线时间，预防瘢痕的意义及方法 □ 告知随诊的意义 □ 告知出院流程
病情变异记录	□ 无 □ 有，原因： 1. 2.	□ 无 □ 有，原因： 1. 2.	□ 无 □ 有，原因： 1. 2.
特殊医嘱			
护士签名	白班　小夜　大夜	白班　小夜　大夜	白班　小夜　大夜
医师签名			

第二十七章

单发掌骨骨折临床路径释义

一、单发掌骨骨折编码

1. 原编码：

疾病名称及编码：单发掌骨骨折（ICD-10：S62.301）

手术操作名称及编码：切开复位内固定术（ICD-9-CM-3：79.33005）

2. 修改编码：

疾病名称及编码：单发掌骨骨折（ICD-10：S62.3）

第一掌骨骨折（ICD-10：S62.2）

手术操作名称及编码：单发掌骨骨折切开复位内固定术（ICD-9-CM-3：79.3302）

第一掌骨基底骨折伴第一腕掌关节半脱位闭合复位、外固定架固定（ICD-9-CM-3：79.0302，78.1402）

二、临床路径检索方法

（S62.3 伴 79.3302）/S62.2 伴（79.0302 + 78.1402）

三、单发掌骨骨折临床路径标准住院流程

（一）适用对象

第一诊断为单发掌骨骨折（ICD-10：S62.301），行切开复位内固定术（ICD-9-CM-3：79.33005）。

> **释义**
>
> ■ 适用对象编码见上。
>
> ■ 本路径适用对象为临床诊断为单发掌骨骨折，有明显成角畸形、旋转移位或侧方移位，经手法整复无法达到复位标准，或复位后不稳定的患者。包括掌骨颈骨折、掌骨基底骨折以及腕掌关节骨折脱位者。第一掌骨基底骨折伴第一腕掌关节半脱位闭合复位、外固定架治疗的患者也可纳入此标准。

（二）诊断依据

根据《临床诊疗指南·骨科分册》（中华医学会编著，人民卫生出版社，2008），《外科学（下册）》（8 年制和 7 年制教材临床医学专用，第 3 版，人民卫生出版社，2015）。

1. 病史：外伤史。

2. 查体有明确体征：患手肿胀、疼痛、活动受限。

3. 辅助检查：手部 X 线片显示掌骨骨折。

> **释义**
>
> ■ 本路径的制订主要参考国内外权威参考书籍。
> ■ 手部外伤后因软组织损伤或骨折均可出现疼痛、肿胀的表现，部分患者对疼痛耐受性好，即使骨折也能有效的屈伸指活动，因此不能单纯以活动不受限作为除外骨折的标准。对于掌骨冠状面斜形骨折，从外观及活动上并不能鉴别是否骨折，所以只要外伤后有软组织肿胀即需拍 X 线片明确是否骨折。
> ■ 需要拍手部正位、侧位、斜位 X 线片，三个位置缺一不可。

（三）进入路径标准

1. 第一诊断必须符合 ICD-10：S62.301 掌骨骨折疾病编码。
2. 当患者同时具有其他疾病诊断，但在住院期间不需要特殊处理也不影响第一诊断的临床路径流程实施时，可以进入路径。
3. 闭合性掌骨骨折。
4. 除外病理性骨折。

> **释义**
>
> ■ 第一诊断应为单发掌骨骨折，有明显移位，保守治疗功能欠佳或患者不耐受长时间制动。对于掌骨干横行骨折及掌骨颈成角的骨折，首先应试行闭合复位。
> ■ 如果闭合复位未能达到标准，或者不稳定型骨折可纳入此临床路径。
> ■ 掌骨基底骨折伴腕掌关节半脱位的患者也可纳入此路径。

（四）标准住院日 7~15 天

> **释义**
>
> ■ 术前完善病历、化验检查 1 日，手术 1 日，术后 48 小时内复查伤口 1 次，因有内固定物，术后可以预防性应用抗菌药物 3 天。

（五）住院期间的检查项目

1. 必需的检查项目：
（1）血常规、尿常规。
（2）肝肾功能、血电解质、血糖。
（3）凝血功能。
（4）感染性疾病筛查（乙型肝炎、丙型肝炎、艾滋病、梅毒等）。
（5）X 线胸片、心电图。
（6）单手正斜位片。
2. 根据患者病情进行的检查项目：
（1）肺功能、超声心动图（老年人或既往有相关病史者）。

（2）对于合并糖尿病的请相关科室调整血糖。

（3）有相关疾病者必要时请相应科室会诊。

> **释义**
>
> ■ 必需的检查项目是了解患者全身情况以评估手术风险的检查，进入路径的患者均需完成。
>
> ■ 一定要拍手部的正位、侧位、斜位片，因为第2~5掌骨位于同一平面，任何单一位置的X线片均无法除外掌骨骨折，必要时可以拍掌骨CT协助诊治。往往患者在门急诊就诊时就已拍过X线片检查。

（六）治疗方案的选择

切开复位内固定术。

> **释义**
>
> ■ 第一掌骨基底骨折伴第一腕掌关节半脱位的患者可选择闭合复位、外固定架植入。

（七）预防性抗菌药物选择与使用时机

术前半小时及术后24小时预防应用抗菌药物。

> **释义**
>
> ■ 手术伴有金属内固定物，需术前半小时及术后不超过72小时预防应用抗菌药物，如果切口有红肿的感染迹象，可延长抗菌药物使用时间，需在病历中记载。

（八）手术日为入院第3~5天

（九）术后恢复4~20天

> **释义**
>
> ■ 术后2周切口拆除缝线，可酌情早期功能锻炼，主要是手指充分屈伸指，避免肌腱粘连。术后6周拍片复查骨折愈合情况，然后每月复查一次X线片直至骨折完全愈合。

（十）出院标准

1. 体温正常，常规化验指标无明显异常。

2. 伤口愈合良好：伤口无感染征象（或可在门诊处理的伤口情况），无皮肤坏死。

3. 没有需要住院处理的并发症和（或）合并症。

> 释义
>
> - 术后第一次复查切口在 48 小时内，切口无感染征象即可出院。
> - 出院后可在门诊复查切口 1~2 次。

（十一）变异及原因分析

1. 围术期并发症：伤口感染、皮下血肿等造成住院日延长和费用增加。
2. 内科合并症：老年患者常合并基础疾病，如脑血管或心血管病、糖尿病、血栓等，手术可能导致这些疾病加重而需要进一步治疗，从而延长治疗时间，并增加住院费用。

> 释义
>
> - 部分患者伤后肿胀严重，可待局部软组织消肿后再行手术治疗。
> - 如果局部皮肤发红，则需延长住院，每天复查切口直至皮肤恢复正常。
> - 内科并发症可以门诊或转科治疗。

四、推荐表单

(一) 医师表单

单发掌骨骨折临床路径医师表单

适用对象：第一诊断为单发掌骨骨折 (ICD-10：S62.3)，第一掌骨骨折 (ICD-10：S62.2)
行单发掌骨骨折切开复位内固定术 (ICD-9-CM-3：79.3302)，第一掌骨基底骨
折伴第一腕掌关节半脱位闭合复位、外固定架固定 (ICD-9-CM-3：79.0302，
78.1402)

患者姓名：	性别：	年龄：	门诊号：	住院号：
住院日期： 年 月 日	出院日期： 年 月 日			标准住院日：4~7 日

时间		住院第 1 天 (住院日)		住院第 2 天 (住院日)
主要诊疗工作		□ 询问病史、体格检查、基本诊断 □ 完成入院记录、首次病程记录 □ 上级医师查房，必要时全科会诊，制订手术方案 □ 完成术前三级医师查房及术前小结		□ 向患者及家属交代病情，签署 "手术知情同意书" □ 完善术前各项检查，术前准备 □ 麻醉师查看患者，签署 "麻醉知情同意书"
重点医嘱	护理级别	□ 长嘱，三级护理，持续性	护理级别	□ 长嘱，三级护理，持续性
	膳食选择	□ 长嘱，普食，持续性	膳食选择	□ 长嘱，普食，持续性
	术前检验		手术申请医嘱	□ 临嘱，手术申请，共 1 次，一次性 □ 临嘱，拟明日在全身麻醉下行掌骨骨折切开复位内固定术 □ 临嘱，术晨禁食、禁水 □ 临嘱，术区备皮
	术前常规检查	□ 临嘱，血细胞分析 (五分类)，共 1 次，一次性 □ 临嘱，血凝分析，共 1 次，一次性 □ 临嘱，传染病综合抗体，共 1 次，一次性 □ 临嘱，尿常规分析，共 1 次，一次性 □ 临嘱，肝肾糖脂组合，共 1 次，一次性	抗菌药物试敏	□ 临嘱，头孢替唑钠皮试，共 1 次，一次性
	电诊检查	□ 临嘱，常规心电图检查 (电)，共 1 次，一次性	术中带药	□ 临嘱，注射用头孢替唑钠 (0.5g)，每次 2g，共 8 支，一次性 □ 临嘱，0.9%氯化钠注射液 (250ml：2.25g/袋)，每次 250ml，共 1 袋，一次性
	影像学检查	□ 临嘱，上肢摄影 (门诊)，共 1 次，一次性 □ 临嘱，胸腹部摄影 (门诊)，共 1 次，一次性		□ 长嘱，三级护理，持续性
	抗菌药物试敏	□ 临嘱，头孢替唑钠皮试，共 1 次，一次性	术后复查	

续　表

时间	住院第 1 天（住院日）	住院第 2 天（住院日）
主要护理工作	□ 护士接诊，监测生命体征、建立入院病历 □ 进行入院宣教，向患者本人及家属交代临床路径，并交代相关注意事项 □ 完成术前各项常规检查 □ 做术前准备	
病情变异记录	□ 无　□ 有，原因： 1. 2.	□ 无　□ 有，原因： 1. 2.
护士签名		
医师签名		

时间		住院第 3 天		住院第 4 天
主要 诊疗 工作		□ 完成手术 □ 完成术后各级医师查房记录及术后病程记录 □ 观察有无术后及麻醉后并发症的出现		□ 上级医师查房，并观察手术切口愈合情况 　及有无并发症的出现 □ 完成术后各级医师查房记录及病程记录 □ 完成每日换药工作
重 点 医 嘱	术后 护理 等级	□ 长嘱，二级护理，持续性	术后 等级 护理	□ 长嘱，二级护理，持续性
	术后 膳食 选择	□ 长嘱，普食，持续性	术后 膳食 选择	□ 长嘱，普食，持续性
	术后 抗菌 药物 应	□ 长嘱，0.9%氯化钠注射液（100ml： 　0.9g），每次 100ml，每天 2 次 □ 长嘱，注射用头孢替唑钠（0.75g），每次 　0.75g，每天 2 次	术后 抗菌 药物 应	□ 长嘱，0.9%氯化钠注射液（100ml： 　0.9g），每次 100ml，每天 2 次 □ 长嘱，注射用头孢替唑钠 　（0.75g），每次 0.75g，每天 2 次
			换药	□ 临嘱，特大换药，每次 1 次，共 1 　次，一次性
			通知 出院	□ 临嘱，通知出院，共 1 次，一次性
主要 护理 工作		□ 观察患者病情变化、外固定及敷料包扎情况 □ 患者术后心理及生活护理		□ 观察患者病情变化、外固定及敷料包扎 　情况 □ 患者术后心理及生活护理
病情 变异 记录		□ 无　□ 有，原因： 1. 2.		□ 无　□ 有，原因： 1. 2.
护士 签名				
医师 签名				

（二）护士表单

单发掌骨骨折临床路径护士表单

适用对象：第一诊断为单发掌骨骨折（ICD-10：S62.3），第一掌骨骨折（ICD-10：S62.2）
行单发掌骨骨折切开复位内固定术（ICD-9-CM-3：79.3302），第一掌骨基底骨
折伴第一腕掌关节半脱位闭合复位、外固定架固定（ICD-9-CM-3：79.0302,
78.1402）

患者姓名：	性别： 年龄： 门诊号：	住院号：
住院日期： 年 月 日	出院日期： 年 月 日	标准住院日：4~7 日

时间	住院第 1 天	住院第 2 天
健康宣教	□ 入院宣教 □ 介绍主管医师、护士 □ 介绍环境、设施 □ 介绍住院注意事项 □ 介绍探视和陪伴制度 □ 介绍贵重物品制度	□ 药物宣教 □ 完成术前核对，手术肢体佩戴腕带，手指指别标记
护理处置	□ 核对患者，佩戴腕带 □ 建立入院护理病历 □ 协助患者留取各种标本 □ 测量体重	□ 禁食、禁水
基础护理	□ 三级护理 □ 晨晚间护理 □ 排泄管理 □ 患者安全管理	□ 二级护理 □ 晨晚间护理 □ 患者安全管理
专科护理	□ 护理查体 □ 病情观察 □ 主要是手指局部软组织情况 □ 需要时，填写跌倒及压疮防范表 □ 需要时，请家属陪伴 □ 确定饮食种类 □ 心理护理	□ 病情观察 □ 观察术后患者手指血运及外敷料渗血情况 □ 心理护理
重点医嘱	□ 详见医嘱执行单	□ 详见医嘱执行单
病情变异记录	□ 无 □ 有，原因： 1. 2.	□ 无 □ 有，原因： 1. 2.
护士签名		

时间	住院第 3 天	住院第 4 天 （出院日）
健康宣教	□ 术后宣教 □ 药物作用及频率 □ 饮食、活动指导	□ 出院宣教 □ 复查时间 □ 服药方法 □ 活动休息 □ 指导饮食 □ 指导办理出院手续
护理处置	□ 遵医嘱完成相关检查	□ 办理出院手续 □ 书写出院小结
基础护理	□ 二级护理 □ 晨晚间护理 □ 排泄管理 □ 患者安全管理	□ 三级护理 □ 晨晚间护理 □ 协助或指导进食、进水 □ 协助或指导活动 □ 患者安全管理
专科护理	□ 病情观察 □ 监测生命体征 □ 观察指端血运及外敷料渗血情况 □ 心理护理	□ 病情观察 □ 监测生命体征 □ 协助医师换药 □ 出院指导 □ 心理护理
重点医嘱	□ 详见医嘱执行单	□ 详见医嘱执行单
病情变异记录	□ 无　□ 有，原因： 1. 2.	□ 无　□ 有，原因： 1. 2.
护士签名		

（三）患者表单

单发掌骨骨折临床路径患者表单

适用对象：第一诊断为单发掌骨骨折（ICD-10：S62.3），第一掌骨骨折（ICD-10：S62.2）
行单发掌骨骨折切开复位内固定术（ICD-9-CM-3：79.3302），第一掌骨基底骨折伴第一腕掌关节半脱位闭合复位、外固定架固定（ICD-9-CM-3：79.0302，78.1402）

患者姓名：	性别： 年龄： 门诊号：	住院号：
住院日期： 年 月 日	出院日期： 年 月 日	标准住院日：4~7日

时间	入院	手术日
医患配合	□ 配合询问病史、收集资料，请务必详细告知既往史、用药史、过敏史 □ 配合进行体格检查 □ 有任何不适请告知医师 □ 配合完善术前相关检查、化验，如采血、留尿、心电图、X线胸片 □ 医师与患者及家属介绍病情及术前谈话、签字	
护患配合	□ 配合测量体温、脉搏、呼吸3次，血压、体重1次 □ 配合完成入院护理评估（简单询问病史、过敏史、用药史） □ 接受入院宣教（环境介绍、病室规定、订餐制度、贵重物品保管等） □ 配合执行探视和陪伴制度 □ 有任何不适请告知护士	□ 配合测量体温、脉搏、呼吸3次，询问大便1次 □ 接受手术前宣教 □ 接受饮食宣教 □ 接受药物宣教
饮食	□ 遵医嘱饮食	□ 遵医嘱饮食
排泄	□ 正常排尿便	□ 正常排尿便
活动	□ 正常活动	□ 正常活动

时间	住院第 3 天	出院
医患配合	□ 配合完成术后访视	□ 接受出院前指导 □ 知道复查程序 □ 获取出院诊断书
护患配合	□ 配合定时监测生命体征 □ 接受输液、服药等治疗 □ 接受进食、进水、排便等生活护理 □ 配合活动，预防皮肤压力伤 □ 注意活动安全，避免坠床或跌倒 □ 配合执行探视及陪伴	□ 接受出院宣教 □ 办理出院手续 □ 获取出院带药 □ 知道服药方法、作用、注意事项 □ 知道复印病历程序
饮食	□ 遵医嘱饮食	□ 遵医嘱饮食
排泄	□ 正常排尿便	□ 正常排尿便
活动	□ 正常适度活动，避免疲劳	□ 正常适度活动，避免疲劳

附：原表单（2016 年版）

单发掌骨骨折临床路径表单

适用对象：第一诊断为单发掌骨骨折（ICD-10：S62.301）

行切开复位内固定术（ICD-9-CM-3：79.33005）

患者姓名：	性别：	年龄：	门诊号：	住院号：
住院日期：　　年　月　日	出院日期：　　年　月　日			标准住院日：7~15 日

时间		住院第 1~3 天		住院第 2~4 天
主要诊疗工作		□ 询问病史、体格检查、基本诊断 □ 完成入院记录、首次病程记录 □ 上级医师查房，必要时全科会诊，制订手术方案 □ 完成术前三级医师查房及术前小结 □ 向患者及家属交代病情，签署"手术知情同意书" □ 完善术前各项检查，术前准备 □ 麻醉师查看患者，签署"麻醉知情同意书"		□ 完成手术 □ 完成手术记录、术后记录及术后上级医师查房记录 □ 向患者家属交代手术情况及术后注意事项 □ 全身麻醉患者术后送入 ICU 病房，苏醒后返回病房 □ 麻醉师术后随访
重点医嘱	护理级别	□ 长嘱，一级护理，持续性 □ 长嘱，二级护理，持续性 □ 长嘱，三级护理，持续性	护理级别	□ 长嘱，一级护理，持续性 □ 长嘱，二级护理，持续性 □ 长嘱，三级护理，持续性
	膳食选择	□ 长嘱，普食，持续性 □ 长嘱，母乳喂养，持续性 □ 长嘱，糖尿病饮食，持续性 □ 长嘱，低盐低脂糖尿病饮食，持续性 □ 长嘱，流食，持续性 □ 长嘱，半流食，持续性	膳食选择	□ 长嘱，普食，持续性 □ 长嘱，母乳喂养，持续性 □ 长嘱，糖尿病饮食，持续性 □ 长嘱，低盐低脂糖尿病饮食，持续性 □ 长嘱，流食，持续性 □ 长嘱，半流食，持续性
	术前检验	□ 临嘱，急检血细胞分析+超敏 C 反应，共 1 次，一次性 □ 临嘱，血凝分析（急检），共 1 次，一次性 □ 临嘱，急检传染病抗体检测，共 1 次，一次性 □ 临嘱，急检血糖，共 1 次，一次性	手术申请医嘱	□ 临嘱，手术申请，共 1 次，一次性 □ 临嘱，拟明日在全身麻醉下行舟骨骨折切开复位内固定术 □ 临嘱，拟明日在臂丛麻醉下行畸形矫正术 □ 临嘱，术晨禁食、禁水 □ 临嘱，术区备皮 □ 临嘱，地西泮注射液（2ml：10mg×10 支），每次 2ml，共 1 支，一次性 □ 临嘱，地西泮注射液（2ml：10mg×10 支），每次 0.5ml，共 1 支，一次性 □ 临嘱，硫酸阿托品注射液（1ml：0.5mg），每次 1ml，共 1 支，一次性 □ 临嘱，硫酸阿托品注射液（1ml：0.5mg），每次 0.3ml，共 1 支，一次性 □ 临嘱，导尿（进口），共 1 次，一次性

续　表

时间		住院第 1~3 天		住院第 2~4 天
重点医嘱	术前常规检查	☐ 临嘱，血细胞分析（五分类），共 1 次，一次性 ☐ 临嘱，血凝分析，共 1 次，一次性 ☐ 临嘱，传染病综合抗体，共 1 次，一次性 ☐ 临嘱，尿常规分析，共 1 次，一次性 ☐ 临嘱，肝肾糖脂组合，共 1 次，一次性	抗菌药物试敏	☐ 临嘱，头孢替唑钠皮试，共 1 次，一次性 ☐ 临嘱，青霉素钠皮试，共 1 次，一次性 ☐ 临嘱，磺苄西林钠皮试，共 1 次，一次性
	电诊检查	☐ 临嘱，常规心电图检查，共 1 次，一次性 ☐ 临嘱，床头常规心电图检查，共 1 次，一次性	术后医嘱	☐ 长嘱，术后医嘱，持续性
	影像学检查	☐ 临嘱，上肢摄影（门诊），共 1 次，一次性 ☐ 临嘱，上肢摄影（门诊），共 1 次，一次性 ☐ 临嘱，下肢摄影（门诊），共 1 次，一次性 ☐ 临嘱，下肢摄影（门诊），共 1 次，一次性 ☐ 临嘱，胸腹部摄影（门诊），共 1 次，一次性 ☐ 临嘱，上肢摄影（门诊），共 1 次，一次性 ☐ 临嘱，上肢摄影（门诊），共 1 次，一次性 ☐ 临嘱，上肢 CT（门诊楼），共 1 次，一次性 ☐ 临嘱，上肢 CT（门诊楼），共 1 次，一次性	术后护理等级	☐ 长嘱，一级护理，持续性 ☐ 长嘱，二级护理，持续性 ☐ 长嘱，三级护理，持续性
	手术申请医嘱	☐ 临嘱，手术申请，共 1 次，一次性 ☐ 临嘱，拟明日在全身麻醉下行舟骨骨折切开复位内固定术 ☐ 临嘱，拟明日在臂丛麻醉下行舟骨骨折切开复位内固定术 ☐ 临嘱，拟急诊在臂丛麻醉下行舟骨骨折切开复位内固定术 ☐ 临嘱，拟急诊在局部麻醉下行舟骨骨折切开复位内固定术 ☐ 临嘱，拟明日在局部麻醉下行掌骨骨折切开复位内固定术 ☐ 临嘱，术晨禁食、禁水 ☐ 临嘱，术区备皮 ☐ 临嘱，地西泮注射液（2ml：10mg×10 支），每次 2ml，共 1 支，一次性 ☐ 临嘱，地西泮注射液（2ml：10mg×10 支），每次 0.5ml，共 1 支，一次性 ☐ 临嘱，硫酸阿托品注射液（1ml：0.5mg），每次 1ml，共 1 支，一次性 ☐ 临嘱，硫酸阿托品注射液（1ml：0.5mg），每次 0.3ml，共 1 支，一次性 ☐ 临嘱，导尿（进口），共 1 次，一次性	术后膳食选择	☐ 长嘱，普食，持续性 ☐ 长嘱，禁食、禁水，持续性 ☐ 长嘱，母乳喂养，持续性 ☐ 长嘱，流食，持续性 ☐ 长嘱，半流食，持续性 ☐ 长嘱，糖尿病饮食，持续性 ☐ 长嘱，低盐低脂糖尿病饮食，持续性

续 表

时间		住院第 1~3 天		住院第 2~4 天
重点医嘱	抗菌药物试敏	□ 临嘱，头孢替唑钠皮试，共1次，一次性 □ 临嘱，青霉素钠皮试，共1次，一次性 □ 临嘱，磺苄西林钠皮试，共1次，一次性	术后复查	□ 临嘱，5%葡萄糖注射液（100ml：5g），每次100ml，共3袋，每天上午1次 □ 临嘱，注射用门冬氨酸阿奇霉素（0.25g），每次0.5g，共6瓶，每天上午1次 □ 临嘱，0.9%氯化钠注射液（250ml：2.25g/袋），每次2502ml，共22袋，每天2次 □ 临嘱，注射用青霉素钠（160万U），每次800万IU，共10支，每天2次 □ 临嘱，0.9%氯化钠注射液（250ml：2.25g/袋），每次2502ml，共22袋，每天2次 □ 临嘱，注射用青霉素钠（160万单位），每次800万IU，共10支，每天2次 □ 临嘱，0.9%氯化钠注射液（250ml：2.25g），每次250ml，共2袋，每天2次 □ 临嘱，注射用头孢替唑钠（0.5g），每次2g，共8支，每天2次 □ 临嘱，0.9%氯化钠注射液（250ml：2.25g/袋），每次250ml，共4袋，每天2次 □ 临嘱，注射用磺苄西林钠（1g/支），每次2g，共8支，每天2次 □ 临嘱，0.9%氯化钠注射液（250ml：2.25g/袋），每次250ml，共2袋，每天上午1次 □ 临嘱，克林霉素磷酸酯注射液（10ml：0.9g），每次1.8g，共4支，每天上午1次
	术前预防用药	□ 临嘱，0.9%氯化钠注射液（250ml：2.25g/袋），每次250ml，共2袋，每天2次 □ 临嘱，注射用磺苄西林钠（1g/支），每次2g，共4支，每天2次 □ 临嘱，0.9%氯化钠注射液（250ml：2.25g/袋），每次250ml，共2袋，一次性 □ 临嘱，注射用头孢替唑钠（0.5g），每次2g，共8支，一次性 □ 临嘱，0.9%氯化钠注射液（250ml：2.25g/袋），每次250ml，共1袋，一次性 □ 临嘱，克林霉素磷酸酯注射液（10ml：0.9g），每次1.8g，共2支，一次性	石膏固定术	□ 临嘱，石膏固定术（大），共1次，一次性 □ 临嘱，高分子夹板（7.5×30cm，MSF312），每次1片，共1片，一次性

时间	住院第1~3天	住院第2~4天
重点医嘱		术后消肿 □ 长嘱，参芍葡萄糖注射液（100ml/瓶），每次100ml，每天2次 □ 长嘱，5%葡萄糖注射液（250ml：12.5g），每次250ml，每天1次 □ 长嘱，大株红景天注射液（5ml/支），每次10ml，每天1次 □ 长嘱，0.9%氯化钠注射液（250ml：2.25g/袋），每次250ml，每天1次 □ 长嘱，大株红景天注射液（5ml/支），每次10ml，每天1次
		促进骨折愈合 □ 长嘱，0.9%氯化钠注射液（250ml：2.25g/袋），每次250ml，每天上午1次 □ 长嘱，骨瓜提取物注射液（5ml：25mg/支），每次100mg，每天上午1次
主要护理工作	□ 护士接诊，监测生命体征、建立入院病理 □ 进行入院宣教，向患者本人及家属交代临床路径，并交代相关注意事项 □ 完成术前各项常规检查 □ 做术前准备	□ 术前生命体征监测 □ 佩戴腕带，看护患者由手术室护理人员接入手术室 □ 患者安返病房后接患者，监测生命体征 □ 术后心理和生活护理
病情变异记录	□ 无 □ 有，原因： 1. 2.	□ 无 □ 有，原因： 1. 2.
护士签名		
医师签名		

时间		住院第 3~7 天		住院第 6~15 天
主要诊疗工作		□ 上级医师查房并做手术效果及术后恢复情况评估 □ 完成术后各级医师查房记录及术后病程记录 □ 完成术后每日换药工作 □ 观察有无术后及麻醉后并发症		□ 上级医师查房，并观察手术切口愈合情况及有无并发症的出现 □ 完成术后各级医师查房记录及病程记录 □ 完成每日换药工作
重点医嘱	术后护理等级	□ 长嘱，一级护理，持续性 □ 长嘱，二级护理，持续性 □ 长嘱，三级护理，持续性	术后等级护理	□ 长嘱，一级护理，持续性 □ 长嘱，二级护理，持续性 □ 长嘱，三级护理，持续性
	术后膳食选择	□ 长嘱，普食，持续性 □ 长嘱，禁食、禁水，持续性 □ 长嘱，母乳喂养，持续性 □ 长嘱，流食，持续性 □ 长嘱，半流食，持续性 □ 长嘱，糖尿病饮食，持续性 □ 长嘱，低盐低脂糖尿病饮食，持续性	术后膳食选择	□ 长嘱，普食，持续性 □ 长嘱，母乳喂养，持续性 □ 长嘱，糖尿病饮食，持续性 □ 长嘱，低盐低脂糖尿病饮食，持续性 □ 长嘱，流食，持续性 □ 长嘱，半流食，持续性
	术后抗菌药物应	□ 长嘱，0.9%氯化钠注射液（100ml：0.9g），每次 100ml，每天 2 次 □ 长嘱，注射用头孢替唑钠（0.75g），每次 0.75g，每天 2 次 □ 长嘱，0.9%氯化钠注射液（250ml：2.25g），每次 250ml，每天 2 次 □ 长嘱，注射用头孢替唑钠（0.75g），每次 1.5g，每天 2 次 □ 长嘱，5%葡萄糖注射液（100ml：5g），每次 100ml，每天上午 1 次 □ 长嘱，注射用门冬氨酸阿奇霉素（0.25g），每次 0.25g，每天上午 1 次 □ 长嘱，5%葡萄糖注射液（250ml：12.5g），每次 250ml，每天上午 1 次 □ 长嘱，注射用门冬氨酸阿奇霉素（0.25g），每次 0.5g，每天上午 1 次 □ 长嘱，0.9%氯化钠注射液（100ml：0.9g），每次 100ml，每天 2 次 □ 长嘱，注射用青霉素钠（160 万 U），每次 320 万 IU，每天 2 次 □ 长嘱，0.9%氯化钠注射液（250ml：2.25g），每次 250ml，每天 2 次 □ 长嘱，注射用青霉素钠（160 万 U），每次 800 万 IU，每天 2 次	术后抗菌药物应	□ 长嘱，0.9%氯化钠注射液（100ml：0.9g），每次 100ml，每天 2 次 □ 长嘱，注射用头孢替唑钠（0.75g），每次 0.75g，每天 2 次 □ 长嘱，0.9%氯化钠注射液（250ml：2.25g），每次 250ml，每天 2 次 □ 长嘱，注射用头孢替唑钠（0.75g），每次 1.5g，每天 2 次 □ 长嘱，5%葡萄糖注射液（100ml：5g），每次 100ml，每天上午 1 次 □ 长嘱，注射用门冬氨酸阿奇霉素（0.25g），每次 0.25g，每天上午 1 次 □ 长嘱，5%葡萄糖注射液（250ml：12.5g），每次 250ml，每天上午 1 次 □ 长嘱，注射用门冬氨酸阿奇霉素（0.25g），每次 0.5g，每天上午 1 次 □ 长嘱，0.9%氯化钠注射液（100ml：0.9g），每次 100ml，每天 2 次 □ 长嘱，注射用青霉素钠（160 万 U），每次 320 万 IU，每天 2 次 □ 长嘱，0.9%氯化钠注射液（250ml：2.25g），每次 250ml，每天 2 次 □ 长嘱，注射用青霉素钠（160 万 U），每次 800 万 IU，每天 2 次
	换药	□ 临嘱，特大换药，每次 1 次，共 1 次，一次性 □ 临嘱，石膏拆除术，共 1 次，一次性	换药	□ 临嘱，特大换药，每次 1 次，共 1 次，一次性 □ 临嘱，石膏拆除术，共 1 次，一次性
			通知出院	□ 临嘱，通知出院，共 1 次，一次性

时间	住院第 3~7 天	住院第 6~15 天
主要护理工作	□ 观察患者病情变化、外固定及敷料包扎情况 □ 患者术后心理及生活护理	□ 观察患者病情变化、外固定及敷料包扎情况 □ 患者术后心理及生活护理
病情变异记录	□ 无 □ 有，原因： 1. 2.	□ 无 □ 有，原因： 1. 2.
护士签名		
医师签名		

第二十八章

多发掌骨骨折临床路径释义

一、多发掌骨骨折编码

1. 原编码：

疾病名称及编码：多发掌骨骨折（ICD-10：S62.301）

手术操作名称及编码：切开复位内固定术（ICD-9-CM-3：79.33005）

2. 修改编码：

疾病名称及编码：多发掌骨骨折（ICD-10：S62.4）

手术操作名称及编码：多发掌骨骨折切开复位内固定术（ICD-9-CM-3：79.0302）

二、临床路径检索方法

S62.4 伴 79.0302

三、多发掌骨骨折临床路径标准住院流程

（一）适用对象

第一诊断为多发掌骨骨折（ICD-10：S62.301），行切开复位内固定术（ICD-9-CM-3：79.33005）。

> **释义**
>
> ■ 适用对象编码见上。
>
> ■ 本路径适用对象为临床诊断为多发掌骨骨折，有明显成角畸形、旋转移位或侧方移位，经手法整复无法达到复位标准或复位后不稳定的患者。包括掌骨颈骨折、掌骨基底骨折以及腕掌关节骨折脱位者。

（二）诊断依据

根据《临床诊疗指南·骨科分册》（中华医学会编著，人民卫生出版社，2008），《外科学（下册）》（8年制和7年制教材临床医学专用，第3版，人民卫生出版社，2015）。

1. 病史：外伤史。
2. 体检有明确体征：患手肿胀、疼痛、活动受限。
3. 辅助检查：手部X线片显示多发掌骨骨折。

> **释义**
>
> ■ 本路径的制订主要参考国内外权威参考书籍。
>
> ■ 手部外伤后因软组织损伤或骨折均可出现疼痛、肿胀的表现，部分患者对疼痛耐受性好，即使骨折也能有效地屈伸指活动，因此不能单纯以活动不受限作为除外

骨折的标准。对于掌骨冠状面斜形骨折，从外观及活动上并不能鉴别是否骨折，所以只要外伤后有软组织肿胀即需拍 X 线片明确是否骨折。

■ 需要拍手部正、侧、斜位 X 线片，三个位置缺一不可。

（三）进入路径标准

1. 第一诊断必须符合 ICD-10：S62.301 掌骨骨折疾病编码。
2. 当患者同时具有其他疾病诊断，但在住院期间不需要特殊处理也不影响第一诊断的临床路径流程实施时，可以进入路径。
3. 闭合性多发掌骨骨折。
4. 除外病理性骨折。

释义

■ 第一诊断应为多发闭合性掌骨骨折，有明显移位，保守治疗功能欠佳或者患者不耐受长时间制动。

■ 如果闭合复位未能达到标准，或者不稳定型骨折可纳入此临床路径。

■ 掌骨基底骨折伴腕掌关节半脱位的患者也可纳入此路径。

（四）标准住院日 10~20 天

释义

■ 可参考单发掌骨骨折的住院天数标准，术前完善病历、化验检查 1 日，手术 1 日，术后 48 小时内复查伤口一次，因有内固定物，术后可以预防性应用抗菌药物 3 天。

■ 多发掌骨骨折软组织反应比较大，在肿胀严重的时候不适合手术治疗，可暂时外固定，给予消肿治疗，待肿胀消退后再行手术治疗，此时可适当延长住院时间。

（五）住院期间的检查项目

1. 必需的检查项目：
（1）血常规、尿常规。
（2）肝肾功能、血电解质、血糖。
（3）凝血功能。
（4）感染性疾病筛查（乙型肝炎、丙型肝炎、艾滋病、梅毒等）。
（5）X 线胸片、心电图。
（6）单手正斜位片。
2. 根据患者病情进行的检查项目：
（1）肺功能、超声心动图（老年人或既往有相关病史者）。
（2）对于合并糖尿病的请相关科室调整血糖。

（3）有相关疾病者必要时请相应科室会诊。

> **释义**
>
> ■ 必需的检查项目是了解患者全身情况以评估手术风险的检查，进入路径的患者均需完成。
>
> ■ 一定要拍手部的正位、侧位、斜位片，因为第2~5掌骨位于同一平面，任何单一位置的X线片均无法除外掌骨骨折，必要时可以拍掌骨CT协助诊治。往往患者在门急诊就诊时就已拍过X线片检查。

（六）治疗方案的选择

切开复位内固定术。

（七）预防性抗菌药物选择与使用时机

术前半小时及术后24小时预防应用抗菌药物。

> **释义**
>
> ■ 手术伴有金属内固定物，需术前半小时及术后不超过72小时预防应用抗菌药物，如果切口有红肿的感染迹象，可延长抗菌药物使用时间，需在病历中记载。

（八）手术日为入院第3~5天

> **释义**
>
> ■ 根据软组织情况决定手术时间。

（九）术后恢复4~20天

> **释义**
>
> ■ 术后2周切口拆除缝线，可酌情早期功能锻炼，主要是手指充分屈伸，避免肌腱粘连。术后6周拍片复查骨折愈合情况，然后每月复查一次X线片直至骨折完全愈合。

（十）出院标准

1. 体温正常，常规化验指标无明显异常。
2. 伤口愈合良好：伤口无感染征象（或可在门诊处理的伤口情况），无皮肤坏死。
3. 没有需要住院处理的并发症和（或）合并症。

> **释义**
>
> ■ 术后第一次复查切口在 48 小时内，切口无感染征象即可出院。
> ■ 出院后可在门诊复查切口 1~2 次。

（十一）变异及原因分析

1. 围术期并发症：伤口感染、皮下血肿等造成住院日延长和费用增加。
2. 内科合并症：老年患者常合并基础疾病，如脑血管或心血管病、糖尿病、血栓等，手术可能导致这些疾病加重而需要进一步治疗，从而延长治疗时间，并增加住院费用。

> **释义**
>
> ■ 部分患者伤后肿胀严重，可待局部软组织消肿后再行手术治疗。
> ■ 如果局部皮肤发红，则需延长住院，每天复查切口直至皮肤恢复正常。
> ■ 内科并发症可以门诊或转科治疗。

四、推荐表单

（一）医师表单

多发掌骨骨折临床路径医师表单

适用对象：第一诊断为多发掌骨骨折（ICD-10：S62.4）

行多发掌骨骨折切开复位内固定术（ICD-9-CM-3：79.0302）

患者姓名：		性别： 年龄： 门诊号：	住院号：
住院日期： 年 月 日		出院日期： 年 月 日	标准住院日：4~7日

时间		住院第1天（住院日）		住院第2天（住院日）
主要诊疗工作		□ 询问病史、体格检查、基本诊断 □ 完成入院记录、首次病程记录 □ 上级医师查房，必要时全科会诊，制订手术方案 □ 完成术前三级医师查房及术前小结		□ 向患者及家属交代病情，签署"手术知情同意书" □ 完善术前各项检查，术前准备 □ 麻醉师查看患者，签署"麻醉知情同意书"
重点医嘱	护理级别	□ 长嘱，三级护理，持续性	护理级别	□ 长嘱，三级护理，持续性
	膳食选择	□ 长嘱，普食，持续性	膳食选择	□ 长嘱，普食，持续性
	术前检验		手术申请医嘱	□ 临嘱，手术申请，共1次，一次性 □ 临嘱，拟明日在全身麻醉下行掌骨骨折切开复位内固定术 □ 临嘱，术晨禁食、禁水 □ 临嘱，术区备皮
	术前常规检查	□ 临嘱，血细胞分析（五分类），共1次，一次性 □ 临嘱，血凝分析，共1次，一次性 □ 临嘱，传染病综合抗体，共1次，一次性 □ 临嘱，尿常规分析，共1次，一次性 □ 临嘱，肝肾糖脂组合，共1次，一次性	抗菌药物试敏	□ 临嘱，头孢替唑钠皮试，共1次，一次性
	电诊检查	□ 临嘱，常规心电图检查（电），共1次，一次性	术中带药	□ 临嘱，注射用头孢替唑钠（0.5g），每次2g，共8支，一次性 □ 临嘱，0.9%氯化钠注射液（250ml：2.25g/袋），每次250ml，共1袋，一次性
	影像学检查	□ 临嘱，上肢摄影（门诊），共1次，一次性 □ 临嘱，胸腹部摄影（门诊），共1次，一次性		□ 长嘱，三级护理，持续性

续 表

时间	住院第 1 天（住院日）		住院第 2 天（住院日）
重点医嘱	抗菌药物试敏	□ 临嘱，头孢替唑钠皮试，共 1 次，一次性 □ 临嘱，青霉素钠皮试，共 1 次，一次性 □ 临嘱，磺苄西林钠皮试，共 1 次，一次性	术后复查	□ 临嘱，5% 葡萄糖注射液（100ml：5g），每次 100ml，共 3 袋，每天上午 1 次 □ 临嘱，注射用门冬氨酸阿奇霉素（0.25g），每次 0.5g，共 6 瓶，每天上午 1 次 □ 临嘱，0.9% 氯化钠注射液（250ml：2.25g/袋），每次 2502ml，共 22 袋，每天 2 次 □ 临嘱，注射用青霉素钠（160 万 U），每次 800 万 IU，共 10 支，每天 2 次 □ 临嘱，0.9% 氯化钠注射液（250ml：2.25g/袋），每次 2502ml，共 22 袋，每天 2 次 □ 临嘱，注射用青霉素钠（160 万 U），每次 800 万 IU，共 10 支，每天 2 次 □ 临嘱，0.9% 氯化钠注射液（250ml：2.25g），每次 250ml，共 2 袋，每天 2 次 □ 临嘱，注射用头孢替唑钠（0.5g），每次 2g，共 8 支，每天 2 次 □ 临嘱，0.9% 氯化钠注射液（250ml：2.25g/袋），每次 250ml，共 4 袋，每天 2 次 □ 临嘱，注射用磺苄西林钠（1g/支），每次 2g，共 8 支，每天 2 次 □ 临嘱，0.9% 氯化钠注射液（250ml：2.25g/袋），每次 250ml，共 2 袋，每天上午 1 次 □ 临嘱，克林霉素磷酸酯注射液（10ml：0.9g），每次 1.8g，共 4 支，每天上午 1 次
主要护理工作	□ 护士接诊，监测生命体征、建立入院病历 □ 进行入院宣教，向患者本人及家属交代临床路径，并交代相关注意事项 □ 完成术前各项常规检查 □ 做术前准备		
病情变异记录	□ 无 □ 有，原因： 1. 2.		□ 无 □ 有，原因： 1. 2.
医师签名			

时间	住院第3天		住院第4天
主要诊疗工作	□ 完成手术 □ 完成术后各级医师查房记录及术后病程记录 □ 观察有无术后及麻醉后并发症		□ 上级医师查房，并观察手术切口愈合情况及有无并发症 □ 完成术后各级医师查房记录及病程记录 □ 完成每日换药工作
重点医嘱	术后护理等级	□ 长嘱，二级护理，持续性	术后等级护理	□ 长嘱，二级护理，持续性
	术后膳食选择	□ 长嘱，普食，持续性	术后膳食选择	□ 长嘱，普食，持续性
	术后抗菌药物应	□ 长嘱，0.9%氯化钠注射液（100ml：0.9g），每次100ml，每天2次 □ 长嘱，注射用头孢替唑钠（0.75g），每次0.75g，每天2次	术后抗菌药物应	□ 长嘱，0.9%氯化钠注射液（100ml：0.9g），每次100ml，每天2次 □ 长嘱，注射用头孢替唑钠（0.75g），每次0.75g，每天2次
			换药	□ 临嘱，特大换药，每次1次，共1次，一次性
			通知出院	□ 临嘱，通知出院，共1次，一次性
主要护理工作	□ 观察患者病情变化、外固定及敷料包扎情况 □ 患者术后心理及生活护理		□ 观察患者病情变化、外固定及敷料包扎情况 □ 患者术后心理及生活护理
病情变异记录	□ 无 □ 有，原因： 1. 2.		□ 无 □ 有，原因： 1. 2.
医师签名			

（二）护士表单

多发掌骨骨折临床路径护士表单

适用对象：第一诊断为多发掌骨骨折（ICD-10：S62.4）

行多发掌骨骨折切开复位内固定术（ICD-9-CM-3：79.0302）

患者姓名：		性别： 年龄： 门诊号：	住院号：
住院日期： 年 月 日		出院日期： 年 月 日	标准住院日：4~7日

时间	住院第 1 天	住院第 2 天
健康宣教	□ 入院宣教 □ 介绍主管医师、护士 □ 介绍环境、设施 □ 介绍住院注意事项 □ 介绍探视和陪伴制度 □ 介绍贵重物品制度	□ 药物宣教 □ 完成术前核对，手术肢体佩戴腕带，手指指别标记
护理处置	□ 核对患者，佩戴腕带 □ 建立入院护理病历 □ 协助患者留取各种标本 □ 测量体重	□ 禁食、禁水
基础护理	□ 三级护理 □ 晨晚间护理 □ 排泄管理 □ 患者安全管理	□ 二级护理 □ 晨晚间护理 □ 患者安全管理
专科护理	□ 护理查体 □ 病情观察：主要是手指局部软组织情况 □ 需要时，填写跌倒及压疮防范表 □ 需要时，请家属陪伴 □ 确定饮食种类 □ 心理护理	□ 病情观察 □ 观察术后患者手指血运及外敷料渗血情况 □ 心理护理
重点医嘱	□ 详见医嘱执行单	□ 详见医嘱执行单
病情变异记录	□ 无 □ 有，原因： 1. 2.	□ 无 □ 有，原因： 1. 2.
护士签名		

时间	住院第 3 天	住院第 4 天 （出院日）
健康宣教	□ 术后宣教 □ 药物作用及频率 □ 饮食、活动指导	□ 出院宣教 □ 复查时间 □ 服药方法 □ 活动休息 □ 指导饮食 □ 指导办理出院手续
护理处置	□ 遵医嘱完成相关检查	□ 办理出院手续 □ 书写出院小结
基础护理	□ 二级护理 □ 晨晚间护理 □ 排泄管理 □ 患者安全管理	□ 三级护理 □ 晨晚间护理 □ 协助或指进食、水 □ 协助或指导活动 □ 患者安全管理
专科护理	□ 病情观察 □ 监测生命体征 □ 观察指端血运及外敷料渗血情况 □ 心理护理	□ 病情观察 □ 监测生命体征 □ 协助医师换药 □ 出院指导 □ 心理护理
重点医嘱	□ 详见医嘱执行单	□ 详见医嘱执行单
病情变异记录	□ 无 □ 有，原因： 1. 2.	□ 无 □ 有，原因： 1. 2.
护士签名		

（三）患者表单

单发掌骨骨折临床路径患者表单

适用对象：第一诊断为多发掌骨骨折（ICD-10：S62.4）
行多发掌骨骨折切开复位内固定术（ICD-9-CM-3：79.0302）

患者姓名：	性别： 年龄： 门诊号：	住院号：
住院日期： 年 月 日	出院日期： 年 月 日	标准住院日：4~7 日

时间	入院	手术日
医患配合	□ 配合询问病史、收集资料，请务必详细告知既往史、用药史、过敏史 □ 配合进行体格检查 □ 有任何不适请告知医师 □ 配合完善术前相关检查、化验，如采血、留尿、心电图、X 线胸片 □ 医师与患者及家属介绍病情及术前谈话、签字	
护患配合	□ 配合测量体温、脉搏、呼吸 3 次，血压、体重 1 次 □ 配合完成入院护理评估（简单询问病史、过敏史、用药史） □ 接受入院宣教（环境介绍、病室规定、订餐制度、贵重物品保管等） □ 配合执行探视和陪伴制度 □ 有任何不适请告知护士	□ 配合测量体温、脉搏、呼吸 3 次，询问大便 1 次 □ 接受手术前宣教 □ 接受饮食宣教 □ 接受药物宣教
饮食	□ 遵医嘱饮食	□ 遵医嘱饮食
排泄	□ 正常排尿便	□ 正常排尿便
活动	□ 正常活动	□ 正常活动

时间	住院第 3 天	出院
医患配合	□ 配合完成术后访视	□ 接受出院前指导 □ 知道复查程序 □ 获取出院诊断书
护患配合	□ 配合定时监测生命体征 □ 接受输液、服药等治疗 □ 接受进食、进水、排便等生活护理 □ 配合活动，预防皮肤压力伤 □ 注意活动安全，避免坠床或跌倒 □ 配合执行探视及陪伴	□ 接受出院宣教 □ 办理出院手续 □ 获取出院带药 □ 知道服药方法、作用、注意事项 □ 知道复印病历程序
饮食	□ 遵医嘱饮食	□ 遵医嘱饮食
排泄	□ 正常排尿便	□ 正常排尿便
活动	□ 正常适度活动，避免疲劳	□ 正常适度活动，避免疲劳

附：原表单（2016 年版）

多发掌骨骨折临床路径表单

适用对象：第一诊断为多发掌骨骨折（ICD-10：S62.301）

行切开复位内固定术（ICD-9-CM-3：79.33005）

患者姓名：	性别：	年龄：	门诊号：	住院号：
住院日期：　年　月　日	出院日期：　年　月　日			标准住院日：7~20 日

时间		住院第 1~3 天（住院日）		住院第 2~4 天（手术日）
主要诊疗工作		□ 询问病史、体格检查、基本诊断 □ 完成入院记录、首次病程记录 □ 上级医师查房，必要时全科会诊，制订手术方案 □ 完成术前三级医师查房及术前小结 □ 向患者及家属交代病情，签署"手术知情同意书" □ 完善术前各项检查，术前准备 □ 麻醉师查看患者，签署"麻醉知情同意书"		□ 完成手术 □ 完成手术记录、术后记录及术后上级医师查房记录 □ 向患者家属交代手术情况及术后注意事项 □ 全身麻醉患者术后送入 ICU 病房，苏醒后返回病房 □ 麻醉师术后随访
重点医嘱	护理级别	□ 长嘱，一级护理，持续性 □ 长嘱，二级护理，持续性 □ 长嘱，三级护理，持续性	护理级别	□ 长嘱，一级护理，持续性 □ 长嘱，二级护理，持续性 □ 长嘱，三级护理，持续性
	膳食选择	□ 长嘱，普食，持续性 □ 长嘱，母乳喂养，持续性 □ 长嘱，糖尿病饮食，持续性 □ 长嘱，低盐低脂糖尿病饮食，持续性 □ 长嘱，流食，持续性 □ 长嘱，半流食，持续性	膳食选择	□ 长嘱，普食，持续性 □ 长嘱，母乳喂养，持续性 □ 长嘱，糖尿病饮食，持续性 □ 长嘱，低盐低脂糖尿病饮食，持续性 □ 长嘱，流食，持续性 □ 长嘱，半流食，持续性
	术前检验	□ 临嘱，急检血细胞分析+超敏 C 反应，共 1 次，一次性 □ 临嘱，血凝分析（急检），共 1 次，一次性 □ 临嘱，急检传染病抗体检测，共 1 次，一次性 □ 临嘱，急检血糖，共 1 次，一次性	手术申请医嘱	□ 临嘱，手术申请，共 1 次，一次性 □ 临嘱，拟明日在全身麻醉下行舟骨骨折切开复位内固定术 □ 临嘱，拟明日在臂丛麻醉下行畸形矫正术 □ 临嘱，术晨禁食、禁水 □ 临嘱，术区备皮 □ 临嘱，地西泮注射液（2ml：10mg×10 支），每次 2ml，共 1 支，一次性 □ 临嘱，地西泮注射液（2ml：10mg×10 支），每次 0.5ml，共 1 支，一次性 □ 临嘱，硫酸阿托品注射液（1ml：0.5mg），每次 1ml，共 1 支，一次性 □ 临嘱，硫酸阿托品注射液（1ml：0.5mg），每次 0.3ml，共 1 支，一次性 □ 临嘱，导尿（进口），共 1 次，一次性

续　表

时间		住院第 1~3 天（住院日）		住院第 2~4 天（手术日）
重点医嘱	术前常规检查	□ 临嘱，血细胞分析（五分类），共 1 次，一次性 □ 临嘱，血凝分析，共 1 次，一次性 □ 临嘱，传染病综合抗体，共 1 次，一次性 □ 临嘱，尿常规分析，共 1 次，一次性 □ 临嘱，肝肾糖脂组合，共 1 次，一次性	抗菌药物试敏	□ 临嘱，头孢替唑钠皮试，共 1 次，一次性 □ 临嘱，青霉素钠皮试，共 1 次，一次性 □ 临嘱，磺苄西林钠皮试，共 1 次，一次性
	电诊检查	□ 临嘱，常规心电图检查（电），共 1 次，一次性 □ 临嘱，床头常规心电图检查，共 1 次，一次性	术后医嘱	□ 长嘱，术后医嘱，持续性
	影像学检查	□ 临嘱，上肢摄影（门诊），共 1 次，一次性 □ 临嘱，上肢摄影（门诊），共 1 次，一次性 □ 临嘱，下肢摄影（门诊），共 1 次，一次性 □ 临嘱，下肢摄影（门诊），共 1 次，一次性 □ 临嘱，胸腹部摄影（门诊），共 1 次，一次性 □ 临嘱，上肢摄影（门诊），共 1 次，一次性 □ 临嘱，上肢摄影（门诊），共 1 次，一次性 □ 临嘱，上肢 CT（门诊楼），共 1 次，一次性 □ 临嘱，上肢 CT（门诊楼），共 1 次，一次性	术后护理等级	□ 长嘱，一级护理，持续性 □ 长嘱，二级护理，持续性 □ 长嘱，三级护理，持续性
	手术申请医嘱	□ 临嘱，手术申请，共 1 次，一次性 □ 临嘱，拟明日在全身麻醉下行舟骨骨折切开复位内固定术 □ 临嘱，拟明日在臂丛麻醉下行舟骨骨折切开复位内固定术 □ 临嘱，拟急诊在臂丛麻醉下行舟骨骨折切开复位内固定术 □ 临嘱，拟急诊在局部麻醉下行舟骨骨折切开复位内固定术 □ 临嘱，拟明日在局部麻醉下行掌骨骨折切开复位内固定术 □ 临嘱，术晨禁食、禁水 □ 临嘱，术区备皮 □ 临嘱，地西泮注射液（2ml：10mg×10 支），每次 2ml，共 1 支，一次性 □ 临嘱，地西泮注射液（2ml：10mg×10 支），每次 0.5ml，共 1 支，一次性 □ 临嘱，硫酸阿托品注射液（1ml：0.5mg），每次 1ml，共 1 支，一次性 □ 临嘱，硫酸阿托品注射液（1ml：0.5mg），每次 0.3ml，共 1 支，一次性 □ 临嘱，导尿（进口），共 1 次，一次性	术后膳食选择	□ 长嘱，普食，持续性 □ 长嘱，禁食、禁水，持续性 □ 长嘱，母乳喂养，持续性 □ 长嘱，流食，持续性 □ 长嘱，半流食，持续性 □ 长嘱，糖尿病饮食，持续性 □ 长嘱，低盐低脂糖尿病饮食，持续性

续　表

时间		住院第 1~3 天（住院日）		住院第 2~4 天（手术日）
重点医嘱	抗菌药物试敏	□ 临嘱，头孢替唑钠皮试，共 1 次，一次性 □ 临嘱，青霉素钠皮试，共 1 次，一次性 □ 临嘱，磺苄西林钠皮试，共 1 次，一次性	术后复查	□ 临嘱，5% 葡萄糖注射液（100ml：5g），每次 100ml，共 3 袋，每天上午 1 次 □ 临嘱，注射用门冬氨酸阿奇霉素（0.25g），每次 0.5g，共 6 瓶，每天上午 1 次 □ 临嘱，0.9% 氯化钠注射液（250ml：2.25g/袋），每次 2502ml，共 22 袋，每天 2 次 □ 临嘱，注射用青霉素钠（160 万 U），每次 800 万 IU，共 10 支，每天 2 次 □ 临嘱，0.9% 氯化钠注射液（250ml：2.25g/袋），每次 2502ml，共 22 袋，每天 2 次 □ 临嘱，注射用青霉素钠（160 万 U），每次 800 万 IU，共 10 支，每天 2 次 □ 临嘱，0.9% 氯化钠注射液（250ml：2.25g），每次 250ml，共 2 袋，每天 2 次 □ 临嘱，注射用头孢替唑钠（0.5g），每次 2g，共 8 支，每天 2 次 □ 临嘱，0.9% 氯化钠注射液（250ml：2.25g/袋），每次 250ml，共 4 袋，每天 2 次 □ 临嘱，注射用磺苄西林钠（1g/支），每次 2g，共 8 支，每天 2 次 □ 临嘱，0.9% 氯化钠注射液（250ml：2.25g/袋），每次 250ml，共 2 袋，每天上午 1 次 □ 临嘱，克林霉素磷酸酯注射液（10ml：0.9g），每次 1.8g，共 4 支，每天上午 1 次
	术前预防用药	□ 临嘱，0.9% 氯化钠注射液（250ml：2.25g/袋），每次 250ml，共 2 袋，每天 2 次 □ 临嘱，注射用磺苄西林钠（1g/支），每次 2g，共 4 支，每天 2 次 □ 临嘱，0.9% 氯化钠注射液（250ml：2.25g/袋），每次 250ml，共 2 袋，一次性 □ 临嘱，注射用头孢替唑钠（0.5g），每次 2g，共 8 支，一次性 □ 临嘱，0.9% 氯化钠注射液（250ml：2.25g/袋），每次 250ml，共 1 袋，一次性 □ 临嘱，克林霉素磷酸酯注射液（10ml：0.9g），每次 1.8g，共 2 支，一次性	石膏固定术	□ 临嘱，石膏固定术（大），共 1 次，一次性 □ 临嘱，高分子 夹板（7.5×30cm，MSF312），每次 1 片，共 1 片，一次性

续 表

时间	住院第 1~3 天（住院日）	住院第 2~4 天（手术日）	
重点医嘱		术后消肿	□ 长嘱，参芎葡萄糖注射液（100ml/瓶），每次 100ml，每天 2 次 □ 长嘱，5% 葡萄糖注射液（250ml：12.5g），每次 250ml，每天 1 次 □ 长嘱，大株红景天注射液（5ml/支），每次 10ml，每天 1 次 □ 长嘱，0.9% 氯化钠注射液（250ml：2.25g/袋），每次 250ml，每天 1 次 □ 长嘱，大株红景天注射液（5ml/支），每次 10ml，每天 1 次
		促进骨折愈合	□ 长嘱，0.9% 氯化钠注射液（250ml：2.25g/袋），每次 250ml，每天上午 1 次 □ 长嘱，骨瓜提取物注射液（5ml：25mg/支），每次 100mg，每天上午 1 次
主要护理工作	□ 护士接诊，监测生命体征、建立入院病理 □ 进行入院宣教，向患者本人及家属交代临床路径，并交代相关注意事项 □ 完成术前各项常规检查 □ 做术前准备	□ 术前生命体征监测 □ 佩戴腕带，看护患者由手术室护理人员接入手术室 □ 患者安返病房后接患者，监测生命体征 □ 术后心理和生活护理	
病情变异记录	□ 无 □ 有，原因： 1. 2.	□ 无 □ 有，原因： 1. 2.	
护士签名			
医师签名			

时间		住院第 3~7 天		住院第 6~15 天
主要 诊疗 工作		□ 上级医师查房并做手术效果及术后恢复情况评估 □ 完成术后各级医师查房记录及术后病程记录 □ 完成术后每日换药工作 □ 观察有无术后及麻醉后并发症		□ 上级医师查房，并观察手术切口愈合情况及 　有无并发症 □ 完成术后各级医师查房记录及病程记录 □ 完成每日换药工作
重点医嘱	术后 护理 等级	□ 长嘱，一级护理，持续性 □ 长嘱，二级护理，持续性 □ 长嘱，三级护理，持续性	术后 等级 护理	□ 长嘱，一级护理，持续性 □ 长嘱，二级护理，持续性 □ 长嘱，三级护理，持续性
	术后 膳食 选择	□ 长嘱，普食，持续性 □ 长嘱，禁食、禁水，持续性 □ 长嘱，母乳喂养，持续性 □ 长嘱，流食，持续性 □ 长嘱，半流食，持续性 □ 长嘱，糖尿病饮食，持续性 □ 长嘱，低盐低脂糖尿病饮食，持续性	术后 膳食 选择	□ 长嘱，普食，持续性 □ 长嘱，母乳喂养，持续性 □ 长嘱，糖尿病饮食，持续性 □ 长嘱，低盐低脂糖尿病饮食，持续性 □ 长嘱，流食，持续性 □ 长嘱，半流食，持续性
	术后 抗菌 药物 应 用	□ 长嘱，0.9% 氯化钠注射液（100ml： 　0.9g），每次 100ml，每天 2 次 □ 长嘱，注射用头孢替唑钠（0.75g），每 　次 0.75g，每天 2 次 □ 长嘱，0.9% 氯化钠注射液（250ml： 　2.25g），每次 250ml，每天 2 次 □ 长嘱，注射用头孢替唑钠（0.75g），每 　次 1.5g，每天 2 次 □ 长嘱，5% 葡萄糖注射液（100ml：5g）， 　每次 100ml，每天上午 1 次 □ 长嘱，注射用门冬氨酸阿奇霉素 　（0.25g），每次 0.25g，每天上午 1 次 □ 长嘱，5% 葡萄糖注射液（250ml： 　12.5g），每次 250ml，每天上午 1 次 □ 长嘱，注射用门冬氨酸阿奇霉素 　（0.25g），每次 0.5g，每天上午 1 次 □ 长嘱，0.9% 氯化钠注射液（100ml： 　0.9g），每次 100ml，每天 2 次 □ 长嘱，注射用青霉素钠（160 万 U），每 　次 320 万 IU，每天 2 次 □ 长嘱，0.9% 氯化钠注射液（250ml： 　2.25g），每次 250ml，每天 2 次 □ 长嘱，注射用青霉素钠（160 万 U），每 　次 800 万 IU，每天 2 次	术后 抗菌 药物 应用	□ 长嘱，0.9% 氯化钠注射液（100ml： 　0.9g），每次 100ml，每天 2 次 □ 长嘱，注射用头孢替唑钠（0.75g）， 　每次 0.75g，每天 2 次 □ 长嘱，0.9% 氯化钠注射液（250ml： 　2.25g），每次 250ml，每天 2 次 □ 长嘱，注射用头孢替唑钠（0.75g）， 　每次 1.5g，每天 2 次 □ 长嘱，5% 葡萄糖注射液（100ml： 　5g），每次 100ml，每天上午 1 次 □ 长嘱，注射用门冬氨酸阿奇霉素 　（0.25g），每次 0.25g，每天上午 1 次 □ 长嘱，5% 葡萄糖注射液（250ml： 　12.5g），每次 250ml，每天上午 1 次 □ 长嘱，注射用门冬氨酸阿奇霉素 　（0.25g），每次 0.5g，每天上午 1 次 □ 长嘱，0.9% 氯化钠注射液（100ml： 　0.9g），每次 100ml，每天 2 次 □ 长嘱，注射用青霉素钠（160 万 U）， 　每次 320 万 IU，每天 2 次 □ 长嘱，0.9% 氯化钠注射液（250ml： 　2.25g），每次 250ml，每天 2 次 □ 长嘱，注射用青霉素钠（160 万 U）， 　每次 800 万 IU，每天 2 次
	换药	□ 临嘱，特大换药，每天 1 次，共 1 次， 　一次性 □ 临嘱，石膏拆除术，共 1 次，一次性	换药	□ 临嘱，特大换药，每天 1 次，共 1 次， 　一次性 □ 临嘱，石膏拆除术，共 1 次，一次性
			通知 出院	□ 临嘱，通知出院，共 1" "，一次性

续　表

时间	住院第3~7天	住院第6~15天
主要护理工作	□ 观察患者病情变化、外固定及敷料包扎情况 □ 患者术后心理及生活护理	□ 观察患者病情变化、外固定及敷料包扎情况 □ 患者术后心理及生活护理
病情变异记录	□ 无　□ 有，原因： 1. 2.	□ 无　□ 有，原因： 1. 2.
护士签名		
医师签名		

第二十九章

尺骨撞击综合征临床路径释义

一、尺骨撞击综合征编码

1. 原编码：

疾病名称及编码：尺骨撞击综合征（ICD-10：S63.551）（腕关节扭伤和劳损）

手术操作名称及编码：关节镜下尺骨短缩术、开放性尺骨截骨短缩术（ICD-9-CM-3：77.834）

2. 修改编码：

疾病名称及编码：尺骨撞击综合征（ICD-10：M24.812）

手术操作名称及编码：关节镜下尺骨短缩术、开放性尺骨截骨短缩术（ICD-9-CM-3：77.8303）

二、临床路径检索方法

M24.812 伴 77.8303

三、尺骨撞击综合征临床路径标准住院流程

（一）适用对象

第一诊断为尺骨撞击综合征（ICD-10：S63.551 腕关节扭伤和劳损），行关节镜下尺骨短缩术或开放性尺骨截骨短缩术（ICD-9-CM-3：77.834）。

> **释义**
> - 适用对象编码参见第一部分
> - 本路径适用对象为临床诊断为尺骨撞击综合征的患者。

（二）诊断依据

根据《手外科学（第3版）》（王澍寰主编，人民卫生出版社，2011），《手外科手术学（第2版）》（顾玉东、王澍寰、侍德主编，复旦大学出版社，2010），《格林手外科手术学（第6版）》（北京积水潭医院译，人民军医出版社，2012）。

1. 病史：腕尺侧疼痛、局部肿胀以及偶尔的活动受限。

2. 体检有明确体征：握拳尺偏时疼痛加剧，尤其合并主动旋前和旋后时，尺骨头和三角骨周围存在掌背侧压痛。

3. 辅助检查：标准的腕关节正侧位 X 线片、腕关节 MRI。

> **释义**
> - 本路径的制订主要参考国内权威参考书籍和诊疗指南。

　　■病史、临床体征和辅助检查是诊断尺骨撞击综合征的初步依据，多数患者表现为慢性的腕尺侧疼痛、局限性肿胀以及偶尔的活动受限。疼痛多在握拳尺偏位时加剧，尤其在施加的旋前和旋后时。尺骨头和三角骨周围存在掌背侧的压痛。可以拍摄标准的腕关节 X 线片以评估腕关节和远尺桡关节的关节炎情况。必要时可以采用 MRI 检查，以方便看到月骨和三角骨的囊性改变，有时伴有 TFCC 的穿孔。

（三）治疗方案的选择及依据

根据《手外科学（第 3 版）》（王澍寰主编，人民卫生出版社，2011），《手外科手术学（第2 版）》（顾玉东、王澍寰、侍德主编，复旦大学出版社，2010），《格林手外科手术学（第6 版）》（北京积水潭医院译，人民军医出版社，2012）。

根据尺骨正变异的情况选择术式。

> 释义
>
> 　　■本病确诊后需要根据患者的症状进行综合治疗，包括保守治疗和手术治疗。
> 　　■保守治疗包括改变运动习惯以避免腕尺偏时的反复应力刺激，可以服用非甾体类的抗炎药物、佩戴腕关节支具等。
> 　　■手术治疗适用于临床和影像学存在撞击但不伴有远尺桡关节炎、且上述治疗无效的患者，手术的目的是减轻腕尺侧的负荷。手术方式可以是腕关节镜辅助下施行，也可以直接开放手术。

（四）标准住院日为 7~10 天

> 释义
>
> 　　■临床上诊断为尺骨撞击综合征的患者入院后，手术前的各项准备 3~4 天，包括详细的术前体检以明确手术是否能缓解患者的疼痛症状，总住院时间不超过 10 天符合本路径要求。

（五）进入路径标准

1. 第一诊断必须符合 ICD-10：S63.551 腕关节扭伤和劳损疾病编码。
2. 当患者同时具有其他疾病诊断时，但在住院期间不需要特殊处理也不影响第一诊断的临床路径流程实施时，可以进入路径。
3. 除外月骨无菌性坏死、腕关节韧带损伤以及 TFCC 损伤。

> 释义
>
> 　　■进入本路径的患者第一诊断是尺骨撞击综合征，需除外腕关节不稳定、月骨坏死、远尺桡关节炎等疾患。

■入院后常规检查发现有基础疾病，如高血压、冠状动脉粥样硬化性心脏病、糖尿病、肝肾功能不全等，经系统评估后对疾病诊断治疗无特殊影响者可进入路径。但可能增加医疗费用，延长住院时间。

（六）术前准备 3~4 天

1. 必需的检查项目：
（1）血常规、尿常规。
（2）肝肾功能、电解质、血糖。
（3）凝血功能。
（4）感染性疾病筛查（乙型肝炎、丙型肝炎、艾滋病、梅毒等）。
（5）腕关节正侧位 X 线片（必要时 CT），腕关节 MRI。
（6）X 线胸片、心电图。
2. 根据患者病情可选择：
（1）超声心动图、血气分析和肺功能（高龄或既往有心、肺部病史者）。
（2）有相关疾病者必要时请相关科室会诊。

> **释义**
>
> ■血常规、尿常规是最基本的两大常规检查，进入路径的患者均需完成。肝肾功能、电解质、血糖、凝血功能、心电图、X 线胸片可评估有无基础疾病，是否影响住院时间、费用及其治疗预后；感染性疾病筛查（乙型肝炎、丙型肝炎、艾滋病、梅毒等）有助于预防交叉感染；腕关节 X 线片、必要时 CT 和 MRI 有助于评估截骨的量和预后。
>
> ■有基础病的患者需要术前和相关科室会诊协助解决。

（七）选择用药

1. 抗菌药物：按照《抗菌药物临床应用指导原则（2015 年版）》（国卫办医发〔2015〕43 号）执行。
2. 预防静脉血栓栓塞症处理：参照《中国骨科大手术后静脉血栓栓塞症预防指南》。

> **释义**
>
> ■尺骨短缩的患者由于使用内固定物、再加上有的患者还在关节镜辅助下进行手术，因此需要在术前 30 分钟和术后 2~3 天预防性使用抗菌药物，以防止术后感染的发生，具体参照《抗菌药物临床应用指导原则（2015 年版）》（国卫办医发〔2015〕43 号）执行。
>
> ■由于此类患者并不需要术后长时间卧床，一般并不需要预防静脉血栓栓塞的药物，但对于术前有高危因素的患者，需要参照《中国骨科大手术后静脉血栓栓塞症预防指南》用药。

（八）手术日为入院第3~4天

1. 麻醉方式：神经阻滞麻醉或全身麻醉。

2. 手术方式：行关节镜下尺骨短缩术或开放性尺骨截骨短缩术（ICD-9-CM-3：77.834）。

3. 手术内植物：接骨板、螺钉。

4. 输血：无。

> **释义**
>
> ■ 尺骨短缩截骨术一般采用臂丛阻滞麻醉，平卧位即可，如果麻醉效果不理想，也可以采用全身麻醉的方式手术。
>
> ■ 手术可以在关节镜辅助下施行，也可以直接施行开放的尺骨短缩截骨术。
>
> ■ 最好采用尺骨短缩系统来截骨，这样截骨长度相对精确，截骨面接触好，加压效果可靠，手术操作相对简单。
>
> ■ 术中需要照相来确认螺钉的长度和截骨长度。
>
> ■ 手术一般无需输血。

（九）术后住院恢复3~7天

1. 必需复查的检查项目：腕关节正侧位片、尺骨正侧位片。

2. 必要时查凝血功能、肝肾功能、电解质。

3. 术后处理：

（1）抗菌药物：按照《抗菌药物临床应用指导原则（2015年版）》（国卫办医发〔2015〕43号）执行。

（2）术后镇痛：参照《骨科常见疼痛的处理专家建议》。

（3）术后康复：以主动锻炼为主，被动锻炼为辅。

> **释义**
>
> ■ 术后换药后重新拍腕关节的X线片，包括正侧位片。根据患者的全身恢复情况来决定是否复查血常规、肝肾功能等。
>
> ■ 术后需要采取镇痛措施，具体可以参照《骨科常见疼痛的处理专家建议》。
>
> ■ 术后抗菌药物的使用一般为2~3天，具体药物按照《抗菌药物临床应用指导原则（2015年版）》（国卫办医发〔2015〕43号）执行。
>
> ■ 术后需要康复训练，以主动不负重为主。

（十）出院标准

1. 体温正常，常规化验指标无明显异常。

2. 伤口愈合良好：引流管拔除，伤口无感染征象（或可在门诊处理的伤口情况）、无皮瓣坏死。

3. 术后X线片证实尺骨短缩长度及内固定满意。

4. 没有需要住院处理的并发症和（或）合并症。

> **释义**
>
> ■ 患者出院前应完成所有必需检查项目，并观察临床症状是否减轻或消失，排除仍然需要住院处理的并发症和（或）合并症。

（十一）变异及原因分析

1. 围术期并发症：深静脉血栓形成、伤口感染、脱位、神经血管损伤等，造成住院日延长和费用增加。
2. 内科合并症：老年患者常合并内科疾病，如脑血管或心血管病、糖尿病、血栓等，骨折手术可能导致基础疾病加重而需要进一步治疗，从而延长治疗时间，并增加住院费用。
3. 植入材料的选择：由于术式不同，使用不同的内固定材料，可能导致住院费用存在差异。

> **释义**
>
> ■ 在治疗期间如发现有其他严重基础疾病，需调整药物治疗或继续其他基础疾病的治疗，则中止本路径。
>
> ■ 认可的变异原因主要是指患者入选路径后，在检查及治疗过程中发现患者合并存在事前未预知的、对本路径治疗可能产生影响的情况，需要中止执行路径或延长治疗时间、增加治疗费用。医师需在表单中明确说明。
>
> ■ 因患者方面的主观原因导致执行路径出现变异，需医师在表单中予以说明。

四、推荐表单

（一）医师表单

尺骨撞击综合征临床路径医师表单

适用对象：第一诊断为尺骨撞击综合征（ICD-10：M24.812）

行关节镜下尺骨短缩术、开放性开放性尺骨截骨短缩术（ICD-9-CM-3：77.8303）

患者姓名：	性别： 年龄： 门诊号：	住院号：
住院日期： 年 月 日	出院日期： 年 月 日	标准住院日：7~10日

时间	住院第1天	住院第2天	住院第3天（手术日前1天）
主要诊疗工作	□ 询问病史及体格检查 □ 完成病历书写 □ 开化验单及相关检查 □ 上级医师查房及术前评估	□ 上级医师查房确定临床诊断与鉴别诊断 □ 鉴别诊断需要的辅助检查	□ 根据病史、体格检查、平片及MRI检查等进行术前讨论，确定手术方案及麻醉方法 □ 根据检查结果对患者的手术风险进行评估 □ 完成必要的相关科室会诊 □ 完成术前准备、术前评估、术前小结、上级医师查房记录等病历书写 □ 签署手术知情同意书、自费用品协议书 □ 向患者及家属交代病情及围术期的注意事项
重点医嘱	**长期医嘱：** □ 手外科护理常规 □ 二级护理 □ 饮食 □ 患者既往基础用药 **临时医嘱：** □ 血常规、血型、尿常规 □ 凝血功能 □ 肝肾功能、电解质、血糖 □ 感染性疾病筛查 □ X线胸片、心电图 □ 肌电图 □ 腕部X线片或CT、颈椎X线片或磁共振检查（根据病情需要决定） □ 请相关科室会诊（根据情况）	**长期医嘱：** □ 二级护理 □ 饮食 **临时医嘱：** □ 根据检查结果进行相关的进一步检查或提请相关科室会诊	**长期医嘱：** □ 二级护理 □ 饮食 **临时医嘱：** □ 术前医嘱：常规准备明日在臂丛麻醉或全身麻醉下行关节镜下尺骨短缩术或开放性尺骨截骨短缩术 □ 术前禁食、禁水
病情变异记录	□ 无 □ 有，原因： 1. 2.	□ 无 □ 有，原因： 1. 2.	□ 无 □ 有，原因： 1. 2.
医师签名			

时间	住院第 4 天 （手术日）	住院第 5 天 （术后第 1 天）	住院第 6 天 （术后第 2 天）
主要诊疗工作	□ 手术 □ 术者完成手术记录 □ 住院医师完成术后 □ 上级医师查房 □ 注意患肢肿胀程度、运动及感觉情况 □ 向患者及家属交代手术过程概况及术后注意事项 □ 如有，注意观察外固定的松紧度等情况	□ 上级医师查房，注意病情变化 □ 完成常规病历书写 □ 注意引流量，根据引流情况明确是否拔除引流管 □ 注意患肢肿胀程度、运动及感觉情况 □ 如有，注意观察外固定的松紧度等情况 □ 复查 X 线片	□ 上级医师查房，注意病情变化 □ 完成常规病历书写 □ 注意引流量，根据引流情况明确是否拔除引流管 □ 注意观察体温，注意神经功能变化 □ 注意患肢肿胀程度、运动及感觉情况 □ 如有，注意观察外固定的松紧度等情况
重点医嘱	长期医嘱： □ 全身麻醉或臂丛麻醉+强化后护理常规 □ 术后护理常规 □ 特殊疾病护理或一级护理 □ 明日普食、糖尿病饮食、低盐低脂饮食 临时医嘱： □ 心电血压监护、吸氧 □ 补液（根据病情） □ 镇痛	长期医嘱： □ 术后护理常规 □ 饮食 □ 一级护理 □ 脱水（根据情况） □ 激素 □ 镇痛药 □ 理疗 □ 雾化吸入（根据情况） □ 抗凝治疗（根据情况） 临时医嘱： □ 换药 □ 镇痛	长期医嘱： □ 饮食 □ 一级护理 □ 理疗 □ 拔除引流（根据情况） 临时医嘱： □ 换药（根据情况） □ 补液（根据情况）
病情变异记录	□ 无　□ 有，原因： 1. 2.	□ 无　□ 有，原因： 1. 2.	□ 无　□ 有，原因： 1. 2.
医师签名			

时间	住院第 7 天 （术后第 3 天）	住院第 8 天 （术后第 4 天）	住院第 9 天 （出院日）
主要诊疗工作	□ 上级医师查房 □ 完成常规病历书写 □ 注意观察体温变化 □ 注意伤口情况 □ 注意患肢肿胀程度、运动及感觉情况 □ 如有，注意观察外固定的松紧度等情况	□ 上级医师查房，进行手术及伤口评估，确定有无手术并发症和切口愈合不良情况，明确能否出院 □ 完成出院记录、病案首页、出院诊断书、病程记录等 □ 向患者交代出院后的注意事项，如返院复诊的时间、地点，发生紧急情况时的处理等	□ 患者办理出院手续，出院
重点医嘱	长期医嘱： □ 手外科术后护理常规 □ 二级护理 □ 饮食 □ 理疗 临时医嘱： □ 换药	出院医嘱： □ 嘱　日拆线换药（根据出院时间决定） □ 1 个月后门诊复诊 □ 如有不适，随时来诊	
病情变异记录	□ 无　□ 有，原因： 1. 2.	□ 无　□ 有，原因： 1. 2.	□ 无　□ 有，原因： 1. 2.
医师签名			

（二）护士表单

尺骨撞击综合征临床路径护士表单

适用对象：第一诊断为尺骨撞击综合征（ICD-10：M24.812）

行关节镜下尺骨短缩术、开放性开放性尺骨截骨短缩术（ICD-9-CM-3：77.8303）

患者姓名：		性别：　年龄：　门诊号：		住院号：
住院日期：　　年　月　日		出院日期：　　年　月　日		标准住院日：7~10日

时间	住院第1天	住院第2天	住院第3天 （手术前1天）
健康宣教	□ 准备好床单位 □ 介绍病区环境、设施 □ 介绍患者主管医师和责任护士 □ 入院常规宣教 □ 评估患者全身状况及心理状态 □ 告知辅助检查的注意事项	□ 告知相关检查注意事项 □ 患肢活动度评定	□ 术前宣教 □ 关节镜手术提供信息支持
护理处置	□ 核对患者，佩戴腕带 □ 建立入院护理病历 □ 协助患者留取各种标本 □ 监测生命体征 □ 测量身高、体重	□ 药物过敏史 □ 既往病史 □ 在陪检护士指导下完成辅助检查	□ 术前常规准备（腕带、对接单） □ 指导床上如厕注意事项 □ 术区备皮
基础护理	□ 护理等级评定 □ 晨晚间护理 □ 入院宣教	□ 二级护理 □ 晨晚间护理 □ 巡视病房	□ 二级护理 □ 晨晚间护理 □ 巡视病房
专科护理	□ 护理查体 □ 病情观察 □ 患肢活动情况 □ 需要时填写跌倒及压疮防范表 □ 需要时请家属陪伴 □ 告知辅助检查的注意事项 □ 心理护理	□ 病情观察 □ 患肢活动情况 □ 遵医嘱完成相关检查 □ 心理护理	□ 病情观察 □ 患肢活动情况 □ 因势利导，提供心理护理
重点医嘱	□ 详见医嘱执行单	□ 详见医嘱执行单	□ 详见医嘱执行单
病情变异记录	□ 无　□ 有，原因： 1. 2.	□ 无　□ 有，原因： 1. 2.	□ 无　□ 有，原因： 1. 2.
护士签名			

时期	住院第 4 天 （手术日）	住院第 5 天 （术后第 1 天）	住院第 6 天 （术后第 2 天）
健康 宣教	□ 术后宣教 □ 饮食、活动指导	□ 饮食指导，如禁烟酒，忌生 冷辛辣刺激性食物	□ 饮食指导，如禁烟酒，忌 生冷辛辣刺激性食物
护 理 处 置	□ 局部麻醉/臂丛麻醉/全身麻 醉术后护理常规护理 □ 特殊疾病护理或一级护理 □ 术后 6 小时普食、糖尿病饮 食、低盐低脂饮食 □ 心电监护、吸氧	□ 术后护理常规护理	□ 术后护理常规护理
基础 护理	□ 特殊疾病护理或一级护理 □ 晨晚间护理 □ 巡视病房	□ 一级护理 □ 晨晚间护理 □ 巡视病房	□ 一级护理 □ 晨晚间护理 □ 巡视病房
专 科 护 理	□ 加压包扎观察：观察患肢血 运情况，尤其注意毛细血管 反流 □ 石膏护理：松紧度适宜，防 止压伤 □ 切口观察：引流液量、性状、 颜色观察；切口周边皮肤观 察，是否有血肿	□ 体温观察：尤其行关节镜手 术的患者严密监测体温 □ 管路护理：做好留置针、引 流管及尿管护理 □ 心理护理 □ 疼痛护理	□ 体温观察：尤其行关节镜 手术的患者严密监测体温 □ 管路护理：做好留置针、 引流管及尿管护理 □ 心理护理 □ 疼痛护理
重点 医嘱	□ 详见医嘱执行单	□ 详见医嘱执行单	□ 详见医嘱执行单
病情 变异 记录	□ 无　□ 有，原因： 1. 2.	□ 无　□ 有，原因： 1. 2.	□ 无　□ 有，原因： 1. 2.
护士 签名			

时间	住院第7天 (术后第3天)	住院第8天 (术后第4天)	住院第9日 (术后第5天)
健康 宣教	□ 饮食指导，如禁烟酒，忌生 冷辛辣刺激性食物	□ 饮食指导，如禁烟酒，忌生 冷辛辣刺激性食物 □ 告知门诊复查时间	□ 出院宣教 □ 告知随诊意义 □ 告知出院流程
护理 处置	□ 术后护理常规护理	□ 术后护理常规护理	□ 术后护理常规护理 □ 办理出院手续
基础 护理	□ 二级护理 □ 晨晚间护理 □ 巡视病房	□ 二级护理 □ 晨晚间护理 □ 巡视病房	□ 二级护理 □ 晨晚间护理 □ 巡视病房
专科 护 理	□ 体温观察：尤其行关节镜手 术的患者严密监测体温 □ 管路护理：做好留置针、引 流管及尿管护理 □ 心理护理 □ 疼痛护理	□ 体温观察：尤其行关节镜手 术的患者严密监测体温 □ 管路护理：做好留置针、引 流管及尿管护理 □ 心理护理 □ 疼痛护理	□ 功能锻炼：讲解术后功能 锻炼的重要性，指导患者 遵医嘱循序渐进地正确地 进行功能锻炼 □ 瘢痕护理：告知预防及粘 连的意义及方法
重点 医嘱	□ 详见医嘱执行单	□ 详见医嘱执行单	□ 详见医嘱执行单
病情 变异 记录	□ 无 □ 有，原因： 1. 2.	□ 无 □ 有，原因： 1. 2.	□ 无 □ 有，原因： 1. 2.
护士 签名			

（三）患者表单

尺骨撞击综合征临床路径患者表单

适用对象：第一诊断为尺骨撞击综合征（ICD-10：M24.812）

行关节镜下尺骨短缩术、开放性开放性尺骨截骨短缩术（ICD-9-CM-3：77.8303）

患者姓名：		性别： 年龄： 门诊号：		住院号：
住院日期： 年 月 日		出院日期： 年 月 日		标准住院日：7~10 日

时间	入院	术前	手术当天
医患配合	□ 配合询问病史、收集资料，请务必详细告知既往史、用药史、过敏史 □ 配合进行体格检查 □ 有任何不适请告知医师	□ 配合完善相关检查、化验，如采血、留尿、心电图、X线胸片 □ 医师与患者及家属介绍病情及术前检查及术前谈话	□ 配合医师摆好手术体位 □ 配合完成手术
护患配合	□ 配合测量体温、脉搏、呼吸3次，血压、体重1次 □ 配合完成入院护理评估（简单询问病史、过敏史、用药史） □ 接受入院宣教（环境介绍、病室规定、订餐制度、贵重物品保管等） □ 配合执行探视和陪伴制度 □ 有任何不适请告知护士	□ 配合测量体温、脉搏、呼吸3次、询问大便1次 □ 接受术前宣教	□ 配合测量体温、脉搏、呼吸3次、询问大便1次 □ 送手术室前，协助完成核对，带齐影像资料及用药 □ 返回病房后，配合接受生命体征的测量 □ 配合检查意识（全身麻醉者） □ 配合缓解疼痛 □ 接受术后宣教 □ 有任何不适请告知护士
饮食	□ 遵医嘱饮食	□ 遵医嘱饮食	□ 术前6~8小时禁食、禁水 □ 术后，遵医嘱饮食
排泄	□ 正常排尿便	□ 正常排尿便	□ 正常排尿便
活动	□ 正常活动	□ 正常活动	□ 正常活动

时间	术后	出院
医患配合	□ 接受药物指导 □ 接受功能锻炼指导	□ 接受出院前指导 □ 知道复查程序 □ 获取出院诊断书
护患配合	□ 配合定时监测生命体征，每日询问大便情况 □ 配合体位指导 □ 配合饮食指导 □ 配合术后复查 X 线片 □ 接受输液、服药等治疗 □ 接受进食、进水、排便等生活护理 □ 配合活动，预防皮肤压力伤 □ 注意活动安全，避免坠床或跌倒 □ 配合执行探视及陪伴	□ 接受出院宣教 □ 办理出院手续 □ 知道复印病历程序
饮食	□ 遵医嘱饮食	□ 遵医嘱饮食
排泄	□ 正常排尿便	□ 正常排尿便
活动	□ 正常适度活动，避免疲劳	□ 正常适度活动，避免疲劳

附：原表单（2016年版）

尺骨撞击综合征临床路径表单

适用对象：第一诊断为尺骨撞击综合征患者（ICD-10：S63.551）

患者姓名：		性别：　　年龄：　　门诊号：	住院号：
住院日期：　　年　月　日		出院日期：　　年　月　日	标准住院日：7~10 日

时间	住院第 1 天	住院第 2 天	住院第 3 天（手术日前 1 天）
临床诊断与病情评估	□ 临床诊断：第一诊断为尺骨撞击综合征 □ 病情评估：评估患者病情有无明显改变	□ 临床诊断：第一诊断为尺骨撞击综合征 □ 病情评估：评估患者病情有无明显改变	□ 临床诊断：第一诊断为尺骨撞击综合征 □ 病情评估：评估患者病情有无明显改变
主要诊疗工作	□ 询问病史及体格检查 □ 完成病历书写 □ 开化验单及相关检查 □ 上级医师查房及术前评估	□ 上级医师查房确定临床诊断与鉴别诊断 □ 鉴别诊断需要的辅助检查	□ 根据病史、体格检查、平片及 MRI 检查等进行术前讨论，确定手术方案及麻醉方法 □ 根据检查结果对患者的手术风险进行评估 □ 完成必要的相关科室会诊 □ 完成术前准备、术前评估、术前小结、上级医师查房记录等病历书写 □ 签署手术知情同意书、自费用品协议书 □ 向患者及家属交代病情及围术期的注意事项
重点医嘱	**长期医嘱：** □ 手外科护理常规 □ 二级护理 □ 饮食 □ 患者既往基础用药 **临时医嘱：** □ 血常规、尿常规 □ 凝血功能 □ 肝肾功能、电解质、血糖 □ 感染性疾病筛查 □ 胸片、心电图 □ 腕部 X 线片或 CT 或磁共振检查（根据病情需要决定） □ 请相关科室会诊（根据情况）	**长期医嘱：** 二级护理 □ 饮食 **临时医嘱：** □ 根据检查结果进行相关的进一步检查或提请相关科室会诊	**长期医嘱：** □ 二级护理 □ 饮食 **临时医嘱：** □ 术前医嘱：常规准备明日在臂丛麻醉或全身麻醉下行关节镜下尺骨短缩术或开放性尺骨截骨短缩术 □ 术前禁食、禁水

续　表

时间	住院第 1 天	住院第 2 天	住院第 3 天（手术日前 1 天）
主要护理工作	□ 准备床单位，妥善安置患者，做好四测记录 □ 评估患者全身状况及心理状态 □ 询问病史及药物过敏史，做好记录 □ 告知辅助检查的注意事项 □ 入院宣教	□ 护理等级评定 □ 药物过敏史 □ 既往病史 □ 在陪检护士指导下完成辅助检查 □ 做好晨晚间护理 □ 巡视病房	□ 术前常规准备（腕带、对接单） □ 术区备皮 □ 术前宣教 □ 心理护理 □ 关节镜手术提供信息支持 □ 指导床上如厕注意事项 □ 因势利导，提供心理支持
病情变异记录	□ 无　□ 有，原因： 1. 2.	□ 无　□ 有，原因： 1. 2.	□ 无　□ 有，原因： 1. 2.
特殊医嘱			
护士签名	白班 / 小夜 / 大夜	白班 / 小夜 / 大夜	白班 / 小夜 / 大夜
医师签名			

时间	住院第 4 天 （手术当日）	住院第 5 天 （术后第 1 日）	住院第 6 天 （术后第 2 日）
临床 诊断 与 病情 评估	□ 临床诊断：第一诊断为尺骨 撞击综合征 □ 病情评估：评估患者病情有 无明显改变	□ 临床诊断：第一诊断为尺骨 撞击综合征 □ 病情评估：评估患者病情有 无明显改变	□ 临床诊断：第一诊断为尺 骨撞击综合征 □ 病情评估：评估患者病情 有无明显改变
主 要 诊 疗 工 作	□ 手术 □ 术者完成手术记录 □ 住院医师完成术后病程记录 □ 上级医师查房 □ 注意患肢肿胀程度、运动及 感觉情况 □ 向患者及家属交代手术过程 概况及术后注意事项 □ 如有，注意观察外固定的松 紧度等情况	□ 上级医师查房，注意病情 变化 □ 完成常规病历书写 □ 注意引流量，根据引流情况 明确是否拔除引流管 □ 注意观察体温 □ 注意患肢肿胀程度、运动及 感觉情况 □ 如有，注意观察外固定的松 紧度等情况 □ 复查 X 线片	□ 上级医师查房 □ 完成常规病历书写 □ 根据引流情况明确是否拔 除引流管 □ 注意观察体温 □ 注意患肢肿胀程度、运动 及感觉情况 □ 注意伤口情况 □ 如有，注意观察外固定的 松紧度等情况
重 点 医 嘱	长期医嘱： □ 全身麻醉/臂丛麻醉+强化后 护理常规 □ 术后护理常规 □ 特殊疾病护理或一级护理 □ 明日普食、糖尿病饮食、低 盐低脂饮食 临时医嘱： □ 心电血压监护、吸氧 □ 补液（根据病情） □ 镇痛	长期医嘱： □ 术后护理常规 □ 饮食 □ 一级护理 □ 脱水（根据情况） □ 激素 □ 镇痛药物 □ 理疗 □ 雾化吸入（根据情况） □ 抗凝治疗（根据情况） 临时医嘱： □ 换药 □ 镇痛	长期医嘱： □ 饮食 □ 一级护理 □ 理疗 □ 拔除引流（根据情况） 临时医嘱： □ 换药（根据情况） □ 补液（根据情况）
主要 护理 工作	□ 全身麻醉术后护理：严密观 察病情，做好护理记录 □ 加压包扎观察：观察患肢血运 情况，尤其注意毛细血管反流 □ 石膏托护理：松紧度适宜， 防止压伤 □ 切口观察：引流液量、性状、 颜色观察。切口周边皮肤观 察，是否有血肿	□ 饮食指导：禁烟酒，忌生冷 辛辣刺激性食物 □ 体温观察：尤其行关节镜手 术的患者严密监测体温，预 防切口感染 □ 管路护理：做好留置针、引 流管及尿管护理 □ 心理护理 □ 疼痛护理	□ 饮食指导：禁烟酒，忌生 冷辛辣刺激性食物 □ 体温观察：尤其行关节镜 手术的患者严密监测体 温，预防切口感染 □ 管路护理：做好留置针、 引流管及尿管护理 □ 心理护理 □ 疼痛护理
病情 变异 记录	□ 无 □ 有，原因： 1. 2.	□ 无 □ 有，原因： 1. 2.	□ 无 □ 有，原因： 1. 2.

续　表

时间	住院第 4 天 （手术当日）			住院第 5 天 （术后第 1 日）			住院第 6 天 （术后第 2 日）		
特殊 医嘱									
护士 签名	白班	小夜	大夜	白班	小夜	大夜	白班	小夜	大夜
医师 签名									

时间	住院第7天	住院第8天 （出院前1日）	住院第9天 （出院当日）
临床诊断与病情评估	□ 临床诊断：第一诊断为尺骨撞击综合征 □ 病情评估：评估患者病情有无明显改变	□ 临床诊断：第一诊断为尺骨撞击综合征 □ 病情评估：评估患者病情有无明显改变	□ 临床诊断：第一诊断为尺骨撞击综合征 □ 病情评估：评估患者病情有无明显改变
主要诊疗工作	□ 上级医师查房 □ 完成常规病历书写 □ 注意观察体温变化 □ 注意患肢肿胀程度、运动及感觉情况 □ 注意伤口情况 □ 注意观察外固定的松紧度等情况	□ 上级医师查房，进行手术及伤口评估，确定有无手术并发症和切口愈合不良情况，明确能否出院 □ 完成出院记录，病案首页，出院诊断书，病程记录等 □ 向患者交代出院后的注意事项，如返院复诊的时间、地点，发生紧急情况时的处理等	□ 患者办理出院手续，出院
重点医嘱	**长期医嘱：** □ 手外科术后护理常规 □ 二级护理 □ 饮食 □ 理疗 **临时医嘱：** □ 换药	**出院医嘱：** □ 日拆线换药（根据出院时间决定） □ 如果有外固定时间 □ 1个月后门诊复诊 □ 如有不适，随时来诊 □ 是否需要说明休息？	
主要护理工作	□ 饮食指导：禁烟酒，忌生冷辛辣刺激性食物 □ 体温观察：尤其行关节镜手术的患者严密监测体温，预防切口感染 □ 管路护理：做好留置针、引流管及尿管护理 □ 心理护理 □ 疼痛护理	□ 饮食指导：禁烟酒，忌生冷辛辣刺激性食物 □ 体温观察：尤其行关节镜手术的患者严密监测体温，预防切口感染 □ 管路护理：做好留置针、引流管及尿管护理 □ 心理护理 □ 疼痛护理	□ 功能锻炼：在医师指导下，进行各阶段功能锻炼 □ 瘢痕护理：告知预防瘢痕的意义及方法 □ 告知随诊的意义 □ 告知出院流程
病情变异记录	□ 无 □ 有，原因： 1. 2.	□ 无 □ 有，原因： 1. 2.	□ 无 □ 有，原因： 1. 2.
特殊医嘱			
护士签名	白班　小夜　大夜	白班　小夜　大夜	白班　小夜　大夜
医师签名			

第三十章

伸肌腱自发断裂临床路径释义

一、伸肌腱自发性断裂编码

1. 原编码：

疾病名称及编码：伸肌腱自发性断裂（ICD-10：S66.951）

手术操作名称及编码：手部肌腱缝合术（ICD-9-CM-3：82.451）

手部肌腱移位术（ICD-9-CM-3：82.561）

肌腱移植术（ICD-9-CM-3：83.811）

2. 修改编码：

疾病名称及编码：手部伸肌腱自发性断裂（ICD-10：M66.204）

手术操作名称及编码：手部肌腱缝合术（ICD-9-CM-3：82.4501）

手部肌腱移位术（ICD-9-CM-3：82.5601）

肌腱移植术（ICD-9-CM-3：83.8100）

异体肌腱移植术（ICD-9-CM-3：83.8101）

二、临床路径检索方法

M66.204 伴（82.4501 / 82.5601 / 83.81）

三、伸肌腱自发性断裂临床路径标准住院流程

（一）适用对象

第一诊断为伸肌腱自发性断裂（ICD-10：S66.951）。行手部肌腱缝合术（ICD-9-CM-3：82.451）、手部肌腱移位术（ICD-9-CM-3：82.561）肌腱移植术（ICD-9-CM-3：83.811）。

> **释义**
>
> ■ 适用对象编码见上。
>
> ■ 本临床路径适用对象为第一诊断为伸肌腱自发断裂，需行伸肌腱探查修复、自体或异体肌腱移植以及肌腱移位的患者。
>
> ■ 适用对象不包括开放性外伤导致的肌腱断裂，或者神经功能障碍导致的伸肌功能障碍的患者。

（二）诊断依据

根据《手外科学》（第3版，王澍寰主编，人民卫生出版社，2011）。

1. 病史：无明显外伤史或只有轻微的动作即发生肌腱断裂，有大量手部重复屈伸动作史或类风湿性关节炎、骨折、滑膜炎、痛风等病史。

2. 体格检查：患肢手指（5指中任何一指或多个手指）突发背伸无力或不能，无患区神经功能障碍及其他肌肉、肌腱损伤，无明显肿物可触及。体表脂肪层较薄、体表标志明显者在肌

腱走行区明显空虚，伸指时不能触及肌腱滑动和张力。

3. 辅助检查：手及前臂彩超及 MRI 检查。

> **释义**
>
> ■ 本路径的制订主要参考国内外权威参考书籍。
>
> ■ 此类患者多数无明显外伤史或者较轻的外伤史，突然发生伸指功能丧失，部分患者发病时为一个手指，逐渐影响多个手指的伸指功能。
>
> ■ 临床查体需除外桡神经功能障碍导致的伸肌功能障碍。
>
> ■ B 超检查可显示伸肌腱连续性中断。

（三）治疗方案的选择及依据

根据《手外科学》（第 3 版，王澍寰主编，人民卫生出版社，2011）。

肌腱自发性断裂：由于长时间的磨损、炎性侵袭等作用，肌腱断端多粗糙、不整齐，不宜做直接缝合。需根据断裂的部位、功能影响、年龄及职业要求，选择手术方案。

1. 新鲜肌腱自发性断裂：断端损伤不严重、无明显短缩者，可直接行伸肌腱缝合术。

2. 陈旧肌腱自发性断裂：断端短缩、缺损大者，可行肌腱移位术/移植术。

> **释义**
>
> ■ 自发性肌腱断裂的患者多为滑膜炎性病变长时间侵袭肌腱，或者骨折畸形愈合的粗糙面长期磨损，肌腱腱纤维逐渐断裂，继而完全断裂，因此此类患者的肌腱断端质量很差，难以直接缝合，若勉强缝合，会导致肌腱长度短缩。
>
> ■ 可行的治疗方式为自体或异体肌腱移植修复，也可选择肌腱移位、与邻近同功能的连续性完好的肌腱同步编织缝合等方法。

（四）标准住院日为 4~7 天

> **释义**
>
> ■ 术前完善病历、化验检查 1 日，手术 1 日，术后 48 小时内复查伤口一次，如果有异体肌腱移植，术后可以预防性应用抗菌药物 3 天；若自体肌腱移植或肌腱移位，则术后预防性应用抗菌药物一次即可。

（五）进入路径标准

1. 第一诊断必需符合 ICD-10：S66.951 伸肌腱自发性断裂疾病编码。

2. 病变局限，仅行肌腱缝合术、移植术或移位术即可修复伸指功能。

3. 除外已无法修复断裂的伸肌腱，需行关节融合的患者。

4. 除外伸指肌腱 I 区断裂、表现为锤状指的患者。

5. 除外所有伸肌腱近止点处撕脱或同时伴有撕脱性骨折的患者。

6. 除外伸肌腱于腱腹联合处断裂的患者。

7. 除外术中见明显的痛风石、肿瘤或病理性滑膜炎等造成肌腱断裂，手术时需同时处理病因的情况。

8. 除外合并其他部位的外伤性肌腱断裂或自发性断裂。

9. 除外对伸肌腱自发性断裂有较大影响的疾病（如心脑血管疾病或糖尿病等）。

10. 除外对创口愈合有影响的疾病（如糖尿病等）。

11. 除外需要在患肢以外其他部位切取肌腱作为移植物供体的情况。

12. 除外癔症、癫痫等原因造成的不定期肢体不自主抽搐的情况。

（六）术前准备（术前评估）3 天

所必需的检查项目：

1. 血常规、血型、尿常规、肝肾功能、出凝血时间、常规免疫检查。

2. 胸部 X 线片、心电图。

3. 手及前臂彩超及 MRI 检查。

> 释义
>
> ■ 必需的检查项目是了解患者全身情况、以评估手术风险的检查，进入路径的患者均需完成。
>
> ■ 伸指肌腱的功能为伸掌指关节，而不是伸指间关节，所以患者表现为掌指关节屈曲畸形，不能主动伸直，但被动伸直不受限。
>
> ■ 沿伸指肌腱走行在前臂远端背侧以远进行彩超检查可发现肌腱连续性中断。

（七）预防性抗菌药物选择与使用时机

1. 按《抗菌药物临床应用指导原则（2015 年版）》（国卫办医发〔2015〕43 号）选择用药。

2. 预防性用药时间为术前 30 分钟。

3. 术后 3 天内停止使用预防性抗菌药物，可根据患者切口、体温等情况适当延长使用时间。

> 释义
>
> ■ 如果有异体肌腱移植，需术前半小时及术后不超过 72 小时预防应用抗菌药物，如果切口有红肿的感染迹象，可延长抗菌药物使用时间，需在病历中记载。

（八）手术日

为入院第 4~6 天。

（九）术后住院恢复第 5~8 天

1. 必需观察的项目：每日局部换药，观察切口皮肤血运变化、肿胀及渗出情况，酌情调整包扎松紧度及引流条。

2. 观察体温变化及切口红、肿、热、痛情况，防止或及时处理局部感染。

3. 术后用药：

（1）抗菌药物：按《抗菌药物临床应用指导原则（2015 年版）》（国卫办医发〔2015〕43 号）执行。

（2）其他对症药物：改善循环、消肿、镇痛等。

4. 物理治疗。

5. 正确、确实的石膏外托固定。

> **释义**
>
> ■ 术后 48 小时内需复查切口，拔除引流，若切口无异常，可适当延长复查间隔。
>
> ■ 术后 2 周切口拆除缝线，石膏需制动 4 周。
>
> ■ 滑膜炎症状明显者可以服用非甾体类消炎药。
>
> ■ 滑膜炎为无菌性炎症，应用非甾体类消炎药可以减轻炎行反应，避免炎行组织进一步破坏其他组织。

（十）出院标准（围绕一般情况、切口情况、第一诊断转归）

1. 体温正常、常规化验无明显异常。

2. 切口无异常，外固定完好。

3. 无与本病相关的其他并发症。

> **释义**
>
> ■ 术后第一次复查切口在 48 小时内，切口无感染征象即可出院。
>
> ■ 出院后可在门诊复查切口 1~2 次。

（十一）有无变异及原因分析

1. 并发症：本病因病情轻重程度和患者就诊时间的不确定性，相应采取的治疗方法有所不同，应严格掌握入选标准。入选的患者仍有术中无法修复肌腱的连续性和运动功能、术后切口感染累及肌腱、创口长期不愈合的风险。术后石膏托外固定松动、患肢不适当活动等意外原因造成修复后肌腱再次断裂的也应视为变异情况。

2. 合并症：部分患者合并痛风、类风湿关节炎、糖尿病、滑膜炎、肌腱滑膜结核等疾病，术后可能会影响切口的愈合、皮肤血运、肢体肿胀和远期肌腱粘连程度，需同时治疗或延期治疗。

> **释义**
>
> ■ 如果局部皮肤发红，则需延长住院，每天复查切口直至皮肤恢复正常。
>
> ■ 内科并发症可以门诊或转科治疗。

四、推荐表单

(一) 医师表单

伸肌腱自发性断裂临床路径医师表单

适用对象：第一诊断为手部伸肌腱自发性断裂 (ICD-10：M66.204)

行手部肌腱缝合术 (ICD-9-CM-3：82.4501)，手部肌腱移位术 (ICD-9-CM-3：82.5601)，肌腱移植术 (ICD-9-CM-3：83.8100)，异体肌腱移植术 (ICD-9-CM-3：83.8101)

患者姓名：		性别： 年龄： 门诊号：	住院号：
住院日期： 年 月 日		出院日期： 年 月 日	标准住院日：4~7 日

时间	住院第 1 天	住院第 2 天 (手术前 1 日)
临床诊断与病情评估	□ 临床诊断：第一诊断为伸肌腱自发性断裂 □ 病情评估：评估患者病情有无明显改变	□ 临床诊断：第一诊断为伸肌腱自发性断裂 □ 病情评估：评估患者病情有无明显改变
主要诊疗工作	□ 询问病史及体格检查 □ 完成病历书写 □ 开化验单及相关检查 □ 上级医师查房与术前评估 □ 上级医师查房	□ 完成必要的相关科室会诊 □ 完成术前准备与术前评估 □ 完成术前小结、上级医师查房记录等病历书写 □ 签署手术知情同意书、自费用品协议书 □ 向患者及家属交代病情及围术期的注意事项
重点医嘱	长期医嘱： □ 手外科护理常规 □ 二级护理 □ 饮食 □ 患者既往基础用药 临时医嘱： □ 血常规、尿常规、凝血功能、肝肾功能、电解质、血糖 □ 感染性疾病筛查、X 线胸片、心电图 □ 请相关科室会诊（根据情况）	长期医嘱： □ 二级护理 □ 饮食 □ 患者既往基础用药 临时医嘱： □ 术前医嘱：常规准备 □ 明日在全身麻醉或臂丛麻醉下行手部伸肌腱探查、缝合术，肌腱移位/移植术 □ 术前禁食、禁水 □ 如需预防性使用抗菌药物，抗菌药物试敏
主要护理工作	□ 核对个人信息，告知医保事宜 □ 入院宣教 □ 安全教育 □ 介绍主管医师和责任护士 □ 晨检注意事项	□ 术前常规准备（腕带、对接单） □ 术区备皮 □ 术前宣教 □ 心理护理 □ 告知术前禁食、禁水注意事项
病情变异记录	□ 无 □ 有，原因： 1. 2.	□ 无 □ 有，原因： 1. 2.

续　表

时间	住院第 1 天			住院第 2 天 （手术前 1 日）		
特殊 医嘱						
护士 签名	白班	小夜	大夜	白班	小夜	大夜
医师 签名						

时间	住院第 3 天 （手术当日）	住院第 4 天 （术后第 1 日）	住院第 5 天 （出院日）
临床诊断与病情评估	□ 临床诊断：第一诊断为伸肌腱自发性断裂 □ 病情评估：评估患者病情有无明显改变	□ 临床诊断：第一诊断为伸肌腱自发性断裂 □ 病情评估：评估患者病情有无明显改变	□ 临床诊断：第一诊断为伸肌腱自发性断裂 □ 病情评估：评估患者病情有无明显改变
主要诊疗工作	□ 手术，术后给予石膏托外固定 □ 术者完成手术记录 □ 住院医师完成术后病程记录 □ 上级医师查房 □ 向患者及家属交代手术过程概况及术后注意事项	□ 上级医师查房，注意病情变化 □ 完成常规病历书写 □ 注意引流量，根据引流情况明确是否拔除引流管 □ 注意观察体温 □ 注意伤口情况 □ 注意石膏托外固定是否确实	□ 完成出院记录、病案首页、出院诊断书 □ 向患者交代出院后的注意事项，如返院复诊的时间、地点，发生紧急情况时的处理，外固定时间及去除外固定后的功能练习等
重点医嘱	长期医嘱： □ 全身麻醉/臂丛麻醉+强化后护理常规 □ 术后护理常规 □ 特殊疾病护理或一级护理 □ 明日普食 □ 抬高患肢 □ 患者既往基础用药 临时医嘱： □ 心电血压监护、吸氧补液（根据病情） □ 术前 30 分钟抗菌药物静脉滴注	长期医嘱： □ 术后护理常规 □ 一级护理 □ 饮食 □ 脱水剂（根据情况） □ 镇痛药物 □ 理疗 □ 抬高患肢 □ 患者既往基础用药 临时医嘱： □ 换药 □ 镇痛	出院医嘱： □ 嘱___日拆线换药，去除外固定（根据出院时间决定） □ 在医师指导下适当功能锻炼，以防止肌腱粘连 □ 1 个月后门诊复诊 □ 如有不适，随时来诊
主要护理工作	□ 常规护理：监测生命体征 □ 确认禁食、禁水 □ 准确对接患者；安全护理 □ 疼痛护理：评估与术前对照，对症护理，宣教镇痛方法 □ 注意患肢肿胀程度	□ 饮食指导：禁烟酒，忌生冷辛辣刺激性食物 □ 切口护理：密切观察伤口敷料渗出情况。按时换药，防止感染 □ 疼痛护理：若患肢疼痛，可视情况遵医嘱合理使用镇痛药 □ 术后心理与生活护理 □ 观察术区血运及肿胀情况	□ 告知出院流程，指导患者办理出院手续
病情变异记录	□ 无 □ 有，原因： 1. 2.	□ 无 □ 有，原因： 1. 2.	□ 无 □ 有，原因： 1. 2.
特殊医嘱			
护士签名	白班 小夜 大夜	白班 小夜 大夜	白班 小夜 大夜
医师签名			

（二）护士表单

自发性伸肌腱断裂临床路径护士表单

适用对象：第一诊断为手部伸肌腱自发性断裂（ICD-10：M66.204）

行手部肌腱缝合术（ICD-9-CM-3：82.4501），手部肌腱移位术（ICD-9-CM-3：82.5601），肌腱移植术（ICD-9-CM-3：83.8100），异体肌腱移植术（ICD-9-CM-3：83.8101）

患者姓名：	性别： 年龄： 门诊号：	住院号：
住院日期： 年 月 日	出院日期： 年 月 日	标准住院日：4~7日

时间	住院第1天	住院第2天	住院第3天
健康宣教	□ 入院宣教 □ 介绍主管医师、护士 □ 介绍环境、设施 □ 介绍住院注意事项 □ 介绍探视和陪伴制度 □ 介绍贵重物品制度	□ 药物宣教 □ 完成术前核对，手术肢体佩戴腕带，手指指别标记	□ 药物宣教
护理处置	□ 核对患者，佩戴腕带 □ 建立入院护理病历 □ 协助患者留取各种标本 □ 测量体重	□ 禁食、禁水	
基础护理	□ 三级护理 □ 晨晚间护理 □ 排泄管理 □ 患者安全管理	□ 二级护理 □ 晨晚间护理 □ 患者安全管理	□ 二级护理 □ 晨晚间护理 □ 患者安全管理
专科护理	□ 护理查体 □ 病情观察 □ 主要是手指局部软组织情况 □ 需要时，填写跌倒及压疮防范表 □ 需要时，请家属陪伴 □ 确定饮食种类 □ 心理护理	□ 病情观察 □ 心理护理 □	□ 病情观察 □ 观察术后患者手指血运及外敷料渗血情况 □ 心理护理
重点医嘱	□ 详见医嘱执行单	□ 详见医嘱执行单	□ 详见医嘱执行单
病情变异记录	□ 无 □ 有，原因： 1. 2.	□ 无 □ 有，原因： 1. 2.	□ 无 □ 有，原因： 1. 2.
护士签名			

时间	住院第 3 天	住院第 4 天 （出院日）
健康宣教	□ 术后宣教 □ 药物作用及频率 □ 饮食、活动指导	□ 出院宣教 □ 复查时间 □ 服药方法 □ 活动休息 □ 指导饮食 □ 指导办理出院手续
护理处置	□ 遵医嘱完成相关检查	□ 办理出院手续 □ 书写出院小结
基础护理	□ 二级护理 □ 晨晚间护理 □ 排泄管理 □ 患者安全管理	□ 三级护理 □ 晨晚间护理 □ 协助或指导进食、进水 □ 协助或指导活动 □ 患者安全管理
专科护理	□ 病情观察 □ 监测生命体征 □ 观察指端血运及外敷料渗血情况 □ 心理护理	□ 病情观察 □ 监测生命体征 □ 协助医师换药 □ 出院指导 □ 心理护理
重点医嘱	□ 详见医嘱执行单	□ 详见医嘱执行单
病情变异记录	□ 无　□ 有，原因： 1. 2.	□ 无　□ 有，原因： 1. 2.
护士签名		

（三）患者表单

自发性伸肌腱断裂临床路径患者表单

适用对象：第一诊断为手部伸肌腱自发性断裂（ICD-10：M66.204）

行手部肌腱缝合术（ICD-9-CM-3：82.4501），手部肌腱移位术（ICD-9-CM-3：82.5601），肌腱移植术（ICD-9-CM-3：83.8100），异体肌腱移植术（ICD-9-CM-3：83.8101）

患者姓名：	性别： 年龄： 门诊号：	住院号：
住院日期： 年 月 日	出院日期： 年 月 日	标准住院日：4~7 日

时间	入院	手术日
医患配合	□ 配合询问病史、收集资料，请务必详细告知既往史、用药史、过敏史 □ 配合进行体格检查 □ 有任何不适请告知医师 □ 配合完善术前相关检查、化验，如采血、留尿、心电图、X 线胸片 □ 医师与患者及家属介绍病情及术前谈话、签字	
护患配合	□ 配合测量体温、脉搏、呼吸 3 次，血压、体重 1 次 □ 配合完成入院护理评估（简单询问病史、过敏史、用药史） □ 接受入院宣教（环境介绍、病室规定、订餐制度、贵重物品保管等） □ 配合执行探视和陪伴制度 □ 有任何不适请告知护士	□ 配合测量体温、脉搏、呼吸 3 次，询问大便 1 次 □ 接受手术前宣教 □ 接受饮食宣教 □ 接受药物宣教
饮食	□ 遵医嘱饮食	□ 遵医嘱饮食
排泄	□ 正常排尿便	□ 正常排尿便
活动	□ 正常活动	□ 正常活动

时间	住院第 3 天	出院
医患配合	□ 配合完成术后访视	□ 接受出院前指导 □ 知道复查程序 □ 获取出院诊断书
护患配合	□ 配合定时监测生命体征 □ 接受输液、服药等治疗 □ 接受进食、进水、排便等生活护理 □ 配合活动，预防皮肤压力伤 □ 注意活动安全，避免坠床或跌倒 □ 配合执行探视及陪伴	□ 接受出院宣教 □ 办理出院手续 □ 获取出院带药 □ 知道服药方法、作用、注意事项 □ 知道复印病历程序
饮食	□ 遵医嘱饮食	□ 遵医嘱饮食
排泄	□ 正常排尿便	□ 正常排尿便
活动	□ 正常适度活动，避免疲劳	□ 正常适度活动，避免疲劳

附：原表单（2016 年版）

伸肌腱自发性断裂临床路径表单

适用对象：第一诊断为伸肌腱自发性断裂患者（ICD-10：S66.951）

患者姓名：	性别：	年龄：	门诊号：	住院号：

住院日期： 年 月 日	出院日期： 年 月 日	标准住院日：7~9 日

时间	住院第 1 天	住院第 2 天	住院第 3 天（手术前 1 日）
临床诊断与病情评估	□ 临床诊断：第一诊断为伸肌腱自发性断裂 □ 病情评估：评估患者病情有无明显改变	□ 临床诊断：第一诊断为伸肌腱自发性断裂 □ 病情评估：评估患者病情有无明显改变	□ 临床诊断：第一诊断为伸肌腱自发性断裂 □ 病情评估：评估患者病情有无明显改变
主要诊疗工作	□ 询问病史及体格检查 □ 完成病历书写 □ 开化验单及相关检查 □ 上级医师查房与术前评估 □ 上级医师查房	□ 根据病史、查体、超声、MRI 等行术前讨论，确定手术方案、决定麻醉方式 □ 根据化验及相关检查结果对患者的手术风险进行评估，必要时请相关科室会诊	□ 完成必要的相关科室会诊 □ 完成术前准备与术前评估 □ 完成术前小结、上级医师查房记录等病历书写 □ 签署手术知情同意书、自费用品协议书 □ 向患者及家属交代病情及围术期的注意事项
重点医嘱	长期医嘱： □ 手外科护理常规 □ 二级护理 □ 饮食 □ 患者既往基础用药 临时医嘱： □ 血常规、尿常规、凝血功能、肝肾功能、电解质、血糖 □ 感染性疾病筛查、X 线胸片、心电图 □ 请相关科室会诊（根据情况）	长期医嘱： □ 二级护理 □ 饮食 □ 患者既往基础用药 临时医嘱： □ 根据检查结果进行相关的进一步检查，或提请相关科室会诊	长期医嘱： □ 二级护理 □ 饮食 □ 患者既往基础用药 临时医嘱： □ 术前医嘱：常规准备 □ 明日在全身麻醉或臂丛麻醉下行手部伸肌腱探查、缝合术，肌腱移位/移植术 □ 术前禁食、禁水 □ 如需预防性使用抗菌药物，抗菌药物试敏
主要护理工作	□ 核对个人信息，告知医保事宜 □ 入院宣教 □ 安全教育 □ 介绍主管医师和责任护士 □ 晨检注意事项	□ 正确采集及留取标本 □ 护理等级评定 □ 药物过敏史 □ 既往病史 □ 在陪检护士指导下完成辅助检查 □ 做好晨晚间护理	□ 术前常规准备（腕带、对接单） □ 术区备皮 □ 术前宣教 □ 心理护理 □ 告知术前禁食、禁水注意事项

续 表

时间	住院第 1 天			住院第 2 天			住院第 3 天 （手术前 1 日）		
病情 变异 记录	□无 □有，原因： 1. 2.			□无 □有，原因： 1. 2.			□无 □有，原因： 1. 2.		
特殊 医嘱									
护士 签名	白班	小夜	大夜	白班	小夜	大夜	白班	小夜	大夜
医师 签名									

时间	住院第 4 天 （手术当日）	住院第 5 天 （术后第 1 天）	住院第 6 天 （术后第 2 天）
临床诊断与病情评估	□ 临床诊断：第一诊断为伸肌腱自发性断裂 □ 病情评估：评估患者病情有无明显改变	□ 临床诊断：第一诊断为伸肌腱自发性断裂 □ 病情评估：评估患者病情有无明显改变	□ 临床诊断：第一诊断为伸肌腱自发性断裂 □ 病情评估：评估患者病情有无明显改变
主要诊疗工作	□ 手术，术后给予石膏托外固定 □ 术者完成手术记录 □ 住院医师完成术后病程记录 □ 上级医师查房 □ 向患者及家属交代手术过程概况及术后注意事项	□ 上级医师查房，注意病情变化 □ 完成常规病历书写 □ 注意引流量，根据引流情况明确是否拔除引流管 □ 注意观察体温 □ 注意伤口情况 □ 注意石膏托外固定是否确实	□ 上级医师查房 □ 完成常规病历书写 □ 根据引流情况明确是否拔除引流管 □ 注意观察体温 □ 注意伤口情况 □ 注意石膏托外固定是否确实
重点医嘱	长期医嘱： □ 全身麻醉/臂丛麻醉+强化后护理常规 □ 术后护理常规 □ 特殊疾病护理或一级护理 □ 明日普食 □ 抬高患肢 □ 患者既往基础用药 临时医嘱： □ 心电及血压监护、吸氧、补液（根据病情） □ 术前30分钟抗菌药物静脉滴注	长期医嘱： □ 术后护理常规 □ 一级护理 □ 饮食 □ 脱水剂（根据情况） □ 镇痛药物 □ 理疗 □ 抬高患肢 □ 患者既往基础用药 临时医嘱： □ 换药 □ 镇痛	长期医嘱： □ 术后护理常规 □ 一级护理 □ 饮食 □ 理疗 □ 脱水剂（根据情况） □ 拔除引流（根据情况） □ 抬高患肢 □ 患者既往基础用药 临时医嘱： □ 换药（根据情况）
主要护理工作	□ 常规护理：监测生命体征 □ 确认禁食、禁水 □ 准确对接患者；安全护理 □ 疼痛护理：评估与术前对照，对症护理，宣教镇痛方法 □ 注意患肢肿胀程度	□ 饮食指导：禁烟酒，忌生冷辛辣刺激性食物 □ 切口护理：密切观察伤口敷料渗出情况。按时换药，防止感染 □ 疼痛护理：若患肢疼痛，可视情况遵医嘱合理使用镇痛药 □ 术后心理与生活护理 □ 观察术区血运及肿胀情况	□ 观察患者情况 □ 观察术区血运及肿胀情况
病情变异记录	□ 无　□ 有，原因： 1. 2.	□ 无　□ 有，原因： 1. 2.	□ 无　□ 有，原因： 1. 2.
特殊医嘱			
护士签名	白班　小夜　大夜	白班　小夜　大夜	白班　小夜　大夜
医师签名			

时间	住院第 7 天 （术后第 3 日）	住院第 8 天 （出院前日）	住院第 9 天 （出院日）
临床诊断与病情评估	□ 临床诊断：第一诊断为伸肌腱自发性断裂 □ 病情评估：评估患者病情有无明显改变	□ 临床诊断：第一诊断为伸肌腱自发性断裂 □ 病情评估：评估患者病情有无明显改变	□ 临床诊断：第一诊断为伸肌腱自发性断裂 □ 病情评估：评估患者病情有无明显改变
主要诊疗工作	□ 上级医师查房 □ 完成常规病历书写 □ 注意观察体温 □ 注意伤口情况，有无感染	□ 上级医师查房，进行手术及伤口评估，确定有无手术并发症和切口愈合不良情况，明确能否出院 □ 完成病程记录等	□ 完成出院记录、病案首页、出院诊断书 □ 向患者交代出院后的注意事项，如返院复诊的时间、地点，发生紧急情况时的处理，外固定时间及去除外固定后的功能练习等
重点医嘱	**长期医嘱：** □ 手外科术后护理常规 □ 二级护理 □ 饮食 □ 理疗 □ 患者既往基础用药 **临时医嘱：** □ 换药	**长期医嘱：** □ 手外科术后护理常规 □ 二级护理 □ 饮食 □ 理疗 □ 患者既往基础用药 **临时医嘱：** □ 换药	**出院医嘱：** □ 嘱____日拆线换药，去除外固定（根据出院时间决定） □ 在医师指导下适当功能锻炼，以防止肌腱粘连 □ 1 个月后门诊复诊 □ 如有不适，随时来诊
主要护理工作	□ 观察患者情况 □ 观察术区血运及肿胀情况，有无切口感染 □ 观察石膏托外固定情况	□ 观察石膏托外固定情况 □ 瘢痕护理：告知预防瘢痕的意义及方法 □ 告知随诊的意义 □ 协助患者及家属做好出院准备	□ 告知出院流程，指导患者办理出院手续
病情变异记录	□ 无　□ 有，原因： 1. 2.	□ 无　□ 有，原因： 1. 2.	□ 无　□ 有，原因： 1. 2.
特殊医嘱			
护士签名	白班　小夜　大夜	白班　小夜　大夜	白班　小夜　大夜
医师签名			

第三十一章

闭合伸肌腱损伤（1区）临床路径释义

一、闭合伸肌腱损伤（1区）编码

1. 原编码：

疾病名称及编码：闭合性伸肌腱损伤（1区）（ICD-10：S66.902）

手术操作名称及编码：伸肌腱修复术（ICD-9-CM-3：82.4401）

2. 修改编码：

疾病名称及编码：闭合性伸肌腱损伤（1区）（ICD-10：S66.3）

手术操作名称及编码：手部伸肌腱缝合术（ICD-9-CM-3：82.4501）

手肌腱再附着（ICD-9-CM-3：82.5300）

手部肌腱止点重建术（ICD-9-CM-3：82.5301）

二、临床路径检索方法

S66.3伴（82.4501/ 82.53）

三、闭合伸肌腱损伤（1区）临床路径标准住院流程

（一）适用对象

第一诊断为闭合性伸肌腱损伤（1区）（ICD-10：S66.902），行伸肌腱修复术（ICD-9-CM-3：82.4401）。

> **释义**
> ■ 适用对象编码见上。
> ■ 本路径适用对象为临床诊断为单纯性指伸肌腱损伤（1区），经保守治疗未愈合的患者，如合并末节指骨基底撕脱骨折的患者需进入其他相应路径。

（二）诊断依据

根据《临床诊疗指南·骨科学分册》（中华医学会编著，人民卫生出版社，2008），《外科学（下册）》（8年制和7年制教材临床医学专用，第3版，人民卫生出版社，2015）。

1. 病史：单指明确的外伤史。

2. 体征：单指末节不能主动伸直，局部肿胀、疼，轻度疼痛。

3. X线检查：无骨折的表现。

> **释义**
> ■ 本路径的制订主要参考国内外权威参考书籍。

■ 外伤史不能作为诊断的主要依据，临床常见一些患者并无明显外伤史，而是生活常用动作如搓澡、弹指等动作后出现症状。主要症状是单个手指（少数为多个）末节主动背伸功能丧失，查体时可见手指远指间关节屈曲畸形，不能主动背伸，但被动背伸无受限，多数情况下关节外软组织无明显肿胀、淤斑。
■ 需要拍单指侧位 X 线片除外末节指骨基底骨折。

（三）进入路径标准

1. 第一诊断必须符合 ICD-10：S66.902 闭合性伸肌腱损伤（1 区）疾病编码。
2. 如患有其他疾病，但住院期间不需要特殊处理，也不影响第一诊断的临床路径流程实施时，可以进入路径。
3. 不合并骨折。

释义

■ 在早期该损伤需经严格的保守治疗，即持续佩戴远指间关节过伸位支具 6 周，改为夜间佩戴支具 2 周，所以急性期损伤的患者不应当纳入此临床路径。
■ 如果未经保守治疗或保守治疗无效，而患者自觉末节不能伸直功能障碍明显者可纳入此临床路径。
■ 少数情况下合并末节指骨基底背侧碎屑样骨折的患者也可纳入此临床路径。

（四）标准住院日 7~15 天

释义

■ 诊断明确的患者手术治疗无需这么长时间的住院日，一般术前完善病历、化验检查 1 日，手术 1 日，术后 48 小时内复查伤口一次，总住院时间不超过 5 天符合路径要求。

（五）住院期间的检查项目

1. 必需的检查项目：
（1）血常规、尿常规。
（2）肝肾功能、血电解质、血糖。
（3）凝血功能。
（4）感染性疾病筛查（乙型肝炎、丙型肝炎、艾滋病、梅毒等）。
（5）胸片、心电图。
（6）手指正侧位片。
2. 根据患者病情进行的检查项目：
（1）肺功能、超声心动图（老年人或既往有相关病史者）。
（2）对于合并糖尿病的患者请相关科室调整血糖。

（3）有相关疾病者必要时请相应科室会诊。

> **释义**
>
> ■ 必需的检查项目是了解患者全身情况以评估手术风险的检查，进入路径的患者均需完成。
>
> ■ 一定要拍单个手指的正侧位片以除外末节指骨基底背侧的撕脱骨折，如果拍片体位不正确，容易遗漏骨折，导致治疗方式选择错误。往往患者在门急诊就诊时就已做过这项检查。

（六）治疗方案的选择

伸肌腱修复术，远侧指间关节克氏针固定术。

> **释义**
>
> ■ 确切地说，该术式应当是"指伸肌腱紧缩、远侧指间关节克氏针固定术"。因为这类损伤机制为指伸肌腱从末节指骨基底骨性止点处撕脱，在肌腱断端与骨性止点之间为瘢痕连接，导致肌腱长度略延长，末节无法伸直。
>
> ■ 如果在靠近止点的部位操作，实际上是在瘢痕区操作，影响术后恢复，所以需将手术区略靠近，在真正的腱性部位操作，使两断端均为腱性成分，可以减少术后的复发。

（七）预防性抗菌药物选择与使用时机

术前半小时及术后 24 小时预防应用抗菌药物。

> **释义**
>
> ■ 手术创伤小、切口暴露时间短，仅术前半小时及术后 24 小时预防应用抗菌药物即可。

（八）手术日为入院第 3~5 天

> **释义**
>
> ■ 如果术前检查未发现合并疾病影响麻醉及手术，可在入院第 2 天即可手术治疗。

（九）术后恢复 4~11 天

> **释义**
>
> ■ 术后 2 周切口拆除缝线，克氏针制动 6 周。

（十）出院标准

1. 体温正常，常规化验指标无明显异常。
2. 伤口愈合良好：伤口无感染征象（或可在门诊处理的伤口情况），无皮肤坏死。
3. 术后复查 X 线满意。
4. 没有需要住院处理的并发症和（或）合并症。

> **释义**
>
> ■ 术后第一次复查切口在 48 小时内，切口无感染征象即可出院。

（十一）变异及原因分析

1. 围术期并发症：伤口感染、皮下血肿等造成住院日延长和费用增加。
2. 内科合并症：老年患者常合并基础疾病，如脑血管或心血管病、糖尿病、血栓等，手术可能导致这些疾病加重而需要进一步治疗，从而延长治疗时间，并增加住院费用。

> **释义**
>
> ■ 很少出现围术期并发症，偶尔会出现局部皮肤血运差的情况，在手术显露肌腱时注意保护皮瓣血运，避免皮瓣掀起太薄。
>
> ■ 如果局部皮肤发红，则需延长住院，每天复查切口直至皮肤恢复正常。
>
> ■ 内科并发症可以门诊或转科治疗。

四、推荐表单

（一）医师表单

闭合伸肌腱损伤（1区）临床路径医师表单

适用对象：第一诊断为闭合性伸肌腱损伤（1区）（ICD-10：S66.3）

行手部伸肌腱缝合术（ICD-9-CM-3：82.4501），手肌腱再附着（ICD-9-CM-3：82.5300），手部肌腱止点重建术（ICD-9-CM-3：82.5301）

患者姓名：		性别： 年龄： 门诊号：		住院号：
住院日期： 年 月 日		出院日期： 年 月 日		标准住院日：7~15日

时间		住院第1天（住院日）		住院第2（手术日）
主要诊疗工作		□ 询问病史、体格检查、基本诊断 □ 完成入院记录、首次病程记录 □ 上级医师查房，必要时全科会诊，制订 手术方案 □ 完成术前三级医师查房及术前小结 □ 向患者及家属交代病情，签署"手术知情同意书" □ 完善术前各项检查，术前准备 □ 麻醉师查看患者，签署"麻醉知情同意书"		□ 完成手术 □ 完成手术记录、术后记录及术后上级医师查房记录 □ 向患者家属交代手术情况及术后注意事项
重点医嘱	护理级别	□ 长嘱，三级护理，持续性	护理级别	□ 长嘱，二级护理，持续性
	膳食选择	□ 长嘱，普食，持续性	膳食选择	□ 长嘱，普食，持续性
	术前常规检查	□ 临嘱，血细胞分析（五分类），共1次，一次性 □ 临嘱，血凝分析，共1次，一次性 □ 临嘱，传染病综合抗体，共1次，一次性 □ 临嘱，尿常规分析，共1次，一次性 □ 临嘱，肝肾糖脂组合，共1次，一次性		
	心电图诊检查	□ 临嘱，常规心电图检查（电），共1次，一次性	术后医嘱	□ 长嘱，术后医嘱，持续性
	影像学检查	□ 临嘱，上肢摄影，共1次，一次性 □ 临嘱，胸部摄影，共1次，一次性	术后护理等级	□ 长嘱，二级护理，持续性
	手术申请医嘱	□ 临嘱，手术申请，共1次，一次性 □ 临嘱，拟明日在臂丛麻醉下行指伸肌腱紧缩修复、远侧指间关节克氏针固定术 □ 临嘱，术晨禁食、禁水 □ 临嘱，术区备皮	术后膳食选择	□ 长嘱，普食，持续性
	抗菌药物试敏	□ 临嘱，头孢替唑钠皮试，共1次，一次性	术后复查	

时间		住院第1天（住院日）		住院第2（手术日）
重点医嘱	术前预防用药	□临嘱，注射用头孢替唑钠（0.5g），每次2g，共8支，一次性 □临嘱，0.9%氯化钠注射液（250ml：2.25g/袋），每次250ml，共1袋，一次性	术后预防用药	□临嘱，注射用头孢替唑钠（0.5g），每次2g，共8支，一次性 □临嘱，0.9%氯化钠注射液（250ml：2.25g/袋），每次250ml，共1袋，一次性
病情变异记录		□无　□有，原因： 1. 2.		□无　□有，原因： 1. 2.
医师签名				

时间		住院第 3 天		住院第 4 天
主要诊疗工作		□ 上级医师查房，并做手术效果及术后恢复情况评估 □ 完成术后各级医师查房记录及术后病程记录 □ 观察有无术后及麻醉后并发症		□ 上级医师查房，并观察手术切口愈合情况及有无并发症 □ 完成术后各级医师查房记录及病程记录 □ 完成伤口复查工作
重点医嘱	术后护理等级	□ 长嘱，二级护理，持续性	术后等级护理	□ 长嘱，二级护理，持续性
	术后膳食选择	□ 长嘱，普食，持续性	术后膳食选择	□ 长嘱，普食，持续性
	术后抗菌药物应	□ 无需应用抗菌药物	术后抗菌药物应	□ 无需应用抗菌药物
	换药		换药	□ 临嘱，换药 1 次，共 1 次，一次性
			通知出院	□ 临嘱，通知出院，共 1 次，一次性
病情变异记录		□ 无 □ 有，原因： 1. 2.		□ 无 □ 有，原因： 1. 2.
医师签名				

（二）护士表单

闭合伸肌腱损伤（1区）临床路径护士表单

适用对象：第一诊断为闭合性伸肌腱损伤（1区）（ICD-10：S66.3）

行手部伸肌腱缝合术（ICD-9-CM-3：82.4501），手肌腱再附着（ICD-9-CM-3：82.5300），手部肌腱止点重建术（ICD-9-CM-3：82.5301）

患者姓名：	性别： 年龄： 门诊号：	住院号：
住院日期： 年 月 日	出院日期： 年 月 日	标准住院日：7~15 日

时间	住院第 1 天	住院第 2 天
健康宣教	□ 入院宣教 □ 介绍主管医师、护士 □ 介绍环境、设施 □ 介绍住院注意事项 □ 介绍探视和陪伴制度 □ 介绍贵重物品制度	□ 药物宣教 □ 完成术前核对，手术肢体佩戴腕带，手指指别标记
护理处置	□ 核对患者，佩戴腕带 □ 建立入院护理病历 □ 协助患者留取各种标本 □ 测量体重	□ 禁食、禁水 □
基础护理	□ 三级护理 □ 晨晚间护理 □ 排泄管理 □ 患者安全管理	□ 二级护理 □ 晨晚间护理 □ 患者安全管理
专科护理	□ 护理查体 □ 病情观察，主要是手指局部软组织情况 □ 需要时，填写跌倒及压疮防范表 □ 需要时，请家属陪伴 □ 确定饮食种类 □ 心理护理	□ 病情观察 □ 观察术后患者手指血运及外敷料渗血情况 □ 心理护理 □
重点医嘱	□ 详见医嘱执行单	□ 详见医嘱执行单
病情变异记录	□ 无 □ 有，原因： 1. 2.	□ 无 □ 有，原因： 1. 2.
护士签名		

时间	住院第3天	住院第4天 （出院日）
健康宣教	□ 术后宣教 □ 药物作用及频率 □ 饮食、活动指导	□ 出院宣教 □ 复查时间 □ 服药方法 □ 活动休息 □ 指导饮食 □ 指导办理出院手续
护理处置	□ 遵医嘱完成相关检查	□ 办理出院手续 □ 书写出院小结
基础护理	□ 二级护理 □ 晨晚间护理 □ 排泄管理 □ 患者安全管理	□ 三级护理 □ 晨晚间护理 □ 协助或指导进食、进水 □ 协助或指导活动 □ 患者安全管理
专科护理	□ 病情观察 □ 监测生命体征 □ 观察指端血运及外敷料渗血情况 □ 心理护理	□ 病情观察 □ 监测生命体征 □ 协助医师换药 □ 出院指导 □ 心理护理
重点医嘱	□ 详见医嘱执行单	□ 详见医嘱执行单
病情变异记录	□ 无　□ 有，原因： 1. 2.	□ 无　□ 有，原因： 1. 2.
护士签名		

（三）患者表单

闭合伸肌腱损伤（1区）临床路径患者表单

适用对象：第一诊断为闭合性伸肌腱损伤（1区）（ICD-10：S66.3）

行手部伸肌腱缝合术（ICD-9-CM-3：82.4501），手肌腱再附着（ICD-9-CM-3：82.5300），手部肌腱止点重建术（ICD-9-CM-3：82.5301）

患者姓名：		性别： 年龄： 门诊号：	住院号：
住院日期： 年 月 日		出院日期： 年 月 日	标准住院日：7~15 日

时间	入院	手术日
医患配合	□ 配合询问病史、收集资料，请务必详细告知既往史、用药史、过敏史 □ 配合进行体格检查 □ 有任何不适请告知医师 □ 配合完善术前相关检查、化验，如采血、留尿、心电图、X线胸片 □ 医师与患者及家属介绍病情及术前谈话、签字	
护患配合	□ 配合测量体温、脉搏、呼吸 3 次，血压、体重 1 次 □ 配合完成入院护理评估（简单询问病史、过敏史、用药史） □ 接受入院宣教（环境介绍、病室规定、订餐制度、贵重物品保管等） □ 配合执行探视和陪伴制度 □ 有任何不适请告知护士	□ 配合测量体温、脉搏、呼吸 3 次，询问大便 1 次 □ 接受手术前宣教 □ 接受饮食宣教 □ 接受药物宣教
饮食	□ 遵医嘱饮食	□ 遵医嘱饮食
排泄	□ 正常排尿便	□ 正常排尿便
活动	□ 正常活动	□ 正常活动

时间	住院第 3 天	出院
医患配合	□ 配合完成术后访视	□ 接受出院前指导 □ 知道复查程序 □ 获取出院诊断书
护患配合	□ 配合定时监测生命体征 □ 接受输液、服药等治疗 □ 接受进食、进水、排便等生活护理 □ 配合活动，预防皮肤压力伤 □ 注意活动安全，避免坠床或跌倒 □ 配合执行探视及陪伴制度	□ 接受出院宣教 □ 办理出院手续 □ 获取出院带药 □ 知道服药方法、作用、注意事项 □ 知道复印病历程序
饮食	□ 遵医嘱饮食	□ 遵医嘱饮食
排泄	□ 正常排尿便	□ 正常排尿便
活动	□ 正常适度活动，避免疲劳	□ 正常适度活动，避免疲劳

附：原表单（2016 年版）

闭合伸肌腱损伤（1区）临床路径表单

适用对象：第一诊断为闭合性伸肌腱损伤（1区）（ICD-10：S66.902）

行伸肌腱修复术（ICD-9-CM-3：82.4401）

| 患者姓名： | | | 性别： | 年龄： | 门诊号： | | 住院号： |

| 住院日期： | 　年　月　日 | | 出院日期： | 　年　月　日 | | | 标准住院日：7~15日 |

时间		住院第1~3天（住院日）		住院第2~4天（手术日）
主要诊疗工作		□ 询问病史、体格检查、基本诊断 □ 完成入院记录、首次病程记录 □ 上级医师查房，必要时全科会诊，制订手术方案 □ 完成术前三级医师查房及术前小结 □ 向患者及家属交代病情，签署"手术知情同意书" □ 完善术前各项检查、术前准备 □ 麻醉师查看患者，签署"麻醉知情同意书"		□ 完成手术 □ 完成手术记录、术后记录及术后上级医师查房记录 □ 向患者家属交代手术情况及术后注意事项 □ 全身麻醉患者术后送入ICU病房，苏醒后返回病房 □ 麻醉师术后随访
重点医嘱	护理级别	□ 长嘱，一级护理，持续性 □ 长嘱，二级护理，持续性 □ 长嘱，三级护理，持续性	护理级别	□ 长嘱，一级护理，持续性 □ 长嘱，二级护理，持续性 □ 长嘱，三级护理，持续性
	膳食选择	□ 长嘱，普食，持续性 □ 长嘱，母乳喂养，持续性 □ 长嘱，糖尿病饮食，持续性 □ 长嘱，低盐、低脂糖尿病饮食，持续性 □ 长嘱，流食，持续性 □ 长嘱，半流食，持续性	膳食选择	□ 长嘱，普食，持续性 □ 长嘱，母乳喂养，持续性 □ 长嘱，糖尿病饮食，持续性 □ 长嘱，低盐、低脂糖尿病饮食，持续性 □ 长嘱，流食，持续性 □ 长嘱，半流食，持续性
	术前检验	□ 临嘱，急检血细胞分析+超敏C反应，共1次，一次性 □ 临嘱，血凝分析（急检），共1次，一次性 □ 临嘱，急检传染病抗体检测，共1次，一次性 □ 临嘱，急检血糖，共1次，一次性	手术申请医嘱	□ 临嘱，手术申请，共1次，一次性 □ 临嘱，拟明日在全身麻醉下行舟骨骨折切开复位内固定术 □ 临嘱，拟明日在臂丛麻醉下行畸形矫正术 □ 临嘱，术晨禁食、禁水 □ 临嘱，术区备皮 □ 临嘱，地西泮注射液（2ml：10mg×10支），每次2ml，共1支，一次性 □ 临嘱，地西泮注射液（2ml：10mg×10支），每次0.5ml，共1支，一次性 □ 临嘱，硫酸阿托品注射液（1ml：0.5mg），每次1ml，共1支，一次性 □ 临嘱，硫酸阿托品注射液（1ml：0.5mg），每次0.3ml，共1支，一次性 □ 临嘱，导尿（进口），共1次，一次性

续 表

时间		住院第 1~3 天（住院日）		住院第 2~4 天（手术日）
重点医嘱	术前常规检查	□ 临嘱，血细胞分析（五分类），共 1 次，一次性 □ 临嘱，血凝分析，共 1 次，一次性 □ 临嘱，传染病综合抗体，共 1 次，一次性 □ 临嘱，尿常规分析，共 1 次，一次性 □ 临嘱，肝肾糖脂组合，共 1 次，一次性	抗菌药物试敏	□ 临嘱，头孢替唑钠皮试，共 1 次，一次性 □ 临嘱，青霉素钠皮试，共 1 次，一次性 □ 临嘱，磺苄西林钠皮试，共 1 次，一次性
	电诊检查	□ 临嘱，常规心电图检查（电），共 1 次，一次性 □ 临嘱，床头常规心电图检查，共 1 次，一次性	术后医嘱	□ 长嘱，术后医嘱，持续性
	影像学检查	□ 临嘱，上肢摄影（门诊），共 1 次，一次性 □ 临嘱，上肢摄影（门诊），共 1 次，一次性 □ 临嘱，下肢摄影（门诊），共 1 次，一次性 □ 临嘱，下肢摄影（门诊），共 1 次，一次性 □ 临嘱，胸腹部摄影（门诊），共 1 次，一次性 □ 临嘱，上肢摄影（门诊），共 1 次，一次性 □ 临嘱，上肢摄影（门诊），共 1 次，一次性 □ 临嘱，上肢 CT（门诊楼），共 1 次，一次性 □ 临嘱，上肢 CT（门诊楼），共 1 次，一次性	术后护理等级	□ 长嘱，一级护理，持续性 □ 长嘱，二级护理，持续性 □ 长嘱，三级护理，持续性
	手术申请医嘱	□ 临嘱，手术申请，共 1 次，一次性 □ 临嘱，拟明日在全身麻醉下行舟骨骨折切开复位内固定术 □ 临嘱，拟明日在臂丛麻醉下行舟骨骨折切开复位内固定术 □ 临嘱，拟急诊在臂丛麻醉下行舟骨骨折切开复位内固定术 □ 临嘱，拟急诊在局部麻醉下行舟骨骨折切开复位内固定术 □ 临嘱，拟明日在局部麻醉下行掌骨骨折切开复位内固定术 □ 临嘱，术晨禁食、禁水 □ 临嘱，术区备皮 □ 临嘱，地西泮注射液（2ml：10mg×10支），每次 2ml，共 1 支，一次性 □ 临嘱，地西泮注射液（2ml：10mg×10支），每次 0.5ml，共 1 支，一次性 □ 临嘱，硫酸阿托品注射液（1ml：0.5mg），每次 1ml，共 1 支，一次性 □ 临嘱，硫酸阿托品注射液（1ml：0.5mg），每次 0.3ml，共 1 支，一次性 □ 临嘱，导尿（进口），共 1 次，一次性	术后膳食选择	□ 长嘱，普食，持续性 □ 长嘱，禁食、禁水，持续性 □ 长嘱，母乳喂养，持续性 □ 长嘱，流食，持续性 □ 长嘱，半流食，持续性 □ 长嘱，糖尿病饮食，持续性 □ 长嘱，低盐、低脂糖尿病饮食，持续性

时间		住院第 1~3 天（住院日）		住院第 2~4 天（手术日）
重点医嘱	抗菌药物试敏	□ 临嘱，头孢替唑钠皮试，共 1 次，一次性 □ 临嘱，青霉素钠皮试，共 1 次，一次性 □ 临嘱，磺苄西林钠皮试，共 1 次，一次性	术后复查	□ 临嘱，5% 葡萄糖注射液（100ml：5g），每次 100ml，共 3 袋，每天上午 1 次 □ 临嘱，注射用门冬氨酸阿奇霉素（0.25g），每次 0.5g，共 6 瓶，每天上午 1 次 □ 临嘱，0.9% 氯化钠注射液（250ml：2.25g/袋），每次 2502ml，共 22 袋，每天 2 次 □ 临嘱，注射用青霉素钠（160 万单位），每次 800 万 IU，共 10 支，每天 2 次 □ 临嘱，0.9% 氯化钠注射液（250ml：2.25g/袋），每次 2502ml，共 22 袋，每天 2 次 □ 临嘱，注射用青霉素钠（160 万单位），每次 800 万 IU，共 10 支，每天 2 次 □ 临嘱，0.9% 氯化钠注射液（250ml：2.25g），每次 250ml，共 2 袋，每天 2 次 □ 临嘱，注射用头孢替唑钠（0.5g），每次 2g，共 8 支，每天 2 次 □ 临嘱，0.9% 氯化钠注射液（250ml：2.25g/袋），每次 250ml，共 4 袋，每天 2 次 □ 临嘱，注射用磺苄西林钠（1g/支），每次 2g，共 8 支，每天 2 次 □ 临嘱，0.9% 氯化钠注射液（250ml：2.25g/袋），每次 250ml，共 2 袋，每天上午 1 次 □ 临嘱，克林霉素磷酸酯注射液（10ml：0.9g），每次 1.8g，共 4 支，每天上午 1 次
	术前预防用药	□ 临嘱，0.9% 氯化钠注射液（250ml：2.25g/袋），每次 250ml，共 2 袋，每天 2 次 □ 临嘱，注射用磺苄西林钠（1g/支），每次 2g，共 4 支，每天 2 次 □ 临嘱，0.9% 氯化钠注射液（250ml：2.25g/袋），每次 250ml，共 2 袋，一次性 □ 临嘱，注射用头孢替唑钠（0.5g），每次 2g，共 8 支，一次性 □ 临嘱，0.9% 氯化钠注射液（250ml：2.25g/袋），每次 250ml，共 1 袋，一次性 □ 临嘱，克林霉素磷酸酯注射液（10ml：0.9g），每次 1.8g，共 2 支，一次性	术后消肿	□ 长嘱，参芎葡萄糖注射液（100ml/瓶），每次 100ml，每天 2 次 □ 长嘱，5% 葡萄糖注射液（250ml：12.5g），每次 250ml，每天 1 次 □ 长嘱，大株红景天注射液（5ml/支），每次 10ml，每天 1 次 □ 长嘱，0.9% 氯化钠注射液（250ml：2.25g/袋），每次 250ml，每天 1 次 □ 长嘱，大株红景天注射液（5ml/支），每次 10ml，每天 1 次

续 表

时间	住院第1~3天（住院日）	住院第2~4天（手术日）
主要护理工作	□ 护士接诊，监测生命体征、建立入院病历 □ 进行入院宣教，向患者本人及家属交代临床路径，并交代相关注意事项 □ 完成术前各项常规检查 □ 做术前准备	□ 术前生命体征监测 □ 佩戴腕带，看护患者由手术室护理人员接入手术室 □ 患者安返病房后接患者，监测生命体征 □ 术后心理和生活护理
病情变异记录	□ 无 □ 有，原因： 1. 2.	□ 无 □ 有，原因： 1. 2.
护士签名		
医师签名		

时间		住院第 3~7 天		住院第 6~15 天
主要诊疗工作		□ 上级医师查房，并做手术效果及术后恢复情况评估 □ 完成术后各级医师查房记录及术后病程记录 □ 完成术后每日换药工作 □ 观察有无术后及麻醉后并发症		□ 上级医师查房，并观察手术切口愈合情况及有无并发症 □ 完成术后各级医师查房记录及病程记录 □ 完成每日换药工作
重点医嘱	术后护理等级	□ 长嘱，一级护理，持续性 □ 长嘱，二级护理，持续性 □ 长嘱，三级护理，持续性	术后等级护理	□ 长嘱，一级护理，持续性 □ 长嘱，二级护理，持续性 □ 长嘱，三级护理，持续性
	术后膳食选择	□ 长嘱，普食，持续性 □ 长嘱，禁食、禁水，持续性 □ 长嘱，母乳喂养，持续性 □ 长嘱，流食，持续性 □ 长嘱，半流食，持续性 □ 长嘱，糖尿病饮食，持续性 □ 长嘱，低盐、低脂糖尿病饮食，持续性	术后膳食选择	□ 长嘱，普食，持续性 □ 长嘱，母乳喂养，持续性 □ 长嘱，糖尿病饮食，持续性 □ 长嘱，低盐、低脂糖尿病饮食，持续性 □ 长嘱，流食，持续性 □ 长嘱，半流食，持续性
	术后抗菌药物应	□ 长嘱，0.9% 氯化钠注射液（100ml：0.9g），每次 100ml，每天 2 次 □ 长嘱，注射用头孢替唑钠（0.75g），每次 0.75g，每天 2 次 □ 长嘱，0.9% 氯化钠注射液（250ml：2.25g），每次 250ml，每天 2 次 □ 长嘱，注射用头孢替唑钠（0.75g），每次 1.5g，每天 2 次 □ 长嘱，5% 葡萄糖注射液（100ml：5g），每次 100ml，每天上午 1 次 □ 长嘱，注射用门冬氨酸阿奇霉素（0.25g），每次 0.25g，每天上午 1 次 □ 长嘱，5% 葡萄糖注射液（250ml：12.5g），每次 250ml，每天上午 1 次 □ 长嘱，注射用门冬氨酸阿奇霉素（0.25g），每次 0.5g，每天上午 1 次 □ 长嘱，0.9% 氯化钠注射液（100ml：0.9g），每次 100ml，每天 2 次 □ 长嘱，注射用青霉素钠（160 万单位），每次 320 万 IU，每天 2 次 □ 长嘱，0.9% 氯化钠注射液（250ml：2.25g），每次 250ml，每天 2 次 □ 长嘱，注射用青霉素钠（160 万单位），每次 800 万 IU，每天 2 次	术后抗菌药物应	□ 长嘱，0.9% 氯化钠注射液（100ml：0.9g），每次 100ml，每天 2 次 □ 长嘱，注射用头孢替唑钠（0.75g），每次 0.75g，每天 2 次 □ 长嘱，0.9% 氯化钠注射液（250ml：2.25g），每次 250ml，每天 2 次 □ 长嘱，注射用头孢替唑钠（0.75g），每次 1.5g，每天 2 次 □ 长嘱，5% 葡萄糖注射液（100ml：5g），每次 100ml，每天上午 1 次 □ 长嘱，注射用门冬氨酸阿奇霉素（0.25g），每次 0.25g，每天上午 1 次 □ 长嘱，5% 葡萄糖注射液（250ml：12.5g），每次 250ml，每天上午 1 次 □ 长嘱，注射用门冬氨酸阿奇霉素（0.25g），每次 0.5g，每天上午 1 次 □ 长嘱，0.9% 氯化钠注射液（100ml：0.9g），每次 100ml，每天 2 次 □ 长嘱，注射用青霉素钠（160 万单位），每次 320 万 IU，每天 2 次 □ 长嘱，0.9% 氯化钠注射液（250ml：2.25g），每次 250ml，每天 2 次 □ 长嘱，注射用青霉素钠（160 万单位），每次 800 万 IU，每天 2 次
	换药	□ 临嘱，特大换药，每次 1 次，共 1 次，一次性 □ 临嘱，石膏拆除术，共 1 次，一次性	换药	□ 临嘱，特大换药，每天 1 次，共 1 次，一次性 □ 临嘱，石膏拆除术，共 1 次，一次性
			通知出院	□ 临嘱，通知出院，共 1 次，一次性

续　表

时间	住院第 3~7 天	住院第 6~15 天
主要护理工作	□ 观察患者病情变化、外固定及敷料包扎情况 □ 患者术后心理及生活护理	□ 观察患者病情变化、外固定及敷料包扎情况 □ 患者术后心理及生活护理
病情变异记录	□ 无　□ 有，原因： 1. 2.	□ 无　□ 有，原因： 1. 2.
护士签名		
医师签名		

第三十二章

腓总神经卡压临床路径释义

一、腓总神经卡压编码

1. 原编码：

疾病名称及编码：腓总神经卡压（ICD-10：G57.302）

手术操作名称及编码：神经松解术（ICD-9-CM-3：04.492）

2. 修改编码：

疾病名称及编码：腓总神经卡压（ICD-10：G57.303）

手术操作名称及编码：腓总神经松解术（ICD-9-CM-3：04.4915）

二、临床路径检索方法

G57.303 伴 04.4915

三、腓总神经卡压临床路径标准住院流程

（一）适用对象

第一诊断为腓总神经卡压（ICD-10：G57.302），行局部韧带切开减压，神经松解术（ICD-9-CM-3：04.492）。

> **释义**
>
> ■ 本路径适用对象为腓总神经卡压，如因各种原因的创伤、肿瘤、炎症等所致，可以进入该相应路径，但需同时增加相应处理的费用。

（二）诊断依据

根据《周围神经卡压性疾病》（陈德松，曹光富主编，上海医科大学出版社，1999），《外科学》（孙衍庆主编，北京大学医学出版社，2005）。

1. 病史：除局部占位性病变外，多有外伤史、不良体位等诱因。

2. 体征：小腿酸乏无力、前外侧麻木或足下垂。

3. 辅助检查：肌电图支持。

> **释义**
>
> ■ 由于腓总神经位置表浅，在皮下直接位于腓骨头表面，因此极易损伤或卡压。一些日常小的动作如跷腿、下蹲等均可能导致。而长时间手术、石膏、支具和绷带均可直接压迫此处。膝关节周围骨折、韧带损伤甚至行膝关节镜检查都可引起腓总神经卡压。非创伤性因素包括起于上胫腓关节的囊肿、神经内囊肿、脂肪瘤以及骨痂等。

> ■ 典型的患者可主诉足下垂，但初始症状也可表现为行走时因足无力而容易绊倒。小腿外侧可酸乏无力，甚至有疼痛感，其他感觉障碍和疼痛区还可包括足背（累及腓浅神经）和第一趾蹼间（累及腓深神经）。
>
> ■ 肌电图可用于辅助诊断。此外，B 超检查可明确提示卡压的存在，且对导致卡压的原因有明确提示，包括神经外肿物和神经内肿物。X 线平片也可提示骨性异常的存在，对于某些病变，尚需 MRI 检查。

（三）治疗方案的选择及依据

根据《临床诊疗指南·手外科学分册》（中华医学会编著，人民卫生出版社，2007），《外科学》（孙衍庆主编，北京大学医学出版社，2005）。

1. 腓总神经卡压。
2. 保守治疗无效时选择手术治疗。

> 释义
>
> ■ 病史+体征+肌电图检查可诊断腓总神经卡压，有时还需辅助 B 超、X 线平片和 MRI 检查。
>
> ■ 对于缓慢起病的多数病例，一般应在保守治疗 3~4 个月无效后方考虑手术。保守治疗的方法包括制动、理疗和神经营养药，可根据实际情况选用。
>
> ■ 对于有神经症状明确，有明确导致压迫的原因，经 B 超或者 MRI 确认神经压迫明显者，应考虑早期手术治疗。

（四）标准住院日为 7~9 天

> 释义
>
> ■ 怀疑腓总神经损伤的患者入院后，术前准备 2~3 天，明确诊断后可于第 3~4 天行手术治疗，术后观察 3~5 天可出院，总住院时间不超过 9 天符合本路径要求。

（五）进入路径标准

1. 第一诊断必须符合腓总神经卡压。
2. 当患者同时具有其他疾病，但在住院期间不需要特殊处理也不影响第一诊断的临床路径流程实施时，可以进入路径。
3. 病情需手术治疗。

> 释义
>
> ■ 本路径适用对象为腓总神经卡压，如因各种原因的创伤、肿瘤、炎症等所致，可以进入该相应路径，但需同时增加相应处理的费用。

■ 入院后常规检查发现有基础疾病，如高血压、冠状动脉粥样硬化性心脏病、糖尿病、肝肾功能不全等，经系统评估后对疾病诊断治疗无特殊影响者，可进入路径。但可能增加医疗费用，延长住院时间。

■ 符合手术适应证，需要进行手术治疗者进入。

（六）术前准备 2~3 天

1. 必需的检查项目：
（1）血常规、尿常规。
（2）肝肾功能、电解质、血糖。
（3）凝血功能。
（4）感染性疾病筛查（乙型肝炎、丙型肝炎、艾滋病、梅毒等）。
（5）X 线胸片、心电图。
（6）腓骨小头处 X 线片。
（7）术前需要肌电图、诱发电位检查。
2. 根据患者病情可选择：
（1）肺功能、超声心动图（老年人或既往有相关病史者）。
（2）CT、MRI。
（3）有相关疾病者必要时请相应科室会诊。

> **释义**
>
> ■ 血常规、尿常规、X 线胸片和心电图是最基本的常规检查，进入路径的患者均需完成。肝肾功能、电解质、血糖、凝血功能、心电图、X 线胸片可评估有无基础疾病，是否影响住院时间、费用及其治疗预后。肌电图是为了进一步确诊腓总神经损伤及其部位，明确神经损伤无恢复迹象，需要手术治疗。腓骨小头处的 X 线平片有助于提供可能导致神经损伤的骨性因素。B 超或者 MRI 可明确神经压迫明显者，还可提供导致腓总神经损伤的软组织原因。
>
> ■ 对于老年患者，或者有相关病史者，应行肺功能和超声心动图检查，以确保患者可经受手术。
>
> ■ 由于合并糖尿病可导致伤口感染、神经生长缓慢等问题，因此，应经相关科室调整血糖后方可进行手术，推荐控制在 7~8mmol/L。
>
> ■ 合并其他可能影响手术进程或者恢复的疾病，应在相关科室会诊完成，明确无明显影响后进行手术。

（七）选择用药

抗菌药物：按照《抗菌药物临床应用指导原则（2015 年版）》（国卫办医发〔2015〕43 号）执行。

释义

■ 预防性抗菌药物常规剂量在术前半小时使用，如果手术时间超过 4~6 小时，可以术中加用一次。术后 24 小时按照常规剂量给药，对于手术时间长、出血多、有植入物等情况，可延长使用时间 48~72 小时。

（八）手术日为入院第 4~6 天

1. 麻醉方式：硬膜外麻醉或全身麻醉。
2. 手术方式：腓骨小头处探查，松解神经卡压。
3. 手术内植物：防粘连膜或液体。

释义

■ 在完成常规检查，确诊病变为腓总神经卡压，并且有手术适应证，无手术禁忌证的情况下考虑手术治疗。

■ 手术麻醉的方式可以根据手术时间和患者的状况而定，可能单纯腰麻、腰麻+硬膜外麻醉或者全身麻醉。

■ 手术体位以侧卧位为佳，根据术者习惯也可采用俯卧位，或者仰卧位后大腿垫高屈膝位。

■ 切口以腓骨头下方，从近端后侧向远端前方弧形切口。松解的范围需依据压迫的位置进行定位，应充分松解腓总神经及其分支周围可能形成卡压的结构。

（九）术后住院恢复 5~9 天

1. 观察神经功能恢复情况。
2. 术后处理：
（1）抗菌药物：按照《抗菌药物临床应用指导原则（2015 年版）》（国卫办医发〔2015〕43 号）执行。
（2）术后镇痛：参照《骨科常见疼痛的处理专家建议》。
（3）脱水药物、神经营养药物及电刺激。
（4）部分患者可根据病情给予抗凝治疗。
（5）术后康复：适当进行功能锻炼。

释义

■ 预防性抗菌药物的使用按照常规参照标准进行即可。

■ 术后注意镇痛治疗，可根据具体情况选择口服非甾体类镇痛药、肌内注射麻醉类镇痛药，或者使用镇痛泵镇痛。

■ 术后第 2 天检查伤口情况，更换伤口敷料。

■ 根据引流量拔除引流管。

■ 术后第 2 天开始关节活动度练习，并逐渐增多。

■ 如腕关节主动背伸受限，可佩戴腕背伸腕托。

■ 达到下述出院标准后可出院继续治疗。

（十）出院标准

1. 体温正常，常规化验指标无明显异常。
2. 伤口情况良好：引流管拔除，伤口无感染征象（或可在门诊处理的伤口情况），无皮瓣坏死。
3. 没有需要住院处理的并发症和（或）合并症。

> **释义**
>
> ■ 出院标准主要是与伤口情况有关，在化验检查和伤口检查良好的情况下应考虑出院。
> ■ 没有发生相关并发症和（或）合并症，或者已经处理好，无需进一步住院治疗。

（十一）变异及原因分析

1. 围术期并发症：伤口感染、血管损伤和伤口血肿等造成住院日延长和费用增加。
2. 内科合并症：老年患者常合并基础疾病，如脑血管或心血管病、糖尿病、血栓等，手术可能导致这些疾病加重而需要进一步治疗，从而延长治疗时间，并增加住院费用。

> **释义**
>
> ■ 并发症和合并症的发生应根据具体情况进行治疗，住院时间和住院费用相应延长和增加。

四、推荐表单

（一）医师表单

腓总神经卡压临床路径医师表单

适用对象：第一诊断为腓总神经卡压（ICD-10：G57.303）
行腓总神经松解术（ICD-9-CM-3：04.4915）

患者姓名：	性别： 年龄： 门诊号：	住院号：
住院日期： 年 月 日	出院日期： 年 月 日	标准住院日：7~10 日

时间	住院第 1 天	住院第 2 天	住院第 3 天（手术日前 1 天）
临床诊断与病情评估	□ 临床诊断：第一诊断为腓总神经卡压 □ 病情评估：评估患者病情有无明显改变	□ 临床诊断：第一诊断为腓总神经卡压 □ 病情评估：评估患者病情有无明显改变	□ 临床诊断：第一诊断为腓总神经卡压 □ 病情评估：评估患者病情有无明显改变
主要诊疗工作	□ 询问病史及体格检查 □ 完成病历书写 □ 开化验单及相关检查 □ 上级医师查房与术前评估 □ 上级医师查房	□ 根据病史、体检、平片、电生理等行术前讨论，确定手术方案、决定麻醉方式 □ 根据化验及相关检查结果对患者的手术风险进行评估，必要者请相关科室会诊 □ 完成必要的相关科室会诊	□ 完成术前准备与术前评估 □ 完成术前小结、上级医师查房记录等病历书写 □ 签署手术知情同意书、自费用品协议书 □ 向患者及家属交代病情及围术期的注意事项
重点医嘱	**长期医嘱：** □ 手外科护理常规 □ 二级护理 □ 饮食 □ 患者既往基础用药 **临时医嘱：** □ 血常规、尿常规 □ 凝血功能 □ 肝肾功能、电解质、血糖 □ 感染性疾病筛查 □ 胸片、心电图 □ 肌电图 □ 膝关节 X 线片、CT、磁共振检查（根据病情需要决定） □ 请相关科室会诊（根据情况）	**长期医嘱：** □ 二级护理 □ 饮食	**长期医嘱：** □ 二级护理 □ 饮食 **临时医嘱：** □ 术前医嘱：常规准备明日在硬膜外麻醉或全身麻醉下行开放性腓总神经松解术 □ 术前禁食、禁水
病情变异记录	□ 无 □ 有，原因： 1. 2.	□ 无 □ 有，原因： 1. 2.	□ 无 □ 有，原因： 1. 2.
特殊医嘱			
医师签名			

时间	住院第 4 天 （手术日）	住院第 5 天 （术后第 1 天）	住院第 6 天 （术后第 2 天）
临床 诊断 与 病情 评估	□ 临床诊断：第一诊断为腓总 　神经卡压 □ 病情评估：评估患者病情有 　无明显改变	□ 临床诊断：第一诊断为腓总 　神经卡压 □ 病情评估：评估患者病情有 　无明显改变	□ 临床诊断：第一诊断为腓 　总神经卡压 □ 病情评估：评估患者病情 　有无明显改变
主 要 诊 疗 工 作	□ 手术 □ 术者完成手术记录 □ 住院医师完成术后病程记录 □ 上级医师查房 □ 注意神经功能的变化 □ 向患者及家属交代手术过程 　概况及术后注意事项	□ 上级医师查房，注意病情 　变化 □ 完成常规病历书写 □ 注意引流量，根据引流情况 　明确是否拔除引流管 □ 注意观察体温、血压、脉搏 　等一般状态 □ 注意神经功能变化	□ 上级医师查房，注意病情 　变化 □ 完成常规病历书写 □ 注意引流量，根据引流情 　况明确是否拔除引流管 □ 注意观察体温等一般状态 □ 注意神经功能变化
重 点 医 嘱	**长期医嘱：** □ 全身麻醉/局部麻醉+强化后 　护理常规 □ 术后护理常规 □ 特殊疾病护理或一级护理 □ 术后 6 小时普食、糖尿病饮 　食、低盐低脂饮食 □ 神经营养药物 **临时医嘱：** □ 心电血压监护、吸氧 □ 补液（根据病情）	**长期医嘱：** □ 术后护理常规 □ 饮食 □ 一级护理 □ 脱水（根据情况） □ 激素 □ 神经营养药物 □ 镇痛药物 □ 理疗 □ 雾化吸入（根据情况） □ 抗凝治疗（根据情况） **临时医嘱：** □ 换药 □ 镇痛 □ 补液	**长期医嘱：** □ 饮食 □ 一级护理 □ 理疗 □ 拔除引流（根据情况） □ 拔除引流后可行电刺激 **临时医嘱：** □ 换药（根据情况） □ 补液（根据情况）
病情 变异 记录	□ 无　□ 有，原因： 1. 2.	□ 无　□ 有，原因： 1. 2.	□ 无　□ 有，原因： 1. 2.
特殊 医嘱			
医师 签名			

时间	住院第 7 天 （术后第 3 天）	住院第 8 天 （出院前 1 日）	住院第 9 天 （出院日）
临床 诊断 与 病情 评估	□ 临床诊断：第一诊断为腓总 　神经卡压 □ 病情评估：评估患者病情有 　无明显改变	□ 临床诊断：第一诊断为腓总 　神经卡压 □ 病情评估：评估患者病情有 　无明显改变	□ 临床诊断：第一诊断为腓 　总神经卡压 □ 病情评估：评估患者病情 　有无明显改变
主 要 诊 疗 工 作	□ 上级医师查房 □ 完成常规病历书写 □ 注意观察体温 □ 注意神经功能变化 □ 注意伤口情况	□ 上级医师查房，进行手术及 　伤口评估，确定有无手术并 　发症和切口愈合不良情况， 　明确能否出院 □ 完成出院记录、病案首页、 　出院诊断书、病程记录等 □ 向患者交代出院后的注意事 　项，如返院复诊的时间、地 　点，发生紧急情况时的处 　理等	□ 患者办理出院手续，出院
重 点 医 嘱	长期医嘱： □ 手外科术后护理常规 □ 二级护理 □ 饮食 □ 神经营养药物 □ 脱水（根据情况） □ 镇痛药物 □ 理疗 临时医嘱： □ 换药 □ 补液	出院医嘱： □ 嘱　日拆线换药（根据出院 　时间决定） □ 1 个月后门诊复诊 □ 如有不适，随时来诊	
病情 变异 记录	□ 无　□ 有，原因： 1. 2.	□ 无　□ 有，原因： 1. 2.	□ 无　□ 有，原因： 1. 2.
特殊 医嘱			
医师 签名			

（二）护士表单

腓总神经卡压临床路径护士表单

适用对象：第一诊断为腓总神经卡压患者（ICD-10：G57.302）

行腓总神经松解术（ICD-9-CM-3：04.4915）

患者姓名：	性别： 年龄： 门诊号：	住院号：
住院日期： 年 月 日	出院日期： 年 月 日	标准住院日：7~10 日

时间	住院第 1 天	住院第 2 天	住院第 3 天（手术日前 1 天）
健康宣教	□ 入院宣教 □ 介绍主管医师、护士 □ 介绍环境、设施 □ 介绍住院注意事项 □ 介绍探视和陪伴制度	□ 药物宣教 □ 解答患者的相关疑虑 □ 告知神经损伤的临床特点 □ 告知神经卡压的性质和病变特点	□ 手术前宣教 □ 宣教手术前准备及手术后注意事项 □ 告知手术后饮食 □ 告知患者在手术中配合医师 □ 主管护士与患者沟通，消除患者紧张情绪 □ 告知手术后可能出现的情况及应对方式
护理处置	□ 核对患者，佩戴腕带 □ 建立入院护理病历 □ 协助患者留取各种标本 □ 测量体重 □ 评估活动能力	□ 协助医师完成手术前的相关化验 □ 护理等级评定	□ 术前常规准备（腕带、对接单） □ 术区备皮 □ 术后床上如厕模拟训练
基础护理	□ 三级护理 □ 晨晚间护理 □ 排泄管理 □ 患者安全管理	□ 三级护理 □ 晨晚间护理 □ 排泄管理 □ 患者安全管理	□ 二级护理 □ 晨晚间护理 □ 患者安全管理
专科护理	□ 护理查体 □ 告知辅助检查的注意事项 □ 确定饮食种类 □ 心理护理	□ 病情观察 □ 神经功能改变 □ 肿物变化的观察 □ 遵医嘱完成相关检查 □ 心理护理	□ 病情观察 □ 神经功能改变 □ 肿物变化的观察 □ 遵医嘱完成相关检查 □ 心理护理
重点医嘱	□ 详见医嘱执行单	□ 详见医嘱执行单	□ 详见医嘱执行单
病情变异记录	□ 无 □ 有，原因： 1. 2.	□ 无 □ 有，原因： 1. 2.	□ 无 □ 有，原因： 1. 2.
护士签名			

时间	住院第4天 （手术日）	住院第5天 （术后第1天）	住院第6天 （术后第2天）
健康宣教	□ 手术当日宣教 □ 告知饮食、体位要求 □ 告知手术后需禁食4~6小时 □ 给予患者及家属心理支持 □ 再次明确探视陪伴须知 □ 手术后宣教 □ 再次告知饮食、体位要求 □ 告知患者家属辅助观察患者精神状态	□ 饮食指导：禁烟酒，忌生冷辛辣刺激性食物	□ 饮食指导：禁烟酒，忌生冷辛辣刺激性食物
护理处置	□ 手术接患者时核对患者信息 □ 患者基本信息 □ 手术肢体和部位并标记 □ 核对术中带药 □ 核对病历和影像资料 □ 摘除患者义齿 □ 摘除患者佩戴的眼镜、首饰等物品 □ 接手术后患者 □ 核对患者及资料 □ 即刻监护患者的生命体征 □ 记录患者的液体和引流 □ 记录其他带回患者资料	□ 完成当日医嘱核对	□ 完成当日医嘱核对
基础护理	□ 二级或一级护理 □ 遵医嘱补液和抗菌药物 □ 心电血压监护、吸氧 □ 患者安全管理	□ 二级或一级护理 □ 遵医嘱补液和抗菌药物 □ 口腔护理、拍背咳痰，鼓励早期下床活动 □ 患者安全管理	□ 二级或一级护理 □ 遵医嘱补液和抗菌药物 □ 口腔护理、拍背咳痰，鼓励早期下床活动 □ 患者安全管理
专科护理	□ 体位护理：合理使用肢体垫，舒适卧位 □ 肢体观察：观察患肢血运情况，注意感觉功能变化 □ 切口观察：观察敷料渗出情况，注意血运变化 □ 引流护理：密切引流液的观察，保持引流管无受压、折曲，引流通畅 □ 管路护理：做好管路观察、记录，标识及维护护理 □ 疼痛护理 □ 心理护理	□ 肢体护理：保持下肢处于中立位，避免过度外展。防止冷热伤 □ 疼痛护理：若患肢疼痛，可视情况遵医嘱合理使用镇痛药 □ 预防血栓护理 □ 用药观察护理 □ 伤口护理 □ 心理护理	□ 肢体护理：保持下肢处于中立位，避免过度外展。防止冷热伤 □ 疼痛护理：若患肢疼痛，可视情况遵医嘱合理使用镇痛药 □ 预防血栓护理 □ 用药观察护理 □ 伤口护理 □ 心理护理
重点医嘱	□ 详见医嘱执行单	□ 详见医嘱执行单	□ 详见医嘱执行单
病情变异记录	□ 无 □ 有，原因： 1. 2.	□ 无 □ 有，原因： 1. 2.	□ 无 □ 有，原因： 1. 2.
护士签名			

时间	住院第 7 天 （术后第 3 天）	住院第 8 天 （术后第 4 天）	住院第 9~15 天 （出院日）
健康宣教	□ 饮食指导：禁烟酒，忌生冷辛辣刺激性食物	□ 饮食指导：禁烟酒，忌生冷辛辣刺激性食物	□ 出院宣教 □ 复查时间 □ 服药方法 □ 指导办理出院手续 □ 电刺激治疗、肌肉按摩防止肌肉萎缩，患肢不可过早负重，按期服用促神经生长药物的方法及意义
护理处置	□ 完成当日医嘱核对	□ 完成当日医嘱核对	□ 办理出院手续 □ 书写出院小结
基础护理	□ 二级或一级护理 □ 遵医嘱补液和抗菌药物 □ 口腔护理、拍背咳痰，鼓励早期下床活动 □ 患者安全管理	□ 二级或一级护理 □ 遵医嘱补液和抗菌药物 □ 口腔护理、拍背咳痰，鼓励早期下床活动 □ 患者安全管理	□ 三级护理 □ 患者安全管理
专科护理	□ 肢体护理：保持下肢处于中立位，避免过度外展。防止冷热伤 □ 疼痛护理：若患肢疼痛，可视情况遵医嘱合理使用镇痛药 □ 预防血栓护理 □ 用药观察护理 □ 伤口护理 □ 心理护理	□ 肢体护理：保持下肢处于中立位，避免过度外展。防止冷热伤 □ 疼痛护理：若患肢疼痛，可视情况遵医嘱合理使用镇痛药 □ 预防血栓护理 □ 用药观察护理 □ 伤口护理 □ 心理护理	□ 瘢痕护理：告知预防瘢痕的意义及方法 □ 功能锻炼：早期开始足背伸动作，每日 3 次，每次 15 组，同时按摩足部放松。监测疼痛、麻木恢复情况
重点医嘱	□ 详见医嘱执行单	□ 详见医嘱执行单	□ 详见医嘱执行单
病情变异记录	□ 无　□ 有，原因： 1. 2.	□ 无　□ 有，原因： 1. 2.	□ 无　□ 有，原因： 1. 2.
护士签名			

（三）患者表单

腓总神经卡压临床路径患者表单

适用对象：第一诊断为腓总神经卡压（ICD-10：G57.303）

行腓总神经松解术（ICD-9-CM-3：04.4915）

患者姓名：	性别： 年龄： 门诊号：	住院号：
住院日期： 年 月 日	出院日期： 年 月 日	标准住院日：7~10日

时间	入院	术前	手术当天
医患配合	□ 配合询问病史、收集资料，请务必详细告知既往史、用药史、过敏史 □ 配合进行体格检查 □ 有任何不适请告知医师	□ 配合完善手术检查前相关检查、化验，如采血、留尿、心电图、X线胸片 □ 医师与患者及家属介绍病情及手术检查谈话、胃镜检查前签字	□ 配合完善相关检查、化验，如采血、留尿 □ 配合医师摆好检查体位
护患配合	□ 配合测量体温、脉搏、呼吸3次，血压、体重1次 □ 配合完成入院护理评估（简单询问病史、过敏史、用药史） □ 接受入院宣教（环境介绍、病室规定、订餐制度、贵重物品保管等） □ 配合执行探视和陪伴制度 □ 有任何不适请告知护士	□ 配合测量体温、脉搏、呼吸3次，询问大便1次 □ 接受手术前宣教 □ 接受饮食宣教 □ 接受药物宣教	□ 配合测量体温、脉搏、呼吸3次，询问大便1次 □ 送手术室前，协助完成核对，带齐影像资料及用药 □ 返回病房后，配合接受生命体征的监测 □ 配合检查意识（全身麻醉者） □ 配合缓解疼痛 □ 接受手术后宣教 □ 接受饮食宣教：手术当天禁食 □ 接受药物宣教 □ 有任何不适请告知护士
饮食	□ 遵医嘱饮食	□ 遵医嘱饮食	□ 手术前禁食、禁水 □ 手术后，根据医嘱4~6小时后试饮水，无恶心呕吐进少量流食或半流食
排泄	□ 正常排尿便	□ 正常排尿便	□ 正常排尿便
活动	□ 正常活动	□ 正常活动	□ 正常活动

时间	手术后	出院
医患 配合	□ 配合肢体检查 □ 配合完善术后检查，如采血、留尿便等	□ 接受出院前指导 □ 知道复查程序 □ 获取出院诊断书
护 患 配 合	□ 配合定时监测生命体征，每日询问大便情况 □ 配合检查伤口 □ 接受输液、服药等治疗 □ 接受进食、进水、排便等生活护理 □ 配合活动，预防皮肤压力伤 □ 注意活动安全，避免坠床或跌倒 □ 配合执行探视及陪伴	□ 接受出院宣教 □ 办理出院手续 □ 获取出院带药 □ 知道服药方法、作用、注意事项 □ 知道复印病历程序
饮 食	□ 遵医嘱饮食	□ 遵医嘱饮食
排 泄	□ 正常排尿便	□ 正常排尿便
活 动	□ 正常适度活动，避免疲劳	□ 正常适度活动，避免疲劳

附：原表单（2016年版）

腓总神经卡压临床路径表单

适用对象：第一诊断为腓总神经卡压患者（ICD-10：G57.302）

患者姓名：	性别： 年龄： 门诊号：	住院号：
住院日期： 年 月 日	出院日期： 年 月 日	标准住院日：7-10日

时间	住院第1天	住院第2天	住院第3天（手术日前1天）
临床诊断与病情评估	□ 临床诊断：第一诊断为腓总神经卡压 □ 病情评估：评估患者病情有无明显改变	□ 临床诊断：第一诊断为腓总神经卡压 □ 病情评估：评估患者病情有无明显改变	□ 临床诊断：第一诊断为腓总神经卡压 □ 病情评估：评估患者病情有无明显改变
主要诊疗工作	□ 询问病史及体格检查 □ 完成病历书写 □ 开化验单及相关检查 □ 上级医师查房与术前评估 □ 上级医师查房	□ 根据病史、体检、平片、电生理等行术前讨论，确定手术方案，决定麻醉方式 □ 根据化验及相关检查结果对患者的手术风险进行评估，必要者请相关科室会诊 □ 完成必要的相关科室会诊	□ 完成术前准备与术前评估 □ 完成术前小结、上级医师查房记录等病历书写 □ 签署手术知情同意书、自费用品协议书 □ 向患者及家属交代病情及围术期的注意事项
重点医嘱	长期医嘱： □ 手外科护理常规 □ 二级护理 □ 饮食 □ 患者既往基础用药 临时医嘱： □ 血常规、尿常规 □ 凝血功能 □ 肝肾功能、电解质、血糖 □ 感染性疾病筛查 □ 胸片、心电图 □ 肌电图 □ 膝关节X线片或CT或磁共振检查（根据病情需要决定） □ 请相关科室会诊（根据情况）	长期医嘱： □ 二级护理 □ 饮食	长期医嘱： □ 二级护理 □ 饮食 临时医嘱： □ 术前医嘱：常规准备明日在硬膜外麻醉或全身麻醉下行开放性腓总神经松解术 □ 术前禁食、禁水
主要护理工作	□ 介绍病区环境、设施；介绍患者主管医师和责任护士；入院常规宣教；评估活动能力，安全护理；告知辅助检查的注意事项	□ 护理等级评定；药物过敏史；既往病史；在陪检护士指导下完成辅助检查，做好晨晚间护理	□ 术前常规准备（腕带、对接单）；术区备皮；术前宣教；心理护理；术后如厕模拟训练

续　表

时间	住院第 1 天			住院第 2 天			住院第 3 天（手术日前 1 天）		
病情变异记录	□无　□有，原因： 1. 2.			□无　□有，原因： 1. 2.			□无　□有，原因： 1. 2.		
特殊医嘱									
护士签名	白班	小夜	大夜	白班	小夜	大夜	白班	小夜	大夜
医师签名									

时间	住院第 4 天 （手术日）	住院第 5 天 （术后第 1 天）	住院第 6 天 （术后第 2 天）
临床 诊断 与 病情 评估	□ 临床诊断：第一诊断为腓总 　神经卡压 □ 病情评估：评估患者病情有 　无明显改变	□ 临床诊断：第一诊断为腓总 　神经卡压 □ 病情评估：评估患者病情有 　无明显改变	□ 临床诊断：第一诊断为腓 　总神经卡压 □ 病情评估：评估患者病情 　有无明显改变
主 要 诊 疗 工 作	□ 手术 □ 术者完成手术记录 □ 住院医师完成术后病程记录 □ 上级医师查房 □ 注意神经功能的变化 □ 向患者及家属交代手术过程 　概况及术后注意事项	□ 上级医师查房，注意病情变化 □ 完成常规病历书写 □ 注意引流量，根据引流情况 　明确是否拔除引流管 □ 注意观察体温血压脉搏等一 　般状态 □ 注意神经功能变化	□ 上级医师查房，注意病情 　变化 □ 完成常规病历书写 □ 注意引流量，根据引流情 　况明确是否拔除引流管 □ 注意观察体温等一般状态 □ 注意神经功能变化
重 点 医 嘱	**长期医嘱：** □ 全身麻醉/局部麻醉+强化后 护理常规 □ 术后护理常规 □ 特殊疾病护理或一级护理 □ 术后 6 小时普食、糖尿病饮 食、低盐低脂饮食 □ 神经营养药物 **临时医嘱：** □ 心电血压监护、吸氧 □ 补液（根据病情）	**长期医嘱：** □ 术后护理常规 □ 饮食 □ 一级护理 □ 脱水（根据情况） □ 激素 □ 神经营养药物 □ 镇痛药物 □ 理疗 □ 雾化吸入（根据情况） □ 抗凝治疗（根据情况） **临时医嘱：** □ 换药 □ 镇痛 □ 补液	**长期医嘱：** □ 饮食 □ 一级护理 □ 理疗 □ 拔除引流（根据情况） □ 拔除引流后可行电刺激 **临时医嘱：** □ 换药（根据情况） □ 补液（根据情况）
主要 护理 工作	□ 体位护理：合理使用肢体垫， 　舒适卧位 □ 切口观察：观察敷料渗出情 　况，注意血运变化 □ 疼痛护理：指导患者正确使 　用止疼泵	□ 饮食指导：禁烟酒，忌生冷 　辛辣刺激性食物 □ 引流护理：密切观察伤口敷 　料渗出情况。保持引流管无 　受压、折曲，引流通畅 □ 肢体护理：保持下肢处于中 　立位，避免过度外展。防止 　冷热伤 □ 预防血栓护理	□ 饮食指导：禁烟酒，忌生 　冷辛辣刺激性食物 □ 引流护理：密切观察伤口敷 　料渗出情况。保持引流管无 　受压、折曲，引流通畅 □ 肢体护理：保持下肢处于 　中立位，避免过度外展。 　防止冷热伤 □ 预防血栓护理
病情 变异 记录	□ 无　□ 有，原因： 1. 2.	□ 无　□ 有，原因： 1. 2.	□ 无　□ 有，原因： 1. 2.
特殊 医嘱			
护士 签名	白班 ｜ 小夜 ｜ 大夜	白班 ｜ 小夜 ｜ 大夜	白班 ｜ 小夜 ｜ 大夜
医师 签名			

时间	住院第7天 （术后第3天）	住院第8天 （出院前1日）	住院第9天 （出院日）
临床诊断与病情评估	□ 临床诊断：第一诊断为腓总神经卡压 □ 病情评估：评估患者病情有无明显改变	□ 临床诊断：第一诊断为腓总神经卡压 □ 病情评估：评估患者病情有无明显改变	□ 临床诊断：第一诊断为腓总神经卡压 □ 病情评估：评估患者病情有无明显改变
主要诊疗工作	□ 上级医师查房 □ 完成常规病历书写 □ 注意观察体温 □ 注意神经功能变化 □ 注意伤口情况	□ 上级医师查房，进行手术及伤口评估，确定有无手术并发症和切口愈合不良情况，明确能否出院 □ 完成出院记录、病案首页、出院诊断书、病程记录等 □ 向患者交代出院后的注意事项，如返院复诊的时间、地点，发生紧急情况时的处理等	□ 患者办理出院手续，出院
重点医嘱	长期医嘱： □ 手外科术后护理常规 □ 二级护理 □ 饮食 □ 神经营养药物 □ 脱水（根据情况） □ 镇痛药物 □ 理疗 临时医嘱： □ 换药 □ 补液	出院医嘱： □ 嘱 日拆线换药（根据出院时间决定） □ 1个月后门诊复诊 □ 如有不适，随时来诊	
主要护理工作	□ 饮食指导：禁烟酒，忌生冷辛辣刺激性食物 □ 引流护理：密切观察伤口敷料渗出情况。保持引流管无受压、折曲，引流通畅 □ 肢体护理：保持下肢处于中立位，避免过度外展。防止冷热伤 □ 预防血栓护理	□ 饮食指导：禁烟酒，忌生冷辛辣刺激性食物 □ 引流护理：密切观察伤口敷料渗出情况保持引流管无受压、折曲，引流通畅 □ 肢体护理：保持下肢处于中立位，避免过度外展。防止冷热伤 □ 预防血栓护理	□ 功能锻炼：早期开始足背伸动作，每日3次，每次15组，同时按摩足部放松。监测疼痛、麻木恢复情况 □ 瘢痕护理：告知预防瘢痕的意义及方法 □ 告知随诊的意义 □ 告知出院流程 □ 告知营养神经药物使用方法
病情变异记录	□ 无 □ 有，原因： 1. 2.	□ 无 □ 有，原因： 1. 2.	□ 无 □ 有，原因： 1. 2.
特殊医嘱			
护士签名	白班　小夜　大夜	白班　小夜　大夜	白班　小夜　大夜
医师签名			

第三十三章

桡神经损伤临床路径释义

一、桡神经损伤编码

1. 原编码：

疾病名称及编码：单侧桡神经损伤（ICD-10：S54.201）

手术操作名称及编码：桡神经松解术（ICD-9-CM-3：04.4904）

2. 修改编码：

疾病名称及编码：桡神经损害（ICD-10：G56.300）

桡神经麻痹（ICD-10：G56.301）

手术操作名称及编码：桡神经松解术（ICD-9-CM-3：04.4909）

二、临床路径检索方法

G56.3 伴 04.4909

三、桡神经损伤临床路径标准住院流程

（一）适用对象

第一诊断为单侧桡神经损伤（ICD-10：S54.201）。

行桡神经松解术（ICD-9-CM-3：04.4904）。

> **释义**
>
> ■ 本路径适用对象为原发性桡神经损伤，如因各种原因的创伤、肿瘤、炎症等原因所致，需要进入其他相应路径。

（二）诊断依据

根据《临床诊疗指南·骨科分册》（中华医学会编著，人民卫生出版社，2008），《外科学（下册）》（8年制和7年制教材临床医学专用，人民卫生出版社）。

1. 病史：无明确外伤史。

2. 体征：单侧伸腕、伸指、伸拇功能障碍伴虎口区感觉麻木。

3. 肌电图检查：有桡神经损伤的表现。

4. B超检查：桡神经卡压或沙漏样狭窄。

> **释义**
>
> ■ 病史+主诉+体征+肌电图+B超检查是诊断原发性桡神经损伤的初步依据。
>
> ■ 患者无明确外伤及手术史，否则进入其他路径。患者可能有之前与桡神经损伤无关的小状况，如感冒、其他部位手术以及小的牵拉动作等。

■根据桡神经损伤位置不同，患者可主诉伸腕、伸指、伸拇功能障碍伴虎口区感觉麻木（提示损伤位置在上臂，累及桡神经主干），也可主诉伸拇和伸指障碍，但无虎口区感觉麻木（提示损伤位置在肘部和前臂近端，累及骨间后神经）。

■体检要注意检查麻痹肌肉的功能外，还需特别注意其他桡神经支配肌肉。此外，还要注意上肢其他区域感觉和肌力异常。

■肌电图检查应该最早在损伤后3周进行。除检查桡神经外，还需检查其他神经和肌肉，以除外其他疾病和损伤。

■B超检查有助于确定桡神经损伤的存在、部位和性质。

（三）进入路径标准

1. 第一诊断必须符合 ICD-10：S54.201 桡神经损伤疾病编码。
2. 如患有其他疾病，但住院期间不需要特殊处理，也不影响第一诊断的临床路径流程实施时，可以进入路径。
3. 不合并颈椎病。

> 释义
>
> ■本路径适用对象为原发性桡神经损伤，如因各种原因的创伤、肿瘤、炎症等原因所致，需要进入其他相应路径。
>
> ■入院后常规检查发现有基础疾病，如高血压、冠状动脉粥样硬化性心脏病、糖尿病、肝肾功能不全等，经系统评估后对溃疡病诊断治疗无特殊影响者，可进入路径。但可能增加医疗费用，延长住院时间。
>
> ■需常规检查桡神经以外的其他上肢神经的感觉和肌肉功能，以除外病变因颈椎病变引起，或者与桡神经损伤合并存在。

（四）标准住院日 7~15 天

> 释义
>
> ■怀疑桡神经损伤的患者入院后，肌电图前准备1~2天，第2~3天行肌电图和B超检查。明确诊断后，可于第5天左右行手术治疗，术后观察3~5天可出院，总住院时间不超过15天符合本路径要求。

（五）住院期间的检查项目

1. 必需的检查项目：
（1）血常规、尿常规。
（2）肌电图、肝肾功能、血电解质、血糖。
（3）凝血功能。
（4）感染性疾病筛查（乙型肝炎、丙型肝炎、艾滋病、梅毒等）。

（5）X 线胸片、心电图。

2. 根据患者病情进行的检查项目：

（1）肺功能、超声心动图（老年人或既往有相关病史者）。

（2）对于合并糖尿病的请相关科室调整血糖。

（3）有相关疾病者必要时请相应科室会诊。

> **释义**
>
> ■血常规、尿常规、X 线胸片和心电图是最基本的常规检查，进入路径的患者均需完成。肝肾功能、电解质、血糖、凝血功能、心电图、X 线胸片可评估有无基础疾病，是否影响住院时间、费用及其治疗预后。肌电图是为了进一步确诊桡神经损伤及其部位，以除外其他损伤。
>
> ■对于老年患者或有相关病史者，应行肺功能和超声心动图检查，以确保患者可经受手术。
>
> ■由于合并糖尿病可导致伤口感染、神经生长缓慢等问题，因此，应经相关科室调整血糖后方可进行手术，推荐控制在 7~8mmol/L。
>
> ■合并其他可能影响手术进程或者恢复的疾病，应在相关科室会诊完成，明确无明显影响后进行手术。

（六）治疗方案的选择

桡神经松解术，局部神经受压严重可考虑放置防粘连膜。

> **释义**
>
> ■术前应根据病史+体检+肌电图+B 超确定损伤的位置，如果伸腕功能未累及，考虑损伤位置在前臂近端至上臂远端的区域。如果累及伸腕功能，考虑损伤位置在上臂远端以近的区域。
>
> ■切口应根据损伤位置进行选择。
>
> ■松解的范围依据压迫位置而定，可能是骨间后神经也可能是桡神经主干。损伤如果是卡压导致的，要松解所有可能导致卡压的因素。如果神经有沙漏样狭窄，则需要切开神经外膜，松解神经上所有狭窄的外膜或系膜，但应注意保护神经的完整性。
>
> ■对于神经压迫明显者，在完成彻底松解基础上，可放置防粘连膜。

（七）预防性抗菌药物选择与使用时机

术前半小时及术后 24 小时预防应用抗菌药物。

> **释义**
>
> ■预防性抗菌药物常规剂量在术前半小时使用，如果手术时间超过 4 小时，可以术中加用一次。术后 24 小时按照常规剂量给药，对于手术时间长、出血多、有植入物等情况，可延长使用时间到 48~72 小时。

（八）手术日为入院第3~5天

> **释义**
>
> ■ 在完成常规检查，确诊病变为桡神经损伤，并且有手术适应证，无手术禁忌证的情况下考虑手术治疗。

（九）术后恢复4~11天

> **释义**
>
> ■ 术后注意镇痛治疗，可根据具体情况选择口服非甾体类镇痛药、肌内注射麻醉类镇痛药，或者使用镇痛泵镇痛。
> ■ 术后第2天检查伤口情况，更换伤口敷料。
> ■ 根据引流量拔除引流管。
> ■ 术后第2天开始关节活动度练习，并逐渐增多。
> ■ 如腕关节主动背伸受限，可佩带腕背伸腕托。
> ■ 达到下述出院标准后可出院继续治疗。

（十）出院标准

1. 体温正常，常规化验指标无明显异常。
2. 伤口愈合良好：引流管拔除，伤口无感染征象（或可在门诊处理的伤口情况），无皮肤坏死。
3. 术后复查肌电图满意。
4. 没有需要住院处理的并发症和（或）合并症。

> **释义**
>
> ■ 出院标准主要是与伤口情况有关，在化验检查和伤口检查良好的情况下应考虑出院。神经损伤修复时间不能确定，根据患者恢复情况酌情安排出院。
> ■ 没有发生相关并发症和（或）合并症，或者已经处理好，无需进一步住院治疗。

（十一）变异及原因分析

1. 围术期并发症：伤口感染、皮下血肿等造成住院日延长和费用增加。
2. 内科合并症：老年患者常合并基础疾病，如脑血管或心血管病、糖尿病、血栓等，手术可能导致这些疾病加重而需要进一步治疗，从而延长治疗时间，并增加住院费用。

> **释义**
>
> ■ 并发症和合并症的发生应根据具体情况进行治疗，住院时间和住院费用相应延长和增加。

四、推荐表单

（一）医师表单

桡神经损伤临床路径医师表单

适用对象：第一诊断为桡神经损害（ICD-10：G56.300），桡神经麻痹（ICD-10：G56.301）

行桡神经松解术（ICD-9-CM-3：04.4909）

患者姓名：	性别： 年龄： 门诊号：	住院号：
住院日期： 年 月 日	出院日期： 年 月 日	标准住院日：7~15 日

时间	住院第 1 天	住院第 2 天	住院第 3 天（手术日前 1 天）
临床诊断与病情评估	□ 临床诊断：第一诊断为单侧桡神经损伤 □ 病情评估：评估患者病情有无明显改变	□ 临床诊断：第一诊断为单侧桡神经损伤 □ 病情评估：评估患者病情有无明显改变	□ 临床诊断：第一诊断为单侧桡神经损伤 □ 病情评估：评估患者病情有无明显改变
主要诊疗工作	□ 询问病史及体格检查 □ 完成病历书写 □ 开化验单及相关检查 □ 上级医师查房与术前评估 □ 上级医师查房	□ 根据病史、体检、平片、电生理等行术前讨论，确定手术方案、决定麻醉方式 □ 根据化验及相关检查结果对患者的手术风险进行评估，必要时请相关科室会诊 □ 完成必要的相关科室会诊	□ 完成术前准备与术前评估 □ 完成术前小结、上级医师查房记录等病历书写 □ 签署手术知情同意书、自费用品协议书 □ 向患者及家属交代病情及围术期的注意事项
重点医嘱	**长期医嘱：** □ 手外科护理常规 □ 二级护理 □ 饮食 □ 患者既往基础用药 **临时医嘱：** □ 血常规、尿常规 □ 凝血功能 □ 肝肾功能、电解质、血糖 □ 感染性疾病筛查 □ X 线胸片、心电图 □ 肌电图 □ 上臂和肘关节 X 线片或 CT 或磁共振检查（根据病情需要决定） □ 请相关科室会诊（根据情况）	**长期医嘱：** □ 二级护理 □ 饮食	**长期医嘱：** □ 二级护理 □ 饮食 **临时医嘱：** □ 术前医嘱：常规准备明日在臂丛神经阻滞麻醉或全身麻醉下行桡神经松解术 □ 术前禁食、禁水
病情变异记录	□ 无 □ 有，原因： 1. 2.	□ 无 □ 有，原因： 1. 2.	□ 无 □ 有，原因： 1. 2.
特殊医嘱			
医师签名			

时间	住院第 4 天 （手术日）	住院第 5 天 （术后第 1 天）	住院第 6 天 （术后第 2 天）
临床诊断与病情评估	□ 临床诊断：第一诊断为单侧桡神经损伤 □ 病情评估：评估患者病情有无明显改变	□ 临床诊断：第一诊断为单侧桡神经损伤 □ 病情评估：评估患者病情有无明显改变	□ 临床诊断：第一诊断为单侧桡神经损伤 □ 病情评估：评估患者病情有无明显改变
主要诊疗工作	□ 手术 □ 术者完成手术记录 □ 住院医师完成术后病程记录 □ 上级医师查房 □ 注意神经功能的变化 □ 向患者及家属交代手术过程概况及术后注意事项	□ 上级医师查房，注意病情变化 □ 完成常规病历书写 □ 注意引流量，根据引流情况明确是否拔除引流管 □ 注意观察体温、血压、脉搏等 □ 注意神经功能变化	□ 上级医师查房，注意病情变化 □ 完成常规病历书写 □ 注意引流量，根据引流情况明确是否拔除引流管 □ 注意观察体温等一般状态 □ 注意神经功能变化
重点医嘱	长期医嘱： □ 全身麻醉/局部麻醉+强化后护理常规 □ 术后护理常规 □ 特殊疾病护理或一级护理 □ 术后 6 小时普食、糖尿病饮食、低盐低脂饮食 □ 神经营养药物 临时医嘱： □ 心电血压监护、吸氧 □ 补液（根据病情）	长期医嘱： □ 术后护理常规 □ 饮食 □ 一级护理 □ 脱水剂（根据情况） □ 激素 □ 神经营养药物 □ 镇痛药物 □ 理疗 □ 雾化吸入（根据情况） □ 抗凝治疗（根据情况） 临时医嘱： □ 换药 □ 镇痛 □ 补液	长期医嘱： □ 饮食 □ 一级护理 □ 理疗 □ 拔除引流（根据情况） □ 拔除引流后可行电刺激 临时医嘱： □ 换药（根据情况） □ 补液（根据情况）
病情变异记录	□ 无 □ 有，原因： 1. 2.	□ 无 □ 有，原因： 1. 2.	□ 无 □ 有，原因： 1. 2.
特殊医嘱			
医师签名			

时间	住院第7天 （术后第3天）	住院第8天 （出院前一日）	住院第9天 （出院日）
临床 诊断 与 病情 评估	□ 临床诊断：第一诊断为单侧 　桡神经损伤 □ 病情评估：评估患者病情有 　无明显改变	□ 临床诊断：第一诊断为单侧 　桡神经损伤 □ 病情评估：评估患者病情有 　无明显改变	□ 临床诊断：第一诊断为单 　侧桡神经损伤 □ 病情评估：评估患者病情 　有无明显改变
主 要 诊 疗 工 作	□ 上级医师查房 □ 完成常规病历书写 □ 注意观察体温 □ 注意神经功能变化 □ 注意伤口情况	□ 上级医师查房，进行手术及 　伤口评估，确定有无手术并 　发症和切口愈合不良情况， 　明确能否出院 □ 完成出院记录、病案首页、 　出院诊断书、病程记录等 □ 向患者交代出院后的注意事 　项，如返院复诊的时间、地 　点，发生紧急情况时的处 　理等	□ 患者办理出院手续，出院
重 点 医 嘱	**长期医嘱：** □ 手外科术后护理常规 □ 二级护理 □ 饮食 □ 神经营养药物 □ 脱水剂（根据情况） □ 镇痛药物 □ 理疗 **临时医嘱：** □ 换药 □ 补液	**出院医嘱：** □ 嘱　日拆线换药（根据出院 　时间决定） □ 1个月后门诊复诊 □ 如有不适，随时来诊	
病情 变异 记录	□ 无　□ 有，原因： 1. 2.	□ 无　□ 有，原因： 1. 2.	□ 无　□ 有，原因： 1. 2.
特殊 医嘱			
医师 签名			

（二）护士表单

桡神经损伤临床路径护士表单

适用对象：第一诊断为桡神经损害（ICD-10：G56.300），桡神经麻痹（ICD-10：G56.301）
行桡神经松解术（ICD-9-CM-3：04.4909）

患者姓名：		性别： 年龄： 门诊号：	住院号：
住院日期： 年 月 日		出院日期： 年 月 日	标准住院日：7~15 日

时间	住院第 1 天	住院第 2 天	住院第 3 天（手术日前 1 天）
健康宣教	□ 入院宣教 □ 介绍主管医师、护士 □ 介绍环境、设施 □ 介绍住院注意事项 □ 介绍探视和陪伴制度	□ 药物宣教 □ 解答患者的相关疑虑 □ 告知神经损伤的临床特点 □ 告知神经损伤的性质和病变特点	□ 手术前宣教 □ 宣教手术前准备及手术后注意事项 □ 告知手术后饮食 □ 告知患者在手术中配合医师 □ 主管护士与患者沟通，消除患者紧张情绪 □ 告知手术后可能出现的情况及应对方式
护理处置	□ 核对患者，佩戴腕带 □ 建立入院护理病历 □ 协助患者留取各种标本 □ 测量体重 □ 评估活动能力	□ 协助医师完成手术前的相关化验 □ 护理等级评定	□ 术前常规准备（腕带、对接单） □ 术区备皮 □ 术后床上如厕模拟训练
基础护理	□ 三级护理 □ 晨晚间护理 □ 排泄管理 □ 患者安全管理	□ 三级护理 □ 晨晚间护理 □ 排泄管理 □ 患者安全管理	□ 二级护理 □ 晨晚间护理 □ 患者安全管理
专科护理	□ 护理查体 □ 告知辅助检查的注意事项 □ 确定饮食种类 □ 心理护理	□ 病情观察 □ 神经功能改变 □ 肿物变化的观察 □ 遵医嘱完成相关检查 □ 心理护理	□ 病情观察 □ 神经功能改变 □ 肿物变化的观察 □ 遵医嘱完成相关检查 □ 心理护理
重点医嘱	□ 详见医嘱执行单	□ 详见医嘱执行单	□ 详见医嘱执行单
病情变异记录	□ 无 □ 有，原因： 1. 2.	□ 无 □ 有，原因： 1. 2.	□ 无 □ 有，原因： 1. 2.
护士签名			

时间	住院第4天（手术日）	住院第5天（术后第1天）	住院第6天（术后第2天）
健康宣教	□ 手术当日宣教 □ 告知饮食、体位要求 □ 告知手术后需禁食4~6小时 □ 给予患者及家属心理支持 □ 再次明确探视陪伴须知 □ 手术后宣教 □ 再次告知饮食、体位要求 □ 告知患者家属辅助观察患者精神状态	□ 饮食指导：禁烟酒，忌生冷辛辣刺激性食物	□ 饮食指导：禁烟酒，忌生冷辛辣刺激性食物
护理处置	□ 手术接患者时核对患者信息 □ 患者基本信息 □ 手术肢体和部位并标记 □ 核对术中带药 □ 核对病历和影像资料 □ 摘除患者义齿 □ 摘除患者佩戴的眼镜\首饰等物品 □ 接手术后患者 □ 核对患者及资料 □ 即刻监护患者的生命体征 □ 记录患者的液体和引流 □ 记录其他带回患者资料	□ 完成当日医嘱核对	□ 完成当日医嘱核对
基础护理	□ 二级或一级护理 □ 遵医嘱补液和抗菌药物 □ 心电血压监护、吸氧 □ 患者安全管理	□ 二级或一级护理 □ 遵医嘱补液和抗菌药物 □ 口腔护理、拍背咳痰，鼓励早期下床活动 □ 患者安全管理	□ 二级或一级护理 □ 遵医嘱补液和抗菌药物 □ 口腔护理、拍背咳痰，鼓励早期下床活动 □ 患者安全管理
专科护理	□ 体位护理：合理使用肢体垫，舒适卧位 □ 肢体观察：观察患肢血运情况，注意感觉功能变化 □ 切口观察：观察敷料渗出情况，注意血运变化 □ 引流护理：密切引流液的观察，保持引流管无受压、折曲，引流通畅 □ 管路护理：做好管路观察、记录，标识及维护护理 □ 疼痛护理 □ 心理护理	□ 肢体护理：保持上肢抬高处于中立位，避免过度外展。防止冷热伤 □ 疼痛护理：若患肢疼痛，可视情况遵医嘱合理使用镇痛药 □ 用药观察护理 □ 伤口护理 □ 心理护理	□ 肢体护理：保持上肢抬高处于中立位，避免过度外展。防止冷热伤 □ 疼痛护理：若患肢疼痛，可视情况遵医嘱合理使用镇痛药 □ 用药观察护理 □ 伤口护理 □ 心理护理
重点医嘱	□ 详见医嘱执行单	□ 详见医嘱执行单	□ 详见医嘱执行单
病情变异记录	□ 无　□ 有，原因： 1. 2.	□ 无　□ 有，原因： 1. 2.	□ 无　□ 有，原因： 1. 2.
护士签名			

时间	住院第 7 天（术后第 3 天）	住院第 8 天（术后第 4 天）	住院第 9~15 天（出院日）
健康宣教	□ 饮食指导：禁烟酒，忌生冷辛辣刺激性食物	□ 饮食指导：禁烟酒，忌生冷辛辣刺激性食物	□ 出院宣教 □ 复查时间 □ 服药方法 □ 指导办理出院手续 □ 电刺激治疗、肌肉按摩防止肌肉萎缩，患肢不可过早负重，按期服用促神经生长药物的方法及意义
护理处置	□ 完成当日医嘱核对	□ 完成当日医嘱核对	□ 办理出院手续 □ 书写出院小结
基础护理	□ 二级或一级护理 □ 遵医嘱补液和抗菌药物 □ 口腔护理、拍背咳痰，鼓励早期下床活动 □ 患者安全管理	□ 二级或一级护理 □ 遵医嘱补液和抗菌药物 □ 口腔护理、拍背咳痰，鼓励早期下床活动 □ 患者安全管理	□ 三级护理 □ 患者安全管理
专科护理	□ 肢体护理：保持抬高处于中立位，避免过度外展。防止冷热伤 □ 疼痛护理：若患肢疼痛，可视情况遵医嘱合理使用镇痛药 □ 用药观察护理 □ 伤口护理 □ 心理护理	□ 肢体护理：保持下肢处于中立位，避免过度外展。防止冷热伤 □ 疼痛护理：若患肢疼痛，可视情况遵医嘱合理使用镇痛药 □ 用药观察护理 □ 伤口护理 □ 心理护理	□ 瘢痕护理：告知预防瘢痕的意义及方法 □ 功能锻炼：早期开始足背伸动作，每日 3 次，每次 15 组，同时按摩足部放松。监测疼痛、麻木恢复情况
重点医嘱	□ 详见医嘱执行单	□ 详见医嘱执行单	□ 详见医嘱执行单
病情变异记录	□ 无　□ 有，原因： 1. 2.	□ 无　□ 有，原因： 1. 2.	□ 无　□ 有，原因： 1. 2.
护士签名			

（三）患者表单

桡神经损伤临床路径患者表单

适用对象：第一诊断为桡神经损害（ICD-10：G56.300），桡神经麻痹（ICD-10：G56.301）

行桡神经松解术（ICD-9-CM-3：04.4909）

患者姓名：	性别： 年龄： 门诊号：	住院号：
住院日期： 年 月 日	出院日期： 年 月 日	标准住院日：7~15 日

时间	入院	术前	手术当天
医患配合	□ 配合询问病史、收集资料，请务必详细告知既往史、用药史、过敏史 □ 配合进行体格检查 □ 有任何不适请告知医师	□ 配合完善手术检查前相关检查、化验，如采血、留尿、心电图、X线胸片 □ 医师与患者及家属介绍病情及手术检查谈话、胃镜检查前签字	□ 配合完善相关检查、化验，如采血、留尿 □ 配合医师摆好检查体位
护患配合	□ 配合测量体温、脉搏、呼吸3次，血压、体重1次 □ 配合完成入院护理评估（简单询问病史、过敏史、用药史） □ 接受入院宣教（环境介绍、病室规定、订餐制度、贵重物品保管等） □ 配合执行探视和陪伴制度 □ 有任何不适请告知护士	□ 配合测量体温、脉搏、呼吸3次，询问大便1次 □ 接受手术前宣教 □ 接受饮食宣教 □ 接受药物宣教	□ 配合测量体温、脉搏、呼吸3次，询问大便1次 □ 送手术室前，协助完成核对，带齐影像资料及用药 □ 返回病房后，配合接受生命体征的监测 □ 配合检查意识（全身麻醉者） □ 配合缓解疼痛 □ 接受手术后宣教 □ 接受饮食宣教：手术当天禁食 □ 接受药物宣教 □ 有任何不适请告知护士
饮食	□ 遵医嘱饮食	□ 遵医嘱饮食	□ 手术前禁食、禁水 □ 手术后，根据医嘱4~6小时后试饮水，无恶心、呕吐可进少量流食或者半流食
排泄	□ 正常排尿便	□ 正常排尿便	□ 正常排尿便
活动	□ 正常活动	□ 正常活动	□ 正常活动

时间	手术后	出院
医患 配合	□ 配合肢体检查 □ 配合完善术后检查：如采血、留尿便等	□ 接受出院前指导 □ 知道复查程序 □ 获取出院诊断书
护 患 配 合	□ 配合定时监测生命体征，每日询问大便情况 □ 配合检查伤口 □ 接受输液、服药等治疗 □ 接受进食、进水、排便等生活护理 □ 配合活动，预防皮肤压力伤 □ 注意活动安全，避免坠床或跌倒 □ 配合执行探视及陪伴	□ 接受出院宣教 □ 办理出院手续 □ 获取出院带药 □ 知道服药方法、作用、注意事项 □ 知道复印病历程序
饮 食	□ 遵医嘱饮食	□ 遵医嘱饮食
排 泄	□ 正常排尿便	□ 正常排尿便
活 动	□ 正常适度活动，避免疲劳	□ 正常适度活动，避免疲劳

附：原表单（2016年版）

桡神经损伤临床路径表单

适用对象：第一诊断为单侧桡神经损伤（ICD-10：S54.201）

行桡神经松解术（ICD-9-CM-3：04.4904）

患者姓名：		性别：	年龄：	门诊号：		住院号：
住院日期：	年 月 日	出院日期：	年 月 日		标准住院日：7~15日	

时间		住院第1~3天（住院日）		住院第2~4天（手术日）
主要诊疗工作		□ 询问病史、体格检查、基本诊断 □ 完成入院记录、首次病程记录 □ 上级医师查房，必要时全科会诊，制订手术方案 □ 完成术前三级医师查房及术前小结 □ 向患者及家属交代病情，签署手术知情同意书 □ 完善术前各项检查，术前准备 □ 麻醉师查看患者，签署麻醉知情同意书		□ 完成手术 □ 完成手术记录、术后记录及术后上级医师查房记录 □ 向患者家属交代手术情况及术后注意事项 □ 全身麻醉患者术后送入ICU病房，待苏醒后返回病房 □ 麻醉师术后随访
重点医嘱	护理级别	□ 长嘱，一级护理，持续性 □ 长嘱，二级护理，持续性 □ 长嘱，三级护理，持续性	护理级别	□ 长嘱，一级护理，持续性 □ 长嘱，二级护理，持续性 □ 长嘱，三级护理，持续性
	膳食选择	□ 长嘱，普食，持续性 □ 长嘱，母乳喂养，持续性 □ 长嘱，糖尿病饮食，持续性 □ 长嘱，低盐低脂糖尿病饮食，持续性 □ 长嘱，流食，持续性 □ 长嘱，半流食，持续性	膳食选择	□ 长嘱，普食，持续性 □ 长嘱，母乳喂养，持续性 □ 长嘱，糖尿病饮食，持续性 □ 长嘱，低盐低脂糖尿病饮食，持续性 □ 长嘱，流食，持续性 □ 长嘱，半流食，持续性
	术前检验	□ 临嘱，急检血细胞分析+超敏C反应，共1次，一次性 □ 临嘱，血凝分析（急检），共1次，一次性 □ 临嘱，急检传染病抗体检测，共1次，一次性 □ 临嘱，急检血糖，共1次，一次性	手术申请医嘱	□ 临嘱，手术申请，共1次，一次性 □ 临嘱，拟明日在全身麻醉下行舟骨骨折切开复位内固定术 □ 临嘱，拟明日在臂丛麻醉下行畸形矫正术 □ 临嘱，术晨禁食、禁水 □ 临嘱，术区备皮 □ 临嘱，地西泮注射液（2ml：10mg×10支），每次2ml，共1支，一次性 □ 临嘱，地西泮注射液（2ml：10mg×10支），每次.5ml，共1支，一次性 □ 临嘱，硫酸阿托品注射液（1ml：0.5mg），每次1ml，共1支，一次性 □ 临嘱，硫酸阿托品注射液（1ml：0.5mg），每次.3ml，共1支，一次性 □ 临嘱，导尿（进口），共1次，一次性

续 表

时间		住院第1~3天（住院日）		住院第2~4天（手术日）
重点医嘱	术前常规检查	□ 临嘱，血细胞分析（五分类），共1次，一次性 □ 临嘱，血凝分析，共1次，一次性 □ 临嘱，传染病综合抗体，共1次，一次性 □ 临嘱，尿常规分析，共1次，一次性 □ 临嘱，肝肾糖脂组合，共1次，一次性	抗菌药物试敏	□ 临嘱，头孢替唑钠皮试，共1次，一次性 □ 临嘱，青霉素钠皮试，共1次，一次性 □ 临嘱，磺苄西林钠皮试，共1次，一次性
	电诊检查	□ 临嘱，常规心电图检查（电），共1次，一次性 □ 临嘱，床头常规心电图检查，共1次，一次性	术后医嘱	□ 长嘱，术后医嘱，持续性
	影像学检查	□ 临嘱，上肢摄影（门诊），共1次，一次性 □ 临嘱，上肢摄影（门诊），共1次，一次性 □ 临嘱，下肢摄影（门诊），共1次，一次性 □ 临嘱，下肢摄影（门诊），共1次，一次性 □ 临嘱，胸腹部摄影（门诊），共1次，一次性 □ 临嘱，上肢摄影（门诊），共1次，一次性 □ 临嘱，上肢摄影（门诊），共1次，一次性 □ 临嘱，上肢CT（门诊楼），共1次，一次性 □ 临嘱，上肢CT（门诊楼），共1次，一次性	术后护理等级	□ 长嘱，一级护理，持续性 □ 长嘱，二级护理，持续性 □ 长嘱，三级护理，持续性
	手术申请医嘱	□ 临嘱，手术申请，共1次，一次性 □ 临嘱，拟明日在全身麻醉下行舟骨骨折切开复位内固定术 □ 临嘱，拟明日在臂丛麻醉下行舟骨骨折切开复位内固定术 □ 临嘱，拟急诊在臂丛麻醉下行舟骨骨折切开复位内固定术 □ 临嘱，拟急诊在局部麻醉下行舟骨骨折切开复位内固定术 □ 临嘱，拟明日在局部麻醉下行掌骨骨折切开复位内固定术 □ 临嘱，术晨禁食、禁水 □ 临嘱，术区备皮 □ 临嘱，地西泮注射液（2ml：10mg×10支），每次2ml，共1支，一次性 □ 临嘱，地西泮注射液（2ml：10mg×10支），每次.5ml，共1支，一次性 □ 临嘱，硫酸阿托品注射液（1ml：0.5mg），每次1ml，共1支，一次性 □ 临嘱，硫酸阿托品注射液（1ml：0.5mg），每次.3ml，共1支，一次性 □ 临嘱，导尿（进口），共1次，一次性	术后膳食选择	□ 长嘱，普食，持续性 □ 长嘱，禁食、禁水，持续性 □ 长嘱，母乳喂养，持续性 □ 长嘱，流食，持续性 □ 长嘱，半流食，持续性 □ 长嘱，糖尿病饮食，持续性 □ 长嘱，低盐低脂糖尿病饮食，持续性

续　表

时间		住院第 1~3 天（住院日）		住院第 2~4 天（手术日）
重点医嘱	抗菌药物试敏	□ 临嘱，头孢替唑钠皮试，共 1 次，一次性 □ 临嘱，青霉素钠皮试，共 1 次，一次性 □ 临嘱，磺苄西林钠皮试，共 1 次，一次性	术后复查	□ 临嘱，5% 葡萄糖注射液（100ml：5g），每次 100ml，共 3 袋，每天上午 1 次 □ 临嘱，注射用门冬氨酸阿奇霉素（0.25g），每次 .5g，共 6 瓶，每天上午 1 次 □ 临嘱，0.9% 氯化钠注射液（250ml：2.25g/袋），每次 2502ml，共 22 袋，每天 2 次 □ 临嘱，注射用青霉素钠（160 万 U），每次 800 万 U，共 10 支，每天 2 次 □ 临嘱，0.9% 氯化钠注射液（250ml：2.25g/袋），每次 2502ml，共 22 袋，每天 2 次 □ 临嘱，注射用青霉素钠（160 万 U），每次 800 万 U，共 10 支，每天 2 次 □ 临嘱，0.9% 氯化钠注射液（250ml：2.25g），每次 250ml，共 2 袋，每天 2 次 □ 临嘱，注射用头孢替唑钠（0.5g），每次 2g，共 8 支，每天 2 次 □ 临嘱，0.9% 氯化钠注射液（250ml：2.25g/袋），每次 250ml，共 4 袋，每天 2 次 □ 临嘱，注射用磺苄西林钠（1g/支），每次 2g，共 8 支，每天 2 次 □ 临嘱，0.9% 氯化钠注射液（250ml：2.25g/袋），每次 250ml，共 2 袋，每天上午 1 次 □ 临嘱，克林霉素磷酸酯注射液（10ml：0.9g），每次 1.8g，共 4 支，每天上午 1 次
	术前预防用药	□ 临嘱，0.9% 氯化钠注射液（250ml：2.25g/袋），每次 250ml，共 2 袋，每天 2 次 □ 临嘱，注射用磺苄西林钠（1g/支），每次 2g，共 4 支，每天 2 次 □ 临嘱，0.9% 氯化钠注射液（250ml：2.25g/袋），每次 250ml，共 2 袋，一次性 □ 临嘱，注射用头孢替唑钠（0.5g），每次 2g，共 8 支，一次性 □ 临嘱，0.9% 氯化钠注射液（250ml：2.25g/袋），每次 250ml，共 1 袋，一次性 □ 临嘱，克林霉素磷酸酯注射液（10ml：0.9g），每次 1.8g，共 2 支，一次性	术后消肿	□ 长嘱，参芎葡萄糖注射液（100ml/瓶），每次 100ml，每天 2 次 □ 长嘱，5% 葡萄糖注射液（250ml：12.5g），每次 250ml，每天 1 次 □ 长嘱，大株红景天注射液（5ml/支），每次 10ml，每天 1 次 □ 长嘱，0.9% 氯化钠注射液（250ml：2.25g/袋），每次 250ml，每天 1 次 □ 长嘱，大株红景天注射液（5ml/支），每次 10ml，每天 1 次
			神经营养	□ 长嘱，0.9% 氯化钠注射液（250ml：2.25g/袋），每次 250ml，每天上午 1 次 □ 长嘱，注射用复方三维 B（Ⅱ）（复方），每次 2 支，每天上午 1 次

时间	住院第1~3天（住院日）	住院第2~4天（手术日）
主要 护理 工作	□ 护士接诊，监测生命体征、建立入院病历 □ 进行入院宣教，向患者本人及家属交代临床路径， 　并交代相关注意事项 □ 完成术前各项常规检查 □ 做术前准备	□ 术前生命体征监测 □ 佩戴腕带，看护患者由手术室护理人员接 　入手术室 □ 患者安返病房后接患者，监测生命体征 □ 术后心理和生活护理
病情 变异 记录	□ 无　□ 有，原因： 1. 2.	□ 无　□ 有，原因： 1. 2.
护士 签名		
医师 签名		

时间		住院第 3~7 天	住院第 6~15 天
主要诊疗工作		□ 上级医师查房并做手术效果及术后恢复情况评估 □ 完成术后各级医师查房记录及术后病程记录 □ 完成术后每日换药工作 □ 观察有无术后及麻醉后并发症的出现	□ 上级医师查房，并观察手术切口愈合情况及有无并发症的出现 □ 完成术后各级医师查房记录及病程记录 □ 完成每日换药工作
重点医嘱	术后护理等级	□ 长嘱，一级护理，持续性 □ 长嘱，二级护理，持续性 □ 长嘱，三级护理，持续性	□ 长嘱，一级护理，持续性 □ 长嘱，二级护理，持续性 □ 长嘱，三级护理，持续性
	术后膳食选择	□ 长嘱，普食，持续性 □ 长嘱，禁食、禁水，持续性 □ 长嘱，母乳喂养，持续性 □ 长嘱，流食，持续性 □ 长嘱，半流食，持续性 □ 长嘱，糖尿病饮食，持续性 □ 长嘱，低盐低脂糖尿病饮食，持续性	□ 长嘱，普食，持续性 □ 长嘱，母乳喂养，持续性 □ 长嘱，糖尿病饮食，持续性 □ 长嘱，低盐低脂糖尿病饮食，持续性 □ 长嘱，流食，持续性 □ 长嘱，半流食，持续性
	术后抗菌药物应用	□ 长嘱，0.9% 氯化钠注射液（100ml：0.9g），每次 100ml，每天 2 次 □ 长嘱，注射用头孢替唑钠（0.75g），每次 .75g，每天 2 次 □ 长嘱，0.9% 氯化钠注射液（250ml：2.25g），每次 250ml，每天 2 次 □ 长嘱，注射用头孢替唑钠（0.75g），每次 1.5g，每天 2 次 □ 长嘱，5% 葡萄糖注射液（100ml：5g），每次 100ml，每天上午 1 次 □ 长嘱，注射用门冬氨酸阿奇霉素（0.25g），每次 .25g，每天上午 1 次 □ 长嘱，5% 葡萄糖注射液（250ml：12.5g），每次 250ml，每天上午 1 次 □ 长嘱，注射用门冬氨酸阿奇霉素（0.25g），每次 .5g，每天上午 1 次 □ 长嘱，0.9% 氯化钠注射液（100ml：0.9g），每次 100ml，每天 2 次 □ 长嘱，注射用青霉素钠（160 万 U），每次 320 万 U，每天 2 次 □ 长嘱，0.9% 氯化钠注射液（250ml：2.25g），每次 250ml，每天 2 次 □ 长嘱，注射用青霉素钠（160 万 U），每次 800 万 U，每天 2 次	□ 长嘱，0.9% 氯化钠注射液（100ml：0.9g），每次 100ml，每天 2 次 □ 长嘱，注射用头孢替唑钠（0.75g），每次 .75g，每天 2 次 □ 长嘱，0.9% 氯化钠注射液（250ml：2.25g），每次 250ml，每天 2 次 □ 长嘱，注射用头孢替唑钠（0.75g），每次 1.5g，每天 2 次 □ 长嘱，5% 葡萄糖注射液（100ml：5g），每次 100ml，每天上午 1 次 □ 长嘱，注射用门冬氨酸阿奇霉素（0.25g），每次 .25g，每天上午 1 次 □ 长嘱，5% 葡萄糖注射液（250ml：12.5g），每次 250ml，每天上午 1 次 □ 长嘱，注射用门冬氨酸阿奇霉素（0.25g），每次 .5g，每天上午 1 次 □ 长嘱，0.9% 氯化钠注射液（100ml：0.9g），每次 100ml，每天 2 次 □ 长嘱，注射用青霉素钠（160 万 U），每次 320 万 U，每天 2 次 □ 长嘱，0.9% 氯化钠注射液（250ml：2.25g），每次 250ml，每天 2 次 □ 长嘱，注射用青霉素钠（160 万 U），每次 800 万 U，每天 2 次
	换药	□ 临嘱，特大换药，每次 1 次，共 1 次，一次性 □ 临嘱，石膏拆除术，共 1 次，一次性	□ 临嘱，特大换药，每次 1 次，共 1 次，一次性 □ 临嘱，石膏拆除术，共 1 次，一次性
	通知出院		□ 临嘱，通知出院，共 1 次，一次性

续　表

时间	住院第 3~7 天	住院第 6~15 天
主要 护理 工作	□ 观察患者病情变化、外固定及敷料包扎情况 □ 患者术后心理及生活护理	□ 观察患者病情变化、外固定及敷料包扎 情况 □ 患者术后心理及生活护理
病情 变异 记录	□ 无　□ 有，原因： 1. 2.	□ 无　□ 有，原因： 1. 2.
护士 签名		
医师 签名		

第三十四章

腕尺管综合征临床路径释义

一、腕尺管综合征编码

1. 原编码：

疾病名称及编码：腕尺管综合征（ICD-10：S64.051）

手术操作名称及编码：局部韧带切开减压，神经松解术（ICD-9-CM-3：04.491）

2. 修改编码：

疾病名称及编码：腕尺管综合征（ICD-10：G56.204）

手术操作名称及编码：尺神经松解术（ICD-9-CM-3：04.4908）

二、临床路径检索方法

G56.204 伴 04.4908

三、腕尺管综合征临床路径标准住院流程

（一）适用对象

第一诊断为腕尺管综合征（ICD-10：S64.051），行局部韧带切开减压，神经松解术（ICD-9-CM-3：04.491）。

> **释义**
> ■ 适用对象编码参见第一部分。
> ■ 本路径适用对象为临床诊断腕尺管综合征的患者。

（二）诊断依据

根据《临床诊疗指南·手外科学分册》（中华医学会编著，人民卫生出版社，2007），《外科学》（孙衍庆主编，北京大学医学出版社，2005）。

1. 病史：无明显外伤史。

2. 体征：环指、小指麻木，感觉减退或消失；手指无力，尤以对捏功能及精细动作差；尺神经腕背支支配手背尺侧感觉正常，而环指尺侧小指掌侧感觉异常，小鱼际肌、骨间肌萎缩，环指、小指呈爪形手畸形伴手指分开、合拢受限。

3. 辅助检查：肌电图支持。

> **释义**
> ■ 本路径的制订主要参考国内权威参考书籍和诊疗指南。

■ 病史、临床体征和辅助检查是诊断腕尺管综合征的主要依据。由于腕尺管的自身解剖特点，压迫神经出现的症状表现多样，可能是感觉功能障碍，也可能是感觉、运动功能都有问题，也可能是以运动功能障碍为主。因此，对于腕尺管内神经的卡压，特别是单独的运动功能受累的患者，除了常规的肌电图检查外，还应进行影像学检查，包括超声和 X 线片。

（三）治疗方案的选择及依据

根据《临床诊疗指南·手外科学分册》（中华医学会编著，人民卫生出版社，2007），《外科学》（孙衍庆主编，北京大学医学出版社，2005）。

1. 腕尺管综合征。
2. 保守治疗无效时选择手术治疗。

释义

■ 本病确诊后需要根据患者的症状进行综合治疗，包括保守治疗和手术治疗。

■ 保守治疗包括神经营养药物和佩戴腕关节支具等。

■ 手术治疗适用于临床和影像学存在明显压迫、且上述治疗无效的患者，手术的目的就是要解除局部的卡压因素。手术方式是腕尺管切开减压、尺神经探查松解术，如果有肿物需要切除肿物。

（四）标准住院日为 7~9 天

释义

■ 临床上诊断为腕尺管综合征的患者入院后，手术前的各项准备 3~4 天，包括详细的术前体检以明确手术是否能缓解患者的症状，总住院时间不超过 9 天符合本路径要求。

（五）进入路径标准

1. 第一诊断必须符合腕尺管综合征。
2. 当患者同时具有其他疾病，但在住院期间不需要特殊处理也不影响第一诊断的临床路径流程实施时，可以进入路径。
3. 病情需手术治疗。

释义

■ 进入本路径的患者第一诊断是腕尺管综合征，需除外神经炎、肘管综合征、胸出口综合征以及颈椎病、周围神经病等疾患。

■ 入院后常规检查发现有基础疾病，如高血压、冠状动脉粥样硬化性心脏病、糖尿病、肝肾功能不全等，经系统评估后对溃疡病诊断治疗无特殊影响者，可进入路径，但可能增加医疗费用，延长住院时间。

（六）术前准备2~3天

1. 必需的检查项目：

（1）血常规、尿常规。

（2）肝肾功能、电解质、血糖。

（3）凝血功能。

（4）感染性疾病筛查（乙型肝炎、丙型肝炎、艾滋病、梅毒等）。

（5）X线胸片、心电图。

（6）腕关节X线片或CT、MRI。

（7）术前需要肌电图、诱发电位检查。

2. 根据患者病情可选择：

（1）肺功能、超声心动图（老年人或既往有相关病史者）。

（2）腕部B超。

（3）有相关疾病者必要时请相应科室会诊。

> **释义**
>
> ■ 血常规、尿常规是最基本的两大常规检查，进入路径的患者均需完成。肝肾功能、电解质、血糖、凝血功能、心电图、X线胸片可评估有无基础疾病，是否影响住院时间、费用及其治疗预后；感染性疾病筛查（乙型肝炎、丙型肝炎、艾滋病、梅毒等）有助于预防交叉感染；腕关节X线片、必要时CT或MRI来确认有无钩骨的骨折；超声检查确认有无局部的神经水肿和肿物压迫；肌电图是鉴别腕尺管局部卡压还是尺神经其他部位卡压的有效检查手段。
>
> ■ 有基础病的患者需要术前和相关科室会诊协助解决。

（七）选择用药

抗菌药物：按照《抗菌药物临床应用指导原则（2015年版）》（国卫办医发〔2015〕43号）执行。

> **释义**
>
> ■ 腕尺管部位的尺神经探查松解因局部结构相对复杂，手术要在放大镜下操作，相对时间较长，因此需要在术前30分钟和术后24小时预防性使用抗菌药物，以防止术后感染的发生，具体要按照《抗菌药物临床应用指导原则（2015年版）》（国卫办医发〔2015〕43号）执行。

（八）手术日为入院第 4~6 天

1. 麻醉方式：臂丛麻醉或全身麻醉。
2. 手术方式：腕部探查，松解神经卡压因素。
3. 手术内植物：防粘连膜或液体。

> **释义**
>
> ■腕尺管部位尺神经探查松解术一般采用臂丛阻滞麻醉，平卧位即可，如果麻醉效果不理想，也可以采用全身麻醉的方式手术。
> ■手术一般需要在放大镜下操作。
> ■手术一般无需输血。

（九）术后住院恢复 5~9 天

1. 观察神经功能恢复情况。
2. 术后处理：
（1）抗菌药物：按照《抗菌药物临床应用指导原则（2015 年版）》（国卫办医发〔2015〕43 号）执行。
（2）术后镇痛：参照《骨科常见疼痛的处理专家建议》。
（3）给予脱水药物和神经营养药物及电刺激。
（4）部分患者可根据病情给予抗凝治疗。
（5）术后康复：适当进行功能锻炼。

> **释义**
>
> ■术后第 2 天麻醉消失后就需要重新评估患者的临床症状，并详细记录。根据患者的全身恢复情况来决定是否复查血常规、肝肾功能等。
> ■术后需要采取镇痛措施，具体可以参照《骨科常见疼痛的处理专家建议》。
> ■术后抗菌药物的使用一般为术后 24 小时，具体药物按照《抗菌药物临床应用指导原则（2015 年版）》（国卫办医发〔2015〕43 号）执行。
> ■术后需要康复训练，以主动不负重为主。

（十）出院标准

1. 体温正常，常规化验指标无明显异常。
2. 伤口情况良好：引流管拔除，伤口无感染征象（或可在门诊处理的伤口情况），无皮瓣坏死。
3. 没有需要住院处理的并发症和（或）合并症。

> **释义**
>
> ■患者出院前应完成所有必需的检查项目，并观察临床症状是否减轻或消失，排除仍然需要住院处理的并发症和（或）合并症。

（十一）变异及原因分析

1. 围术期并发症：伤口感染、血管损伤和伤口血肿等造成住院日延长和费用增加。

2. 内科合并症：老年患者常合并基础疾病，如脑血管或心血管病、糖尿病、血栓等，手术可能导致这些疾病加重而需要进一步治疗，从而延长治疗时间，并增加住院费用。

> **释义**
>
> ■ 在治疗期间如发现有其他严重基础疾病，需调整药物治疗或继续其他基础疾病的治疗，则中止本路径。
>
> ■ 认可的变异原因主要是指患者入选路径后，在检查及治疗过程中发现患者合并存在事前未预知的、对本路径治疗可能产生影响的情况，需要中止执行路径或延长治疗时间、增加治疗费用。医师需在表单中明确说明。
>
> ■ 因患者方面的主观原因导致执行路径出现变异，需医师在表单中予以说明。

四、推荐表单

（一）医师表单

腕尺管综合征临床路径医师表单

适用对象：第一诊断为腕尺管综合征（ICD-10：G56.204）

行尺神经松解术（ICD-9-CM-3：04.4908）

患者姓名：	性别： 年龄： 门诊号：	住院号：
住院日期： 年 月 日	出院日期： 年 月 日	标准住院日：7~9日

时间	住院第1天	住院第2天	住院第3天 （手术日前1天）
主要诊疗工作	□ 询问病史及体格检查 □ 完成病历书写 □ 开化验单及相关检查 □ 上级医师查房	□ 根据病史、体检、平片、电生理等行术前讨论，确定手术方案决定麻醉方式 □ 根据化验及相关检查结果对患者的手术风险进行评估，必要时请相关科室会诊 □ 完成必要的相关科室会诊	□ 完成术前准备与术前评估 □ 完成术前小结、上级医师查房记录等病历书写 □ 签署手术知情同意书、自费用品协议书 □ 向患者及家属交代病情及围术期的注意事项
重点医嘱	**长期医嘱：** □ 手外科护理常规 □ 二级护理 □ 饮食 □ 患者既往基础用药 **临时医嘱：** □ 血常规、血型、尿常规 □ 凝血功能 □ 肝肾功能、电解质、血糖 □ 感染性疾病筛查 □ X线胸片、心电图 □ 肌电图 □ 腕部X线片或CT、颈椎X线片或磁共振检查（根据病情需要决定）	**长期医嘱：** □ 二级护理 □ 饮食 **临时医嘱：** □ 请相关科室会诊（根据情况）	**长期医嘱：** □ 二级护理 □ 饮食 **临时医嘱：** □ 术前医嘱：常规准备明日在局部麻醉、臂丛麻醉或全身麻醉下行开放性腕尺侧横韧带切开减压术及神经松解术 □ 术前禁食、禁水
病情变异记录	□ 无 □ 有，原因： 1. 2.	□ 无 □ 有，原因： 1. 2.	□ 无 □ 有，原因： 1. 2.
医师签名			

时间	住院第 4 天 （手术日）	住院第 5 天 （术后第 1 天）	住院第 6 天 （术后第 2 天）
主要诊疗工作	□ 手术 □ 术者完成手术记录 □ 住院医师完成术后病程记录 □ 上级医师查房 □ 注意神经功能的变化 □ 向患者及家属交代手术过程概况及术后注意事项	□ 上级医师查房，注意病情变化 □ 完成常规病历书写 □ 注意引流量，根据引流情况明确是否拔除引流管 □ 注意观察体温血压脉搏等一般状态 □ 注意神经功能变化	□ 上级医师查房，注意病情变化 □ 完成常规病历书写 □ 注意引流量，根据引流情况明确是否拔除引流管 □ 注意观察体温等一般状态 □ 注意神经功能变化
重点医嘱	长期医嘱： □ 全身麻醉/局部麻醉+强化后护理常规 □ 术后护理常规 □ 特殊疾病护理或一级护理 □ 术后 6 小时普食、糖尿病饮食、低盐低脂饮食 □ 神经营养药物 临时医嘱： □ 心电血压监护、吸氧 □ 补液（根据病情）	长期医嘱： □ 术后护理常规 □ 饮食 □ 一级护理 □ 脱水剂（根据情况） □ 神经营养药物 □ 理疗 □ 雾化吸入（根据情况） □ 抗凝治疗（根据情况） 临时医嘱： □ 换药 □ 镇痛 □ 补液	长期医嘱： □ 饮食 □ 一级护理 □ 理疗 □ 拔除引流（根据情况） □ 拔除引流后可行电刺激 临时医嘱： □ 换药（根据情况） □ 补液（根据情况）
病情变异记录	□ 无 □ 有，原因： 1. 2.	□ 无 □ 有，原因： 1. 2.	□ 无 □ 有，原因： 1. 2.
医师签名			

时间	住院第 7 天 （术后第 3 天）	住院第 8 天 （术后第 4 天）	住院第 9 天 （出院日）
主要诊疗工作	□ 上级医师查房 □ 完成常规病历书写 □ 注意观察体温 □ 注意神经功能变化 □ 注意伤口情况	□ 上级医师查房，进行手术及伤口评估，确定有无手术并发症和切口愈合不良情况，明确能否出院 □ 完成出院记录、病案首页、出院诊断书、病程记录等 □ 向患者交代出院后的注意事项，如返院复诊的时间、地点，发生紧急情况时的处理等	□ 患者办理出院手续，出院
重点医嘱	**长期医嘱：** □ 手外科术后护理常规 □ 二级护理 □ 饮食 □ 神经营养药物 □ 脱水剂（根据情况） □ 镇痛药物 □ 理疗 **临时医嘱：** □ 换药 □ 补液	**出院医嘱：** □ 嘱 日拆线换药（根据出院时间决定） □ 1 个月后门诊复诊 □ 如有不适，随时来诊	
病情变异记录	□ 无 □ 有，原因： 1. 2.	□ 无 □ 有，原因： 1. 2.	□ 无 □ 有，原因： 1. 2.
医师签名			

（二）护士表单

腕尺管综合征临床路径护士表单

适用对象：第一诊断为腕尺管综合征（ICD-10：G56.204）

行尺神经松解术（ICD-9-CM-3：04.4908）

患者姓名：	性别：　　年龄：　　门诊号：	住院号：
住院日期：　　年　月　日	出院日期：　　年　月　日	标准住院日：7~9日

时间	住院第1天	住院第2天	住院第3天 （手术前1天）
健康宣教	□ 入院常规宣教 □ 介绍病区环境、设施 □ 介绍患者主管医师和责任护士 □ 患肢感觉功能评估 □ 告知辅助检查的注意事项	□ 告知检查后可能出现的情况 　及应对方式	□ 术前宣教 □ 关节镜手术提供信息支持
护理处置	□ 核对患者，佩戴腕带 □ 建立入院护理病历 □ 协助患者留取各种标本 □ 测量体重	□ 药物过敏史 □ 既往病史	□ 术前常规准备（腕带、对接单） □ 术区备皮
基础护理	□ 护理等级评定 □ 晨晚间护理 □ 入院宣教	□ 二级护理 □ 晨晚间护理 □ 巡视病房	□ 二级护理 □ 晨晚间护理 □ 巡视病房
专科护理	□ 护理查体 □ 病情观察 □ 患肢感觉功能 □ 告知辅助检查的注意事项 □ 心理护理	□ 在陪检护士指导下完成辅助 　检查 □ 病情观察 □ 患肢感觉功能 □ 心理护理	□ 病情观察 □ 患肢感觉、功能 □ 指导床上如厕注意事项 □ 心理护理
重点医嘱	□ 详见医嘱执行单	□ 详见医嘱执行单	□ 详见医嘱执行单
病情变异记录	□ 无　□ 有，原因： 1. 2.	□ 无　□ 有，原因： 1. 2.	□ 无　□ 有，原因： 1. 2.

时间	住院第4天 （手术日）	住院第5天 （术后第1天）	住院第6天 （术后第2天）
健康宣教	□ 术后宣教 □ 饮食、活动指导	□ 饮食指导，如禁烟酒，忌生冷辛辣刺激性食物 □ 用药护理：宣教促神经生长药物使用意义	□ 饮食指导，如禁烟酒，忌生冷辛辣刺激性食物 □ 用药护理：宣教促神经生长药物使用意义
护理处置	□ 局部麻醉/臂丛麻醉/全身麻醉术后护理常规 □ 术后护理常规 □ 特殊疾病护理或一级护理 □ 术后6小时普食、糖尿病饮食、低盐低脂饮食 □ 心电监护、吸氧	□ 术后护理常规 □ 记录引流液性质、颜色、量	□ 术后护理常规
基础护理	□ 特殊疾病护理或一级护理 □ 晨晚间护理 □ 巡视病房	□ 一级护理 □ 晨晚间护理 □ 巡视病房	□ 一级护理 □ 晨晚间护理 □ 巡视病房
专科护理	□ 体位护理：患肢制动抬高，促进回流。采取健侧卧位，避免患肢受压 □ 肢体观察：观察患肢血运及感觉变化情况 □ 疼痛护理：评估性质，对症护理 □ 心理护理	□ 体位护理：患肢制动抬高，促进回流。采取健侧卧位，避免患肢受压 □ 早期功能锻炼 □ 电刺激治疗护理 □ 心理护理	□ 体位护理：患肢制动抬高，促进回流。采取健侧卧位，避免患肢受压 □ 早期功能锻炼 □ 电刺激治疗护理 □ 心理护理
重点医嘱	□ 详见医嘱执行单	□ 详见医嘱执行单	□ 详见医嘱执行单
病情变异记录	□ 无　□ 有，原因： 1. 2.	□ 无　□ 有，原因： 1. 2.	□ 无　□ 有，原因： 1. 2.

时间	住院第 7 天 （术后第 3 天）	住院第 8 天 （术后第 4 天）	住院第 9 日 （术后第 5 天）
健康宣教	□ 饮食指导，如禁烟酒，忌生冷辛辣刺激性食物 □ 用药护理：宣教促神经生长药物使用意义	□ 饮食指导，如禁烟酒，忌生冷辛辣刺激性食物 □ 用药护理：宣教促神经生长药物使用意义 □ 告知门诊复查时间	□ 出院宣教 □ 告知随诊意义 □ 告知出院流程
护理处置	□ 术后护理常规	□ 术后护理常规	□ 术后护理常规 □ 办理出院手续
基础护理	□ 二级护理 □ 晨晚间护理 □ 巡视病房	□ 一级护理 □ 晨晚间护理 □ 巡视病房	□ 二级护理 □ 晨晚间护理 □ 巡视病房
专科护理	□ 体位护理：患肢制动抬高，促进回流。采取健侧卧位，避免患肢受压 □ 早期功能锻炼 □ 电刺激治疗护理 □ 心理护理	□ 体位护理：患肢制动抬高，促进回流。采取健侧卧位，避免患肢受压 □ 早期功能锻炼 □ 电刺激治疗护理 □ 心理护理	□ 功能锻炼：讲解术后功能锻炼的重要性，指导患者遵医嘱循序渐进地正确地进行功能锻炼 □ 瘢痕护理：告知预防及粘连的意义及方法
重点医嘱	□ 详见医嘱执行单	□ 详见医嘱执行单	□ 详见医嘱执行单
病情变异记录	□ 无 □ 有，原因： 1. 2.	□ 无 □ 有，原因： 1. 2.	□ 无 □ 有，原因： 1. 2.

（三）患者表单

腕尺管综合征临床路径患者表单

适用对象：第一诊断为腕尺管综合征（ICD-10：G56.204）
　　　　　行尺神经松解术（ICD-9-CM-3：04.4908）

患者姓名：	性别： 年龄： 门诊号：	住院号：
住院日期： 年 月 日	出院日期： 年 月 日	标准住院日：7~9日

时间	入院	术前	手术当天
医患配合	□ 配合询问病史、收集资料，请务必详细告知既往史、用药史、过敏史 □ 配合进行体格检查 □ 有任何不适请告知医师	□ 配合完善相关检查、化验，如采血、留尿、心电图、X线胸片 □ 医师与患者及家属介绍病情及术前检查及术前谈话	□ 配合医师摆好手术体位 □ 配合完成手术
护患配合	□ 配合测量体温、脉搏、呼吸3次，血压、体重1次 □ 配合完成入院护理评估（简单询问病史、过敏史、用药史） □ 接受入院宣教（环境介绍、病室规定、订餐制度、贵重物品保管等） □ 配合执行探视和陪伴制度 □ 有任何不适请告知护士	□ 配合测量体温、脉搏、呼吸3次，询问大便1次 □ 接受术前宣教	□ 配合测量体温、脉搏、呼吸3次，询问大便1次 □ 送手术室前，协助完成核对，带齐影像资料及用药 □ 返回病房后，配合接受生命体征的监测 □ 配合检查意识（全身麻醉者） □ 配合缓解疼痛 □ 接受术后宣教 □ 有任何不适请告知护士
饮食	□ 遵医嘱饮食	□ 遵医嘱饮食	□ 术前6~8小时禁食、禁水 □ 术后，遵医嘱饮食
排泄	□ 正常排尿便	□ 正常排尿便	□ 正常排尿便
活动	□ 正常活动	□ 正常活动	□ 正常活动

时间	术后	出院
医患配合	□ 接受药物指导 □ 接受功能锻炼指导	□ 接受出院前指导 □ 知道复查程序 □ 获取出院诊断书
护患配合	□ 配合定时监测生命体征、每日询问大便 □ 配合体位指导 □ 配合饮食指导 □ 配合用药指导 □ 接受输液、服药等治疗 □ 接受进食、进水、排便等生活护理 □ 配合活动，预防皮肤压力伤 □ 注意活动安全，避免坠床或跌倒 □ 配合执行探视及陪伴	□ 接受出院宣教 □ 办理出院手续 □ 知道复印病历程序
饮食	□ 遵医嘱饮食	□ 遵医嘱饮食
排泄	□ 正常排尿便	□ 正常排尿便
活动	□ 正常适度活动，避免疲劳	□ 正常适度活动，避免疲劳

附：原表单（2016 年版）

腕尺管综合征临床路径表单

适用对象：第一诊断为腕尺管综合征患者（ICD-10：S64.051）

患者姓名：	性别： 年龄： 门诊号：	住院号：
住院日期： 年 月 日	出院日期： 年 月 日	标准住院日：7~9 日

时间	住院第 1 天	住院第 2 天	住院第 3 天 （手术日前 1 天）
临床诊断与病情评估	□ 临床诊断：第一诊断为腕尺管综合征 □ 病情评估：评估患者病情有无明显改变	□ 临床诊断：第一诊断为腕尺管综合征 □ 病情评估：评估患者病情有无明显改变	□ 临床诊断：第一诊断为腕尺管综合征 □ 病情评估：评估患者病情有无明显改变
主要诊疗工作	□ 询问病史及体格检查 □ 完成病历书写 □ 开化验单及相关检查 □ 上级医师查房	□ 根据病史、体检、平片、电生理等行术前讨论，确定手术方案，决定麻醉方式 □ 根据化验及相关检查结果对患者的手术风险进行评估，必要时请相关科室会诊	□ 完成术前准备与术前评估 □ 完成术前小结、上级医师查房记录等病历书写 □ 签署手术知情同意书、自费用品协议书 □ 向患者及家属交代病情及围术期的注意事项
重点医嘱	**长期医嘱：** □ 手外科护理常规 □ 二级护理 □ 饮食 □ 患者既往基础用药 **临时医嘱：** □ 血常规、血型、尿常规 □ 凝血功能 □ 肝肾功能、电解质、血糖 □ 感染性疾病筛查 □ X 线胸片、心电图 □ 肌电图 □ 腕部 X 线片或 CT、颈椎 X 线片或磁共振检查（根据病情需要决定）	**长期医嘱：** □ 二级护理 □ 饮食 **临时医嘱：** □ 请相关科室会诊（根据情况）	**长期医嘱：** □ 二级护理 □ 饮食 **临时医嘱：** □ 术前医嘱：常规准备明日在局部麻醉、臂丛麻醉或全身麻醉下行开放性腕尺侧横韧带切开减压术及神经松解术 □ 术前禁食、禁水
主要护理工作	□ 介绍病区环境、设施 □ 介绍患者主管医师和责任护士 □ 入院常规宣教 □ 患肢感觉功能评估 □ 告知辅助检查的注意事项	□ 护理等级评定 □ 药物过敏史 □ 既往病史 □ 在陪检护士指导下完成辅助检查 □ 做好晨晚间护理 □ 上肢神经功能评定	□ 术前常规准备（腕带、对接单） □ 术区备皮 □ 术前宣教 □ 心理护理

续　表

时间	住院第 1 天			住院第 2 天			住院第 3 天 （手术日前 1 天）		
病情 变异 记录	□无　□有，原因： 1. 2.			□无　□有，原因： 1. 2.			□无　□有，原因： 1. 2.		
特殊 医嘱									
护士 签名	白班	小夜	大夜	白班	小夜	大夜	白班	小夜	大夜
医师 签名									

时间	住院第 4 天 （手术日）	住院第 5 天 （术后第 1 天）	住院第 6 天 （术后第 2 天）
临床 诊断 与 病情 评估	□ 临床诊断：第一诊断为腕尺 　管综合征 □ 病情评估：评估患者病情有 　无明显改变	□ 临床诊断：第一诊断为腕尺 　管综合征 □ 病情评估：评估患者病情有 　无明显改变	□ 临床诊断：第一诊断为腕 　尺管综合征 □ 病情评估：评估患者病情 　有无明显改变
主 要 诊 疗 工 作	□ 手术 □ 术者完成手术记录 □ 住院医师完成术后病程记录 □ 上级医师查房 □ 注意神经功能的变化 □ 向患者及家属交代手术过程 　概况及术后注意事项	□ 上级医师查房，注意病情变化 □ 完成常规病历书写 □ 注意引流量，根据引流情况 　明确是否拔除引流管 □ 注意观察体温、血压、脉搏 　等一般状态 □ 注意神经功能变化	□ 上级医师查房，注意病情 　变化 □ 完成常规病历书写 □ 注意引流量，根据引流情 　况明确是否拔除引流管 □ 注意观察体温等一般状态 □ 注意神经功能变化
重 点 医 嘱	**长期医嘱：** □ 全身麻醉/局部麻醉+强化后 　护理常规 □ 术后护理常规 □ 特殊疾病护理或一级护理 □ 术后 6 小时普食、糖尿病饮 　食、低盐低脂饮食 □ 神经营养药物 **临时医嘱：** □ 心电血压监护、吸氧 □ 补液（根据病情）	**长期医嘱：** □ 术后护理常规 □ 饮食 □ 一级护理 □ 脱水剂（根据情况） □ 神经营养药物 □ 理疗 □ 雾化吸入（根据情况） □ 抗凝治疗（根据情况） **临时医嘱：** □ 换药 □ 镇痛 □ 补液	**长期医嘱：** □ 饮食 □ 一级护理 □ 理疗 □ 拔除引流（根据情况） □ 拔除引流后可行电刺激 **临时医嘱：** □ 换药（根据情况） □ 补液（根据情况）
主要 护理 工作	□ 体位护理：患肢制动抬高， 　促进回流。采取健侧卧位， 　避免患肢受压 □ 肢体观察：观察患肢血运及 　感觉变化情况 □ 疼痛护理：评估性质，对症 　护理	□ 饮食指导：禁烟酒，忌生冷 　辛辣刺激性食物 □ 用药护理：宣教促神经生长 　药物使用意义 □ 早期功能锻炼 □ 电刺激治疗护理 □ 心理护理	□ 饮食指导：禁烟酒，忌生 　冷辛辣刺激性食物 □ 用药护理：宣教促神经生 　长药物使用意义 □ 早期功能锻炼 □ 电刺激治疗护理 □ 心理护理
病情 变异 记录	□ 无　□ 有，原因： 1. 2.	□ 无　□ 有，原因： 1. 2.	□ 无　□ 有，原因： 1. 2.
特殊 医嘱			
护士 签名	白班　　小夜　　大夜	白班　　小夜　　大夜	白班　　小夜　　大夜
医师 签名			

时间	住院第 7 天 （术后第 3 天）	住院第 8 天 （术后第 4 天）	住院第 9 天 （出院日）
临床诊断与病情评估	□ 临床诊断：第一诊断为腕尺管综合征 □ 病情评估：评估患者病情有无明显改变	□ 临床诊断：第一诊断为腕尺管综合征 □ 病情评估：评估患者病情有无明显改变	□ 临床诊断：第一诊断为腕尺管综合征 □ 病情评估：评估患者病情有无明显改变
主要诊疗工作	□ 上级医师查房 □ 完成常规病历书写 □ 注意观察体温 □ 注意神经功能变化 □ 注意伤口情况	□ 上级医师查房，进行手术及伤口评估，确定有无手术并发症和切口愈合不良情况，明确能否出院 □ 完成出院记录、病案首页、出院诊断书、病程记录等 □ 向患者交代出院后的注意事项，如返院复诊的时间、地点，发生紧急情况时的处理等	□ 患者办理出院手续，出院
重点医嘱	长期医嘱： □ 手外科术后护理常规 □ 二级护理 □ 饮食 □ 神经营养药物 □ 脱水剂（根据情况） □ 镇痛药物 □ 理疗 临时医嘱： □ 换药 □ 补液	出院医嘱： □ 嘱　日拆线换药（根据出院时间决定） □ 1 个月后门诊复诊 □ 如有不适，随时来诊	
主要护理工作	□ 饮食指导：禁烟酒，忌生冷辛辣刺激性食物 □ 用药护理：宣教促神经生长药物使用意义 □ 早期功能锻炼 □ 电刺激治疗护理 □ 心理护理	□ 饮食指导：禁烟酒，忌生冷辛辣刺激性食物 □ 用药护理：宣教促神经生长药物使用意义 □ 早期功能锻炼 □ 电刺激治疗护理 □ 心理护理	□ 功能锻炼：讲解术后功能锻炼的重要性，指导患者遵医嘱循序渐进地正确地进行功能锻炼 □ 瘢痕护理：告知预防瘢痕及粘连的意义及方法 □ 告知随诊的意义 □ 告知出院流程
病情变异记录	□ 无　□ 有，原因： 1. 2.	□ 无　□ 有，原因： 1. 2.	□ 无　□ 有，原因： 1. 2.
特殊医嘱			
护士签名	白班　小夜　大夜	白班　小夜　大夜	白班　小夜　大夜
医师签名			

第三十五章

肘管综合征临床路径释义

一、肘管综合征编码

1. 原编码：

疾病名称及编码：肘管综合征（ICD-10：G56.205）

手术操作名称及编码：开放性或关节镜下减压术（ICD-9-CM-3：04.491）

2. 修改编码：

疾病名称及编码：肘管综合征（ICD-10：G56.202）

手术操作名称及编码：尺神经松解术（ICD-9-CM-3：04.4908）

二、临床路径检索方法

G56.202 伴 04.4908

三、肘管综合征临床路径标准住院流程

（一）适用对象

第一诊断为肘管综合征（ICD-10：G56.205），行开放性或关节镜下减压术（ICD-9-CM-3：04.491）。

> 释义
> ■ 适用对象编码参见第一部分。
> ■ 本路径适用对象为临床诊断为肘管综合征的患者。

（二）诊断依据

根据《手外科学（第3版）》（王树寰主编，人民卫生出版社，2011），《手外科手术学（第2版）》（顾玉东、王澍寰、侍德主编，复旦大学出版社，2010），《格林手外科手术学（第6版）》（北京积水潭医院译，人民军医出版社，2012）。

1. 病史：无明显外伤史。

2. 体征：环指尺侧及小指、手背尺侧麻木，感觉减退或消失；手指无力，尤以对捏功能及精细动作差；前臂尺侧感觉正常，小鱼际肌、骨间肌萎缩，环指、小指呈爪形手畸形伴分并指受限，肘部 Tinel 征阳性。

3. 辅助检查：肘关节正侧位 X 线片，肘关节 B 超，肌电图支持。

> 释义
> ■ 本路径的制订主要参考国内权威参考书籍和诊疗指南。

■病史、临床体征和辅助检查是诊断肘管综合征的主要依据。肘管内的尺神经卡压很常见，发病率仅次于腕管综合征。因为早期的肌电图表现并不明显，因此，诊断多依赖于临床检查。患者主诉多通常包括环指、小指的感觉异常和麻木，肘关节和前臂内侧的灼痛。屈肘关节的诱发试验阳性。严重者会出现爪形手。此外，触摸肘管部位会感觉肘管部位饱满，有时会触及来回滑移的尺神经。局部 Tinel 征阳性，有时伴有肘关节活动障碍。

■肘管综合征患者需要拍肘关节的 X 线片以及局部的超声，来确认关节的情况和局部神经是否有水肿和局部肿物的存在。

■肌电图是必需做的，有助于判断卡压的部位。

（三）治疗方案的选择及依据

根据《手外科学（第 3 版）》（王树寰主编，人民卫生出版社，2011），《手外科手术学（第 2 版）》（顾玉东、王澍寰、侍德主编，复旦大学出版社，2010），《格林手外科手术学（第 6 版）》（北京积水潭医院译，人民军医出版社，2012）。

1. 肘管综合征。
2. 保守治疗无效时选择手术治疗。

> **释义**
>
> ■本病确诊后需要根据患者的症状进行综合治疗，包括保守治疗和手术治疗。
>
> ■保守治疗包括神经营养药物和佩戴肘关节支具、改变睡觉或活动姿势等。
>
> ■手术治疗适用于临床和影像学存在明显压迫且上述治疗无效的患者，手术的目的就是要解除局部的卡压因素。手术方式是探查松解尺神经，如果有肿物需要切除肿物。尺神经松解的范围包括 Struthers 弓、内侧肌间隔、Osborne 韧带、尺侧腕屈肌的腱膜、肘后肌等。

（四）标准住院日为 7~9 天

> **释义**
>
> ■临床上诊断为肘管综合征的患者入院后，手术前的各项准备 3~4 天，包括详细的术前体检以明确手术是否能缓解患者的症状，总住院时间不超过 9 天符合本路径要求。

（五）进入路径标准

1. 第一诊断必须符合肘管综合征。
2. 当患者同时具有其他疾病，但在住院期间不需要特殊处理也不影响第一诊断的临床路径流程实施时，可以进入路径。
3. 病情需手术治疗。

> **释义**
>
> ■ 进入本路径的患者第一诊断是肘管综合征，需除外神经炎、腕尺管综合征、胸出口综合征以及颈椎病、脊髓空洞症、周围神经病等疾患。
>
> ■ 入院后常规检查发现有基础疾病，如高血压、冠状动脉粥样硬化性心脏病、糖尿病、肝肾功能不全等，经系统评估后对溃疡病诊断治疗无特殊影响者，可进入路径。但可能增加医疗费用，延长住院时间。

（六）术前准备2~3天

1. 必需的检查项目：
（1）血常规、尿常规。
（2）肝肾功能、电解质、血糖。
（3）凝血功能。
（4）感染性疾病筛查（乙型肝炎、丙型肝炎、艾滋病、梅毒等）。
（5）X线胸片、心电图。
（6）肘关节X线片、彩超、肌电图。
2. 根据患者病情可选择：
（1）肺功能、超声心动图（老年人或既往有相关病史者）。
（2）术前可能需要肘关节尺神经B超或MRI检查。
（3）有相关疾病者必要时请相应科室会诊。

> **释义**
>
> ■ 血常规、尿常规是最基本的两大常规检查，进入路径的患者均需完成。肝肾功能、电解质、血糖、凝血功能、心电图、X线胸片可评估有无基础疾病，是否影响住院时间、费用及其治疗预后；感染性疾病筛查（乙型肝炎、丙型肝炎、艾滋病、梅毒等）有助于预防交叉感染；腕关节X线片、必要时MRI、超声检查确认有无局部的神经水肿和肿物压迫；肌电图是鉴别肘管局部卡压还是尺神经其他部位卡压的有效检查手段。
>
> ■ 有基础病的患者需要术前和相关科室会诊协助解决。

（七）选择用药

抗菌药物：按照《抗菌药物临床应用指导原则（2015年版）》（国卫办医发〔2015〕43号）执行。

> **释义**
>
> ■ 肘管部位的尺神经探查松解因局部结构相对复杂，手术要在放大镜下操作，相对时间较长，因此需要在术前30分钟和术后24小时预防性使用抗菌药物，以防止术后感染的发生，具体要按照《抗菌药物临床应用指导原则（2015年版）》（国卫办医发〔2015〕43号）执行。

（八）手术日为入院第 4~6 天

1. 麻醉方式：局部麻醉、臂丛神经阻滞麻醉或全身麻醉。
2. 手术方式：开放性尺神经松解前移术或关节镜下尺神经松解术。
3. 手术内植物：防粘连膜或液体。

> **释义**
>
> ■ 肘部尺神经探查松解术一般采用臂丛阻滞麻醉，平卧位即可，如果麻醉效果不理想，也可以采用全身麻醉的方式手术。
> ■ 手术一般需要在放大镜下操作。
> ■ 手术一般无需输血。
> ■ 可以采用关节镜辅助下手术。

（九）术后住院恢复 5~9 天

1. 观察神经功能恢复情况。
2. 术后处理：
（1）抗菌药物：按照《抗菌药物临床应用指导原则（2015 年版）》（国卫办医发〔2015〕43 号）执行。
（2）术后镇痛：参照《骨科常见疼痛的处理专家建议》。
（3）脱水药物和神经营养药物及电刺激。
（4）部分患者可根据病情给予抗凝治疗。
（5）术后康复：适当进行功能锻炼。

> **释义**
>
> ■ 术后第 2 天麻醉消失后就需要重新评估患者的临床症状，并详细记录。根据患者的全身恢复情况来决定是否复查血常规、肝肾功能等。
> ■ 术后需要采取镇痛措施，具体可以参照《骨科常见疼痛的处理专家建议》。
> ■ 术后抗菌药物的使用一般为术后 24 小时，具体药物按照《抗菌药物临床应用指导原则（2015 年版）》（国卫办医发〔2015〕43 号）执行。
> ■ 术后需要康复训练，以主动不负重为主。根据患者的情况来决定是否固定肘关节，一般可以采用石膏固定或棉垫加压屈肘位固定，有利于筋膜瓣的愈合。

（十）出院标准

1. 体温正常，常规化验指标无明显异常。
2. 伤口情况良好：引流管拔除，伤口无感染征象（或可在门诊处理的伤口情况）。
3. 没有需要住院处理的并发症和（或）合并症。

> **释义**
>
> ■ 患者出院前应完成所有必需的检查项目，并观察临床症状是否减轻或消失，排除仍然需要住院处理的并发症和（或）合并症。

（十一）变异及原因分析

1. 围术期并发症：伤口感染、血管损伤和伤口血肿等造成住院日延长和费用增加。

2. 内科合并症：老年患者常合并基础疾病，如脑血管或心血管病、糖尿病、血栓等，手术可能导致这些疾病加重而需要进一步治疗，从而延长治疗时间，并增加住院费用。

> **释义**
>
> ■ 在治疗期间如发现有其他严重基础疾病，需调整药物治疗或继续其他基础疾病的治疗，则中止本路径。
>
> ■ 认可的变异原因主要是指患者入选路径后，在检查及治疗过程中发现患者合并存在术前未预知的、对本路径治疗可能产生影响的情况，需要中止执行路径或延长治疗时间、增加治疗费用。医师需在表单中明确说明。
>
> ■ 因患者方面的主观原因导致执行路径出现变异，需医师在表单中予以说明。
>
> ■ 如果使用关节镜辅助下手术，也会增加患者的住院费用。

四、推荐表单

（一）医师表单

肘管综合征临床路径医师表单

适用对象：第一诊断为肘管综合征（ICD-10：G56.202）

行尺神经松解术（ICD-9-CM-3：04.4908）

患者姓名：	性别： 年龄： 门诊号：	住院号：
住院日期： 年 月 日	出院日期： 年 月 日	标准住院日：7~9 日

时间	住院第 1 天	住院第 2 天	住院第 3 天 （手术日前 1 天）
主要诊疗工作	□ 询问病史及体格检查 □ 完成病历书写 □ 开化验单及相关检查 □ 上级医师查房与术前评估	□ 根据病史、体检、平片、电生理等行术前讨论，确定手术方案决定麻醉方式 □ 根据化验及相关检查结果对患者的手术风险进行评估，必要者请相关科室会诊	□ 完成术前准备与术前评估 □ 完成术前小结、上级医师查房记录等病历书写 □ 签署手术知情同意书、自费用品协议书 □ 向患者及家属交代病情及围术期的注意事项
重点医嘱	长期医嘱： □ 手外科护理常规 □ 二级护理 □ 饮食 □ 患者既往基础用药 临时医嘱： □ 血常规、尿常规 □ 凝血功能 □ 肝肾功能、电解质、血糖 □ 感染性疾病筛查 □ 胸片、心电图 □ 肌电图 □ 肘关节 X 线片或彩超或 CT、磁共振检查（根据病情需要决定） □ 请相关科室会诊（根据情况）	长期医嘱： □ 二级护理 □ 饮食 临时医嘱：	长期医嘱： □ 二级护理 □ 饮食 临时医嘱： □ 术前医嘱：常规准备明日在局部麻醉/臂丛麻醉/全身麻醉下行开放性/关节镜下尺神经松解术 □ 术前禁食、禁水
病情变异记录	□ 无 □ 有，原因： 1. 2.	□ 无 □ 有，原因： 1. 2.	□ 无 □ 有，原因： 1. 2.
医师签名			

日期	住院第 4 天 （手术日）	住院第 5 天 （术后第 1 天）	住院第 6 天 （术后第 2 天）
主要诊疗工作	□ 手术 □ 术者完成手术记录 □ 住院医师完成术后病程记录 □ 上级医师查房 □ 注意神经功能的变化 □ 向患者及家属交代手术过程概况及术后注意事项	□ 上级医师查房，注意病情变化 □ 完成常规病历书写 □ 注意引流量，根据引流情况明确是否拔除引流管 □ 注意观察体温、血压、脉搏等一般状态 □ 注意神经功能变化	□ 上级医师查房，注意病情变化 □ 完成常规病历书写 □ 注意引流量，根据引流情况明确是否拔除引流管 □ 注意观察体温等一般状态 □ 注意神经功能变化
重点医嘱	长期医嘱： □ 局部麻醉/臂丛麻醉/全身麻醉术后护理常规 □ 术后护理常规 □ 特殊疾病护理或一级护理 □ 术后 6 小时普食/糖尿病饮食/低盐低脂饮食 □ 神经营养药物 临时医嘱： □ 心电血压监护、吸氧 □ 补液（根据病情）	长期医嘱： □ 术后护理常规 □ 饮食 □ 一级护理 □ 脱水剂（根据情况） □ 激素 □ 神经营养药物 □ 镇痛药物 □ 理疗 □ 雾化吸入（根据情况） □ 抗凝治疗（根据情况） 临时医嘱： □ 换药 □ 镇痛 □ 补液	长期医嘱： □ 饮食 □ 一级护理 □ 理疗 □ 拔除引流（根据情况） □ 拔除引流后可行电刺激 临时医嘱： □ 换药（根据情况） □ 补液（根据情况）
病情变异记录	□ 无　□ 有，原因： 1. 2.	□ 无　□ 有，原因： 1. 2.	□ 无　□ 有，原因： 1. 2.
医师签名			

日期	住院第 7 天 （术后第 3 天）	住院第 8 天 （出院前 1 天）	住院第 9 天 （出院日）
主要诊疗工作	□ 上级医师查房 □ 完成常规病历书写 □ 注意观察体温 □ 注意神经功能变化 □ 注意伤口情况	□ 上级医师查房，进行手术及伤口评估，确定有无手术并发症和切口愈合不良情况，明确能否出院 □ 完成出院记录、病案首页、出院诊断书、病程记录等 □ 向患者交代出院后的注意事项，如返院复诊的时间、地点，发生紧急情况时的处理等	□ 患者办理出院手续，出院
重点医嘱	**长期医嘱：** □ 手外科术后护理常 □ 二级护理 □ 饮食 □ 神经营养药物 □ 脱水剂（根据情况） □ 镇痛药物 □ 理疗 **临时医嘱：** □ 换药 □ 补液	**出院医嘱：** □ 嘱　日拆线换药（根据出院时间决定） □ 1 个月后门诊复诊 □ 如有不适，随时来诊	
病情变异记录	□ 无　□ 有，原因： 1. 2.	□ 无　□ 有，原因： 1. 2.	□ 无　□ 有，原因： 1. 2.
医师签名			

（二）护士表单

肘管综合征临床路径护士表单

适用对象：第一诊断为肘管综合征（ICD-10：G56.202）
行尺神经松解术（ICD-9-CM-3：04.4908）

患者姓名：	性别：　　年龄：　　门诊号：	住院号：
住院日期：　　年　月　日	出院日期：　　年　月　日	标准住院日：7~9日

时间	住院第 1 天	住院第 2 天	住院第 3 天 （手术日前 1 天）
健康宣教	□ 入院常规宣教 □ 介绍病区环境、设施 □ 介绍患者主管医师和责任护士 □ 告知辅助检查的注意事项	□ 告知检查后可能出现的情况 　及应对方式	□ 术前宣教 □ 关节镜手术提供信息支持
护理处置	□ 核对患者，佩戴腕带 □ 建立入院护理病历 □ 患肢感觉功能评估 □ 协助患者留取各种标本 □ 测量体重	□ 药物过敏史 □ 既往病史	□ 术前常规准备（腕带、对 　接单） □ 术区备皮
基础护理	□ 护理等级评定 □ 晨晚间护理 □ 入院宣教	□ 二级护理 □ 晨晚间护理 □ 巡视病房	□ 二级护理 □ 晨晚间护理 □ 巡视病房
专科护理	□ 护理查体 □ 病情观察 □ 患肢感觉功能评估 □ 告知辅助检查的注意事项 □ 心理护理	□ 在陪检护士指导下完成辅助 　检查 □ 病情观察 □ 患肢感觉功能 □ 心理护理	□ 病情观察 □ 患肢感觉功能 □ 指导床上如厕注意事项 □ 心理护理
重点医嘱	□ 详见医嘱执行单	□ 详见医嘱执行单	□ 详见医嘱执行单
病情变异记录	□ 无　□ 有，原因： 1. 2.	□ 无　□ 有，原因： 1. 2.	□ 无　□ 有，原因： 1. 2.

日期	住院第 4 天 （手术日）	住院第 5 天 （术后第 1 天）	住院第 6 天 （术后第 2 天）
健康宣教	□ 术后宣教 □ 饮食、活动指导	□ 饮食指导，如禁烟酒，忌生冷辛辣刺激性食物 □ 用药护理：宣教促神经生长药物使用意义	□ 饮食指导，如禁烟酒，忌生冷辛辣刺激性食物 □ 用药护理：宣教促神经生长药物使用意义
护理处置	□ 局部麻醉/臂丛麻醉/全身麻醉术后护理常规护理 □ 术后护理常规护理 □ 特殊疾病护理或一级护理 □ 术后 6 小时普食/糖尿病饮食/低盐低脂饮食 □ 心电监护、吸氧	□ 术后护理常规护理 □ 记录引流液性质、颜色、量	□ 术后护理常规护理
基础护理	□ 特殊疾病护理或一级护理 □ 晨晚间护理 □ 巡视病房	□ 一级护理 □ 晨晚间护理 □ 巡视病房	□ 一级护理 □ 晨晚间护理 □ 巡视病房
专科护理	□ 体位护理：患肢制动抬高，促进回流。采取健侧卧位，避免患肢受压 □ 肢体观察：观察患肢血运及感觉变化情况 □ 疼痛护理：评估性质，对症护理 □ 心理护理	□ 体位护理：患肢制动抬高，促进回流。采取健侧卧位，避免患肢受压 □ 早期功能锻炼 □ 电刺激治疗护理 □ 心理护理	□ 体位护理：患肢制动抬高，促进回流。采取健侧卧位，避免患肢受压 □ 早期功能锻炼 □ 电刺激治疗护理 □ 心理护理
重点医嘱	□ 详见医嘱执行单	□ 详见医嘱执行单	□ 详见医嘱执行单
病情变异记录	□ 无 □ 有，原因： 1. 2.	□ 无 □ 有，原因： 1. 2.	□ 无 □ 有，原因： 1. 2.

日期	住院第 7 天 （术后第 3 天）	住院第 8 天 （术后第 4 天）	住院第 9 日 （术后第 5 天）
健康宣教	□ 饮食指导，如禁烟酒，忌生 冷辛辣刺激性食物 □ 用药护理：宣教促神经生长 药物使用意义	□ 饮食指导，如禁烟酒，忌生 冷辛辣刺激性食物 □ 用药护理：宣教促神经生长 药物使用意义 □ 告知门诊复查时间	□ 出院宣教 □ 告知随诊意义 □ 告知出院流程
护理处置	□ 术后护理常规护理	□ 术后护理常规护理	□ 术后护理常规护理 □ 办理出院手续
基础护理	□ 二级护理 □ 晨晚间护理 □ 巡视病房	□ 二级护理 □ 晨晚间护理 □ 巡视病房	□ 二级护理 □ 晨晚间护理 □ 巡视病房
专科护理	□ 体位护理：患肢制动抬高， 促进回流。采取健侧卧位， 避免患肢受压 □ 早期功能锻炼 □ 电刺激治疗护理 □ 心理护理	□ 体位护理：患肢制动抬高， 促进回流。采取健侧卧位， 避免患肢受压 □ 早期功能锻炼 □ 电刺激治疗护理 □ 心理护理	□ 功能锻炼：讲解术后功能 锻炼的重要性，指导患者 遵医嘱循序渐进地正确地 进行功能锻炼 □ 瘢痕护理：告知预防及粘 连的意义及方法
重点医嘱	□ 详见医嘱执行单	□ 详见医嘱执行单	□ 详见医嘱执行单
病情变异记录	□ 无　□ 有，原因： 1. 2.	□ 无　□ 有，原因： 1. 2.	□ 无　□ 有，原因： 1. 2.

（三）患者表单

肘管综合征临床路径患者表单

适用对象：第一诊断为肘管综合征（ICD-10：G56.202）

行尺神经松解术（ICD-9-CM-3：04.4908）

患者姓名：	性别： 年龄： 门诊号：	住院号：
住院日期： 年 月 日	出院日期： 年 月 日	标准住院日：7~9日

时间	入院	术前	手术当天
医患配合	□ 配合询问病史、收集资料，请务必详细告知既往史、用药史、过敏史 □ 配合进行体格检查 □ 有任何不适请告知医师	□ 配合完善相关检查、化验，如采血、留尿、心电图、X线胸片 □ 医师与患者及家属介绍病情及术前检查和术前谈话	□ 配合医师摆好手术体位 □ 配合完成手术
护患配合	□ 配合监测体温、脉搏、呼吸3次，血压、体重1次 □ 配合完成入院护理评估（简单询问病史、过敏史、用药史） □ 接受入院宣教（环境介绍、病室规定、订餐制度、贵重物品保管等） □ 配合执行探视和陪伴制度 □ 有任何不适请告知护士	□ 配合测量体温、脉搏、呼吸3次，询问大便1次 □ 接受术前宣教	□ 配合测量体温、脉搏、呼吸3次，询问大便1次 □ 送手术室前，协助完成核对，带齐影像资料及用药 □ 返回病房后，配合接受生命体征的监测 □ 配合检查意识（全身麻醉者） □ 配合缓解疼痛 □ 接受术后宣教 □ 有任何不适请告知护士
饮食	□ 遵医嘱饮食	□ 遵医嘱饮食	□ 术前6~8小时禁食、禁水 □ 术后，遵医嘱饮食
排泄	□ 正常排尿便	□ 正常排尿便	□ 正常排尿便
活动	□ 正常活动	□ 正常活动	□ 正常活动

时间	术后	出院
医患配合	□ 接受药物指导 □ 接受功能锻炼指导	□ 接受出院前指导 □ 知道复查程序 □ 获取出院诊断书
护患配合	□ 配合定时监测生命体征，每日询问大便情况 □ 配合体位指导 □ 配合饮食指导 □ 配合用药指导 □ 接受输液、服药等治疗 □ 接受进食、进水、排便等生活护理 □ 配合活动，预防皮肤压力伤 □ 注意活动安全，避免坠床或跌倒 □ 配合执行探视及陪伴	□ 接受出院宣教 □ 办理出院手续 □ 知道复印病历程序
饮食	□ 遵医嘱饮食	□ 遵医嘱饮食
排泄	□ 正常排尿便	□ 正常排尿便
活动	□ 正常适度活动，避免疲劳	□ 正常适度活动，避免疲劳

附：原表单（2016年版）

肘管综合征临床路径表单

适用对象：第一诊断为肘管综合征患者（ICD-10：G56.205）

患者姓名：　　　　　　　性别：　　年龄：　　门诊号：　　住院号：

住院日期：　年　月　日　　出院日期：　年　月　日　　标准住院日：7~9日

日期	住院第1天	住院第2天	住院第3天（手术日前1天）
临床诊断与病情评估	□ 临床诊断：第一诊断为肘管综合征 □ 病情评估：评估患者病情有无明显改变	□ 临床诊断：第一诊断为肘管综合征 □ 病情评估：评估患者病情有无明显改变	□ 临床诊断：第一诊断为肘管综合征 □ 病情评估：评估患者病情有无明显改变
主要诊疗工作	□ 询问病史及体格检查 □ 完成病历书写 □ 开化验单及相关检查 □ 上级医师查房与术前评估 □ 上级医师查房	□ 根据病史、体检、平片、电生理等行术前讨论，确定手术方案决定麻醉方式 □ 根据化验及相关检查结果对患者的手术风险进行评估，必要时请相关科室会诊	□ 完成术前准备与术前评估 □ 完成术前小结、上级医师查房记录等病历书写 □ 签署手术知情同意书、自费用品协议书 □ 向患者及家属交代病情及围术期的注意事项
重点医嘱	长期医嘱： □ 手外科护理常规 □ 二级护理 □ 饮食 □ 患者既往基础用药 临时医嘱： □ 血常规、尿常规 □ 凝血功能 □ 肝肾功能、电解质、血糖 □ 感染性疾病筛查 □ X线胸片、心电图 □ 肌电图 □ 肘关节X线片或彩超或CT、磁共振检查（根据病情需要决定） □ 请相关科室会诊（根据情况）	长期医嘱： □ 二级护理 □ 饮食 临时医嘱：	长期医嘱： □ 二级护理 □ 饮食 临时医嘱： □ 术前医嘱：常规准备明日在局部麻醉/臂丛麻醉/全身麻醉下行开放性/关节镜下尺神经松解术 □ 术前禁食、禁水
主要护理工作	□ 介绍病区环境、设施 □ 介绍患者主管医生和责任护士 □ 入院常规宣教 □ 患肢感觉功能评估 □ 告知辅助检查的注意事项	□ 护理等级评定 □ 药物过敏史 □ 既往病史 □ 在陪检护士指导下完成辅助检查 □ 做好晨晚间护理 □ 上肢神经功能评定	□ 术前常规准备（腕带、对接单） □ 术区备皮 □ 术前宣教 □ 心理护理

日期	住院第 1 天			住院第 2 天			住院第 3 天（手术日前 1 天）		
病情 变异 记录	□无　□有，原因： 1. 2.			□无　□有，原因： 1. 2.			□无　□有，原因： 1. 2.		
特殊 医嘱									
护士 签名	白班	小夜	大夜	白班	小夜	大夜	白班	小夜	大夜
医师 签名									

日期	住院第4天（手术日）	住院第5天（术后第1天）	住院第6天（术后第2天）
临床诊断与病情评估	□ 临床诊断：第一诊断为肘管综合征 □ 病情评估：评估患者病情有无明显改变	□ 临床诊断：第一诊断为肘管综合征 □ 病情评估：评估患者病情有无明显改变	□ 临床诊断：第一诊断为肘管综合征 □ 病情评估：评估患者病情有无明显改变
主要诊疗工作	□ 手术 □ 术者完成手术记录 □ 住院医师完成术后病程记录 □ 上级医师查房 □ 注意神经功能的变化 □ 向患者及家属交代手术过程概况及术后注意事项	□ 上级医师查房，注意病情变化 □ 完成常规病历书写 □ 注意引流量，根据引流情况明确是否拔除引流管 □ 注意观察体温、血压、脉搏等一般状态 □ 注意神经功能变化	□ 上级医师查房，注意病情变化 □ 完成常规病历书写 □ 注意引流量，根据引流情况明确是否拔除引流管 □ 注意观察体温等一般状态 □ 注意神经功能变化
重点医嘱	长期医嘱： □ 局部麻醉/臂丛麻醉/全身麻醉术后护理常规 □ 术后护理常规 □ 特殊疾病护理/一级护理 □ 术后6小时普食/糖尿病饮食/低盐低脂饮食 □ 神经营养药物 临时医嘱： □ 心电血压监护、吸氧 □ 补液（根据病情）	长期医嘱： □ 术后护理常规 □ 饮食 □ 一级护理 □ 脱水剂（根据情况） □ 激素 □ 神经营养药物 □ 镇痛药物 □ 理疗 □ 雾化吸入（根据情况） □ 抗凝治疗（根据情况） 临时医嘱： □ 换药 □ 镇痛 □ 补液	长期医嘱： □ 饮食 □ 一级护理 □ 理疗 □ 拔除引流（根据情况） □ 拔除引流后可行电刺激 临时医嘱： □ 换药（根据情况） □ 补液（根据情况）
主要护理工作	□ 体位护理：患肢制动抬高，促进回流。采取健侧卧位，避免患肢受压 □ 肢体观察：观察患肢血运及感觉变化情况 □ 疼痛护理：评估性质，对症护理	□ 饮食指导：禁烟酒，忌生冷辛辣刺激性食物 □ 用药护理：宣教促神经生长药物使用意义 □ 早期功能锻炼 □ 电刺激治疗护理 □ 心理护理	□ 饮食指导：禁烟酒，忌生冷辛辣刺激性食物 □ 用药护理：宣教促神经生长药物使用意义 □ 早期功能锻炼 □ 电刺激治疗护理 □ 心理护理
病情变异记录	□ 无 □ 有，原因： 1. 2.	□ 无 □ 有，原因： 1. 2.	□ 无 □ 有，原因： 1. 2.
特殊医嘱			
护士签名	白班　小夜　大夜	白班　小夜　大夜	白班　小夜　大夜
医师签名			

日期	住院第 7 天（术后第 3 天）	住院第 8 天（出院前 1 天）	住院第 9 天（出院日）
临床诊断与病情评估	□ 临床诊断：第一诊断为肘管综合征 □ 病情评估：评估患者病情有无明显改变	□ 临床诊断：第一诊断为肘管综合征 □ 病情评估：评估患者病情有无明显改变	□ 临床诊断：第一诊断为肘管综合征 □ 病情评估：评估患者病情有无明显改变
主要诊疗工作	□ 上级医师查房 □ 完成常规病历书写 □ 注意观察体温 □ 注意神经功能变化 □ 注意伤口情况	□ 上级医师查房，进行手术及伤口评估，确定有无手术并发症和切口愈合不良情况，明确能否出院 □ 完成出院记录、病案首页、出院诊断书、病程记录等 □ 向患者交代出院后的注意事项，如返院复诊的时间、地点，发生紧急情况时的处理等	□ 患者办理出院手续，出院
重点医嘱	长期医嘱： □ 手外科术后护理常 □ 二级护理 □ 饮食 □ 神经营养药物 □ 脱水剂（根据情况） □ 镇痛药物 □ 理疗 临时医嘱： □ 换药 □ 补液	出院医嘱： □ 嘱　日拆线换药（根据出院时间决定） □ 1 个月后门诊复诊 □ 如有不适，随时来诊	
主要护理工作	□ 饮食指导：禁烟酒，忌生冷辛辣刺激性食物 □ 用药护理：宣教促神经生长药物使用意义 □ 早期功能锻炼 □ 电刺激治疗护理 □ 心理护理	□ 饮食指导：禁烟酒，忌生冷辛辣刺激性食物 □ 用药护理：宣教促神经生长药物使用意义 □ 早期功能锻炼 □ 电刺激治疗护理 □ 心理护理	□ 功能锻炼：讲解术后功能锻炼的重要性，指导患者遵医嘱循序渐进地正确地进行功能锻炼 □ 瘢痕护理：告知预防瘢痕及粘连的意义及方法 □ 告知随诊的意义 □ 告知出院流程
病情变异记录	□ 无　□ 有，原因： 1. 2.	□ 无　□ 有，原因： 1. 2.	□ 无　□ 有，原因： 1. 2.
特殊医嘱			
护士签名	白班　　小夜　　大夜	白班　　小夜　　大夜	白班　　小夜　　大夜
医师签名			

第三十六章

臂丛神经鞘瘤临床路径释义

一、臂丛神经鞘瘤编码

1. 原编码：

疾病名称及编码：臂丛神经鞘瘤（ICD：D36.001）

手术操作名称及编码：臂丛神经鞘瘤切除术

2. 修改编码：

疾病名称及编码：臂丛神经鞘瘤（ICD-10：D36.113　M95600/0）

手术操作名称及编码：臂丛神经鞘瘤切除术（ICD-9-CM-3：04.0715）

二、临床路径检索方法

（D36.113M95600/0）伴 04.0715

三、臂丛神经鞘瘤临床路径标准住院流程

（一）适用对象

第一诊断为臂丛神经鞘瘤（ICD-10：D36.001），行臂丛神经鞘瘤切除术。

（二）诊断依据

根据《临床诊疗指南·手外科学分册》（中华医学会编著，人民卫生出版社，2007），《手外科学（第2版）》（王澍寰主编，人民卫生出版社，2006）。

1. 病史：锁骨上窝局部明显放射性疼痛肿物。

2. 体征：肿瘤与神经走行方向一致，呈圆形或椭圆形肿块。早期无明显症状，肿瘤增大压迫神经时可出现局部肿块、肢体酸痛、疼痛及受累神经支配区放射痛。肿块边界清楚、活动，按压或叩击肿瘤时有麻痛感沿神经干向肢体远端放射。偶有肌肉麻痹、运动功能障碍。

3. 彩超见臂丛神经肿物。

4. MRI 可显示臂丛神经肿物及与臂丛神经关系。

> **释义**
>
> ■ 肿物位于锁骨上窝，部分为患者无意中发现无症状性肿物，也可因肢体酸痛、肩部不适等就诊。
>
> ■ 查体主要需要注意肿物的位置、大小、形状、按压时的疼痛和有无放射痛或者不适感等，根据肿物的部位，上述特征可能不尽相同。
>
> ■ 臂丛神经的神经鞘瘤有时也可导致神经功能障碍，因此，应根据神经症状检查相应神经区域感觉与运动功能及肌电图检查。
>
> ■ 超声和 MRI 检查可提示肿物的具体特点，尤其可提示神经与肿物的关系。与神经主干相对，肿物的偏心性生长是其特点，而神经大体结构均正常。

（三）治疗方案的选择及依据

根据《临床诊疗指南·手外科学分册》（中华医学会编著，人民卫生出版社，2007），《手外科学（第 2 版）》（王澍寰主编，人民卫生出版社，2006）。

1. 臂丛神经鞘瘤。
2. 明确肿物选择手术治疗。

> **释义**
>
> ■ 病史+体征+影像学检查（B 超和 MRI）可提示臂丛神经鞘瘤。
> ■ 对于肿物较小、无神经症状的患者，可以定期复查，密切观察。
> ■ 对于肿物较大、生长速度快或有神经症状者，应考虑手术治疗需要注意的是，显微镜下手术，术后神经症状暂时可能加重。

（四）标准住院日为 7~15 天

> **释义**
>
> ■ 怀疑臂丛神经鞘瘤的患者入院后，术前准备 2~4 天，明确诊断后可于第 4~5 天行手术治疗，术后观察 3~10 天可出院，总住院时间不超过 15 天符合本路径要求。

（五）进入路径标准

1. 第一诊断必须符合神经鞘瘤诊断标准。
2. 当患者同时具有其他疾病，但在住院期间不需要特殊处理也不影响第一诊断的临床路径流程实施时，可以进入路径。
3. 病情需手术治疗。

> **释义**
>
> ■ 本路径适用对象为臂丛神经鞘瘤，如因各种原因的创伤、肿瘤、炎症等原因所致，可以进入该相应路径，但需同时增加相应处理的费用。
> ■ 入院后常规检查发现有基础疾病，如高血压、冠状动脉粥样硬化性心脏病、糖尿病、肝肾功能不全等，经系统评估后对疾病诊断治疗无特殊影响者，可进入路径，但可能增加医疗费用，延长住院时间。
> ■ 符合手术适应证，需要进行手术治疗者进入。

（六）术前准备 3~5 天

1. 必需的检查项目：
(1) 血常规、尿常规。
(2) 肝肾功能、电解质、血糖。
(3) 凝血功能。
(4) 感染性疾病筛查（乙型肝炎、丙型肝炎、艾滋病、梅毒等）。

（5）X 线胸片、心电图。

（6）局部彩超和 MRI。

2. 根据患者病情可选择：

（1）肺功能、超声心动图（老年人或既往有相关病史者）。

（2）有相关疾病者必要时请相应科室会诊。

> **释义**
>
> ■ 血常规、尿常规、X 线胸片、心电图和肌电图是最基本的常规检查，进入路径的患者均需完成。肝肾功能、电解质、血糖、凝血功能、心电图、X 线胸片可评估有无基础疾病，是否影响住院时间、费用及其治疗预后。B 超和 MRI 是为了进一步确诊肿物的部位及其毗邻关系为手术治疗提供帮助。
>
> ■ 对于老年患者或有相关病史者，应行肺功能和超声心动图检查，以确保患者可耐受手术。
>
> ■ 由于合并糖尿病可导致伤口感染、神经生长缓慢等问题，因此，应经相关科室调整血糖后方可进行手术，推荐血糖控制在 7~8mmol/L。
>
> ■ 合并其他可能影响手术进程或者恢复的疾病，应在相关科室会诊完成、明确无明显影响后进行手术。

（七）选择用药

术前半小时及术后 24 小时预防应用抗菌药物。

> **释义**
>
> ■ 预防性抗菌药物常规剂量在术前半小时使用，如果手术时间超过 4~6 小时，可以术中加用 1 次。术后 24 小时按照常规剂量给药，对于手术时间长、出血多、有植入物等情况，可延长使用时间到 48~72 小时。

（八）手术日为入院第 4~6 天

1. 麻醉方式：全身麻醉。

2. 手术方式：肿物局部切除术。

3. 输血：视术中情况而定。

> **释义**
>
> ■ 手术需全身麻醉。
>
> ■ 手术体位为仰卧位，颈肩后垫高。颈后仰，头偏向一侧。
>
> ■ 切口在锁骨上窝横行切口。根据术前的定位寻找相应部位，保护正常神经结构后切除肿物。
>
> ■ 肿物应送病理检查。
>
> ■ 手术一般无需输血，但是对于肿物邻近锁骨下血管者，应有输血准备。

（九）术后住院恢复 5~11 天

术后处理：

1. 抗菌药物：按照《抗菌药物临床应用指导原则（2015 年版）》（国卫办医发〔2015〕43 号）执行。

2. 术后镇痛：参照《骨科常见疼痛的处理专家建议》。

> **释义**
>
> ■ 预防性抗菌药物的使用按照常规参照标准进行即可。
> ■ 术后注意镇痛治疗，可根据具体情况选择口服非甾体类镇痛药、肌内注射麻醉类镇痛药，或者使用镇痛泵镇痛。
> ■ 术后第 2 天检查伤口情况，更换伤口敷料。
> ■ 根据引流量拔除引流管。
> ■ 术后第 2 天开始关节活动度练习，并逐渐增多。
> ■ 达到下述出院标准后可出院继续治疗。

（十）出院标准

1. 体温正常，常规化验指标无明显异常。

2. 伤口情况良好：引流管拔除，伤口无感染征象（或可在门诊处理的伤口情况），无皮瓣坏死。

3. 没有需要住院处理的并发症和（或）合并症。

> **释义**
>
> ■ 出院标准主要是与伤口情况有关，在化验检查和伤口检查良好的情况下应考虑出院。
> ■ 没有发生相关并发症和（或）合并症，或者已经处理好，无需进一步住院治疗。

（十一）变异及原因分析

内科合并症：老年患者常合并基础疾病，如脑血管或心血管病、糖尿病、血栓等，手术可能导致这些疾病加重而需要进一步治疗，从而延长治疗时间，并增加住院费用。

> **释义**
>
> 并发症和合并症的发生应根据具体情况进行治疗，住院时间和住院费用相应延长和增加。

四、推荐表单

（一）医师表单

臂丛神经鞘瘤临床路径医师表单

适用对象：第一诊断为臂丛神经鞘瘤（ICD-10：D36.113 M95600/0）

行臂丛神经鞘瘤切除术（ICD-9-CM-3：04.0715）

患者姓名：		性别： 年龄： 门诊号：		住院号：
住院日期： 年 月 日		出院日期： 年 月 日		标准住院日：7~15 日

时间	住院第 1 天	住院第 2 天	住院第 3 天（手术日前 1 天）
临床诊断与病情评估	□ 第一诊断为臂丛神经鞘瘤 □ 病情评估：评估病情有无明显变化	□ 第一诊断为臂丛神经鞘瘤 □ 病情评估：评估病情有无明显变化	□ 第一诊断为臂丛神经鞘瘤 □ 病情评估：评估病情有无明显变化
主要诊疗工作	□ 询问病史及体格检查 □ 完成病历书写 □ 开化验单及相关检查单 □ 上级医师查房与术前评估 □ 根据化验及相关检查结果对患者的手术风险进行评估，必要者请相关科室会诊	□ 上级医师查房 □ 继续完成术前化验检查 □ 完成必要的相关科室会诊	□ 根据病史、体检、彩超、MRI 等行术前讨论，确定手术方案 □ 完成必要的相关科室会诊 □ 完成术前准备与术前评估 □ 完成术前小结、上级医师查房记录等病历书写 □ 签署手术知情同意书、自费用品协议书、输血同意书 □ 向患者及家属交代病情及围术期注意事项
重点医嘱	**长期医嘱：** □ 手外科护理常规 □ 二级护理 □ 饮食 □ 患者既往基础用药 **临时医嘱：** □ 血常规、尿常规 □ 凝血功能 □ 肝肾功能、电解质、血糖 □ 感染性疾病筛查 □ 胸片、心电图 □ 局部平片、彩超、MRI □ 心肌酶、肺功能、超声心动图（根据病情需要决定） □ 请相关科室会诊	**长期医嘱：** □ 手外科护理常规 □ 二级护理 □ 饮食 □ 患者既往基础用药 **临时医嘱：** □ 根据会诊科室要求安排检查和化验单	**临时医嘱：** □ 术前医嘱：常规准备明日在全身麻醉下行肿物切除术 □ 术前禁食、禁水 □ 抗菌药物皮试 □ 配血 □ 一次性导尿包

续　表

时间	住院第 1 天	住院第 2 天	住院第 3 天（手术日前 1 天）
病情 变异 记录	□无　□有，原因： 1. 2.	□无　□有，原因： 1. 2.	□无　□有，原因： 1. 2.
特殊 医嘱			
医师 签名			

时间	住院第 4 天	住院第 5 天	住院第 6 天
临床诊断与病情评估	□ 第一诊断为臂丛神经鞘瘤 □ 病情评估：评估病情有无明显变化	□ 第一诊断为臂丛神经鞘瘤 □ 病情评估：评估病情有无明显变化	□ 第一诊断为臂丛神经鞘瘤 □ 病情评估：评估病情有无明显变化
主要诊疗工作	□ 手术 □ 肿物送检病理 □ 术者完成手术记录 □ 住院医师完成术后病程记录 □ 上级医师查房 □ 注意出血、血运情况 □ 向患者及家属交代手术过程概况及术后注意事项	□ 上级医师查房，注意病情变化 □ 完成常规病历书写 □ 注意引流量 □ 注意观察体温 □ 注意神经功能变化	□ 上级医师查房 □ 完成常规病历书写 □ 根据引流情况明确是否拔除引流管 □ 注意观察体温 □ 注意神经功能变化 □ 注意伤口情况
重点医嘱	长期医嘱： □ 全身麻醉护理常规 □ 一级护理 □ 明日普食/糖尿病饮食/低盐低脂饮食 □ 伤口引流记量 □ 留置尿管 □ 抗菌药物 □ 激素 □ 神经营养药物 临时医嘱： □ 心电血压监护、吸氧 □ 补液（根据病情） □ 其他特殊医嘱	长期医嘱： □ 饮食 □ 一级护理 □ 脱水（根据情况） □ 激素 □ 神经营养药物 □ 消炎镇痛药物 □ 雾化吸入（根据情况） □ 抗凝治疗（根据情况） 临时医嘱： □ 通便 □ 镇痛 □ 补液	长期医嘱： □ 饮食 □ 一级护理 □ 拔除尿管 □ 拔除引流（根据情况） 临时医嘱： □ 换药（根据情况） □ 补液（根据情况）
病情变异记录	□ 无 □ 有，原因： 1. 2.	□ 无 □ 有，原因： 1. 2.	□ 无 □ 有，原因： 1. 2.
特殊医嘱			
医师签名			

时间	住院第 7 天	住院第 8 天	住院第 9~15 天（出院日）
临床诊断与病情评估	□ 第一诊断为臂丛神经鞘瘤 □ 病情评估：评估病情有无明显变化	□ 第一诊断为臂丛神经鞘瘤 □ 病情评估：评估病情有无明显变化	□ 第一诊断为臂丛神经鞘瘤 □ 病情评估：评估病情有无明显变化
主要诊疗工作	□ 上级医师查房 □ 完成常规病历书写 □ 注意观察体温 □ 注意伤口情况 □ 根据引流情况明确是否拔除引流管	□ 上级医师查房 □ 完成常规病历书写 □ 注意观察体温 □ 注意伤口情况	□ 上级医师查房，进行手术及伤口评估，确定有无手术并发症和切口愈合不良情况，明确能否出院 □ 完成出院记录、病案首页、出院证明书等，向患者交代出院后的注意事项，如返院复诊的时间、地点，发生紧急情况时的处理等 □ 患者办理出院手续，出院
重点医嘱	长期医嘱： □ 饮食 □ 一级护理 □ 停抗菌药物 □ 拔除引流（根据情况） 临时医嘱： □ 换药（根据情况） □ 补液（根据情况）	长期医嘱： □ 饮食 □ 二级护理 临时医嘱： □ 换药（根据情况）	出院医嘱： □ 出院带药：神经营养药物、消炎镇痛药、口服抗菌药物 □ 预约拆线时间
病情变异记录	□ 无 □ 有，原因： 1. 2.	□ 无 □ 有，原因： 1. 2.	□ 无 □ 有，原因： 1. 2.
特殊医嘱			
医师签名			

（二）护士表单

臂丛神经鞘瘤临床路径护士表单

适用对象：第一诊断为臂丛神经鞘瘤（ICD-10：D36.113　M95600/0）

行臂丛神经鞘瘤切除术（ICD-9-CM-3：04.0715）

患者姓名：		性别：　年龄：　门诊号：	住院号：
住院日期：　　年　月　日		出院日期：　　年　月　日	标准住院日：7~15日

时间	住院第 1 天	住院第 2 天	住院第 3 天（手术日前 1 天）
健康宣教	□ 入院宣教 □ 介绍主管医师、护士 □ 介绍环境、设施 □ 介绍住院注意事项 □ 介绍探视和陪伴制度 □ 介绍贵重物品制度	□ 药物宣教 □ 解答患者的相关疑虑 □ 告知神经损伤的临床特点 □ 告知神经鞘瘤的性质和病变特点	□ 手术前宣教 □ 宣教手术前准备及手术后注意事项 □ 告知手术后饮食 □ 告知患者在手术中配合医师 □ 主管护士与患者沟通，消除患者紧张情绪 □ 告知手术后可能出现的情况及应对方式
护理处置	□ 核对患者，佩戴腕带 □ 建立入院护理病历 □ 协助患者留取各种标本 □ 测量体重	□ 协助医师完成手术前的相关化验 □ 护理等级评定	□ 术前常规准备（腕带、对接单） □ 术区备皮 □ 女性患者发型准备 □ 术后床上如厕模拟训练 □ 吸气练习
基础护理	□ 三级护理 □ 晨晚间护理 □ 排泄管理 □ 患者安全管理	□ 三级护理 □ 晨晚间护理 □ 排泄管理 □ 患者安全管理	□ 二级或一级护理 □ 晨晚间护理 □ 患者安全管理
专科护理	□ 护理查体 □ 告知辅助检查的注意事项 □ 确定饮食种类 □ 心理护理	□ 病情观察 □ 神经功能改变 □ 肿物变化的观察 □ 遵医嘱完成相关检查 □ 心理护理	□ 病情观察 □ 神经功能改变 □ 肿物变化的观察 □ 遵医嘱完成相关检查 □ 心理护理
重点医嘱	□ 详见医嘱执行单	□ 详见医嘱执行单	□ 详见医嘱执行单
病情变异记录	□ 无　□ 有，原因： 1. 2.	□ 无　□ 有，原因： 1. 2.	□ 无　□ 有，原因： 1. 2.
护士签名			

时间	住院第4天（手术日）	住院第5天（术后第1天）	住院第6天（术后第2天）
健康宣教	□ 手术当日宣教 □ 告知饮食、体位要求 □ 告知手术后需禁食4~6小时 □ 给予患者及家属心理支持 □ 再次明确探视陪伴须知 □ 手术后宣教 □ 再次告知饮食、体位要求 □ 告知患者家属辅助观察患者精神状态	□ 饮食指导：禁烟酒，忌生冷辛辣刺激性食物	□ 饮食指导：禁烟酒，忌生冷辛辣刺激性食物
护理处置	□ 手术接患者时核对患者信息 □ 患者基本信息 □ 手术肢体和部位并标记 □ 核对术中带药 □ 核对病历和影像资料 □ 摘除患者义齿 □ 摘除患者佩戴的眼镜、首饰等物品 □ 接手术后患者 □ 核对患者及资料 □ 即刻监护患者的生命体征 □ 记录患者的液体和引流量 □ 记录其他带回的患者资料	□ 完成当日医嘱核对	□ 完成当日医嘱核对
基础护理	□ 二级或一级护理 □ 遵医嘱补液和抗菌药物 □ 心电血压监护、吸氧 □ 患者安全管理	□ 二级或一级护理 □ 遵医嘱补液和抗菌药物 □ 口腔护理、拍背咳痰，鼓励早期下床活动 □ 患者安全管理	□ 二级或一级护理 □ 遵医嘱补液和抗菌药物 □ 口腔护理、拍背咳痰，鼓励早期下床活动 □ 患者安全管理
专科护理	□ 体位护理：去枕平卧，头偏向一侧 □ 肢体观察：观察患肢血运情况，注意感觉功能变化 □ 引流护理：密切观察引流液的质量，必要时使用盐袋压迫止血 □ 管路护理：做好管路观察、记录、标识及维护护理 □ 疼痛护理 □ 心理护理	□ 疼痛护理：若患肢疼痛，可视情况遵医嘱合理使用镇痛药。 □ 用药观察护理 □ 伤口护理 □ 心理护理	□ 疼痛护理：若患肢疼痛，可视情况遵医嘱合理使用镇痛药 □ 用药观察护理 □ 伤口护理 □ 心理护理
重点医嘱	□ 详见医嘱执行单	□ 详见医嘱执行单	□ 详见医嘱执行单
病情变异记录	□ 无 □ 有，原因： 1. 2.	□ 无 □ 有，原因： 1. 2.	□ 无 □ 有，原因： 1. 2.
护士签名			

时间	住院第 7 天（术后第 3 天）	住院第 8 天 （术后第 4 天）	住院第 9~15 天 （出院日）
健康宣教	□ 饮食指导：禁烟酒，忌生冷辛辣刺激性食物	□ 饮食指导：禁烟酒，忌生冷辛辣刺激性食物	□ 出院宣教 □ 复查时间 □ 服药方法 □ 指导办理出院手续 □ 电刺激治疗、肌肉按摩防止肌肉萎缩，患肢不可过早负重，按期服用促神经生长药物的方法
护理处置	□ 完成当日医嘱核对	□ 完成当日医嘱核对	□ 办理出院手续 □ 书写出院小结
基础护理	□ 二级或一级护理 □ 遵医嘱补液和抗菌药物 □ 口腔护理、拍背咳痰，鼓励早期下床活动 □ 患者安全管理	□ 二级或一级护理 □ 遵医嘱补液和抗菌药物 □ 口腔护理、拍背咳痰，鼓励早期下床活动 □ 患者安全管理	□ 三级护理 □ 患者安全管理
专科护理	□ 疼痛护理：若患肢疼痛，可视情况遵医嘱合理使用镇痛药 □ 用药观察护理 □ 伤口护理 □ 心理护理	□ 疼痛护理：若患肢疼痛，可视情况遵医嘱合理使用镇痛药 □ 用药观察护理 □ 伤口护理 □ 心理护理	□ 瘢痕护理：告知预防瘢痕的意义及方法
重点医嘱	□ 详见医嘱执行单	□ 详见医嘱执行单	□ 详见医嘱执行单
病情变异记录	□ 无 □ 有，原因： 1. 2.	□ 无 □ 有，原因： 1. 2.	□ 无 □ 有，原因： 1. 2.
护士签名			

（三）患者表单

臂丛神经鞘瘤临床路径患者表单

适用对象：第一诊断为臂丛神经鞘瘤（ICD-10：D36.113　M95600/0）

行臂丛神经鞘瘤切除术（ICD-9-CM-3：04.0715）

患者姓名：		性别：　　年龄：　　门诊号：	住院号：
住院日期：　　年　月　日		出院日期：　　年　月　日	标准住院日：7~15 日

时间	入院	术前	手术当天
医患配合	□ 配合询问病史、收集资料，请务必详细告知既往史、用药史、过敏史 □ 配合进行体格检查 □ 有任何不适请告知医师	□ 配合完善手术检查前相关检查、化验，如采血、留尿、心电图、X 线胸片 □ 医师与患者及家属介绍病情及手术检查谈话、胃镜检查前签字	□ 配合完善相关检查、化验 □ 如采血、留尿 □ 配合医师摆好检查体位
护患配合	□ 配合测量体温、脉搏、呼吸3 次，血压、体重 1 次 □ 配合完成入院护理评估（简单询问病史、过敏史、用药史） □ 接受入院宣教（环境介绍、病室规定、订餐制度、贵重物品保管等） □ 配合执行探视和陪伴制度 □ 有任何不适请告知护士	□ 配合测量体温、脉搏、呼吸3 次，询问大便 1 次 □ 接受手术前宣教 □ 接受饮食宣教 □ 接受药物宣教	□ 配合测量体温、脉搏、呼吸 3 次、询问大便 1 次 □ 送手术室前，协助完成核对，带齐影像资料及用药 □ 返回病房后，配合接受生命体征的测量 □ 配合检查意识（全身麻醉者） □ 配合缓解疼痛 □ 接受手术后宣教 □ 接受饮食宣教：手术当天禁食 □ 接受药物宣教 □ 有任何不适请告知护士
饮食	□ 遵医嘱饮食	□ 遵医嘱饮食	□ 手术前禁食、禁水 □ 手术后，根据医嘱 4~6 小时后试饮水，无恶心、呕吐可进少量流食或半流食
排泄	□ 正常排尿便	□ 正常排尿便	□ 正常排尿便
活动	□ 正常活动	□ 正常活动	□ 正常活动

时间	手术后	出院
医患配合	□ 配合肢体检查 □ 配合完善术后检查，如采血，留尿、便等	□ 接受出院前指导 □ 知道复查程序 □ 获取出院诊断书
护患配合	□ 配合定时监测生命体征，每日询问大便情况 □ 配合检查伤口 □ 接受输液、服药等治疗 □ 接受进食、进水、排便等生活护理 □ 配合活动，预防皮肤压力伤 □ 注意活动安全，避免坠床或跌倒 □ 配合执行探视及陪伴	□ 接受出院宣教 □ 办理出院手续 □ 获取出院带药 □ 知道服药方法、作用、注意事项 □ 知道复印病历程序
饮食	□ 遵医嘱饮食	□ 遵医嘱饮食
排泄	□ 正常排尿便	□ 正常排尿便
活动	□ 正常适度活动，避免疲劳	□ 正常适度活动，避免疲劳

附：原表单（2016 年版）

臂丛神经鞘瘤临床路径表单

适用对象：第一诊断为臂丛神经鞘瘤患者（ICD-10：D36.001）

患者姓名：	性别：　年龄：　门诊号：	住院号：
住院日期：　年　月　日	出院日期：　年　月　日	标准住院日：7~15 日

时间	住院第 1 天	住院第 2 天	住院第 3 天（手术日前 1 天）
临床诊断与病情评估	□ 第一诊断为臂丛神经鞘瘤 □ 病情评估：评估病情有无明显变化	□ 第一诊断为臂丛神经鞘瘤 □ 病情评估：评估病情有无明显变化	□ 第一诊断为臂丛神经鞘瘤 □ 病情评估：评估病情有无明显变化
主要诊疗工作	□ 询问病史及体格检查 □ 完成病历书写 □ 开化验单及相关检查单 □ 上级医师查房与术前评估 □ 根据化验及相关检查结果对患者的手术风险进行评估，必要时请相关科室会诊	□ 上级医师查房 □ 继续完成术前化验检查 □ 完成必要的相关科室会诊	□ 根据病史、体检、彩超、MRI 等行术前讨论，确定手术方案 □ 完成必要的相关科室会诊 □ 完成术前准备与术前评估 □ 完成术前小结、上级医师查房记录等病历书写 □ 签署手术知情同意书、自费用品协议书、输血同意书 □ 向患者及家属交代病情及围术期注意事项
重点医嘱	长期医嘱： □ 手外科护理常规 □ 二级护理 □ 饮食 □ 患者既往基础用药 临时医嘱： □ 血常规、尿常规 □ 凝血功能 □ 肝肾功能、电解质、血糖 □ 感染性疾病筛查 □ X 线胸片、心电图 □ 局部平片、彩超、MRI □ 心肌酶、肺功能、超声心动图（根据病情需要决定） □ 请相关科室会诊	长期医嘱： □ 手外科护理常规 □ 二级护理 □ 饮食 □ 患者既往基础用药 临时医嘱： □ 根据会诊科室要求安排检查和化验单	临时医嘱： □ 术前医嘱：常规准备明日在全身麻醉下行肿物切除术 □ 术前禁食、禁水 □ 抗菌药物皮试 □ 配血 □ 一次性导尿包
主要护理工作	□ 介绍病区环境、设施；介绍患者主管医师和责任护士；入院常规宣教；患者全身评估；告知辅助检查的注意事项；心理评估及护理	□ 护理等级评定；药物过敏史；既往病史；在陪检护士指导下完成辅助检查；做好晨晚间护理；解答患者的相关疑虑；失功能肢体保护	□ 术前常规准备（腕带、对接单）；术区备皮；女性患者发型准备；术前宣教；心理护理；告知手术相关配合；术后床上如厕模拟训练；吸气练习

续　表

时间	住院第 1 天			住院第 2 天			住院第 3 天（手术日前 1 天）		
病情变异记录	□无　□有，原因： 1. 2.			□无　□有，原因： 1. 2.			□无　□有，原因： 1. 2.		
特殊医嘱									
护士签名	白班	小夜	大夜	白班	小夜	大夜	白班	小夜	大夜
医师签名									

时间	住院第 4 天	住院第 5 天	住院第 6 天
临床诊断与病情评估	□ 第一诊断为臂丛神经鞘瘤 □ 病情评估：评估病情有无明显变化	□ 第一诊断为臂丛神经鞘瘤 □ 病情评估：评估病情有无明显变化	□ 第一诊断为臂丛神经鞘瘤 □ 病情评估：评估病情有无明显变化
主要诊疗工作	□ 手术 □ 肿物送检病理 □ 术者完成手术记录 □ 住院医师完成术后病程记录 □ 上级医师查房 □ 注意出血及血运情况 □ 向患者及家属交代手术过程概况及术后注意事项	□ 上级医师查房，注意病情变化 □ 完成常规病历书写 □ 注意引流量 □ 注意观察体温 □ 注意神经功能变化	□ 上级医师查房 □ 完成常规病历书写 □ 根据引流情况明确是否拔除引流管 □ 注意观察体温 □ 注意神经功能变化 □ 注意伤口情况
重点医嘱	**长期医嘱：** □ 全身麻醉护理常规 □ 一级护理 □ 明日/普食/糖尿病饮食/低盐低脂饮食 □ 伤口引流记量 □ 留置尿管 □ 抗菌药物 □ 激素 □ 神经营养药物 **临时医嘱：** □ 心电血压监护、吸氧 □ 补液（根据病情） □ 其他特殊医嘱	**长期医嘱：** □ 饮食 □ 一级护理 □ 脱水（根据情况） □ 激素 □ 神经营养药物 □ 消炎镇痛药物 □ 雾化吸入（根据情况） □ 抗凝治疗（根据情况） **临时医嘱：** □ 通便 □ 镇痛 □ 补液	**长期医嘱：** □ 饮食 □ 一级护理 □ 拔除尿管 □ 拔除引流（根据情况） **临时医嘱：** □ 换药（根据情况） □ 补液（根据情况）
主要护理工作	□ 体位护理：去枕平卧，头偏向一侧 □ 肢体观察：观察患肢血运情况，注意感觉功能变化 □ 引流护理：密切观察引流液，必要时使用盐袋压迫止血 □ 管路护理：做好管路观察、记录，标识及维护护理 □ 疼痛护理	□ 饮食指导：禁烟酒，忌生冷辛辣刺激性食物 □ 基础护理：口腔护理、拍背咳痰，鼓励早期下床活动 □ 疼痛护理：若患肢疼痛，可视情况遵医嘱合理使用镇痛药 □ 心理护理 □ 用药观察护理	□ 饮食指导：禁烟酒，忌生冷辛辣刺激性食物 □ 基础护理：口腔护理、拍背咳痰，鼓励早期下床活动 □ 疼痛护理：若患肢疼痛，可视情况遵医嘱合理使用镇痛药 □ 心理护理 □ 用药观察护理
病情变异记录	□ 无　□ 有，原因： 1. 2.	□ 无　□ 有，原因： 1. 2.	□ 无　□ 有，原因： 1. 2.

续　表

时间	住院第 4 天			住院第 5 天			住院第 6 天		
特殊 医嘱									
护士 签名	白班	小夜	大夜	白班	小夜	大夜	白班	小夜	大夜
医师 签名									

时间	住院第7天	住院第8天	住院第9~15天（出院日）
临床诊断与病情评估	□ 第一诊断为臂丛神经鞘瘤 □ 病情评估：评估病情有无明显变化	□ 第一诊断为臂丛神经鞘瘤 □ 病情评估：评估病情有无明显变化	□ 第一诊断为臂丛神经鞘瘤 □ 病情评估：评估病情有无明显变化
主要诊疗工作	□ 上级医师查房 □ 完成常规病历书写 □ 注意观察体温 □ 注意伤口情况 □ 根据引流情况明确是否拔除引流管	□ 上级医师查房 □ 完成常规病历书写 □ 注意观察体温 □ 注意伤口情况	□ 上级医师查房，进行手术及伤口评估，确定有无手术并发症和切口愈合不良情况，明确能否出院 □ 完成出院记录、病案首页、出院证明书等，向患者交代出院后的注意事项，如：返院复诊的时间、地点，发生紧急情况时的处理等 □ 患者办理出院手续，出院
重点医嘱	长期医嘱： □ 饮食 □ 一级护理 □ 停抗菌药物 □ 拔除引流（根据情况） 临时医嘱： □ 换药（根据情况） □ 补液（根据情况）	长期医嘱： □ □ 饮食 □ 二级护理 临时医嘱： □ 换药（根据情况）	出院医嘱： □ 出院带药：神经营养药物、消炎镇痛药、口服抗菌药物 □ 预约拆线时间
主要护理工作	□ 饮食指导：禁烟酒，忌生冷辛辣刺激性食物 □ 基础护理：口腔护理、拍背咳痰，鼓励早期下床活动 □ 疼痛护理：若患肢疼痛，可视情况遵医嘱合理使用镇痛药 □ 心理护理 □ 用药观察护理	□ 饮食指导：禁烟酒，忌生冷辛辣刺激性食物 □ 基础护理：口腔护理、拍背咳痰，鼓励早期下床活动 □ 疼痛护理：若患肢疼痛，可视情况遵医嘱合理使用镇痛药 □ 心理护理 □ 用药观察护理	□ 出院指导：电刺激治疗、肌肉按摩防止肌肉萎缩，患肢不可过早负重，按期服用促神经生长药物的方法 □ 瘢痕护理：告知预防瘢痕的意义及方法 □ 告知随诊的意义 □ 告知出院流程
病情变异记录	□ 无　□ 有，原因： 1. 2.	□ 无　□ 有，原因： 1. 2.	□ 无　□ 有，原因： 1. 2.
特殊医嘱			
护士签名	白班　　小夜　　大夜	白班　　小夜　　大夜	白班　　小夜　　大夜
医师签名			

第三十七章

腱鞘囊肿临床路径释义

一、腱鞘囊肿编码

1. 原编码：

疾病名称及编码：腱鞘囊肿（ICD-10：M67.401）

手术操作名称及编码：腱鞘囊肿切除术（ICD-9-CM-3：83.312）

2. 修改编码：

疾病名称及编码：腱鞘囊肿（ICD-10：M67.400）

         肌腱腱鞘囊肿（ICD-10：M67.401）

         关节腱鞘囊肿（ICD-10：M67.402）

手术操作名称及编码：腱鞘囊肿切除术（ICD-9-CM-3：83.3101）

二、临床路径检索方法

M67.4 伴 83.31

三、腱鞘囊肿临床路径标准住院流程

（一）适用对象

第一诊断为腱鞘囊肿（ICD-10：M67.401），行腱鞘囊肿切除术（ICD-9：CM-3：83.312）。

> **释义**
>
> ■ 本路径适用对象为临床诊断为腱鞘囊肿的患者。手术方法为腱鞘囊肿切除术。

（二）诊断依据

根据《手外科学》（第3版，王澍寰编著，人民卫生出版社，2011）、《手外科手术学》（第2版，顾玉东、王澍寰、侍德主编，复旦大学出版社，2010）、《格林手外科手术学》（第6版，北京积水潭医院译，人民军医出版社，2012）。

1. 病史：腕部或手指的肿物，可伴有疼痛。

2. 体格检查：多发生于关节附近和腱鞘囊性肿物，最常见部位为腕背桡侧、腕掌部桡侧、掌指关节及手指近节掌侧的屈肌腱腱鞘上；一般边界清楚，表面光滑。发生于腕部的囊肿多有活动度，质软或韧，大小不等；发生于掌指关节或手指掌侧的囊肿多呈米粒大小，质硬。多数囊肿局部有压痛，亦可引起腕部力量减弱或压迫神经导致感觉或运动障碍。

3. 辅助检查：彩超检查、MRI有助于明确诊断。

> **释义**
>
> ■ 病史和体检是诊断腱鞘囊肿的初步依据,根据好发部位和临床特点诊断多无困难。诊断需要排除肿瘤,B 超检查有助于鉴别诊断。MRI 虽然也可以确诊,但费用较高,并非必要检查。

(三) 治疗方案的选择及依据

根据《手外科学》(第 3 版,王澍寰编著,人民卫生出版社,2011)、《手外科手术学》(第 2 版,顾玉东、王澍寰、侍德主编,复旦大学出版社,2010)、《格林手外科手术学》(第 6 版,北京积水潭医院译,人民军医出版社,2012)。

1. 腕及手部的腱鞘囊肿。
2. 观察或保守治疗无效,或引起疼痛、无力、麻木等症状者行手术治疗。

> **释义**
>
> ■ 腱鞘囊肿多不会自行消失,部分病例会继续增大,影响外观。手术指征以患者意愿为主,合并疼痛或神经压迫表现时可以手术治疗。

(四) 标准住院日为 7~10 天

(五) 进入路径标准

1. 第一诊断必须符合 ICD-10:M67.401 腱鞘囊肿疾病编码。
2. 位于腕背、腕掌侧或手指部位的腱鞘囊肿,但除外黏液囊肿。
3. 除外多次复发、局部瘢痕严重的囊肿。
4. 除外病变范围广泛,引起严重畸形或肢体功能障碍,或切除后影响可能导致严重功能障碍者。
5. 除外对手术治疗有较大影响的疾病(如心脑血管疾病、糖尿病等)。
6. 需要进行手术治疗,且患者及家属同意手术治疗。

> **释义**
>
> ■ 入院第一诊断必须符合腱鞘囊肿,如合并其他疾病但不影响第一诊断临床路径流程时也可以进入路径。
>
> ■ 位于指间关节背侧的黏液囊肿、多次复发的囊肿、病变范围广、估计术后可能出现并发症,以及存在影响手术的基础病的患者应该进入其他临床路径。
>
> ■ 患者及家属的意愿是手术的重要指征。

(六) 术前准备 (术前评估) 1~3 天

所必需的检查项目:

1. 血常规、血型、尿常规、肝肾功能、血糖、凝血功能检查、感染性疾病筛查。
2. 胸部 X 线片、心电图。

3. 囊肿彩超检查；必要时行 MRI 检查。

4. 其他根据患者情况需要而定：如超声心动图、动态心电图等。

5. 有相关疾病者必要时请相应科室会诊。

> **释义**
>
> ■ 血常规、尿常规、肝肾功能、血糖、凝血功能、感染性疾病筛查、X 线胸片和心电图为手术前的常规检查，进入路径的患者均需完成。B 超是除外肿瘤的重要辅助检查，进入路径患者必须完成，必要时可以行 MRI 检查。根据病情，有慢性呼吸系统疾病患者必要时需要检查肺功能，有慢性心血管系统疾病的患者需要检查超声心动图、动态心电图等。合并糖尿病的患者需要控制血糖后再进行手术。合并其他影响手术的疾病患者必要时需要请相关科室会诊。

（七）预防性抗菌药物选择与使用时机

1. 按《抗菌药物临床应用指导原则》（卫医发〔2015〕43 号）选择用药。

2. 预防性用药时间为术前 30 分钟。

3. 手术超时 3 小时加用 1 次。

4. 术后 3 天内停止使用预防性抗菌药物，可根据患者切口、体温等情况适当延长使用时间。

（八）手术日为入院第 3~4 天

1. 麻醉方式：局部麻醉、臂丛阻滞麻醉或全身麻醉。

2. 手术方式：囊肿切除术。

3. 术中用药：麻醉用药、抗菌药。

4. 术后病理：所切除肿瘤组织送病理科做病理检查。

> **释义**
>
> ■ 腕部囊肿切除后蒂部应该处理干净，关节囊破损需要进行修复。掌指关节和近节指骨掌侧的腱鞘囊肿切除时需要切除部分屈肌腱鞘。

（九）术后住院恢复 5~6 天

1. 必须复查的项目：无。

2. 必要时复查的项目：彩超、血常规、肝肾功能、血糖、凝血功能检查等。

3. 术后用药：

（1）抗菌药物：按《抗菌药物临床应用指导原则》（卫医发〔2015〕43 号）执行。

（2）其他对症药物：止血、营养神经、改善循环、消肿、镇痛等。

4. 保护下手部功能锻炼。

> **释义**
>
> ■ 腕部腱鞘囊肿切除后修复关节囊、韧带的患者需要术后石膏制动 3 周，鼓励患者屈伸活动手指，以防止肌腱粘连。3 周后去除石膏开始腕关节主动活动练习。
>
> ■ 手指屈肌腱鞘上的囊肿术后无需制动。

（十）出院标准（根据一般情况、切口情况、第一诊断转归）

1. 体温正常、常规化验无明显异常。
2. 切口无异常。
3. 无与本病相关的其他并发症。
4. 病理回报符合腱鞘囊肿诊断。

> **释义**
>
> ■ 出院时患者切口应该没有感染迹象。没有其他与本病相关的并发症。
>
> ■ 术中所见符合腱鞘囊肿的患者可以不必等待病理回报，存疑时需等待病理回报，符合腱鞘囊肿诊断方可出院。

（十一）有无变异及原因分析

1. 并发症：尽管严格掌握入选标准，但仍有一些患者因肿瘤累及范围超过预期，手术后出现一些并发症而延期治疗，如局部神经血管损伤、关节囊或韧带损伤、感染、皮肤坏死等情况。
2. 合并症：如患者自身有较多合并症，如糖尿病、心脑血管疾病等，手术后这些疾病可能加重，需同时治疗，或需延期治疗。
3. 病理情况：若病理回报结果与腱鞘囊肿不符合，则需要退出临床路径。

> **释义**
>
> ■ 部分患者囊肿较大，蒂部较宽，无法直接修复。手指屈肌腱鞘囊肿与指神经血管束相邻，切除时切口小、显露不彻底时容易误伤。
>
> ■ 患者合并糖尿病时需要控制血糖后再行手术。合并心脑血管疾病等对手术有影响或手术可能加重病情时，应延期或中止腱鞘囊肿的治疗。
>
> ■ 病理结果回报与腱鞘囊肿不符合者应该进入其他相应临床路径。

四、腱鞘囊肿临床路径推荐表单

（一）医师表单

腱鞘囊肿临床路径医师表单

适用对象：第一诊断为腱鞘囊肿（ICD-10：M67.400），肌腱腱鞘囊肿（ICD-10：M67.401），关节腱鞘囊肿（ICD-10：M67.402）

行腱鞘囊肿切除术（ICD-9-CM-3：83.3101）

患者姓名：	性别： 年龄： 门诊号：	住院号：
住院日期： 年 月 日	出院日期： 年 月 日	标准住院日：7~10日

时间	住院第1天	住院第2天	住院第3天（手术日前1天）
主要诊疗工作	□ 询问病史与体格检查 □ 完成首次病程记录 □ 完成大病历 □ 开具常规检查、化验单 □ 上级医师查房 □ 确定诊断	□ 上级医师查房与手术前评估 □ 确定手术方案和麻醉方式 □ 根据化验及相关检查结果对患者的手术风险进行评估，必要时请相关科室会诊 □ 完成必要的相关科室会诊	□ 完成术前小结、上级医师查房记录 □ 完成术前准备与术前评估 □ 签署手术知情同意书、自费用品协议书 □ 向患者及家属交代病情及围术期的注意事项
重点医嘱	**长期医嘱：** □ 手外科护理常规 □ 二级护理 □ 饮食医嘱（普食/流食/糖尿病饮食） **临时医嘱：** □ 血常规、血型 □ 尿常规 □ 凝血功能 □ 肝肾功能、血糖电解质 □ 感染性疾病筛查 □ 胸部X线检查 □ 心电图 □ 彩超检查（必要时） □ MRI（必要时）	**长期医嘱：** □ 手外科护理常规 □ 二级护理 □ 饮食医嘱（普食/流食/糖尿病饮食） **临时医嘱：** □ 请相关科室会诊	**长期医嘱：** □ 手外科护理常规 □ 二级护理 □ 饮食医嘱（普食/流食/糖尿病饮食） **临时医嘱：** □ 明日在局部麻醉、臂丛麻醉或全身麻醉下行腱鞘囊肿切除术 □ 术晨禁食、禁水 □ 术区备皮 □ 抗菌药物皮试（必要时）
主要护理工作	□ 介绍病区环境、设施 □ 介绍患者主管医师和责任护士 □ 入院常规宣教 □ 讲解疾病相关知识 □ 告知辅助检查的注意事项	□ 护理等级评定 □ 药物过敏史 □ 既往病史 □ 在陪检护士指导下完成辅助检查 □ 评估关节功能 □ 做好晨晚间护理	□ 术前常规准备（腕带、对接单） □ 术区备皮 □ 术前宣教 □ 心理护理
病情变异记录	□ 无 □ 有，原因： 1. 2.	□ 无 □ 有，原因： 1. 2.	□ 无 □ 有，原因： 1. 2.

时间	住院第 1 天	住院第 2 天	住院第 3 天（手术日前 1 天）
特殊 医嘱			
护士 签名			
医师 签名			

时间	住院第 4 天 （手术日）	住院第 5 天 （术后第 1 天）	住院第 6~8 天 （出院前 1 天）
主要诊疗工作	□ 实施手术 □ 切除肿物送检病理 □ 完成术后病程记录 □ 24 小时内完成手术记录 □ 上级医师查房 □ 向患者及家属交代手术过程概况及术后注意事项 □ 检查有无手术并发症及相应处理 □ 注意创口有无活动性出血	□ 查看患者 □ 上级医师查房 □ 完成术后病程记录 □ 向患者及其家属交代手术后注意事项 □ 换药，观察切口情况，拔除引流（根据情况） □ 注意血运及肿胀情况 □ 注意有无发热 □ 复查血常规（必要时） □ 指导患肢功能锻炼	□ 上级医师查房 □ 收回病理报告单，根据病理结果向患者及家属进一步交代病情 □ 切口换药，进行伤口评估，确定有无手术并发症和切口愈合不良情况，明确能否出院 □ 完成出院记录、病案首页、出院诊断书、病程记录等 □ 向患者交代出院后的注意事项，如返院复诊的时间、地点，发生紧急情况时的处理等
重点医嘱	**长期医嘱：** □ 术后护理常规 □ 特殊疾病护理 □ 普食/流食/糖尿病饮食（术后 6 小时后） □ 心电监护或生命体征监测 □ 吸氧 □ 留置导尿（必要时） □ 术后抗菌药物（根据情况） □ 术后营养神经药物应用（必要时） □ 中频理疗（必要时） **临时医嘱：** □ 补液（必要时） □ 术后止血药物（必要时） □ 术后镇痛药物（必要时）	**长期医嘱：** □ 术后护理常规 □ 一级护理 □ 饮食医嘱（普食/流食/糖尿病饮食） □ 术后抗菌药物（根据情况） □ 术后营养神经药物应用（必要时） □ 术后改善循环药物应用（必要时） □ 中频理疗（必要时） **临时医嘱：** □ 补液（必要时） □ 术后镇痛药物（必要时） □ 复查血常规（必要时）	**长期医嘱：** □ 二级护理 □ 饮食医嘱（普食/流食/糖尿病饮食） □ 术后营养神经药物应用（必要时） □ 术后改善循环药物应用（必要时） □ 中频理疗（必要时） **临时医嘱：** □ 术后镇痛药物（必要时）
主要护理工作	□ 体位护理：患肢抬高，减轻肿胀；全身麻醉（小儿）患者去枕平卧头偏一侧 □ 病情观察：观察切口渗血情况，保持敷料干燥清洁 □ 加强巡视：满足患者需要	□ 饮食指导：营养搭配合理，禁烟酒，忌生冷辛辣刺激性食物 □ 功能锻炼：进行适当功能锻炼 □ 疼痛护理：视术后疼痛情况遵医嘱合理使用镇痛药 □ 心理护理	□ 饮食指导：营养搭配合理，禁烟酒，忌生冷辛辣刺激性食物 □ 功能锻炼：进行适当功能锻炼 □ 疼痛护理：视术后疼痛情况遵医嘱合理使用镇痛药 □ 心理护理
病情变异记录	□ 无　□ 有，原因： 1. 2.	□ 无　□ 有，原因： 1. 2.	□ 无　□ 有，原因： 1. 2.

时间	住院第 4 天 （手术日）	住院第 5 天 （术后第 1 天）	住院第 6~8 天 （出院前 1 天）
特殊 医嘱			
护士 签名			
医师 签名			

时间	住院第6~8天 （出院前1天）	住院第7~10天 （出院日）
主要诊疗工作	□ 上级医师查房 □ 收回病理报告单，根据病理结果向患者及家属进一步交代病情 □ 切口换药，进行伤口评估，确定有无手术并发症和切口愈合不良情况，明确能否出院 □ 完成出院记录、病案首页、出院诊断书、病程记录等 □ 向患者交代出院后的注意事项，如返院复诊的时间、地点，发生紧急情况时的处理等	□ 患者办理出院手续，出院
重点医嘱	长期医嘱： □ 二级护理 □ 饮食医嘱（普食/流食/糖尿病饮食） □ 术后营养神经药物应用（必要时） □ 术后改善循环药物应用（必要时） □ 中频理疗（必要时） 临时医嘱： □ 术后镇痛药物（必要时）	临时医嘱： □ 今日出院
主要护理工作	□ 饮食指导：营养搭配合理，禁烟酒，忌生冷辛辣刺激性食物 □ 功能锻炼：进行适当功能锻炼 □ 疼痛护理：视术后疼痛情况遵医嘱合理使用镇痛药 □ 心理护理	□ 出院指导：注意患部的休息，避免过量的劳动方式；保持正确姿势；用热水洗手足，自行按摩 □ 瘢痕护理：告知预防瘢痕的意义及方法 □ 告知随诊的意义 □ 告知出院流程
病情变异记录	□ 无　□ 有，原因： 1. 2.	□ 无　□ 有，原因： 1. 2.
特殊医嘱		
护士签名		
医师签名		

（二）护士表单

腱鞘囊肿临床路径护士表单

适用对象：第一诊断为腱鞘囊肿（ICD-10：M67.400），肌腱腱鞘囊肿（ICD-10：M67.401），关节腱鞘囊肿（ICD-10：M67.402）

行腱鞘囊肿切除术（ICD-9-CM-3：83.3101）

患者姓名：	性别： 年龄： 门诊号：	住院号：
住院日期： 年 月 日	出院日期： 年 月 日	标准住院日：7~10日

时间	住院第1天（住院日）	住院第2~3天（术前准备日）	住院第4天（手术日）
健康宣教	□ 入院宣教 □ 介绍主管医师、护士 □ 介绍环境、设施 □ 介绍住院注意事项 □ 介绍探视和陪伴制度 □ 介绍贵重物品制度	□ 药物宣教 □ 术前宣教 □ 宣教手术前准备及术后注意事项 □ 告知术后饮食 □ 告知患者麻醉前应注意事项 □ 主管护士与患者沟通，消除患者紧张情绪 □ 告知术后可能出现的情况及应对方式	□ 术前当日宣教 □ 告知饮食、体位要求 □ 给予患者及家属心理支持 □ 再次明确探视陪伴须知
护理处置	□ 核对患者，佩戴腕带 □ 建立入院护理病历 □ 协助患者留取各种标本 □ 测量体重	□ 协助医师完成术前的相关化验 □ 术区备皮 □ 禁食、禁水	□ 送患者至手术室 □ 核对患者资料及带药 □ 接患者 □ 核对患者及资料
基础护理	□ 三级护理 □ 晨晚间护理 □ 患者安全管理	□ 三级护理 □ 晨晚间护理 □ 患者安全管理	□ 二级或一级护理 □ 晨晚间护理 □ 患者安全管理
专科护理	□ 护理查体 □ 病情观察 □ 需要时，请家属陪伴 □ 确定饮食种类 □ 心理护理	□ 病情观察 □ 遵医嘱完成相关检查 □ 心理护理	□ 遵医嘱予补液 □ 病情观察 □ 肢体血运 □ 敷料渗血情况 □ 心理护理
重点医嘱	□ 详见医嘱执行单	□ 详见医嘱执行单	□ 详见医嘱执行单
病情变异记录	□ 无 □ 有，原因： 1. 2.	□ 无 □ 有，原因： 1. 2.	□ 无 □ 有，原因： 1. 2.
护士签名			

时间	住院第5~9天（术后）	住院第6~10天 （出院日）
健康宣教	□ 术后宣教 □ 活动指导	□ 出院宣教 □ 复查时间 □ 服药方法 □ 指导锻炼 □ 指导办理出院手续
护理处置	□ 遵医嘱完成相关处理	□ 办理出院手续
基础护理	□ 二级护理 □ 晨晚间护理 □ 患者安全管理	□ 三级护理 □ 晨晚间护理 □ 患者安全管理
专科护理	□ 病情观察 □ 伤口敷料 □ 肢体血运 □ 心理护理	□ 病情观察 □ 出院指导 □ 心理护理
重点医嘱	□ 详见医嘱执行单	□ 详见医嘱执行单
病情变异记录	□ 无 □ 有，原因： 1. 2.	□ 无 □ 有，原因： 1. 2.
护士签名		

（三）患者表单

腱鞘囊肿临床路径患者表单

适用对象：第一诊断为腱鞘囊肿（ICD-10：M67.400），肌腱腱鞘囊肿（ICD-10：M67.401），关节腱鞘囊肿（ICD-10：M67.402）

行腱鞘囊肿切除术（ICD-9-CM-3：83.3101）

患者姓名：		性别： 年龄： 门诊号：	住院号：
住院日期： 年 月 日		出院日期： 年 月 日	标准住院日：7~10日

时间	入院	术前	手术当天
医患配合	□ 配合询问病史、收集资料，请务必详细告知既往史、用药史、过敏史 □ 配合进行体格检查 □ 有任何不适请告知医师	□ 配合完善术前相关检查、化验，如采血、留尿、心电图、X线胸片 □ 医师与患者及家属介绍病情及术前谈话、签字；麻醉谈话、签字	□ 配合完善相关检查、化验 □ 配合医师标记切口 □ 配合医师摆好体位
护患配合	□ 配合测量体温、脉搏、呼吸3次，血压、体重1次 □ 配合完成入院护理评估（简单询问病史、过敏史、用药史） □ 接受入院宣教（环境介绍、病室规定、订餐制度、贵重物品保管等） □ 配合执行探视和陪伴制度 □ 有任何不适请告知护士	□ 配合测量体温、脉搏、呼吸3次 □ 接受术前宣教 □ 接受药物宣教 □ 接受术区备皮	□ 配合测量体温、脉搏、呼吸3次 □ 送手术室前，协助完成核对，带齐影像资料及用药 □ 返回病房后，配合接受生命体征的测量 □ 配合检查意识（全身麻醉者） □ 接受术后宣教 □ 接受药物宣教 □ 有任何不适请告知护士
饮食	□ 遵医嘱饮食	□ 遵医嘱饮食	□ 术前禁食、禁水
排泄	□ 正常排尿便	□ 正常排尿便	□ 正常排尿便
活动	□ 正常活动	□ 正常活动	□ 正常活动

时间	术后	出院
医患 配合	□ 配合医师指导进行功能锻炼 □ 配合更换敷料	□ 接受出院前指导 □ 知道复查程序 □ 获取出院诊断书
护 患 配 合	□ 配合定时监测生命体征 □ 接受输液、服药等治疗 □ 配合活动 □ 注意活动安全，避免坠床或跌倒 □ 配合执行探视及陪伴	□ 接受出院宣教 □ 办理出院手续 □ 获取出院带药 □ 知道服药方法、作用、注意事项 □ 知道功能锻炼方法 □ 知道复印病历程序
饮 食	□ 遵医嘱饮食	□ 遵医嘱饮食
排 泄	□ 正常排尿便	□ 正常排尿便
活 动	□ 正常活动	□ 正常活动

附：原表单（2016 年版）

腱鞘囊肿临床路径表单

适用对象：第一诊断为腱鞘囊肿患者　　　ICD-10：M67.401

患者姓名：	性别：　　年龄：　　门诊号：	住院号：
住院日期：　　年　月　日	出院日期：　　年　月　日	标准住院日：7~10 日

时间	住院第 1 天	住院第 2 天	住院第 3 天（手术日前 1 天）
主要诊疗工作	□ 询问病史与体格检查 □ 完成首次病程记录 □ 完成大病历 □ 开具常规检查、化验单 □ 上级医师查房 □ 确定诊断	□ 上级医师查房与手术前评估 □ 确定手术方案和麻醉方式 □ 根据化验及相关检查结果对患者的手术风险进行评估，必要时请相关科室会诊 □ 完成必要的相关科室会诊	□ 完成术前小结、上级医师查房记录 □ 完成术前准备与术前评估 □ 签署手术知情同意书、自费用品协议书 □ 向患者及家属交代病情及围术期的注意事项
重点医嘱	长期医嘱： □ 手外科护理常规 □ 二级护理 □ 饮食医嘱（普食/流食/糖尿病饮食） 临时医嘱： □ 血常规、血型 □ 尿常规 □ 凝血功能 □ 肝肾功能、血糖电解质 □ 感染性疾病筛查 □ 胸部 X 线检查 □ 心电图 □ 彩超检查（必要时） □ MRI（必要时）	长期医嘱： □ 手外科护理常规 □ 二级护理 □ 饮食医嘱（普食/流食/糖尿病饮食） 临时医嘱： □ 请相关科室会诊	长期医嘱： □ 手外科护理常规 □ 二级护理 □ 饮食医嘱（普食/流食/糖尿病饮食） 临时医嘱： □ 明日在局部麻醉、臂丛麻醉或全身麻醉下行腱鞘囊肿切除术 □ 术晨禁食、禁水 □ 术区备皮 □ 抗菌药物皮试（必要时）
主要护理工作	□ 介绍病区环境、设施 □ 介绍患者主管医师和责任护士 □ 入院常规宣教 □ 讲解疾病相关知识 □ 告知辅助检查的注意事项	□ 护理等级评定 □ 药物过敏史 □ 既往病史 □ 在陪检护士指导下完成辅助检查 □ 评估关节功能 □ 做好晨晚间护理	□ 术前常规准备（腕带、对接单） □ 术区备皮 □ 术前宣教 □ 心理护理
病情变异记录	□ 无　□ 有，原因： 1. 2.	□ 无　□ 有，原因： 1. 2.	□ 无　□ 有，原因： 1. 2.
特殊医嘱			
护士签名			
医师签名			

时间	住院第 4 天 （手术日）	住院第 5 天 （术后第 1 天）
主要诊疗工作	□ 实施手术 □ 切除肿物送检病理 □ 完成术后病程记录 □ 24 小时内完成手术记录 □ 上级医师查房 □ 向患者及家属交代手术过程概况及术后注意事项 □ 检查有无手术并发症及相应处理 □ 注意创口有无活动性出血	□ 查看患者 □ 上级医师查房 □ 完成术后病程记录 □ 向患者及其家属交代手术后注意事项 □ 换药，观察切口情况，拔除引流（根据情况） □ 注意血运及肿胀情况 □ 注意有无发热 □ 复查血常规（必要时） □ 指导患肢功能锻炼
重点医嘱	**长期医嘱：** □ 术后护理常规 □ 特殊疾病护理 □ 普食/流食/糖尿病饮食（术后 6 小时后） □ 心电监护或生命体征监测 □ 吸氧 □ 留置导尿（必要时） □ 术后抗菌药物（根据情况） □ 术后营养神经药物应用（必要时） □ 中频理疗（必要时） **临时医嘱：** □ 补液（必要时） □ 术后止血药物（必要时） □ 术后镇痛药物（必要时）	**长期医嘱：** □ 术后护理常规 □ 一级护理 □ 饮食医嘱（普食/流食/糖尿病饮食） □ 术后抗菌药物（根据情况） □ 术后营养神经药物应用（必要时） □ 术后改善循环药物应用（必要时） □ 中频理疗（必要时） **临时医嘱：** □ 补液（必要时） □ 术后镇痛药物（必要时） □ 复查血常规（必要时）
主要护理工作	□ 体位护理：患肢抬高，减轻肿胀。全身麻醉（小儿）患者去枕平卧，头偏一侧 □ 病情观察：观察切口渗血情况，保持敷料干燥清洁 □ 加强巡视：满足患者需要	□ 饮食指导：营养搭配合理，禁烟酒，忌生冷辛辣刺激性食物 □ 功能锻炼：进行适当功能锻炼 □ 疼痛护理：视术后疼痛情况遵医嘱合理使用镇痛药。 □ 心理护理
病情变异记录	□ 无　□ 有，原因： 1. 2.	□ 无　□ 有，原因： 1. 2.
特殊医嘱		
护士签名		
医师签名		

时间	住院第 6~8 天 （出院前 1 天）	住院第 7~10 天 （出院日）
主 要 诊 疗 工 作	□ 上级医师查房 □ 收回病理报告单，根据病理结果向患者及家属进一步交代病情 □ 切口换药，进行伤口评估，确定有无手术并发症和切口愈合不良情况，明确能否出院 □ 完成出院记录、病案首页、出院诊断书、病程记录等 □ 向患者交代出院后的注意事项，如：返院复诊的时间，地点，发生紧急情况时的处理等	□ 患者办理出院手续，出院
重 点 医 嘱	长期医嘱： □ 二级护理 □ 饮食医嘱（普食/流食/糖尿病饮食） □ 术后营养神经药物应用（必要时） □ 术后改善循环药物应用（必要时） □ 中频理疗（必要时） 临时医嘱： □ 术后镇痛药物（必要时）	临时医嘱： □ 今日出院
主要 护理 工作	□ 饮食指导：营养搭配合理，禁烟酒，忌生冷辛辣刺激性食物。 □ 功能锻炼：进行适当功能锻炼。 □ 疼痛护理：视术后疼痛情况遵医嘱合理使用镇痛药。 □ 心理护理	□ 出院指导：注意患部的休息避免过量的劳动方式；保持正确姿势；用热水洗手足，自行按摩 □ 瘢痕护理：告知预防瘢痕的意义及方法 □ 告知随诊的意义 □ 告知出院流程
病情 变异 记录	□ 无　□ 有，原因： 1. 2.	□ 无　□ 有，原因： 1. 2.
特殊 医嘱		
护士 签名		
医师 签名		

第三十八章

单发手指狭窄性腱鞘炎临床路径释义

一、单发手指狭窄性腱鞘炎编码

1. 原编码：

疾病名称及编码：单发手指狭窄性腱鞘炎（ICD-10：M65.893）

手术操作名称及编码：腱鞘切开术（ICD-9-CM-3：3.0101）

2. 修改编码：

疾病名称及编码：单发手指狭窄性腱鞘炎（ICD-10：M65.911）

手术操作名称及编码：腱鞘切开术（ICD-9-CM-3：83.0101）

二、临床路径检索方法

M65.911 伴 83.0101

三、单发手指狭窄性腱鞘炎临床路径标准住院流程

（一）适用对象

第一诊断为单发手指狭窄性腱鞘炎（ICD-10：M65.893），行腱鞘切开术（ICD-9-CM-3：83.0101）。

> 释义
>
> ■ 本路径适用对象为临床诊断为单发性狭窄性腱鞘炎的患者，如为同一肢体的多发性腱鞘炎，也可进入此路径。

（二）诊断依据

根据《临床诊疗指南·骨科分册》（中华医学会编著，人民卫生出版社，2008），《外科学（下册）》（8年制和7年制教材临床医学专用，第3版，人民卫生出版社，2015）。

1. 病史：无外伤史。
2. 体检有明确体征：患指肿胀、疼痛、活动受限，弹响。
3. 辅助检查：手部X线片。

> 释义
>
> ■ 病史和体检是诊断腱鞘炎的初步依据，患者没有外伤史，表现为患指掌指关节掌侧肿胀、压痛、活动受限和弹响。部分患者晨起症状明显，活动后减轻。X线平片一般没有阳性发现，B超检查可见滑膜增生和腱鞘增厚等表现。

（三）进入路径标准

1. 第一诊断必须符合 ICD-10：M65.893 单发手指狭窄性腱鞘炎疾病编码。
2. 当患者同时具有其他疾病诊断，但在住院期间不需要特殊处理也不影响第一诊断的临床路径流程实施时，可以进入路径。
3. 除外骨折。

> **释义**
>
> ■ 本病经保守治疗无效后可以手术治疗，入院第一诊断必须符合单发手指狭窄性腱鞘炎，如合并其他疾病但不影响第一诊断临床路径流程时也可以进入路径。
>
> ■ 骨折时也可以表现为肿胀、疼痛和活动受限，必须有 X 线平片除外骨折。

（四）标准住院日 5~15 天

> **释义**
>
> ■ 腱鞘炎患者入院后，术前准备 1~2 天，手术日 1 天，术后 2~3 天换药，并指导患者功能练习，为避免术后肌腱粘连，影响手术疗效，部分患者需要在医师指导下进行功能锻炼，总住院时间不超过 15 天符合本路径要求。

（五）住院期间的检查项目

1. 必需的检查项目：
（1）血常规、尿常规。
（2）肝肾功能、血电解质、血糖。
（3）凝血功能。
（4）感染性疾病筛查（乙型肝炎、丙型肝炎、艾滋病、梅毒等）。
（5）X 线胸片、心电图。
2. 根据患者病情进行的检查项目：
（1）肺功能、超声心动图（老年人或既往有相关病史者）。
（2）对于合并糖尿病的请相关科室调整血糖。
（3）有相关疾病者必要时请相应科室会诊。

> **释义**
>
> ■ 血常规、尿常规、肝肾功能、电解质、血糖、凝血功能、感染性疾病筛查、X 线胸片和心电图为手术前的常规检查，进入路径的患者均需完成。根据病情，有慢性呼吸系统疾病患者必要时需要检查肺功能，有慢性心血管系统疾病的患者需要检查超声心动图。合并糖尿病的患者需要控制血糖后再进行手术。合并其他影响手术的疾病患者必要时需要请相关科室会诊。

（六）治疗方案的选择

腱鞘切开术。

> **释义**
>
> ■ 手术方法为腱鞘切开术，可以切除部分腱鞘，但并非必需。注意保护指神经血管束。

（七）预防性抗菌药物选择与使用时机

术前半小时及术后 24 小时预防应用抗菌药物。

> **释义**
>
> ■ 一般情况下无需使用抗菌药物。
>
> ■ 特殊人群可使用抗菌药物，预防性用药时间为术前 30 分钟；术后 24 小时停止使用预防性抗菌药物。如患者切口、体温等出现异常情况，可适当延长使用时间。

（八）手术日为入院第 3~5 天

（九）术后恢复 4~11 天

> **释义**
>
> ■ 术后恢复期需要指导患者功能练习，鼓励患者进行手指主动屈伸活动，避免肌腱粘连，术后 12~14 天拆线。

（十）出院标准

1. 体温正常，常规化验指标无明显异常。
2. 伤口愈合良好：引流管拔除，伤口无感染征象（或可在门诊处理的伤口情况），无皮肤坏死。
3. 没有需要住院处理的并发症和（或）合并症。

> **释义**
>
> ■ 患者出院时没有需要住院处理的并发症或合并症，能够自主完成功能练习。如果患者不能自主完成功能练习，则需要继续住院在医师指导下进行锻炼，拆线后出院。

（十一）变异及原因分析

1. 围术期并发症：伤口感染、皮下血肿等造成住院日延长和费用增加。
2. 内科合并症：老年患者常合并基础疾病，如脑血管或心血管病、糖尿病、血栓等，手术可能导致这些疾病加重而需要进一步治疗，从而延长治疗时间，并增加住院费用。

释义

■ 老年患者合并基础疾病，手术可能导致这些疾病加重而需要进一步治疗时，需中止并退出本路径。

■ 认可的变异原因主要是指患者入选路径后，在检查及治疗过程中发现患者合并存在术前未预知的、对本路径治疗可能产生影响的情况，需要中止执行路径或延长治疗时间、增加治疗费用。医师需在表单中明确说明。

■ 因患者方面的主观原因导致执行路径出现变异，需医师在表单中予以说明。

四、推荐表单

（一）医师表单

单发手指狭窄性腱鞘炎临床路径医师表单

适用对象：第一诊断为单发手指狭窄性腱鞘炎（ICD-10：M65.911）

行腱鞘切开术（ICD-9-CM-3：83.0101）

患者姓名：		性别： 年龄： 门诊号：		住院号：
住院日期： 年 月 日		出院日期： 年 月 日		标准住院日：15 日

时间		住院第 1~3 天（住院日）		住院第 2~4 天（手术日）
主要诊疗工作		□ 询问病史、体格检查、基本诊断 □ 完成入院记录、首次病程记录 □ 上级医师查房，必要时全科会诊，制订手术方案 □ 完成术前三级医师查房及术前小结 □ 向患者及家属交代病情，签署"手术知情同意书" □ 完善术前各项检查，术前准备 □ 麻醉师查看患者，签署"麻醉知情同意书"		□ 完成手术 □ 完成手术记录、术后记录及术后上级医师查房记录 □ 向患者家属交代手术情况及术后注意事项 □ 全身麻醉患者术后送入 ICU 病房，苏醒后返回病房 □ 麻醉师术后随访
重点医嘱	护理级别	□ 长嘱，一级护理，持续性 □ 长嘱，二级护理，持续性 □ 长嘱，三级护理，持续性	护理级别	□ 长嘱，一级护理，持续性 □ 长嘱，二级护理，持续性 □ 长嘱，三级护理，持续性
	膳食选择	□ 长嘱，普食，持续性 □ 长嘱，母乳喂养，持续性 □ 长嘱，糖尿病饮食，持续性 □ 长嘱，低盐低脂糖尿病饮食，持续性 □ 长嘱，流食，持续性 □ 长嘱，半流食，持续性	膳食选择	□ 长嘱，普食，持续性 □ 长嘱，母乳喂养，持续性 □ 长嘱，糖尿病饮食，持续性 □ 长嘱，低盐低脂糖尿病饮食，持续性 □ 长嘱，流食，持续性 □ 长嘱，半流食，持续性
	术前检验	□ 临嘱，急检血细胞分析+超敏 C 反应，共 1 次，一次性 □ 临嘱，血凝分析（急检），共 1 次，一次性 □ 临嘱，急检传染病抗体检测，共 1 次，一次性 □ 临嘱，急检血糖，共 1 次，一次性	手术申请医嘱	□ 临嘱，手术申请，共 1 次，一次性 □ 临嘱，拟明日在全身麻醉下行舟骨骨折切开复位内固定术 □ 临嘱，拟明日在臂丛麻醉下行畸形矫正术 □ 临嘱，术晨禁食、禁水 □ 临嘱，术区备皮 □ 临嘱，地西泮注射液（2ml：10mg＊10 支），每次 2ml，共 1 支，一次性 □ 临嘱，地西泮注射液（2ml：10mg×10 支），每次 0.5ml，共 1 支，一次性 □ 临嘱，硫酸阿托品注射液（1ml：0.5mg），每次 1ml，共 1 支，一次性 □ 临嘱，硫酸阿托品注射液（1ml：0.5mg），每次 0.3ml，共 1 支，一次性 □ 临嘱，导尿（进口），共 1 次，一次性

续 表

时间		住院第 1~3 天（住院日）		住院第 2~4 天（手术日）
重点医嘱	术前常规检查	□ 临嘱，血细胞分析（五分类），共 1 次，一次性 □ 临嘱，血凝分析，共 1 次，一次性 □ 临嘱，传染病综合抗体·，共 1 次，一次性 □ 临嘱，尿常规分析，共 1 次，一次性 □ 临嘱，肝肾糖脂组合，共 1 次，一次性	抗菌药物试敏	□ 临嘱，头孢替唑钠皮试，共 1 次，一次性 □ 临嘱，青霉素钠皮试，共 1 次，一次性 □ 临嘱，磺苄西林钠皮试，共 1 次，一次性
	电诊检查	□ 临嘱，常规心电图检查（电），共 1 次，一次性 □ 临嘱，床头常规心电图检查，共 1 次，一次性	术后医嘱	□ 长嘱，术后医嘱，持续性
	影像学检查	□ 临嘱，上肢摄影（门诊），共 1 次，一次性 □ 临嘱，上肢摄影（门诊），共 1 次，一次性 □ 临嘱，下肢摄影（门诊），共 1 次，一次性 □ 临嘱，下肢摄影（门诊），共 1 次，一次性 □ 临嘱，胸腹部摄影（门诊），共 1 次，一次性 □ 临嘱，上肢摄影（门诊），共 1 次，一次性 □ 临嘱，上肢摄影（门诊），共 1 次，一次性 □ 临嘱，上肢 CT（门诊楼），共 1 次，一次性 □ 临嘱，上肢 CT（门诊楼），共 1 次，一次性	术后护理等级	□ 长嘱，一级护理，持续性 □ 长嘱，二级护理，持续性 □ 长嘱，三级护理，持续性
	手术申请医嘱	□ 临嘱，手术申请，共 1 次，一次性 □ 临嘱，拟明日在全身麻醉下行舟骨骨折切开复位内固定术 □ 临嘱，拟明日在臂丛麻醉下行舟骨骨折切开复位内固定术 □ 临嘱，拟急诊在臂丛麻醉下行舟骨骨折切开复位内固定术 □ 临嘱，拟急诊在局部麻醉下行舟骨骨折切开复位内固定术 □ 临嘱，拟明日在局部麻醉下行掌骨骨折切开复位内固定术 □ 临嘱，术晨禁食、禁水 □ 临嘱，术区备皮 □ 临嘱，地西泮注射液（2ml：10mg＊10支），每次 2ml，共 1 支，一次性 □ 临嘱，地西泮注射液（2ml：10mg×10支），每次 0.5ml，共 1 支，一次性 □ 临嘱，硫酸阿托品注射液（1ml：0.5mg），每次 1ml，共 1 支，一次性 □ 临嘱，硫酸阿托品注射液（1ml：0.5mg），每次 0.3ml，共 1 支，一次性 □ 临嘱，导尿（进口），共 1 次，一次性	术后膳食选择	□ 长嘱，普食，持续性 □ 长嘱，禁食、禁水，持续性 □ 长嘱，母乳喂养，持续性 □ 长嘱，流食，持续性 □ 长嘱，半流食，持续性 □ 长嘱，糖尿病饮食，持续性 □ 长嘱，低盐低脂糖尿病饮食，持续性

续　表

时间		住院第1~3天（住院日）		住院第2~4天（手术日）
重点医嘱	抗菌药物试敏	□ 临嘱，头孢替唑钠皮试，共1次，一次性 □ 临嘱，青霉素钠皮试，共1次，一次性 □ 临嘱，磺苄西林钠皮试，共1次，一次性	术后复查	□ 临嘱，上肢摄影（门诊），共1次，一次性 □ 临嘱，上肢摄影（门诊），共1次，一次性 □ 临嘱，上肢CT（门诊楼），共1次，一次性 □ 临嘱，上肢CT（门诊楼），共1次，一次性
	术前预防用药	□ 临嘱，0.9%氯化钠注射液（250ml：2.25g/袋），每次250ml，共2袋，每天2次 □ 临嘱，注射用磺苄西林钠（1g/支），每次2g，共4支，每天2次 □ 临嘱，0.9%氯化钠注射液（250ml：2.25g/袋），每次250ml，共2袋，一次性 □ 临嘱，注射用头孢替唑钠（0.5g），每次2g，共8支，一次性 □ 临嘱，0.9%氯化钠注射液（250ml：2.25g/袋），每次250ml，共1袋，一次性 □ 临嘱，克林霉素磷酸酯注射液（10ml：0.9g），每次1.8g，共2支，一次性	术后消肿	□ 长嘱，参芎葡萄糖注射液（100ml/瓶），每次100ml，每天2次 □ 长嘱，5%葡萄糖注射液（250ml：12.5g），每次250ml，每天1次 □ 长嘱，大株红景天注射液（5ml/支），每次10ml，每天1次 □ 长嘱，0.9%氯化钠注射液（250ml：2.25g/袋），每次250ml，每天1次 □ 长嘱，大株红景天注射液（5ml/支），每次10ml，每天1次
病情变异记录		□无　□有，原因： 1. 2.		□无　□有，原因： 1. 2.
护士签名				
医师签名				

时间	住院第 3~7 天		住院第 6~15 天	
主要诊疗工作	□ 上级医师查房并做手术效果及术后恢复情况评估 □ 完成术后各级医师查房记录及术后病程记录 □ 完成术后每日换药工作 □ 观察有无术后及麻醉后并发症的出现		□ 上级医师查房，并观察手术切口愈合情况及有无并发症 □ 完成术后各级医师查房记录及病程记录 □ 完成每日换药工作	
重点医嘱	术后护理等级	□ 长嘱，一级护理，持续性 □ 长嘱，二级护理，持续性 □ 长嘱，三级护理，持续性	术后等级护理	□ 长嘱，一级护理，持续性 □ 长嘱，二级护理，持续性 □ 长嘱，三级护理，持续性
	术后膳食选择	□ 长嘱，普食，持续性 □ 长嘱，禁食、禁水，持续性 □ 长嘱，母乳喂养，持续性 □ 长嘱，流食，持续性 □ 长嘱，半流食，持续性 □ 长嘱，糖尿病饮食，持续性 □ 长嘱，低盐低脂糖尿病饮食，持续性	术后膳食选择	□ 长嘱，普食，持续性 □ 长嘱，母乳喂养，持续性 □ 长嘱，糖尿病饮食，持续性 □ 长嘱，低盐低脂糖尿病饮食，持续性 □ 长嘱，流食，持续性 □ 长嘱，半流食，持续性
	术后抗菌药物应	□ 长嘱，0.9% 氯化钠注射液（100ml：0.9g），每次 100ml，每天 2 次 □ 长嘱，注射用头孢替唑钠（0.75g），每次 0.75g，每天 2 次 □ 长嘱，0.9% 氯化钠注射液（250ml：2.25g），每次 250ml，每天 2 次 □ 长嘱，注射用头孢替唑钠（0.75g），每次 1.5g，每天 2 次 □ 长嘱，5% 葡萄糖注射液（100ml：5g），每次 100ml，每天上午 1 次 □ 长嘱，注射用门冬氨酸阿奇霉素（0.25g），每次 0.25g，每天上午 1 次 □ 长嘱，5% 葡萄糖注射液（250ml：12.5g），每次 250ml，每天上午 1 次 □ 长嘱，注射用门冬氨酸阿奇霉素（0.25g），每次 0.5g，每天上午 1 次 □ 长嘱，0.9% 氯化钠注射液（100ml：0.9g），每次 100ml，每天 2 次 □ 长嘱，注射用青霉素钠（160 万 U），每次 320 万 IU，每天 2 次 □ 长嘱，0.9% 氯化钠注射液（250ml：2.25g），每次 250ml，每天 2 次 □ 长嘱，注射用青霉素钠（160 万 U），每次 800 万 IU，每天 2 次	术后抗菌药物应	□ 长嘱，0.9% 氯化钠注射液（100ml：0.9g），每次 100ml，每天 2 次 □ 长嘱，注射用头孢替唑钠（0.75g），每次 .75g，每天 2 次 □ 长嘱，0.9% 氯化钠注射液（250ml：2.25g），每次 250ml，每天 2 次 □ 长嘱，注射用头孢替唑钠（0.75g），每次 1.5g，每天 2 次 □ 长嘱，5% 葡萄糖注射液（100ml：5g），每次 100ml，每天上午 1 次 □ 长嘱，注射用门冬氨酸阿奇霉素（0.25g），每次 0.25g，每天上午 1 次 □ 长嘱，5% 葡萄糖注射液（250ml：12.5g），每次 250ml，每天上午 1 次 □ 长嘱，注射用门冬氨酸阿奇霉素（0.25g），每次 0.5g，每天上午 1 次 □ 长嘱，0.9% 氯化钠注射液（100ml：0.9g），每次 100ml，每天 2 次 □ 长嘱，注射用青霉素钠（160 万 U），每次 320 万 IU，每天 2 次 □ 长嘱，0.9% 氯化钠注射液（250ml：2.25g），每次 250ml，每天 2 次 □ 长嘱，注射用青霉素钠（160 万 U），每次 800 万 IU，每天 2 次
	换药	□ 临嘱，特大换药，每次 1 次，共 1 次，一次性 □ 临嘱，石膏拆除术，共 1 次，一次性	换药	□ 临嘱，特大换药，每次 1 次，共 1 次，一次性 □ 临嘱，石膏拆除术，共 1 次，一次性
			通知出院	□ 临嘱，通知出院，共 1 次，一次性

续　表

时间	住院第 3~7 天	住院第 6~15 天
病情 变异 记录	□无　□有，原因： 1. 2.	□无　□有，原因： 1. 2.
护士 签名		
医师 签名		

（二）护士表单

单发手指狭窄性腱鞘炎临床路径护士表单

适用对象：第一诊断为单发手指狭窄性腱鞘炎（ICD-10：M65.911）
行腱鞘切开术（ICD-9-CM-3：83.0101）

患者姓名：	性别：　　年龄：　　门诊号：	住院号：
住院日期：　　年　月　日	出院日期：　　年　月　日	标准住院日：15 日

时间	住院第 1 天	住院第 1~3 天	住院第 2~4 天
健康宣教	□ 入院宣教 □ 介绍主管医师、护士 □ 介绍环境、设施 □ 介绍住院注意事项 □ 介绍探视和陪伴制度 □ 介绍贵重物品制度	□ 药物宣教 □ 术前宣教 □ 宣教手术前准备及术后注意事项 □ 告知术后饮食 □ 告知患者麻醉前应注意事项 □ 主管护士与患者沟通，消除患者紧张情绪 □ 告知术后可能出现的情况及应对方式	□ 术前当日宣教 □ 告知饮食、体位要求 □ 给予患者及家属心理支持 □ 再次明确探视陪伴须知
护理处置	□ 核对患者，佩戴腕带 □ 建立入院护理病历 □ 协助患者留取各种标本 □ 测量体重	□ 协助医师完成术前的相关化验 □ 术区备皮 □ 禁食、禁水	□ 送患者至手术室 □ 核对患者资料及带药 □ 接患者 □ 核对患者及资料
基础护理	□ 三级护理 □ 晨晚间护理 □ 患者安全管理	□ 三级护理 □ 晨晚间护理 □ 患者安全管理	□ 二级或一级护理 □ 晨晚间护理 □ 患者安全管理
专科护理	□ 护理查体 □ 病情观察 □ 需要时，请家属陪伴 □ 确定饮食种类 □ 心理护理	□ 病情观察 □ 遵医嘱完成相关检查 □ 心理护理	□ 遵医嘱予补液 □ 观察肢体血运、敷料渗血情况 □ 心理护理
重点医嘱	□ 详见医嘱执行单	□ 详见医嘱执行单	□ 详见医嘱执行单
病情变异记录	□ 无　□ 有，原因： 1. 2.	□ 无　□ 有，原因： 1. 2.	□ 无　□ 有，原因： 1. 2.
护士签名			

时间	住院第3~7天 （术后）	住院第6~15天 （出院日）
健康宣教	□ 术后宣教 □ 活动指导	□ 出院宣教 □ 复查时间 □ 服药方法 □ 指导锻炼 □ 指导办理出院手续
护理处置	□ 遵医嘱完成相关处理	□ 办理出院手续
基础护理	□ 二级护理 □ 晨晚间护理 □ 患者安全管理	□ 三级护理 □ 晨晚间护理 □ 患者安全管理
专科护理	□ 观察伤口敷料、肢体血运情况 □ 心理护理	□ 病情观察 □ 出院指导 □ 心理护理
重点医嘱	□ 详见医嘱执行单	□ 详见医嘱执行单
病情变异记录	□ 无 □ 有，原因： 1. 2.	□ 无 □ 有，原因： 1. 2.
护士签名		

（三）患者表单

单发手指狭窄性腱鞘炎临床路径患者表单

适用对象：第一诊断为单发手指狭窄性腱鞘炎（ICD-10：M65.911）

行腱鞘切开术（ICD-9-CM-3：83.0101）

患者姓名：		性别：　　年龄：　　门诊号：	住院号：
住院日期：　　年　月　日		出院日期：　　年　月　日	标准住院日：15 日

时间	入院	术前	手术当天
医患配合	□ 配合询问病史、收集资料，请务必详细告知既往史、用药史、过敏史 □ 配合进行体格检查 □ 有任何不适请告知医师	□ 配合完善术前相关检查、化验，如采血、留尿、心电图、X 线胸片 □ 医师与患者及家属介绍病情及术前谈话、签字；麻醉谈话、签字	□ 配合完善相关检查、化验 □ 配合医师标记切口 □ 配合医师摆好体位
护患配合	□ 配合测量体温、脉搏、呼吸 3 次，血压、体重 1 次 □ 配合完成入院护理评估（简单询问病史、过敏史、用药史） □ 接受入院宣教（环境介绍、病室规定、订餐制度、贵重物品保管等） □ 配合执行探视和陪伴制度 □ 有任何不适请告知护士	□ 配合测量体温、脉搏、呼吸 3 次 □ 接受术前宣教 □ 接受药物宣教 □ 接受术区备皮	□ 配合测量体温、脉搏、呼吸 3 次 □ 送手术室前，协助完成核对，带齐影像资料及用药 □ 返回病房后，配合接受生命体征的监测 □ 配合检查意识（全身麻醉者） □ 接受术后宣教 □ 接受药物宣教 □ 有任何不适请告知护士
饮食	□ 遵医嘱饮食	□ 遵医嘱饮食	□ 术前禁食、禁水
排泄	□ 正常排尿便	□ 正常排尿便	□ 正常排尿便
活动	□ 正常活动	□ 正常活动	□ 正常活动

时间	术后	出院
医患 配合	□ 配合医师指导进行功能锻炼 □ 配合更换敷料	□ 接受出院前指导 □ 知道复查程序 □ 获取出院诊断书
护 患 配 合	□ 配合定时监测生命体征 □ 接受输液、服药等治疗 □ 配合活动 □ 注意活动安全，避免坠床或跌倒 □ 配合执行探视及陪伴	□ 接受出院宣教 □ 办理出院手续 □ 获取出院带药 □ 知道服药方法、作用、注意事项 □ 知道功能锻炼方法 □ 知道复印病历程序
饮 食	□ 遵医嘱饮食	□ 遵医嘱饮食
排 泄	□ 正常排尿便	□ 正常排尿便
活 动	□ 正常活动	□ 正常活动

附: 原表单 (2016 年版)

单发手指狭窄性腱鞘炎临床路径表单

适用对象: 第一诊断为单发手指狭窄性腱鞘炎 (ICD-10: M65.893)

行腱鞘切开术 (ICD-9-CM-3: 83.0101)

患者姓名:		性别:	年龄:	门诊号:	住院号:
住院日期:	年 月 日	出院日期:	年 月 日		标准住院日: 15 日

时间		住院第 1~3 天 (住院日)	住院第 2~4 天 (手术日)
主要诊疗工作		□ 询问病史、体格检查、基本诊断 □ 完成入院记录、首次病程记录 □ 上级医师查房,必要时全科会诊,制订手术方案 □ 完成术前三级医师查房及术前小结 □ 向患者及家属交代病情,签署"手术知情同意书" □ 完善术前各项检查,术前准备 □ 麻醉师查看患者,签署"麻醉知情同意书"	□ 完成手术 □ 完成手术记录、术后记录及术后上级医师查房记录 □ 向患者家属交代手术情况及术后注意事项 □ 全身麻醉患者术后送入 ICU 病房,苏醒后返回病房 □ 麻醉师术后随访
重点医嘱	护理级别	□ 长嘱,一级护理,持续性 □ 长嘱,二级护理,持续性 □ 长嘱,三级护理,持续性	护理级别 □ 长嘱,一级护理,持续性 □ 长嘱,二级护理,持续性 □ 长嘱,三级护理,持续性
	膳食选择	□ 长嘱,普食,持续性 □ 长嘱,母乳喂养,持续性 □ 长嘱,糖尿病饮食,持续性 □ 长嘱,低盐低脂糖尿病饮食,持续性 □ 长嘱,流食,持续性 □ 长嘱,半流食,持续性	膳食选择 □ 长嘱,普食,持续性 □ 长嘱,母乳喂养,持续性 □ 长嘱,糖尿病饮食,持续性 □ 长嘱,低盐低脂糖尿病饮食,持续性 □ 长嘱,流食,持续性 □ 长嘱,半流食,持续性
	术前检验	□ 临嘱,急检血细胞分析+超敏 C 反应,共 1 次,一次性 □ 临嘱,血凝分析(急检),共 1 次,一次性 □ 临嘱,急检传染病抗体检测,共 1 次,一次性 □ 临嘱,急检血糖,共 1 次,一次性	手术申请医嘱 □ 临嘱,手术申请,共 1 次,一次性 □ 临嘱,拟明日在全身麻醉下行舟骨骨折切开复位内固定术 □ 临嘱,拟明日在臂丛麻醉下行畸形矫正术 □ 临嘱,术晨禁食、禁水 □ 临嘱,术区备皮 □ 临嘱,地西泮注射液(2ml: 10mg×10 支),每次 2ml,共 1 支,一次性 □ 临嘱,地西泮注射液(2ml: 10mg×10 支),每次 0.5ml,共 1 支,一次性 □ 临嘱,硫酸阿托品注射液(1ml: 0.5mg),每次 1ml,共 1 支,一次性 □ 临嘱,硫酸阿托品注射液(1ml: 0.5mg),每次 0.3ml,共 1 支,一次性 □ 临嘱,导尿(进口),共 1 次,一次性

续　表

时间		住院第 1~3 天 （住院日）		住院第 2~4 天 （手术日）
重点医嘱	术前常规检查	□ 临嘱，血细胞分析（五分类），共 1 次，一次性 □ 临嘱，血凝分析，共 1 次，一次性 □ 临嘱，传染病综合抗体，共 1 次，一次性 □ 临嘱，尿常规分析，共 1 次，一次性 □ 临嘱，肝肾糖脂组合，共 1 次，一次性	抗菌药物试敏	□ 临嘱，头孢替唑钠皮试，共 1 次，一次性 □ 临嘱，青霉素钠皮试，共 1 次，一次性 □ 临嘱，磺苄西林钠皮试，共 1 次，一次性
	电诊检查	□ 临嘱，常规心电图检查（电），共 1 次，一次性 □ 临嘱，床头常规心电图检查，共 1 次，一次性	术后医嘱	□ 长嘱，术后医嘱，持续性
	影像学检查	□ 临嘱，上肢摄影（门诊），共 1 次，一次性 □ 临嘱，上肢摄影（门诊），共 1 次，一次性 □ 临嘱，下肢摄影（门诊），共 1 次，一次性 □ 临嘱，下肢摄影（门诊），共 1 次，一次性 □ 临嘱，胸腹部摄影（门诊），共 1 次，一次性 □ 临嘱，上肢摄影（门诊），共 1 次，一次性 □ 临嘱，上肢摄影（门诊），共 1 次，一次性 □ 临嘱，上肢 CT（门诊楼），共 1 次，一次性 □ 临嘱，上肢 CT（门诊楼），共 1 次，一次性	术后护理等级	□ 长嘱，一级护理，持续性 □ 长嘱，二级护理，持续性 □ 长嘱，三级护理，持续性
	手术申请医嘱	□ 临嘱，手术申请，共 1 次，一次性 □ 临嘱，拟明日在全身麻醉下行舟骨骨折切开复位内固定术 □ 临嘱，拟明日在臂丛麻醉下行舟骨骨折切开复位内固定术 □ 临嘱，拟急诊在臂丛麻醉下行舟骨骨折切开复位内固定术 □ 临嘱，拟急诊在局部麻醉下行舟骨骨折切开复位内固定术 □ 临嘱，拟明日在局部麻醉下行掌骨骨折切开复位内固定术 □ 临嘱，术晨禁食、禁水 □ 临嘱，术区备皮 □ 临嘱，地西泮注射液（2ml：10mg×10 支），每次 2ml，共 1 支，一次性 □ 临嘱，地西泮注射液（2ml：10mg×10 支），每次 0.5ml，共 1 支，一次性 □ 临嘱，硫酸阿托品注射液（1ml：0.5mg），每次 1ml，共 1 支，一次性 □ 临嘱，硫酸阿托品注射液（1ml：0.5mg），每次 0.3ml，共 1 支，一次性 □ 临嘱，导尿（进口），共 1 次，一次性	术后膳食选择	□ 长嘱，普食，持续性 □ 长嘱，禁食、禁水，持续性 □ 长嘱，母乳喂养，持续性 □ 长嘱，流食，持续性 □ 长嘱，半流食，持续性 □ 长嘱，糖尿病饮食，持续性 □ 长嘱，低盐低脂糖尿病饮食，持续性

时间		住院第 1~3 天 （住院日）	住院第 2~4 天 （手术日）	
重点医嘱	抗菌药物试敏	□ 临嘱，头孢替唑钠皮试，共 1 次，一次性 □ 临嘱，青霉素钠皮试，共 1 次，一次性 □ 临嘱，磺苄西林钠皮试，共 1 次，一次性	术后复查	□ 临嘱，上肢摄影（门诊），共 1 次，一次性 □ 临嘱，上肢摄影（门诊），共 1 次，一次性 □ 临嘱，上肢 CT（门诊楼），共 1 次，一次性 □ 临嘱，上肢 CT（门诊楼），共 1 次，一次性
	术前预防用药	□ 临嘱，0.9%氯化钠注射液（250ml：2.25g/袋），每次 250ml，共 2 袋，每天 2 次 □ 临嘱，注射用磺苄西林钠（1g/支），每次 2g，共 4 支，每天 2 次 □ 临嘱，0.9%氯化钠注射液（250ml：2.25g/袋），每次 250ml，共 2 袋，一次性 □ 临嘱，注射用头孢替唑钠（0.5g），每次 2g，共 8 支，一次性 □ 临嘱，0.9%氯化钠注射液（250ml：2.25g/袋），每次 250ml，共 1 袋，一次性 □ 临嘱，克林霉素磷酸酯注射液（10ml：0.9g），每次 1.8g，共 2 支，一次性	术后消肿	□ 长嘱，参芎葡萄糖注射液（100ml/瓶），每次 100ml，每天 2 次 □ 长嘱，5% 葡萄糖注射液（250ml：12.5g），每次 250ml，每天 1 次 □ 长嘱，大株红景天注射液（5ml/支），每次 10ml，每天 1 次 □ 长嘱，0.9%氯化钠注射液（250ml：2.25g/袋），每次 250ml，每天 1 次 □ 长嘱，大株红景天注射液（5ml/支），每次 10ml，每天 1 次
主要护理工作		□ 护士接诊，监测生命体征、建立入院病理 □ 进行入院宣教，向患者本人及家属交代临床路径，并交代相关注意事项 □ 完成术前各项常规检查 □ 做术前准备		□ 术前生命体征监测 □ 佩戴腕带，看护患者由手术室护理人员接入手术室 □ 患者安返病房后接患者，监测生命体征 □ 术后心理和生活护理
病情变异记录		□ 无　□ 有，原因： 1. 2.		□ 无　□ 有，原因： 1. 2.
护士签名				
医师签名				

第三十九章

腱鞘炎临床路径释义

一、腱鞘炎编码

1. 原编码：

疾病名称及编码：腱鞘炎（ICD-10：M65.992）

手术操作名称及编码：A1 滑车切除术

2. 修改编码：

疾病名称及编码：腱鞘炎（ICD-10：M65.910）

手术操作名称及编码：A1 滑车切除术（ICD-9-CM-3：83.3100）

二、临床路径检索方法

M65.910+83.31

三、腱鞘炎临床路径标准住院流程

（一）适用对象

第一诊断为腱鞘炎（ICD-10：M65.992），行 A1 滑车切除术。

> **释义**
>
> ■ 本路径适用对象为临床诊断为腱鞘炎的患者，手术方法为 A1 腱鞘切开术。

（二）诊断依据

根据《手外科学》（第 3 版，王树寰主编，人民卫生出版社，2011）。

1. 病史。

2. 体征。

> **释义**
>
> ■ 病史和体检是诊断腱鞘炎的初步依据，患者没有外伤史，表现为患指掌指关节掌侧肿胀，压痛，活动受限和弹响。部分患者晨起症状明显，活动后减轻。X 线平片可以没有阳性发现，B 超检查可见滑膜增生和腱鞘增厚等表现。

（三）选择治疗方案的依据

根据《手外科学》（第 3 版，王树寰主编，人民卫生出版社，2011）。

1. 符合手术适应证。

2. 能够耐受手术。

> **释义**
>
> ■ 以疼痛为主的患者经保守无效后可以手术治疗。以肌腱卡压，主动、被动活动受限为主的患者首选手术治疗。

（四）标准住院日

为≤1天。

（五）进入路径标准

1. 第一诊断必须符合腱鞘炎疾病编码。
2. 当患者合并其他疾病，但住院期间不需要特殊处理也不影响第一诊断的临床路径流程实施时，可以进入路径。

> **释义**
>
> ■ 本病入院第一诊断必须符合腱鞘炎，如合并其他疾病但不影响第一诊断临床路径流程时也可以进入路径。

（六）术前准备（入院前）

术前必需检查的项目：

1. 血常规。
2. 凝血功能。
3. 感染性疾病筛查（乙型肝炎、丙型肝炎、艾滋病、梅毒等）。
4. X线胸片、心电图。

> **释义**
>
> ■ 血常规、凝血功能、感染性疾病筛查、X线胸片和心电图为手术前的常规检查，进入路径的患者均需完成。

（七）预防性抗菌药物选择与使用时机

按照《抗菌药物临床应用指导原则》（卫医发〔2015〕43号）执行，并结合患者的病情决定抗菌药物的选择与使用时间。不用使用抗菌药物。

> **释义**
>
> ■ 本病可以不预防性使用抗菌药物。特殊患者可根据病情决定抗菌药物的选择和使用时间。

（八）手术日为入院当天

1. 麻醉方式：局部麻醉。

2. 手术方式：A1 滑车切除术。

3. 术中用药：麻醉用药等。

4 必要时石膏制动。

> **释义**
>
> ■ 多数情况下不需石膏制动。以肌腱卡压、活动受限为主的患者可能存在手指屈曲挛缩畸形，松解后可以在伸直位临时石膏制动，2 天后换药时即可去除，开始主动功能练习。

（九）术后住院恢复≤1 天

1. 根据患者病情变化可选择相应的检查项目。

2. 术后根据情况用药：

（1）术后抗菌药物：按照《抗菌药物临床应用指导原则》（卫医发〔2015〕43 号）执行，建议不用使用抗菌药物。

（2）镇痛药物。

（十）出院标准

1. 一般情况良好。

2. 伤口无异常。

> **释义**
>
> ■ 出院时应该没有伤口感染迹象，患者应该充分理解并学会术后功能练习方法。

（十一）变异及原因分析——需导致退出日间手术路径

1. 术中、术后出现并发症，需要进一步诊治，导致住院时间延长、费用增加。

2. 术后原伴随疾病控制不佳，需请相关科室会诊，进一步诊治。

3. 住院后出现其他内、外科疾病需进一步明确诊断。

> **释义**
>
> ■ 术后出现伤口感染或需要在医师指导下才能完成功能锻炼者可导致住院时间延长和费用增加。
>
> ■ 存在合并症者术后控制不佳者需请相关科室会诊，进一步诊治。住院期间出现其他疾病者应该转入其他临床路径进一步诊治。

四、推荐表单

（一）医师表单

腱鞘炎临床路径医师表单

适用对象：第一诊断为腱鞘炎（ICD-10：M65.910）

行 A1 滑车切除术（ICD-9-CM-3：83.3100）

患者姓名：	性别：　年龄：　门诊号：		住院号：
住院日期：　　年　月　日	出院日期：　　年　月　日		标准住院日≤1 天

时间	住院前 （门诊）	住院第 1 天 （手术日）	住院第 2 天 （术后第 1 天，出院日）	出院第 1 天 （术后第 2 天）
主要诊疗工作	□ 开术前化验 □ 开术前检查 □ 开住院单 □ 通知住院处 □ 通知病房	□ 问病史，体格检查 □ 完成病历及上级医师查房 □ 完成医嘱 □ 补录门诊术前各项检查医嘱 □ 向患者及家属交代围术期注意事项 □ 签署手术知情同意书 □ 手术 □ 术后向患者及家属交代病情及注意事项 □ 完成术后病程记录及手术记录	□ 观察病情 □ 上级医师查房 □ 完成病程记录 □ 嘱患者下地活动 □ 观察伤口情况，伤口换药 □ 向患者及家属交代出院后注意事项 □ 嘱患者回院拆线 □ 完成出院病程记录 □ 出院 □ 定期复查	□ 术后护士电话随访
重点医嘱	□ 血常规 □ 感染性疾病筛查、凝血功能 □ X 线胸片、心电图	**长期医嘱：** □ 手外科护理常规 □ 三级护理 □ 普食 □ A1 滑车切除术后护理常规 □ 术后即可恢复术前饮食 **临时医嘱：** □ 血常规 □ 感染性疾病筛查、凝血功能 □ X 线胸片、心电图 □ 手术医嘱 □ 输液	**长期医嘱：** □ 三级护理 **出院医嘱：** □ 今日出院	

续　表

时间	住院前 （门诊）	住院第 1 天 （手术日）	住院第 2 天 （术后第 1 天，出院日）	出院第 1 天 （术后第 2 天）
主要护理工作		□ 入院介绍 □ 术前相关检查指导 □ 术前常规准备及注意事项 □ 麻醉后注意事项 □ 术后引流管护理 □ 术后饮食、饮水注意事项 □ 术后活动指导	□ 术后饮食、饮水注意事项 □ 指导介绍出院手续 □ 遵医嘱定期复查	
病情变异记录	□ 无　□ 有，原因： 1. 2.	□ 无　□ 有，原因： 1. 2.	□ 无　□ 有，原因： 1. 2.	
护士签名				
医师签名				

（二）护士表单

腱鞘炎临床路径护士表单

适用对象：第一诊断为腱鞘炎（ICD-10：M65.910）

行 A1 滑车切除术（ICD-9-CM-3：83.3100）

患者姓名：	性别：	年龄：	门诊号：	住院号：
住院日期：　　年　月　日	出院日期：　　年　月　日			标准住院日≤1 天

时间	住院第 1 天 （住院日，手术日）	住院第 2 天 （术后第 1 天，出院日）
健康宣教	□ 入院宣教 □ 介绍主管医师、护士 □ 介绍环境、设施 □ 介绍住院注意事项 □ 介绍探视和陪伴制度 □ 介绍贵重物品制度 □ 药物宣教 □ 术前宣教 □ 宣教手术前准备及术后注意事项 □ 告知术后饮食 □ 告知患者麻醉前注意事项 □ 主管护士与患者沟通，消除患者紧张情绪 □ 告知术后可能出现的情况及应对方式	□ 术后宣教 □ 活动指导 □ 出院宣教 □ 复查时间 □ 服药方法 □ 指导锻炼 □ 指导办理出院手续
护理处置	□ 核对患者，佩戴腕带 □ 建立入院护理病历 □ 协助患者留取各种标本 □ 测量体重 □ 协助医师完成术前的相关化验 □ 术区备皮 □ 禁食、禁水 □ 送患者至手术室 □ 核对患者资料及带药 □ 接患者 □ 核对患者及资料	□ 遵医嘱完成相关处理 □ 办理出院手续 □
基础护理	□ 三级护理 □ 晨晚间护理 □ 患者安全管理	□ 二级护理 □ 晨晚间护理 □ 患者安全管理
专科护理	□ 护理查体 □ 病情观察 □ 需要时，请家属陪伴 □ 遵医嘱完成相关检查 □ 确定饮食种类 □ 心理护理	□ 病情观察 □ 遵医嘱完成相关检查 □ 心理护理

续　表

时间	住院第 1 天 （住院日，手术日）	住院第 2 天 （术后第 1 天，出院日）
重点 医嘱	□ 详见医嘱执行单	□ 详见医嘱执行单
病情 变异 记录	□ 无　□ 有，原因： 1. 2.	□ 无　□ 有，原因： 1. 2.
护士 签名		

(三) 患者表单

腱鞘炎临床路径患者表单

适用对象：第一诊断为腱鞘炎（ICD-10：M65.910）
行 A1 滑车切除术（ICD-9-CM-3：83.3100）

患者姓名：		性别：	年龄：	门诊号：	住院号：
住院日期： 年 月 日		出院日期： 年 月 日			标准住院日≤1 天

时间	入院、手术日	术后、出院
医患配合	□ 配合询问病史、收集资料，请务必详细告知既往史、用药史、过敏史 □ 配合进行体格检查 □ 有任何不适请告知医师 □ 配合完善术前相关检查、化验，如采血、留尿、心电图、X 线胸片 □ 医师与患者及家属介绍病情及术前谈话、签字；麻醉谈话、签字 □ 配合医师标记切口 □ 配合医师摆好体位	□ 配合医师指导进行功能锻炼 □ 配合更换敷料 □ 接受出院前指导 □ 知道复查程序 □ 获取出院诊断书
护患配合	□ 配合测量体温、脉搏、呼吸 3 次，血压、体重 1 次 □ 配合完成入院护理评估（简单询问病史、过敏史、用药史） □ 接受入院宣教（环境介绍、病室规定、订餐制度、贵重物品保管等） □ 接受术前宣教 □ 接受药物宣教 □ 接受术区备皮 □ 有任何不适请告知护士	□ 接受出院宣教 □ 办理出院手续 □ 获取出院带药 □ 知道服药方法、作用、注意事项 □ 知道功能锻炼方法 □ 知道复印病历程序
饮食	□ 遵医嘱饮食	□ 遵医嘱饮食
排泄	□ 正常排尿便	□ 正常排尿便
活动	□ 正常活动	□ 正常活动

附：原表单（2016 年版）

腱鞘炎临床路径表单

适用对象：第一诊断为腱鞘炎
行 A1 滑车切除术

患者姓名：	性别：　　年龄：　　门诊号：	住院号：
住院日期：　　年　月　日	出院日期：　　年　月　日	标准住院日 ≤1 天

时间	住院前 （门诊）	住院第 1 天 （手术日）	住院第 2 天 （术后第 1 天，出院日）	出院第 1 天 （术后第 2 天）
主要诊疗工作	□ 开术前化验 □ 开术前检查 □ 开住院单 □ 通知住院处 □ 通知病房	□ 问病史，体格检查 □ 完成病历及上级医师查房 □ 完成医嘱 □ 补录门诊术前各项检查医嘱 □ 向患者及家属交代围术期注意事项 □ 签署手术知情同意书 □ 手术 □ 术后向患者及家属交代病情及注意事项 □ 完成术后病程记录及手术记录	□ 观察病情 □ 上级医师查房 □ 完成病程记录 □ 嘱患者下地活动 □ 观察伤口情况，伤口换药 □ 向患者及家属交代出院后注意事项 □ 嘱患者回院拆线 □ 完成出院病程记录 □ 出院 □ 定期复查	□ 术后护士电话随访
重点医嘱	□ 血常规 □ 感染性疾病筛查、凝血功能 □ X 线胸片、心电图	长期医嘱： □ 手外科护理常规 □ 三级护理 □ 普食 □ A1 滑车切除术后护理常规 □ 三级护理 □ 术后即可恢复术前饮食 临时医嘱： □ 血常规 □ 感染性疾病筛查、凝血功能 □ X 线胸片、心电图 □ 手术医嘱 □ 输液	长期医嘱： □ 三级护理 出院医嘱： □ 今日出院	

续　表

时间	住院前 （门诊）	住院第 1 天 （手术日）	住院第 2 天 （术后第 1 天，出院日）	出院第 1 天 （术后第 2 天）
主要 护理 工作		□ 入院介绍 □ 术前相关检查指导 □ 术前常规准备及注意事项 □ 麻醉后注意事项 □ 术后引流管护理 □ 术后饮食饮水注意事项 □ 术后活动指导	□ 术后饮食饮水注意事项 □ 指导介绍出院手续 □ 遵医嘱定期复查	
病情 变异 记录	□ 无　□ 有，原因： 1. 2.	□ 无　□ 有，原因： 1. 2.	□ 无　□ 有，原因： 1. 2.	
护士 签名				
医师 签名				

第四十章

拇指狭窄性腱鞘炎临床路径释义

一、拇指狭窄性腱鞘炎编码

1. 原编码：

疾病名称及编码：拇指狭窄性腱鞘炎（ICD-10：M65.992）

手术操作名称及编码：腱鞘切开术（ICD-9-CM-3：82.011）

2. 修改编码：

疾病名称及编码：扳机指（ICD-10：M65.300）

手术操作名称及编码：手部肌腱松解术（ICD-9-CM-3：82.0101）

二、临床路径检索方法

M65.3 伴 82.0101

三、拇指狭窄性腱鞘炎临床路径标准住院流程

（一）适用对象

第一诊断为拇指狭窄性腱鞘炎（ICD-10：M65.992），行腱鞘切开术（ICD-9：CM-3：82.011）。

> **释义**
>
> ■ 本路径适用对象为临床诊断为拇指狭窄性腱鞘炎的患者，手术方法为腱鞘切开术。

（二）诊断依据

根据《手外科学》（第3版，王澍寰编著，人民卫生出版社，2011）、《手外科手术学》（第2版，顾玉东、王澍寰、侍德主编，复旦大学出版社，2010）、《格林手外科手术学（上下册）》（第六版，北京积水潭医院译，人民军医出版社，2012）。

1. 病史：拇指屈伸活动受限，可伴有弹响、疼痛。

2. 体格检查：掌指关节掌侧局限性压痛，可有局部隆起，掌指关节平面可触及皮下结节性肿物，手指屈伸活动时可感到结节状肿物滑动及弹跳感，有时有弹响。

3. 辅助检查：必要时可行手部 X 线片或彩超检查，明确有无骨关节异常或滑膜炎。

> **释义**
>
> ■ 病史和体检是诊断腱鞘炎的初步依据，患者没有外伤史，表现为拇指掌指关节掌侧肿胀、压痛、活动受限和弹响。部分患者晨起症状明显，活动后减轻。X 线平片可以没有阳性发现，B 超检查可见滑膜增生和腱鞘增厚等表现。

（三）治疗方案的选择及依据

根据《手外科学》（第3版，王澍寰编著，人民卫生出版社，2011）、《手外科手术学》（第2版，顾玉东、王澍寰、侍德主编，复旦大学出版社，2010）、《格林手外科手术学（上下册）》（第6版，北京积水潭医院译，人民军医出版社，2012）。

1. 全身状况允许手术。
2. 保守治疗无效者需行手术。

（四）标准住院日为7~10天

> **释义**
>
> ■腱鞘炎患者入院后，术前准备1~2天，手术日1天，术后2~3天换药，并指导患者功能练习，为避免术后肌腱粘连，影响手术疗效，部分患者需要在医师指导下进行功能锻炼，总住院时间7~10天符合本路径要求。

（五）进入路径标准

1. 第一诊断必须符合 ICD-10：M65.992 拇指狭窄性腱鞘炎疾病编码。
2. 除外弥漫性肿胀，考虑肌腱滑膜炎的情况或肌腱断裂的情况。
3. 除外对手术治疗有较大影响的疾病（如心脑血管疾病、糖尿病等）。
4. 需要进行手术治疗。

> **释义**
>
> ■本病经保守治疗无效后可以手术治疗，入院第一诊断必须符合拇指狭窄性腱鞘炎，如合并其他疾病但不影响第一诊断临床路径流程时也可以进入路径。
>
> ■以肿胀和疼痛为主的患者应除外滑膜炎，以活动受限为主的患者应除外肌腱断裂或粘连等情况，术前B超检查有助于诊断。

（六）术前准备（术前评估）0~3天

所必需的检查项目：

1. 血常规、血型、尿常规、肝肾功能、血糖、血清电解质、凝血功能检查、感染性疾病筛查。
2. 胸部X线片、心电图。
3. 手部X线检查，必要时彩超检查。
4. 其他根据患者情况需要而定：如超声心动图、动态心电图等。
5. 有相关疾病者必要时请相应科室会诊。

> **释义**
>
> ■血常规、尿常规、肝肾功能、血糖、凝血功能、感染性疾病筛查、X线胸片和心电图为手术前的常规检查，进入路径的患者均需完成。B超是除外肿瘤的重要辅助检查，进入路径患者必须完成，必要时可以行MRI检查。根据病情，有慢性呼

吸系统疾病患者必要时需要检查肺功能，有慢性心血管系统疾病的患者需要检查超声心动图、动态心电图等。合并糖尿病的患者需要控制血糖后再进行手术。合并其他影响手术的疾病患者必要时需要请相关科室会诊。

（七）预防性抗菌药物选择与使用时机

1. 按《抗菌药物临床应用指导原则（2015 年版）》（国卫办医发〔2015〕43 号）选择用药。
2. 预防性用药时间为术前 30 分钟。
3. 术后 3 天内停止使用预防性抗菌药物，可根据患者切口、体温等情况适当延长使用时间。

（八）手术日为入院第 3~4 天

1. 麻醉方式：局部麻醉或臂丛麻醉或全身麻醉。
2. 手术方式：腱鞘切开术。
3. 术中用药：麻醉用药、抗菌药物（根据情况）。

（九）术后住院恢复 5~6 天

1. 必要时复查的项目：血常规，肝肾功能，血糖，电解质。
2. 术后用药：
（1）抗菌药物：按照《抗菌药物临床应用指导原则（2015 年版）》（国卫办医发〔2015〕43 号）。
（2）其他对症药物：营养神经、改善循环、消肿、镇痛等。
3. 医师指导下手部功能锻炼。

> **释义**
> ■ 术后应鼓励患者屈伸活动手指，以防止肌腱粘连。

（十）出院标准

1. 体温正常、常规化验无明显异常。
2. 切口无异常。
3. 无与本病相关的其他并发症。

> **释义**
> ■ 患者出院时没有需要住院处理的并发症或合并症，能够自主完成功能练习。如果患者不能自主完成功能练习，则需要继续住院在医师指导下进行锻炼。

（十一）有无变异及原因分析

1. 并发症：尽管严格掌握入选标准，但仍有一些患者因手术带来的一些并发症而延期治疗，如局部神经血管损伤、血肿、感染、严重肿胀影响功能锻炼等情况。
2. 合并症：如患者自身有及较多合并症，如糖尿病、心脑血管疾病等，手术后这些疾病可能加重，需同时治疗，或需延期治疗。

释义

■ 术后出现伤口感染或血肿，需要在医师指导下才能完成功能锻炼者可导致住院时间延长和费用增加。

■ 存在合并症者术后控制不佳者需请相关科室会诊，进一步诊治。

四、推荐表单

（一）医师表单

拇指狭窄性腱鞘炎临床路径医师表单

适用对象：第一诊断为扳机指（ICD-10：M65.300）
行手部肌腱松解术（ICD-9-CM-3：82.0101）

患者姓名：	性别： 年龄： 门诊号：	住院号：
住院日期： 年 月 日	出院日期： 年 月 日	标准住院日：7~10 日

时间	住院第 1 天	住院第 2 天	住院第 3 天（手术日前 1 天）
临床诊断与病情评估	□ 第一诊断为拇指狭窄性腱鞘炎 □ 病情评估：评估病情有无明显变化	□ 第一诊断为拇指狭窄性腱鞘炎 □ 病情评估：评估病情有无明显变化	□ 第一诊断为拇指狭窄性腱鞘炎 □ 病情评估：评估病情有无明显变化
主要诊疗工作	□ 询问病史与体格检查 □ 完成首次病程记录 □ 完成大病历 □ 开具常规检查、化验单 □ 上级医师查房 □ 确定诊断	□ 上级医师查房与手术前评估 □ 确定手术方案和麻醉方式 □ 根据化验及相关检查结果对患者的手术风险进行评估，必要者请相关科室会诊 □ 完成必要的相关科室会诊	□ 完成术前小结、上级医师查房记录 □ 完成术前准备与术前评估 □ 签署手术知情同意书、自费用品协议书 □ 向患者及家属交代病情及围术期的注意事项
重点医嘱	**长期医嘱：** □ 手外科常规护理 □ 二级护理 □ 饮食医嘱（普食/流食/糖尿病饮食） **临时医嘱：** □ 血常规、血型 □ 尿常规 □ 凝血功能 □ 肝肾功能血糖离子 □ 感染性疾病筛查 □ 胸部 X 线检查 □ 心电图 □ 肢体拍片（必要时） □ 局部浅表彩超（必要时）	**长期医嘱：** □ 手外科常规护理 □ 二级护理 □ 饮食医嘱（普食/流食/糖尿病饮食） **临时医嘱：** □ 相关科室会诊	**长期医嘱：** □ 手外科常规护理 □ 二级护理 □ 饮食医嘱（普食/流食/糖尿病饮食） **临时医嘱：** □ 明日在局部麻醉、臂丛麻醉或全身麻醉下行腱鞘切开术 □ 术晨禁食、禁水 □ 术区备皮 □ 抗菌药物皮试（必要时）
主要护理工作	□ 介绍病区环境、设施 □ 介绍患者主管医师和责任护士 □ 入院常规宣教 □ 儿童患者评估血管条件 □ 告知辅助检查的注意事项	□ 护理等级评定 □ 药物过敏史 □ 既往病史 □ 在陪检护士指导下完成辅助检查 □ 做好晨晚间护理	□ 术前常规准备（腕带、对接单） □ 术区备皮 □ 术前宣教 □ 心理护理 □ 术前模拟功能训练

时间	住院第 1 天			住院第 2 天			住院第 3 天 （手术日前 1 天）		
病情 变异 记录	□无　□有，原因： 1. 2.			□无　□有，原因： 1. 2.			□无　□有，原因： 1. 2.		
特殊 医嘱									
护士 签名	白班	小夜	大夜	白班	小夜	大夜	白班	小夜	大夜
医师 签名									

时间	住院第 4 天	住院第 5~8 天 （出院前日）	住院第 9 天 （出院日）
临床诊断与病情评估	□ 第一诊断为拇指狭窄性腱鞘炎 □ 病情评估：评估病情有无明显变化	□ 第一诊断为拇指狭窄性腱鞘炎 □ 病情评估：评估病情有无明显变化	□ 第一诊断为拇指狭窄性腱鞘炎 □ 病情评估：评估病情有无明显变化
主要诊疗工作	□ 实施手术 □ 完成术后病程记录 □ 24 小时内完成手术记录 □ 上级医师查房 □ 向患者及家属交代手术过程概况及术后注意事项 □ 检查有无手术并发症及相应处理	□ 查看患者 □ 上级医师查房 □ 完成术后病程记录 □ 向患者及其家属交代手术后注意事项 □ 换药，观察切口情况，拔除引流（根据情况） □ 注意血运及肿胀情况 □ 注意有无发热 □ 复查血常规（必要时） □ 指导患肢功能锻炼 □ 上级医师查房 □ 切口换药，进行伤口评估，确定有无手术并发症和切口愈合不良情况，明确能否出院 □ 完成出院记录，病案首页，出院诊断书，病程记录等 □ 向患者交代出院后的注意事项，如：返院复诊的时间，地点，发生紧急情况时的处理等	□ 患者办理出院手续
重点医嘱	长期医嘱： □ 术后常规护理 □ 一级护理 □ 饮食医嘱（普食/流食/糖尿病饮食） □ 术后抗菌药物（根据情况） □ 术后营养神经药物应用（必要时） □ 中频理疗（必要时） 临时医嘱： □ 术后镇痛药物（必要时） □ 复查血常规（必要时）	长期医嘱： □ 二级护理 □ 饮食医嘱（普食/流食/糖尿病饮食） □ 术后营养神经药物应用（必要时） □ 中频理疗（必要时） 临时医嘱： □ 术后镇痛药物（必要时）	临时医嘱： □ 今日出院

续　表

时间	住院第 4 天	住院第 5~8 天 （出院前日）	住院第 9 天 （出院日）
主要护理工作	□ 切口护理：患肢抬高，防止患肢肿胀。观察敷料的松紧度及肢端末梢血运状况 □ 疼痛护理：儿童患者一般采取分散注意力方式 □ 心理护理：尤其儿童患者，要给予患儿安全感	□ 饮食指导：清淡易消化饮食 □ 功能锻炼：一般术后 24 小时开始拇指对掌、背伸等动作练习，防止粘连。儿童患者需要家长督促从被动练习到主动练习 □ 物理治疗	□ 功能锻炼：告知早期功能锻炼的意义。儿童患者要告知家长，不可因惧怕疼痛而放弃功能锻炼 □ 瘢痕护理：告知预防瘢痕的意义及方法 □ 告知随诊的意义 □ 告知出院流程
病情变异记录	□ 无　□ 有，原因： 1. 2.	□ 无　□ 有，原因： 1. 2.	□ 无　□ 有，原因： 1. 2.
特殊医嘱			
护士签名	白班　小夜　大夜	白班　小夜　大夜	白班　小夜　大夜
医师签名			

（二）护士表单

拇指狭窄性腱鞘炎临床路径护士表单

适用对象：第一诊断为扳机指（ICD-10：M65.300）
行手部肌腱松解术（ICD-9-CM-3：82.0101）

患者姓名：	性别： 年龄： 门诊号：	住院号：
住院日期： 年 月 日	出院日期： 年 月 日	标准住院日：7~10日

时间	住院第1天（住院日）	住院第2-3天（术前准备日）	住院第4天（手术日）
健康宣教	□ 入院宣教 介绍主管医师、护士 介绍环境、设施 介绍住院注意事项 介绍探视和陪伴制度 介绍贵重物品制度	□ 药物宣教 术前宣教 宣教手术前准备及术后注意事项 告知术后饮食 告知患者麻醉前应注意事项 主管护士与患者沟通，消除患者紧张情绪 告知术后可能出现的情况及应对方式	□ 术前当日宣教 告知饮食、体位要求 给予患者及家属心理支持 再次明确探视陪伴须知
护理处置	□ 核对患者，佩戴腕带 建立入院护理病历 协助患者留取各种标本 测量体重	□ 协助医师完成术前的相关化验 术区备皮 禁食、禁水	□ 送患者至手术室 核对患者资料及带药 接患者 核对患者及资料
基础护理	□ 三级护理 晨晚间护理 患者安全管理	□ 三级护理 晨晚间护理 患者安全管理	□ 二级或一级护理 晨晚间护理 患者安全管理
专科护理	□ 护理查体 病情观察 需要时，请家属陪伴 确定饮食种类 心理护理	□ 病情观察 遵医嘱完成相关检查 心理护理	□ 遵医嘱予补液 □ 病情观察 □ 肢体血运 □ 敷料渗血情况 □ 心理护理
重点医嘱	□ 详见医嘱执行单	□ 详见医嘱执行单	□ 详见医嘱执行单
病情变异记录	□ 无 □ 有，原因： 1. 2.	□ 无 □ 有，原因： 1. 2.	□ 无 □ 有，原因： 1. 2.
护士签名			

时间	住院第 5~8 天 （术后）	住院第 9 天 （出院日）
健康宣教	□ 术后宣教 　　活动指导	□ 出院宣教 　　复查时间 　　服药方法 　　指导锻炼 　　指导办理出院手续
护理处置	□ 遵医嘱完成相关处理	□ 办理出院手续
基础护理	□ 二级护理 　　晨晚间护理 　　患者安全管理	□ 三级护理 　　晨晚间护理 　　患者安全管理
专科护理	□ 病情观察 　　伤口敷料 　　肢体血运 □ 心理护理	□ 病情观察 　　出院指导 　　心理护理
重点医嘱	□ 详见医嘱执行单	□ 详见医嘱执行单
病情变异记录	□ 无　□ 有，原因： 1. 2.	□ 无　□ 有，原因： 1. 2.
护士签名		

（三）患者表单

拇指狭窄性腱鞘炎临床路径患者表单

适用对象：第一诊断为扳机指（ICD-10：M65.300）

行手部肌腱松解术（ICD-9-CM-3：82.0101）

患者姓名：		性别：　　年龄：　　门诊号：		住院号：
住院日期：　　年　月　日		出院日期：　　年　月　日		标准住院日：7~10 日

时间	入院	术前	手术当天
医患配合	□ 配合询问病史、收集资料，请务必详细告知既往史、用药史、过敏史 □ 配合进行体格检查 □ 有任何不适请告知医师	□ 配合完善术前相关检查、化验，如采血、留尿、心电图、X 线胸片 □ 医师与患者及家属介绍病情及术前谈话、签字；麻醉谈话、签字	□ 配合完善相关检查、化验 □ 配合医师标记切口 □ 配合医师摆好体位
护患配合	□ 配合测量体温、脉搏、呼吸 3 次、血压、体重 1 次 □ 配合完成入院护理评估（简单询问病史、过敏史、用药史） □ 接受入院宣教（环境介绍、病室规定、订餐制度、贵重物品保管等） □ 配合执行探视和陪伴制度 □ 有任何不适请告知护士	□ 配合测量体温、脉搏、呼吸 3 次、 □ 接受术前宣教 □ 接受药物宣教 □ 接受术区备皮	□ 配合测量体温、脉搏、呼吸 3 次 □ 送手术室前，协助完成核对，带齐影像资料及用药 □ 返回病房后，配合接受生命体征的测量 □ 配合检查意识（全身麻醉者） □ 接受术后宣教 □ 接受药物宣教 □ 有任何不适请告知护士
饮食	□ 遵医嘱饮食	□ 遵医嘱饮食	□ 术前禁食、禁水
排泄	□ 正常排尿便	□ 正常排尿便	□ 正常排尿便
活动	□ 正常活动	□ 正常活动	□ 正常活动

时间	术后	出院
医患 配合	□ 配合医师指导进行功能锻炼 □ 配合更换敷料	□ 接受出院前指导 □ 知道复查程序 □ 获取出院诊断书
护 患 配 合	□ 配合定时监测生命体征 □ 接受输液、服药等治疗 □ 配合活动 □ 注意活动安全，避免坠床或跌倒 □ 配合执行探视及陪伴	□ 接受出院宣教 □ 办理出院手续 □ 获取出院带药 □ 知道服药方法、作用、注意事项 □ 知道功能锻炼方法 □ 知道复印病历程序
饮 食	□ 遵医嘱饮食	□ 遵医嘱饮食
排 泄	□ 正常排尿便	□ 正常排尿便
活 动	□ 正常活动	□ 正常活动

附：原表单（2016年版）

拇指狭窄性腱鞘炎临床路径医师表单

适用对象：第一诊断为拇指狭窄性腱鞘炎患者（ICD-10：M65.992）

患者姓名：		性别： 年龄： 门诊号：	住院号：
住院日期： 年 月 日		出院日期： 年 月 日	标准住院日：7~10日

时间	住院第1天	住院第2天	住院第3天 （手术日前1天）
临床诊断与病情评估	□ 第一诊断为拇指狭窄性腱鞘炎 □ 病情评估：评估病情有无明显变化	□ 第一诊断为拇指狭窄性腱鞘炎 □ 病情评估：评估病情有无明显变化	□ 第一诊断为拇指狭窄性腱鞘炎 □ 病情评估：评估病情有无明显变化
主要诊疗工作	□ 询问病史与体格检查 □ 完成首次病程记录 □ 完成大病历 □ 开具常规检查、化验单 □ 上级医师查房 □ 确定诊断	□ 上级医师查房与手术前评估 □ 确定手术方案和麻醉方式 □ 根据化验及相关检查结果对患者的手术风险进行评估，必要者请相关科室会诊 □ 完成必要的相关科室会诊	□ 完成术前小结、上级医师查房记录 □ 完成术前准备与术前评估 □ 签署手术知情同意书、自费用品协议书 □ 向患者及家属交代病情及围术期的注意事项
重点医嘱	**长期医嘱：** □ 手外科常规护理 □ 二级护理 □ 饮食医嘱（普食/流食/糖尿病饮食） **临时医嘱：** □ 血常规、血型 □ 尿常规 □ 凝血功能 □ 肝肾功能血糖离子 □ 感染性疾病筛查 □ 胸部X线检查 □ 心电图 □ 肢体拍片（必要时） □ 局部浅表彩超（必要时）	**长期医嘱：** □ 手外科常规护理 □ 二级护理 □ 饮食医嘱（普食/流食/糖尿病饮食） **临时医嘱：** □ 相关科室会诊	**长期医嘱：** □ 手外科常规护理 □ 二级护理 □ 饮食医嘱（普食/流食/糖尿病饮食） **临时医嘱：** □ 明日在局部麻醉、臂丛麻醉或全身麻醉下行腱鞘切开术 □ 术晨禁食、禁水 □ 术区备皮 □ 抗菌药物皮试（必要时）
主要护理工作	□ 介绍病区环境、设施 □ 介绍患者主管医师和责任护士 □ 入院常规宣教 □ 儿童患者评估血管条件 □ 告知辅助检查的注意事项	□ 护理等级评定 □ 药物过敏史 □ 既往病史 □ 在陪检护士指导下完成辅助检查 □ 做好晨晚间护理	□ 术前常规准备（腕带、对接单） □ 术区备皮 □ 术前宣教 □ 心理护理 □ 术前模拟功能训练
病情变异记录	□ 无 □ 有，原因： 1. 2.	□ 无 □ 有，原因： 1. 2.	□ 无 □ 有，原因： 1. 2.

续　表

时间	住院第 1 天			住院第 2 天			住院第 3 天 （手术日前 1 天）		
特殊 医嘱									
护士 签名	白班	小夜	大夜	白班	小夜	大夜	白班	小夜	大夜
医师 签名									

时间	住院第 4 天	住院第 5~8 天 （出院前日）	住院第 9 天（出院日）
临床诊断与病情评估	□ 第一诊断为拇指狭窄性腱鞘炎 □ 病情评估：评估病情有无明显变化	□ 第一诊断为拇指狭窄性腱鞘炎 □ 病情评估：评估病情有无明显变化	□ 第一诊断为拇指狭窄性腱鞘炎 □ 病情评估：评估病情有无明显变化
主要诊疗工作	□ 实施手术 □ 完成术后病程记录 □ 24 小时内完成手术记录 □ 上级医师查房 □ 向患者及家属交代手术过程概况及术后注意事项 □ 检查有无手术并发症及相应处理	□ 查看患者 □ 上级医师查房 □ 完成术后病程记录 □ 向患者及其家属交代手术后注意事项 □ 换药，观察切口情况，拔除引流（根据情况） □ 注意血运及肿胀情况 □ 注意有无发热 □ 复查血常规（必要时） □ 指导患肢功能锻炼 □ 上级医师查房 □ 切口换药，进行伤口评估，确定有无手术并发症和切口愈合不良情况，明确能否出院 □ 完成出院记录，病案首页，出院诊断书，病程记录等 □ 向患者交代出院后的注意事项，如：返院复诊的时间，地点，发生紧急情况时的处理等	□ 患者办理出院手续
重点医嘱	长期医嘱： □ 术后常规护理 □ 一级护理 □ 饮食医嘱（普食/流食/糖尿病饮食） □ 术后抗菌药物（根据情况） □ 术后营养神经药物应用（必要时） □ 中频理疗（必要时） 临时医嘱： □ 术后镇痛药物（必要时） □ 复查血常规（必要时）	长期医嘱： □ 二级护理 □ 饮食医嘱（普食/流食/糖尿病饮食） □ 术后营养神经药物应用（必要时） □ 中频理疗（必要时） 临时医嘱： □ 术后镇痛药物（必要时）	临时医嘱： □ 今日出院

续　表

时间	住院第 4 天	住院第 5~8 天 （出院前日）	住院第 9 天（出院日）
主要 护理 工作	□ 切口护理：患肢抬高，防止患肢肿胀。观察敷料的松紧度及肢端末梢血运状况 □ 疼痛护理：儿童患者一般采取分散注意力方式 □ 心理护理：尤其儿童患者，要给予患儿安全感	□ 饮食指导：清淡易消化饮食 □ 功能锻炼：一般术后 24 小时开始拇指对掌、背伸等动作练习，防止粘连。儿童患者需要家长督促从被动练习到主动练习 □ 物理治疗	□ 功能锻炼：告知早期功能锻炼的意义。儿童患者要告知家长，不可因惧怕疼痛而放弃功能锻炼 □ 瘢痕护理：告知预防瘢痕的意义及方法 □ 告知随诊的意义 □ 告知出院流程
病情 变异 记录	□ 无　□ 有，原因： 1. 2.	□ 无　□ 有，原因： 1. 2.	□ 无　□ 有，原因： 1. 2.
特殊 医嘱			
护士 签名	白班　　小夜　　大夜	白班　　小夜　　大夜	白班　　小夜　　大夜
医师 签名			

第四十一章

桡骨茎突狭窄性腱鞘炎临床路径释义

一、桡骨茎突狭窄性腱鞘炎编码

1. 原编码：

疾病名称及编码：桡骨茎突狭窄性腱鞘炎（ICD-10：M65.435）

手术操作名称及编码：腱鞘切开术（ICD-9-CM-3：83.012）

2. 修改编码：

疾病名称及编码：桡骨茎突狭窄性腱鞘炎（ICD-10：M65.4）

手术操作名称及编码：腱鞘切开术（ICD-9-CM-3：82.0101）

二、临床路径检索方法

M65.4 伴 82.0101

三、桡骨茎突狭窄性腱鞘炎临床路径标准住院流程

（一）适用对象

第一诊断为桡骨茎突狭窄性腱鞘炎（ICD-10：M65.435），行腱鞘切开术（ICD-9-CM-3：83.012）。

> 释义
>
> ■ 本路径适用对象为临床诊断为桡骨茎突狭窄性腱鞘炎的患者，手术方法为腱鞘切开术。

（二）诊断依据

根据《手外科学》（第3版，王澍寰编著，人民卫生出版社，2011）、《手外科手术学》（第2版，顾玉东、王澍寰、侍德主编，复旦大学出版社，2010）、《格林手外科手术学（上下册）》（第6版，北京积水潭医院译，人民军医出版社，2012）。

1. 病史：腕及拇指活动时疼痛、受限。

2. 体格检查：桡骨茎突处疼痛和压痛，有时可触及增厚的鞘管。拇指及腕关节屈伸活动时局部疼痛明显，伸拇及腕尺偏时疼痛加重；Finkelstein 征阳性：即拇指置于掌心、握拳、腕关节尺偏时桡骨茎突出现疼痛。

3. 辅助检查：必要时可行 X 线片或彩超检查，明确有无骨异常或滑膜炎。

> 释义
>
> ■ 病史和体检结果是诊断桡骨茎突狭窄性腱鞘炎的初步依据，患者没有外伤史，妊娠哺乳期女性易患，表现为桡骨茎突处肿胀、压痛。拇指及腕关节屈伸活动时疼

痛明显，伸拇及腕尺偏时疼痛加重。Finkelstein 征阳性。X 线平片可以没有阳性发现，B 超检查可见滑膜增生和腱鞘增厚等表现。

（三）治疗方案的选择及依据

根据《手外科学》（第3版，王澍寰编著，人民卫生出版社，2011）、《手外科手术学》（第2版，顾玉东、王澍寰、侍德主编，复旦大学出版社，2010）、《格林手外科手术学》（第6版，北京积水潭医院译，人民军医出版社，2012）。

1. 全身状况允许手术。
2. 保守治疗无效者需行手术。

（四）标准住院日为 7~10 天

> **释义**
>
> ■ 患者入院后，术前准备1~2天，手术日1天，术后2~3天换药，并指导患者功能练习，为避免术后肌腱粘连，影响手术疗效，部分患者需要在医师指导下进行功能锻炼，总住院时间 7~10 天符合本路径要求。

（五）进入路径标准

1. 第一诊断必须符合 ICD-10：M65.435 桡骨茎突狭窄性腱鞘炎疾病编码。
2. 除外弥漫性肿胀，考虑肌腱滑膜炎、交叉综合征或肌腱断裂的情况。
3. 除外对手术治疗有较大影响的疾病（如心脑血管疾病、糖尿病等）。
4. 需要进行手术治疗。

> **释义**
>
> ■ 本病经保守治疗无效后可以手术治疗，入院第一诊断必须符合桡骨茎突狭窄性腱鞘炎，如合并其他疾病但不影响第一诊断临床路径流程时也可以进入路径。
>
> ■ 诊断应除外滑膜炎、交叉综合征、肌腱断裂或粘连等情况，术前 B 超检查有助于诊断。

（六）术前准备（术前评估）0~3 天

所必需的检查项目：

1. 血常规、血型、尿常规、肝肾功能、血糖、电解质、凝血功能检查、感染性疾病筛查。
2. 胸部 X 线片、心电图。
3. 手部 X 线检查，必要时彩超检查。
4. 其他根据患者情况需要而定：如超声心动图、动态心电图等。
5. 有相关疾病者必要时请相应科室会诊。

> **释义**
>
> ■ 血常规、尿常规、肝肾功能、血糖、凝血功能、感染性疾病筛查、X线胸片和心电图为手术前的常规检查，进入路径的患者均需完成。B超是除外肿瘤的重要辅助检查，进入路径患者必须完成，必要时可以行 MRI 检查。根据病情，有慢性呼吸系统疾病患者必要时需要检查肺功能，有慢性心血管系统疾病的患者需要检查超声心动图、动态心电图等。合并糖尿病的患者需要控制血糖后再进行手术。合并其他影响手术的疾病患者必要时需要请相关科室会诊。

（七）预防性抗菌药物选择与使用时机

1. 按《抗菌药物临床应用指导原则（2015 年版）》（国卫办医发〔2015〕43 号）选择用药。

2. 预防性用药时间为术前 30 分钟。

3. 术后 3 天内停止使用预防性抗菌药物，可根据患者切口、体温等情况适当延长使用时间。

（八）手术日为入院第 3~4 天

1. 麻醉方式：局部麻醉或臂丛麻醉或全身麻醉。

2. 手术方式：腱鞘切开术。

3. 术中用药：麻醉用药、抗菌药物（根据情况）。

（九）术后住院恢复 5~6 天

1. 必要时复查的项目：血常规、肝肾功能、血糖、电解质。

2. 术后用药：

（1）抗菌药物：按照《抗菌药物临床应用指导原则（2015 年版）》（国卫办医发〔2015〕43 号）执行。

（2）其他对症药物：营养神经、改善循环、消肿、镇痛等药物。

3. 医师指导下手部功能锻炼。

> **释义**
>
> ■ 术后应鼓励患者活动拇指和腕关节，以防止肌腱粘连。

（十）出院标准（根据一般情况、切口情况、第一诊断转归）

1. 体温正常、常规化验无明显异常。

2. 切口无异常。

3. 无与本病相关的其他并发症。

> **释义**
>
> ■ 患者出院时没有需要住院处理的并发症或合并症，能够自主完成功能练习。如果患者不能自主完成功能练习，则需要继续住院在医师指导下进行锻炼。

(十一) 有无变异及原因分析

1. 并发症：尽管严格掌握入选标准，但仍有一些患者因手术带来的一些并发症而延期治疗，如局部神经血管损伤、血肿、感染、严重肿胀影响功能锻炼等情况。

2. 合并症：如患者自身有及较多合并症，如糖尿病、心脑血管疾病等，手术后这些疾病可能加重，需同时治疗，或需延期治疗。

> **释义**
>
> ■ 术后出现伤口感染或血肿，需要在医师指导下才能完成功能锻炼者可导致住院时间延长和费用增加；由于解剖变异，部分患者腕背第一伸肌鞘管内的肌腱之间还有隔膜存在，松解不彻底可能导致术后症状无改善。
>
> ■ 存在合并症者、术后控制不佳者需请相关科室会诊，进一步诊治。

四、推荐表单

（一）医师表单

桡骨茎突狭窄性腱鞘炎临床路径医师表单

适用对象：第一诊断为桡骨茎突狭窄性腱鞘炎（ICD-10：M65.4）
行腱鞘切开术（ICD-9-CM-3：82.0101）

患者姓名：	性别： 年龄： 门诊号：	住院号：
住院日期： 年 月 日	出院日期： 年 月 日	标准住院日：7~10 天

时间	住院第 1 天	住院第 2 天	住院第 3 天（手术日前 1 天）
临床诊断与病情评估	□ 第一诊断为桡骨茎突狭窄性腱鞘炎 □ 病情评估：评估患者病情有无明显变化	□ 第一诊断为桡骨茎突狭窄性腱鞘炎 □ 病情评估：评估患者病情有无明显变化	□ 第一诊断为桡骨茎突狭窄性腱鞘炎 □ 病情评估：评估患者病情有无明显变化
主要诊疗工作	□ 询问病史与体格检查 □ 完成首次病程记录 □ 完成大病历 □ 开具常规检查、化验单 □ 上级医师查房 □ 确定诊断	□ 上级医师查房与手术前评估 □ 确定手术方案和麻醉方式 □ 根据化验及相关检查结果对患者的手术风险进行评估，必要时请相关科室会诊 □ 完成必要的相关科室会诊	□ 完成术前小结、上级医师查房记录 □ 完成术前准备与术前评估 □ 签署手术知情同意书、自费用品协议书 □ 向患者及家属交代病情及围术期的注意事项
重点医嘱	**长期医嘱：** □ 手外科护理常规 □ 二级护理 □ 饮食医嘱（普食/流食/糖尿病饮食） **临时医嘱：** □ 血常规、血型 □ 尿常规 □ 凝血功能 □ 肝肾功能、血糖、电解质 □ 感染性疾病筛查 □ 胸部 X 线检查 □ 心电图 □ 肢体拍片（必要时） □ 局部浅表彩超（必要时）	**长期医嘱：** □ 手外科护理常规 □ 二级护理 □ 饮食医嘱（普食/流食/糖尿病饮食） **临时医嘱：** □ 请相关科室会诊	**长期医嘱：** □ 手外科护理常规 □ 二级护理 □ 饮食医嘱（普食/流食/糖尿病饮食） **临时医嘱：** □ 明日在局部麻醉、臂丛麻醉或全身麻醉下行腱鞘切开术 □ 术晨禁食、禁水 □ 术区备皮 □ 抗菌药物皮试（必要时）
主要护理工作	□ 介绍病区环境、设施 □ 介绍患者主管医师和责任护士 □ 入院常规宣教 □ 儿童患者评估血管条件 □ 告知辅助检查的注意事项	□ 护理等级评定 □ 药物过敏史 □ 既往病史 □ 在陪检护士指导下完成辅助检查 □ 做好晨晚间护理	□ 术前常规准备（腕带、对接单） □ 术区备皮 □ 术前宣教 □ 心理护理 □ 术前模拟功能训练

时间	住院第 1 天			住院第 2 天			住院第 3 天（手术日前 1 天）		
病情 变异 记录	□无　□有，原因： 1. 2.			□无　□有，原因： 1. 2.			□无　□有，原因： 1. 2.		
特殊 医嘱									
护士 签名	白班	小夜	大夜	白班	小夜	大夜	白班	小夜	大夜
医师 签名									

时间	住院第 4 天 （手术日）	住院第 5 天 （术后第 1 日）
临床 诊断 与 病情 评估	□ 第一诊断为桡骨茎突狭窄性腱鞘炎 □ 病情评估：评估患者病情有无明显变化	□ 第一诊断为桡骨茎突狭窄性腱鞘炎 □ 病情评估：评估患者病情有无明显变化
主 要 诊 疗 工 作	□ 实施手术 □ 完成术后病程记录 □ 24 小时内完成手术记录 □ 上级医师查房 □ 向患者及家属交代手术过程概况及术后注意 　 事项 □ 检查有无手术并发症及相应处理	□ 查看患者 □ 上级医师查房 □ 完成术后病程记录 □ 向患者及其家属交代手术后注意事项 □ 换药，观察切口情况，拔除引流（根据情况） □ 注意血运及肿胀情况 □ 注意有无发热 □ 复查血常规（必要时） □ 指导患肢功能锻炼
重 点 医 嘱	**长期医嘱：** □ 术后护理常规 □ 特殊疾病护理 □ 普食/流食/糖尿病饮食（术后 6 小时后） □ 心电监护或生命体征监测 □ 吸氧 □ 留置导尿（必要时） □ 术后抗菌药物（根据情况） □ 术后营养神经药物应用（必要时） □ 中频理疗（必要时） **临时医嘱：** □ 补液（必要时） □ 术后止血药物（必要时） □ 术后镇痛药物（必要时）	**长期医嘱：** □ 术后护理常规 □ 一级护理 □ 饮食医嘱（普食/流食/糖尿病饮食） □ 术后抗菌药物（根据情况） □ 术后营养神经药物应用（必要时） □ 中频理疗（必要时） **临时医嘱：** □ 补液（必要时） □ 术后镇痛药物（必要时） □ 复查血常规（必要时）
主要 护理 工作	□ 切口护理：患肢抬高，防止患肢肿胀。观察敷 　 料的松紧度及肢端末梢血运状况 □ 疼痛护理：儿童患者一般采取分散注意力方式 □ 心理护理：尤其儿童患者，要给予患儿安全感	□ 饮食指导：清淡易消化饮食 □ 功能锻炼：术后早期开始功能锻炼，但要循 　 序渐进，主要进行拇指活动 □ 物理治疗
病情 变异 记录	□ 无　□ 有，原因： 1. 2.	□ 无　□ 有，原因： 1. 2.
特殊 医嘱		
护士 签名	白班　｜　小夜　｜　大夜	白班　｜　小夜　｜　大夜
医师 签名		

时间	住院第 6~9 天 （出院前 1 日）	住院第 7~10 天 （出院日）
临床 诊断 与 病情 评估	□ 第一诊断为桡骨茎突狭窄性腱鞘炎 □ 病情评估：评估患者病情有无明显变化	□ 第一诊断为桡骨茎突狭窄性腱鞘炎 □ 病情评估：评估患者病情有无明显变化
主 要 诊 疗 工 作	□ 上级医师查房 □ 切口换药，进行伤口评估，确定有无手术并发症 　和切口愈合不良情况，明确能否出院 □ 完成出院记录、病案首页、出院诊断书、病程记 　录等 □ 向患者交代出院后的注意事项，如返院复诊的时 　间、地点，发生紧急情况时的处理等	□ 患者办理出院手续，出院
重 点 医 嘱	长期医嘱： □ 二级护理 □ 饮食（普食/流食/糖尿病饮食） □ 术后营养神经药物应用（必要时） □ 中频理疗（必要时） 临时医嘱： □ 术后镇痛药物（必要时）	临时医嘱： □ 今日出院
主要 护理 工作	□ 饮食指导：清淡易消化饮食。 □ 功能锻炼：术后早期开始功能锻炼，但要循序渐 　进，主要进行拇指活动 □ 物理治疗	□ 功能锻炼：告知患者减少腕部和手指的动 　作，正确指导患者按摩推拿；避免低温刺 　激；加强拇指功能锻炼 □ 瘢痕护理：告知预防瘢痕的意义及方法 □ 告知随诊的意义 □ 告知出院流程
病情 变异 记录	□ 无　□ 有，原因： 1. 2.	□ 无　□ 有，原因： 1. 2.
特殊 医嘱		
护士 签名	白班　　｜　小夜　　｜　大夜	白班　　｜　小夜　　｜　大夜
医师 签名		

（二）护士表单

桡骨茎突狭窄性腱鞘炎临床路径护士表单

适用对象：第一诊断为桡骨茎突狭窄性腱鞘炎（ICD-10：M65.4）

行腱鞘切开术（ICD-9-CM-3：82.0101）

患者姓名：	性别： 年龄： 门诊号：	住院号：
住院日期： 年 月 日	出院日期： 年 月 日	标准住院日：7~10 天

时间	住院第 1 天（住院日）	住院第 2~3 天 （术前准备日）	住院第 4 天 （手术日）
健康宣教	□ 入院宣教 □ 介绍主管医师、护士 □ 介绍环境、设施 □ 介绍住院注意事项 □ 介绍探视和陪伴制度 □ 介绍贵重物品制度	□ 药物宣教 □ 术前宣教 □ 宣教手术前准备及术后注意事项 □ 告知术后饮食 □ 告知患者麻醉前应注意事项 □ 主管护士与患者沟通，消除患者紧张情绪 □ 告知术后可能出现的情况及应对方式	□ 术前当日宣教 □ 告知饮食、体位要求 □ 给予患者及家属心理支持 □ 再次明确探视陪伴须知
护理处置	□ 核对患者，佩戴腕带 □ 建立入院护理病历 □ 协助患者留取各种标本 □ 测量体重	□ 协助医师完成术前的相关化验 □ 术区备皮 □ 禁食、禁水	□ 送患者至手术室 □ 核对患者资料及带药 □ 接患者 □ 核对患者及资料
基础护理	□ 三级护理 □ 晨晚间护理 □ 患者安全管理	□ 三级护理 □ 晨晚间护理 □ 患者安全管理	□ 二级或一级护理 □ 晨晚间护理 □ 患者安全管理
专科护理	□ 护理查体 □ 病情观察 □ 需要时，请家属陪伴 □ 确定饮食种类 □ 心理护理	□ 病情观察 □ 遵医嘱完成相关检查 □ 心理护理	□ 遵医嘱予补液 □ 病情观察 □ 肢体血运 □ 敷料渗血情况 □ 心理护理
重点医嘱	□ 详见医嘱执行单	□ 详见医嘱执行单	□ 详见医嘱执行单
病情变异记录	□ 无 □ 有，原因： 1. 2.	□ 无 □ 有，原因： 1. 2.	□ 无 □ 有，原因： 1. 2.
护士签名			

时间	住院第 5~9 天（术后）	住院第 6~10 天 （出院日）
健康宣教	□ 术后宣教 □ 活动指导	□ 出院宣教 □ 复查时间 □ 服药方法 □ 指导锻炼 □ 指导办理出院手续
护理处置	□ 遵医嘱完成相关处理	□ 办理出院手续
基础护理	□ 二级护理 □ 晨晚间护理 □ 患者安全管理	□ 三级护理 □ 晨晚间护理 □ 患者安全管理
专科护理	□ 病情观察 □ 伤口敷料 □ 肢体血运 □ 心理护理	□ 病情观察 □ 出院指导 □ 心理护理
重点医嘱	□ 详见医嘱执行单	□ 详见医嘱执行单
病情变异记录	□ 无 □ 有，原因： 1. 2.	□ 无 □ 有，原因： 1. 2.
护士签名		

（三）患者表单

桡骨茎突狭窄性腱鞘炎临床路径患者表单

适用对象：第一诊断为桡骨茎突狭窄性腱鞘炎（ICD-10：M65.4）
　　　　　行腱鞘切开术（ICD-9-CM-3：82.0101）

患者姓名：	性别：　　年龄：　　门诊号：	住院号：
住院日期：　　年　月　日	出院日期：　　年　月　日	标准住院日：7~10 天

时间	入院	术前	手术当天
医患配合	□ 配合询问病史、收集资料，请务必详细告知既往史、用药史、过敏史 □ 配合进行体格检查 □ 有任何不适请告知医师	□ 配合完善术前相关检查、化验，如采血、留尿、心电图、X 线胸片 □ 医师与患者及家属介绍病情及术前谈话、签字；麻醉谈话、签字	□ 配合完善相关检查、化验 □ 配合医师标记切口 □ 配合医师摆好体位
护患配合	□ 配合测量体温、脉搏、呼吸 3 次，血压、体重 1 次 □ 配合完成入院护理评估（简单询问病史、过敏史、用药史） □ 接受入院宣教（环境介绍、病室规定、订餐制度、贵重物品保管等） □ 配合执行探视和陪伴制度 □ 有任何不适请告知护士	□ 配合测量体温、脉搏、呼吸 3 次 □ 接受术前宣教 □ 接受药物宣教 □ 接受术区备皮	□ 配合测量体温、脉搏、呼吸 3 次 □ 送手术室前，协助完成核对，带齐影像资料及用药 □ 返回病房后，配合接受生命体征的监测 □ 配合检查意识（全身麻醉者） □ 接受术后宣教 □ 接受药物宣教 □ 有任何不适请告知护士
饮食	□ 遵医嘱饮食	□ 遵医嘱饮食	□ 术前禁食、禁水
排泄	□ 正常排尿便	□ 正常排尿便	□ 正常排尿便
活动	□ 正常活动	□ 正常活动	□ 正常活动

时间	术后	出院
医患配合	□ 配合医师指导进行功能锻炼 □ 配合更换敷料	□ 接受出院前指导 □ 知道复查程序 □ 获取出院诊断书
护患配合	□ 配合定时监测生命体征 □ 接受输液、服药等治疗 □ 配合活动 □ 注意活动安全，避免坠床或跌倒 □ 配合执行探视及陪伴	□ 接受出院宣教 □ 办理出院手续 □ 获取出院带药 □ 知道服药方法、作用、注意事项 □ 知道功能锻炼方法 □ 知道复印病历程序
饮食	□ 遵医嘱饮食	□ 遵医嘱饮食
排泄	□ 正常排尿便	□ 正常排尿便
活动	□ 正常活动	□ 正常活动

附：原表单（2016年版）

桡骨茎突狭窄性腱鞘炎临床路径表单

适用对象：第一诊断为桡骨茎突狭窄性腱鞘炎患者（ICD-10：M65.435）

患者姓名：	性别： 年龄： 门诊号：	住院号：
住院日期： 年 月 日	出院日期： 年 月 日	标准住院日：7~10天

时间	住院第1天	住院第2天	住院第3天（手术日前1天）
临床诊断与病情评估	□ 第一诊断为桡骨茎突狭窄性腱鞘炎 □ 病情评估：评估患者病情有无明显变化	□ 第一诊断为桡骨茎突狭窄性腱鞘炎 □ 病情评估：评估患者病情有无明显变化	□ 第一诊断为桡骨茎突狭窄性腱鞘炎 □ 病情评估：评估患者病情有无明显变化
主要诊疗工作	□ 询问病史与体格检查 □ 完成首次病程记录 □ 完成大病历 □ 开具常规检查、化验单 □ 上级医师查房 □ 确定诊断	□ 上级医师查房与手术前评估 □ 确定手术方案和麻醉方式 □ 根据化验及相关检查结果对患者的手术风险进行评估，必要时请相关科室会诊	□ 完成术前小结、上级医师查房记录 □ 完成术前准备与术前评估 □ 签署手术知情同意书、自费用品协议书 □ 向患者及家属交代病情及围术期的注意事项
重点医嘱	长期医嘱： □ 手外科护理常规 □ 二级护理 □ 饮食（普食/流食/糖尿病饮食） 临时医嘱： □ 血常规、血型 □ 尿常规 □ 凝血功能 □ 肝肾功能、血糖、电解质 □ 感染性疾病筛查 □ 胸部X线检查 □ 心电图 □ 肢体拍片（必要时） □ 局部浅表彩超（必要时）	长期医嘱： □ 手外科护理常规 □ 二级护理 □ 饮食（普食/流食/糖尿病饮食） 临时医嘱： □ 请相关科室会诊	长期医嘱： □ 手外科护理常规 □ 二级护理 □ 饮食（普食/流食/糖尿病饮食） 临时医嘱： □ 明日在局部麻醉、臂丛麻醉或全身麻醉下行腱鞘切开术 □ 术晨禁食、禁水 □ 术区备皮 □ 抗菌药物皮试（必要时）
主要护理工作	□ 介绍病区环境、设施 □ 介绍患者主管医师和责任护士 □ 入院常规宣教 □ 儿童患者评估血管条件 □ 告知辅助检查的注意事项	□ 护理等级评定 □ 药物过敏史 □ 既往病史 □ 在陪检护士指导下完成辅助检查 □ 做好晨晚间护理	□ 术前常规准备（腕带、对接单） □ 术区备皮 □ 术前宣教 □ 心理护理 □ 术前模拟功能训练

时间	住院第 1 天			住院第 2 天			住院第 3 天 （手术日前 1 天）		
病情 变异 记录	□无　□有，原因： 1. 2.			□无　□有，原因： 1. 2.			□无　□有，原因： 1. 2.		
特殊 医嘱									
护士 签名	白班	小夜	大夜	白班	小夜	大夜	白班	小夜	大夜
医师 签名									

时间	住院第 4 天 （手术日）	住院第 5 天 （术后第 1 日）
临床 诊断 与 病情 评估	□ 第一诊断为桡骨茎突狭窄性腱鞘炎 □ 病情评估：评估患者病情有无明显变化	□ 第一诊断为桡骨茎突狭窄性腱鞘炎 □ 病情评估：评估患者病情有无明显变化
主 要 诊 疗 工 作	□ 实施手术 □ 完成术后病程记录 □ 24 小时内完成手术记录 □ 上级医师查房 □ 向患者及家属交代手术过程概况及术后注意 　事项 □ 检查有无手术并发症及相应处理	□ 查看患者 □ 上级医师查房 □ 完成术后病程记录 □ 向患者及其家属交代手术后注意事项 □ 换药，观察切口情况，拔除引流（根据情况） □ 注意血运及肿胀情况 □ 注意有无发热 □ 复查血常规（必要时） □ 指导患肢功能锻炼
重 点 医 嘱	长期医嘱： □ 术后护理常规 □ 特殊疾病护理 □ 普食/流食/糖尿病饮食（术后 6 小时后） □ 心电监护或生命体征监测 □ 吸氧 □ 留置导尿（必要时） □ 术后抗菌药物（根据情况） □ 术后营养神经药物应用（必要时） □ 中频理疗（必要时） 临时医嘱： □ 补液（必要时） □ 术后止血药物（必要时） □ 术后镇痛药物（必要时）	长期医嘱： □ 术后护理常规 □ 一级护理 □ 饮食（普食/流食/糖尿病饮食） □ 术后抗菌药物（根据情况） □ 术后营养神经药物应用（必要时） □ 中频理疗（必要时） 临时医嘱： □ 补液（必要时） □ 术后镇痛药物（必要时） □ 复查血常规（必要时）
主要 护理 工作	□ 切口护理：患肢抬高，防止患肢肿胀。观察敷 　料的松紧度及肢端末梢血运状况 □ 疼痛护理：儿童患者一般采取分散注意力方式 □ 心理护理：尤其儿童患者，要给予患儿安全感	□ 饮食指导：清淡易消化饮食 □ 功能锻炼：术后早期开始功能锻炼，但要循 　序渐进，主要进行拇指活动的联系 □ 物理治疗
病情 变异 记录	□ 无　□ 有，原因： 1. 2.	□ 无　□ 有，原因： 1. 2.
特殊 医嘱		
护士 签名	白班 ｜ 小夜 ｜ 大夜	白班 ｜ 小夜 ｜ 大夜
医师 签名		

时间	住院第 6~9 天 （出院前 1 日）	住院第 7~10 天（出院日）
临床诊断与病情评估	□ 第一诊断为桡骨茎突狭窄性腱鞘炎 □ 病情评估：评估患者病情有无明显变化	□ 第一诊断为桡骨茎突狭窄性腱鞘炎 □ 病情评估：评估患者病情有无明显变化
主要诊疗工作	□ 上级医师查房 □ 切口换药，进行伤口评估，确定有无手术并发症和切口愈合不良情况，明确能否出院 □ 完成出院记录、病案首页、出院诊断书、病程记录等 □ 向患者交代出院后的注意事项，如返院复诊的时间、地点，发生紧急情况时的处理等	□ 患者办理出院手续，出院
重点医嘱	**长期医嘱：** □ 二级护理 □ 饮食（普食/流食/糖尿病饮食） □ 术后营养神经药物应用（必要时） □ 中频理疗（必要时） **临时医嘱：** □ 术后镇痛药物（必要时）	**临时医嘱：** □ 今日出院
主要护理工作	□ 饮食指导：清淡易消化饮食 □ 功能锻炼：术后早期开始功能锻炼，但要循序渐进，主要进行拇指活动 □ 物理治疗	□ 功能锻炼：告知患者减少腕部和手指的动作，正确指导患者按摩推拿；避免低温刺激；加强拇指功能锻炼 □ 瘢痕护理：告知预防瘢痕的意义及方法 □ 告知随诊的意义 □ 告知出院流程
病情变异记录	□ 无　□ 有，原因： 1. 2.	□ 无　□ 有，原因： 1. 2.
特殊医嘱		
护士签名	白班　　小夜　　大夜	白班　　小夜　　大夜
医师签名		

第四十二章

单侧掌腱膜挛缩症临床路径释义

一、单侧掌腱膜挛缩症编码

1. 原编码：

疾病名称及编码：单侧掌腱膜挛缩症（ICD-10：M67.101）

手术操作名称及编码：掌腱膜部分切除术（ICD-9-CM-3：83.4201）

2. 修改编码：

疾病名称及编码：单侧掌腱膜挛缩症（ICD-10：M72.001）

手术操作名称及编码：掌腱膜部分切除术（ICD-9-CM-3：83.9104）

二、临床路径检索方法

M67.101 伴 83.9104

三、单侧掌腱膜挛缩症临床路径标准住院流程

（一）适用对象

第一诊断为单侧掌腱膜挛缩症（ICD-10：M67.101），行掌腱膜部分切除术（ICD-9-CM-3：83.4201）。

> **释义**
>
> ■ 适用对象编码参见第一部分。
> ■ 本路径适用对象为临床诊断为掌腱膜挛缩症的患者。

（二）诊断依据

根据《临床诊疗指南·骨科分册》（中华医学会编著，人民卫生出版社，2008），《外科学（下册）》（8年制和7年制教材临床医学专用，第3版，人民卫生出版社，2015）。

1. 病史：无明确外伤史。

2. 体征：手掌部皮下结节或索条，掌指关节、指间关节发生屈曲挛缩，被动不能伸直。

> **释义**
>
> ■ 本路径的制订主要参考国内权威参考书籍和诊疗指南。
> ■ 病史、临床体征和辅助检查是诊断掌腱膜挛缩症的初步依据，多数患者的早期表现为远侧掌横纹处可触及的硬结节，此结节可以伴有疼痛。结节可以逐渐增大，形成病理性的条索，并向远端和近端逐渐扩展。这些条索会增粗或变短时就引起关节的屈曲挛缩。一般是环指、小指居多，但其他指也可以累及。临床可以做超声检查，有助于皮下结节的判断。

（三）进入路径标准

1. 第一诊断必须符合 ICD-10：M67.101 单侧掌腱膜挛缩症疾病编码。
2. 如患有其他疾病，但住院期间不需要特殊处理，也不影响第一诊断的临床路径流程实施时，可以进入路径。

> **释义**
>
> ■ 诊断为掌腱膜挛缩症的患者或虽有其他基础疾病，但住院期间不需要特殊处理，也不影响路径实施的患者可以进入路径，但有基础病的患者可能有费用增加的可能。

（四）标准住院日 7~15 天

> **释义**
>
> ■ 临床上诊断为掌腱膜挛缩症的患者入院后，手术前的各项准备 3~4 天，包括详细的术前体检以明确手术是否能改善患者的屈曲状态和功能，总住院时间不超过 10 天符合本路径要求。

（五）住院期间的检查项目

1. 必需的检查项目：
（1）血常规、尿常规。
（2）肝肾功能、血电解质、血糖。
（3）凝血功能。
（4）感染性疾病筛查（乙型肝炎、丙型肝炎、艾滋病、梅毒等）。
（5）X 线胸片、心电图。
（6）手正斜位片。
2. 根据患者病情进行的检查项目：
（1）肺功能、超声心动图（老年人或既往有相关病史者）。
（2）对于合并糖尿病的请相关科室调整血糖。
（3）有相关疾病者必要时请相应科室会诊。

> **释义**
>
> ■ 血常规、尿常规是最基本的两大常规检查，进入路径的患者均需完成。肝肾功能、电解质、血糖、凝血功能、心电图、X 线胸片可评估有无基础疾病，是否影响住院时间、费用及其治疗预后；感染性疾病筛查（乙型肝炎、丙型肝炎、艾滋病、梅毒等）有助于预防交叉感染；腕关节 X 线片、必要时行超声检查有助于与其他疾病的鉴别。
>
> ■ 有基础病的患者需要术前和相关科室会诊协助解决。

（六）治疗方案的选择

掌腱膜部分切除术。

> **释义**
>
> ■ 本病确诊后需要根据患者的症状进行综合治疗，包括保守治疗和手术治疗。
> ■ 保守治疗包括患者主动和被动的手部伸直训练，也可以佩戴动力牵引支具。
> ■ 手术治疗适用于临床和影像学诊断明确，功能有影响，或伴有疼痛，且上述治疗无效的患者，手术的目的是切除挛缩的掌腱膜，改善外形和功能，手术方式是掌腱膜的部分切除，必要时可以植皮。

（七）预防性抗菌药物选择与使用时机

术前半小时及术后 24 小时预防应用抗菌药物。

> **释义**
>
> ■ 掌腱膜切除后，患者容易形成血肿和皮肤坏死的可能，因此需要在术前 30 分钟和术后 24 小时预防性使用抗菌药物，以防止术后感染的发生，具体要按照《抗菌药物临床应用指导原则（2015 年版）》（国卫办医发〔2015〕43 号）执行。

（八）手术日

为入院第 3~5 天。

> **释义**
>
> ■ 掌腱膜挛缩症患者一般采用臂丛阻滞麻醉，平卧位即可，如果麻醉效果不理想，也可以采用全身麻醉的方式手术。
> ■ 手术需要切除挛缩的索条，严重挛缩的患者需要松解关节或植皮。
> ■ 术中需要放置引流条或引流管。

（九）术后恢复

4~11 天。

> **释义**
>
> ■ 手术后第 2 天换药，根据渗出情况拔除引流物。
> ■ 如果没有皮肤坏死、术中也没有植皮，患者换药后就可以逐渐进行小幅度的手指屈伸活动。

（十）出院标准

1. 体温正常，常规化验指标无明显异常。

2. 伤口愈合良好：伤口无感染征象（或可在门诊处理的伤口情况），无皮肤坏死。

3. 没有需要住院处理的并发症和（或）合并症。

> 释义

> ■ 患者出院前应完成所有必需检查项目，并观察临床症状是否减轻或消失，排除仍然需要住院处理的并发症和（或）合并症。

（十一）变异及原因分析

1. 围术期并发症：伤口感染、皮下血肿等造成住院日延长和费用增加。

2. 内科合并症：老年患者常合并基础疾病，如脑血管或心血管病、糖尿病、血栓等，手术可能导致这些疾病加重而需要进一步治疗，从而延长治疗时间，并增加住院费用。

> 释义

> ■ 在治疗期间如发现有其他严重基础疾病，需调整药物治疗或继续其他基础疾病的治疗，则中止本路径。

> ■ 认可的变异原因主要是指患者入选路径后，在检查及治疗过程中发现患者合并存在事前未预知的、对本路径治疗可能产生影响的情况，需要中止执行路径或延长治疗时间、增加治疗费用。医师需在表单中明确说明。

> ■ 因患者方面的主观原因导致执行路径出现变异，需医师在表单中予以说明。

四、推荐表单

（一）医师表单

单侧掌腱膜挛缩症临床路径医师表单

适用对象：第一诊断为单侧掌腱膜挛缩症（ICD-10：M72.001）
行掌腱膜部分切除术（ICD-9-CM-3：83.9104）

患者姓名：	性别： 年龄： 门诊号：	住院号：
住院日期： 年 月 日	出院日期： 年 月 日	标准住院日：7~15 日

时间	住院第 1 天	住院第 2 天	住院第 3 天 （手术日前 1 天）
主要诊疗工作	□ 询问病史及体格检查 □ 完成病历书写 □ 开化验单及相关检查 □ 上级医师查房	□ 根据病史、体检、平片、电生理等行术前讨论，确定手术方案决定麻醉方式 □ 根据化验及相关检查结果对患者的手术风险进行评估，必要者请相关科室会诊 □ 完成必要的相关科室会诊	□ 完成术前准备与术前评估 □ 完成术前小结、上级医师查房记录等病历书写 □ 签署手术知情同意书、自费用品协议书 □ 向患者及家属交代病情及围术期的注意事项
重点医嘱	**长期医嘱：** □ 手外科护理常规 □ 二级护理 □ 饮食 □ 患者既往基础用药 **临时医嘱：** □ 血常规、血型、尿常规 □ 凝血功能 □ 肝肾功能、电解质、血糖 □ 感染性疾病筛查 □ X 线胸片、心电图 □ 肌电图 □ 腕部 X 线片或 CT、颈椎 X 线片或磁共振检查（根据病情需要决定） □ 请相关科室会诊（根据情况）	**长期医嘱：** □ 二级护理 □ 饮食 **临时医嘱：** □ 请相关科室会诊（根据情况）	**长期医嘱：** □ 二级护理 □ 饮食 **临时医嘱：** □ 术前医嘱：常规准备明日在局部麻醉、臂丛麻醉或全身麻醉下行开放性掌腱膜切除术 □ 术前禁食、禁水
病情变异记录	□ 无 □ 有，原因： 1. 2.	□ 无 □ 有，原因： 1. 2.	□ 无 □ 有，原因： 1. 2.
医师签名			

时间	住院第 4 天 （手术日）	住院第 5 天 （术后第 1 天）	住院第 6 天 （术后第 2 天）
主要诊疗工作	□ 手术 □ 术者完成手术记录 □ 住院医师完成术后病程记录 □ 上级医师查房 □ 注意患肢肿胀程度、运动及感觉情况 □ 向患者及家属交代手术过程概况及术后注意事项 □ 如有，注意观察外固定的松紧度等情况	□ 上级医师查房，注意病情变化 □ 完成常规病历书写 □ 注意引流量，根据引流情况明确是否拔除引流管 □ 注意患肢肿胀程度、运动及感觉情况 □ 如有，注意观察外固定的松紧度等情况	□ 上级医师查房，注意病情变化 □ 完成常规病历书写 □ 注意引流量，根据引流情况明确是否拔除引流管 □ 注意观察体温，注意神经功能变化 □ 注意患肢肿胀程度、运动及感觉情况 □ 如有，注意观察外固定的松紧度等情况
重点医嘱	长期医嘱： □ 全身麻醉/臂丛麻醉+强化后护理常规 □ 术后护理常规 □ 特殊疾病护理或一级护理 □ 术后 6 小时普食、糖尿病饮食、低盐低脂饮食 临时医嘱： □ 心电血压监护、吸氧 □ 补液（根据病情） □ 镇痛	长期医嘱： □ 术后护理常规 □ 饮食 □ 一级护理 □ 脱水（根据情况） □ 激素 □ 镇痛药 □ 理疗 □ 雾化吸入（根据情况） □ 抗凝治疗（根据情况） 临时医嘱： □ 换药 □ 镇痛 □ 补液	长期医嘱： □ 饮食 □ 一级护理 □ 理疗 □ 拔除引流（根据情况） □ 拔除引流管后可行电刺激 临时医嘱： □ 换药（根据情况） □ 补液（根据情况）
病情变异记录	□ 无　□ 有，原因： 1. 2.	□ 无　□ 有，原因： 1. 2.	□ 无　□ 有，原因： 1. 2.
医师签名			

时间	住院第7天 （术后第3天）	住院第8天 （术后第4天）	住院第9天 （出院日）
主要诊疗工作	□ 上级医师查房，注意病情变化 □ 完成常规病历书写 □ 注意引流量，根据引流情况明确是否拔除引流管 □ 注意观察体温，注意神经功能变化 □ 注意患肢肿胀程度、运动及感觉情况 □ 如有注意观察外固定的松紧度等情况	□ 上级医师查房，进行手术及伤口评估，确定有无手术并发症和切口愈合不良情况，明确能否出院 □ 完成出院记录、病案首页、出院诊断书、病程记录等 □ 向患者交代出院后的注意事项，如返院复诊的时间、地点，发生紧急情况时的处理等	□ 患者办理出院手续，出院
重点医嘱	长期医嘱： □ 手外科术后护理常规 □ 二级护理 □ 饮食 □ 神经营养药物 □ 脱水（根据情况） □ 镇痛药物 □ 理疗 临时医嘱： □ 换药 □ 补液	出院医嘱： □ 嘱 日拆线换药（根据出院时间决定） □ 1个月后门诊复诊 □ 如有不适，随时来诊	
病情变异记录	□ 无 □ 有，原因： 1. 2.	□ 无 □ 有，原因： 1. 2.	□ 无 □ 有，原因： 1. 2.
医师签名			

（二）护士表单

单侧掌腱膜挛缩症临床路径护士表单

适用对象：第一诊断为单侧掌腱膜挛缩症（ICD-10：M72.001）
行掌腱膜部分切除术（ICD-9-CM-3：83.9104）

患者姓名：	性别：　　年龄：　　门诊号：	住院号：
住院日期：　　年　月　日	出院日期：　　年　月　日	标准住院日：7~15 日

时间	住院第 1 天	住院第 2 天	住院第 3 天 （手术前 1 天）
健康宣教	□ 介绍病区环境、设施 □ 介绍患者主管医师和责任护士 □ 入院常规宣教 □ 患肢感觉功能评估 □ 告知辅助检查的注意事项	□ 告知相关检查注意事项 □ 患肢活动度评定	□ 术前宣教
护理处置	□ 核对患者，佩戴腕带 □ 建立入院护理病历 □ 协助患者留取各种标本 □ 测量体重	□ 药物过敏史 □ 既往病史	□ 术前常规准备（腕带、对接单） □ 术区备皮
基础护理	□ 护理等级评定 □ 晨晚间护理 □ 入院宣教	□ 二级护理 □ 晨晚间护理 □ 巡视病房	□ 二级护理 □ 晨晚间护理 □ 巡视病房
专科护理	□ 护理查体 □ 病情观察 □ 患肢活动情况 □ 需要时填写跌倒及压疮防范表 □ 需要时请家属陪伴 □ 告知辅助检查的注意事项 □ 心理护理	□ 病情观察 □ 患肢活动情况 □ 遵医嘱完成相关检查 □ 心理护理	□ 病情观察 □ 患肢活动情况 □ 因势利导，提供心理护理
重点医嘱	□ 详见医嘱执行单	□ 详见医嘱执行单	□ 详见医嘱执行单
病情变异记录	□ 无　□ 有，原因： 1. 2.	□ 无　□ 有，原因： 1. 2.	□ 无　□ 有，原因： 1. 2.

时间	住院第 4 天 （手术日）	住院第 5 天 （术后第 1 天）	住院第 6 天 （术后第 2 天）
健康宣教	□ 术后宣教 □ 饮食、活动指导	□ 饮食指导，如禁烟酒，忌生冷辛辣刺激性食物 □ 用药护理：宣教促神经生长药物使用意义	□ 饮食指导，如禁烟酒，忌生冷辛辣刺激性食物 □ 用药护理：宣教促神经生长药物使用意义
护理处置	□ 局部麻醉/臂丛麻醉/全身麻醉术后护理常规 □ 术后护理常规 □ 特殊疾病护理或一级护理 □ 术后 6 小时普食、糖尿病饮食、低盐低脂饮食 □ 心电监护、吸氧	□ 术后护理常规 □ 记录引流液性质、颜色、量	□ 术后护理常规
基础护理	□ 特殊疾病护理或一级护理 □ 晨晚间护理 □ 巡视病房	□ 一级护理 □ 晨晚间护理 □ 巡视病房	□ 一级护理 □ 晨晚间护理 □ 巡视病房
专科护理	□ 加压包扎观察：观察患肢血运情况，尤其注意毛细血管反流 □ 切口观察：引流液量、性状、颜色观察。切口周边皮肤观察，是否有血肿	□ 体温观察 □ 管路护理：做好留置针、引流管及尿管护理 □ 心理护理 □ 疼痛护理	□ 体温观察 □ 管路护理：做好留置针、引流管及尿管护理 □ 心理护理 □ 疼痛护理
重点医嘱	□ 详见医嘱执行单	□ 详见医嘱执行单	□ 详见医嘱执行单
病情变异记录	□ 无　□ 有，原因： 1. 2.	□ 无　□ 有，原因： 1. 2.	□ 无　□ 有，原因： 1. 2.

时间	住院第 7 天 （术后第 3 天）	住院第 8 天 （术后第 4 天）	住院第 9 日 （术后第 5 天）
健康宣教	□ 饮食指导，如禁烟酒，忌生冷辛辣刺激性食物 □ 用药护理：宣教促神经生长药物使用意义	□ 饮食指导，如禁烟酒，忌生冷辛辣刺激性食物 □ 用药护理：宣教促神经生长药物使用意义 □ 告知门诊复查时间	□ 出院宣教 □ 告知随诊意义 □ 告知出院流程
护理处置	□ 术后护理常规	□ 术后护理常规	□ 术后护理常规 □ 办理出院手续
基础护理	□ 二级护理 □ 晨晚间护理 □ 巡视病房	□ 一级护理 □ 晨晚间护理 □ 巡视病房	□ 二级护理 □ 晨晚间护理 □ 巡视病房
专科护理	□ 体温观察 □ 管路护理：做好留置针、引流管及尿管护理 □ 心理护理 □ 疼痛护理	□ 体温观察 □ 管路护理：做好留置针、引流管及尿管护理 □ 心理护理 □ 疼痛护理	□ 功能锻炼：讲解术后功能锻炼的重要性，指导患者遵医嘱循序渐进地正确地进行功能锻炼 □ 瘢痕护理：告知预防及粘连的意义及方法
重点医嘱	□ 详见医嘱执行单	□ 详见医嘱执行单	□ 详见医嘱执行单
病情变异记录	□ 无　□ 有，原因： 1. 2.	□ 无　□ 有，原因： 1. 2.	□ 无　□ 有，原因： 1. 2.

（三）患者表单

单侧掌腱膜挛缩症临床路径患者表单

适用对象：第一诊断为单侧掌腱膜挛缩症（ICD-10：M72.001）
　　　　　行掌腱膜部分切除术（ICD-9-CM-3：83.9104）

患者姓名：	性别：　　年龄：　　门诊号：	住院号：
住院日期：　　年　月　日	出院日期：　　年　月　日	标准住院日：7~15 日

时间	入院	术前	手术当天
医患配合	□ 配合询问病史、收集资料，请务必详细告知既往史、用药史、过敏史 □ 配合进行体格检查 □ 有任何不适请告知医师	□ 配合完善相关检查、化验，如采血、留尿、心电图、X线胸片 □ 医师与患者及家属介绍病情及术前检查及术前谈话	□ 配合医师摆好手术体位 □ 配合完成手术
护患配合	□ 配合测量体温、脉搏、呼吸3次，血压、体重1次 □ 配合完成入院护理评估（简单询问病史、过敏史、用药史） □ 接受入院宣教（环境介绍、病室规定、订餐制度、贵重物品保管等） □ 配合执行探视和陪伴制度 □ 有任何不适请告知护士	□ 配合测量体温、脉搏、呼吸3次，询问大便1次 □ 接受术前宣教	□ 配合测量体温、脉搏、呼吸3次，询问大便1次 □ 送手术室前，协助完成核对，带齐影像资料及用药 □ 返回病房后，配合接受生命体征的监测 □ 配合检查意识（全身麻醉者） □ 配合缓解疼痛 □ 接受术后宣教 □ 有任何不适请告知护士
饮食	□ 遵医嘱饮食	□ 遵医嘱饮食	□ 术前6~8小时禁食、禁水 □ 术后，遵医嘱饮食
排泄	□ 正常排尿便	□ 正常排尿便	□ 正常排尿便
活动	□ 正常活动	□ 正常活动	□ 正常活动

时间	术后	出院
医患配合	□ 接受药物指导 □ 接受功能锻炼指导	□ 接受出院前指导 □ 知道复查程序 □ 获取出院诊断书
护患配合	□ 配合定时监测生命体征，每日询问大便情况 □ 配合体位指导 □ 配合饮食指导 □ 配合用药指导 □ 接受输液、服药等治疗 □ 接受进食、进水、排便等生活护理 □ 配合活动，预防皮肤压力伤 □ 注意活动安全，避免坠床或跌倒 □ 配合执行探视及陪伴	□ 接受出院宣教 □ 办理出院手续 □ 知道复印病历程序
饮食	□ 遵医嘱饮食	□ 遵医嘱饮食
排泄	□ 正常排尿便	□ 正常排尿便
活动	□ 正常适度活动，避免疲劳	□ 正常适度活动，避免疲劳

附：原表单（2016年版）

单侧掌腱膜挛缩症临床路径表单

适用对象：第一诊断为单侧掌腱膜挛缩症（ICD-10：M67.101）

行掌腱膜部分切除术（ICD-9-CM-3：83.4201）

患者姓名：	性别：	年龄：	门诊号：	住院号：
住院日期： 年 月 日	出院日期： 年 月 日		标准住院日：7~15日	

时间	住院第1~3天（住院日）	住院第2~4天（手术日）
主要诊疗工作	☐ 询问病史、体格检查、基本诊断 ☐ 完成入院记录、首次病程记录 ☐ 上级医师查房，必要时全科会诊，制订手术方案 ☐ 完成术前三级医师查房及术前小结 ☐ 向患者及家属交代病情，签署"手术知情同意书" ☐ 完善术前各项检查，术前准备 ☐ 麻醉师查看患者，签署"麻醉知情同意书"	☐ 完成手术 ☐ 完成手术记录、术后记录及术后上级医师查房记录 ☐ 向患者家属交代手术情况及术后注意事项 ☐ 全身麻醉患者术后送入ICU病房，苏醒后返回病房 ☐ 麻醉师术后随访

重点医嘱

	住院第1~3天（住院日）		住院第2~4天（手术日）
护理级别	☐ 长嘱，一级护理，持续性 ☐ 长嘱，二级护理，持续性 ☐ 长嘱，三级护理，持续性	护理级别	☐ 长嘱，一级护理，持续性 ☐ 长嘱，二级护理，持续性 ☐ 长嘱，三级护理，持续性
膳食选择	☐ 长嘱，普食，持续性 ☐ 长嘱，母乳喂养，持续性 ☐ 长嘱，糖尿病饮食，持续性 ☐ 长嘱，低盐低脂糖尿病饮食，持续性 ☐ 长嘱，流食，持续性 ☐ 长嘱，半流食，持续性	膳食选择	☐ 长嘱，普食，持续性 ☐ 长嘱，母乳喂养，持续性 ☐ 长嘱，糖尿病饮食，持续性 ☐ 长嘱，低盐低脂糖尿病饮食，持续性 ☐ 长嘱，流食，持续性 ☐ 长嘱，半流食，持续性
术前检验	☐ 临嘱，急检血细胞分析+超敏C反应，共1次，一次性 ☐ 临嘱，血凝分析（急检），共1次，一次性 ☐ 临嘱，急检传染病抗体检测，共1次，一次性 ☐ 临嘱，急检血糖，共1次，一次性	手术申请医嘱	☐ 临嘱，手术申请，共1次，一次性 ☐ 临嘱，拟明日在全身麻醉下行舟骨骨折切开复位内固定术 ☐ 临嘱，拟明日在臂丛麻醉下行畸形矫正术 ☐ 临嘱，术晨禁食、禁水 ☐ 临嘱，术区备皮 ☐ 临嘱，地西泮注射液（2ml：10mg×10支），每次2ml，共1支，一次性. ☐ 临嘱，地西泮注射液（2ml：10mg×10支），每次.5ml，共1支，一次性. ☐ 临嘱，硫酸阿托品注射液（1ml：0.5mg），每次1ml，共1支，一次性. ☐ 临嘱，硫酸阿托品注射液（1ml：0.5mg），每次0.3ml，共1支，一次性 ☐ 临嘱，导尿（进口），共1次，一次性

续　表

时间		住院第 1~3 天（住院日）		住院第 2~4 天（手术日）
重点医嘱	术前常规检查	□ 临嘱，血细胞分析（五分类），共 1 次，一次性 □ 临嘱，血凝分析，共 1 次，一次性 □ 临嘱，传染病综合抗体 . ，共 1 次，一次性 □ 临嘱，尿常规分析，共 1 次，一次性 □ 临嘱，肝肾糖脂组合，共 1 次，一次性	抗生素试敏	□ 临嘱，头孢替唑钠皮试，共 1 次，一次性 □ 临嘱，青霉素钠皮试，共 1 次，一次性 □ 临嘱，磺苄西林钠皮试，共 1 次，一次性
	电诊检查	□ 临嘱，常规心电图检查（电），共 1 次，一次性 □ 临嘱，床头常规心电图检查，共 1 次，一次性	术后医嘱	□ 长嘱，术后医嘱，持续性
	影像学检查	□ 临嘱，上肢摄影（门诊），共 1 次，一次性 □ 临嘱，上肢摄影（门诊），共 1 次，一次性 □ 临嘱，下肢摄影（门诊），共 1 次，一次性 □ 临嘱，下肢摄影（门诊），共 1 次，一次性 □ 临嘱，胸腹部摄影（门诊），共 1 次，一次性 □ 临嘱，上肢摄影（门诊），共 1 次，一次性 □ 临嘱，上肢摄影（门诊），共 1 次，一次性 □ 临嘱，上肢 CT（门诊楼），共 1 次，一次性 □ 临嘱，上肢 CT（门诊楼），共 1 次，一次性	术后护理等级	□ 长嘱，一级护理，持续性 □ 长嘱，二级护理，持续性 □ 长嘱，三级护理，持续性
	手术申请医嘱	□ 临嘱，手术申请，共 1 次，一次性 □ 临嘱，拟明日在全身麻醉下行舟骨骨折切开复位内固定术 □ 临嘱，拟明日在臂丛麻醉下行舟骨骨折切开复位内固定术 □ 临嘱，拟急诊在臂丛麻醉下行舟骨骨折切开复位内固定术 □ 临嘱，拟急诊在局部麻醉下行舟骨骨折切开复位内固定术 □ 临嘱，拟明日在局部麻醉下行掌骨骨折切开复位内固定术 □ 临嘱，术晨禁食、禁水 □ 临嘱，术区备皮 □ 临嘱，地西泮注射液（2ml：10mg×10 支），每次 2ml，共 1 支，一次性 . □ 临嘱，地西泮注射液（2ml：10mg×10 支），每次 .5ml，共 1 支，一次性 . □ 临嘱，硫酸阿托品注射液（1ml：0.5mg），每次 1ml，共 1 支，一次性 □ 临嘱，硫酸阿托品注射液（1ml：0.5mg），每次 0.3ml，共 1 支，一次性 □ 临嘱，导尿（进口），共 1 次，一次性	术后膳食选择	□ 长嘱，普食，持续性 □ 长嘱，禁食、禁水，持续性 □ 长嘱，母乳喂养，持续性 □ 长嘱，流食，持续性 □ 长嘱，半流食，持续性 □ 长嘱，糖尿病饮食，持续性 □ 长嘱，低盐低脂糖尿病饮食，持续性

续　表

时间		住院第 1~3 天（住院日）		住院第 2~4 天（手术日）
重点医嘱	抗生素试敏	□ 临嘱，头孢替唑钠皮试，共 1 次，一次性 □ 临嘱，青霉素钠皮试，共 1 次，一次性 □ 临嘱，磺苄西林钠皮试，共 1 次，一次性	术后复查	□ 临嘱，5% 葡萄糖注射液（100ml：5g），每次 100ml，共 3 袋，每天上午 1 次 □ 临嘱，注射用门冬氨酸阿奇霉素（0.25g），每次 0.5g，共 6 瓶，每天上午 1 次 □ 临嘱，0.9% 氯化钠注射液（250ml：2.25g/袋），每次 250ml，共 22 袋，每天 2 次 □ 临嘱，注射用青霉素钠（160 万单位），每次 800 万 IU，共 10 支，每天 2 次 □ 临嘱，0.9% 氯化钠注射液（250ml：2.25g/袋），每次 250ml，共 22 袋，每天 2 次 □ 临嘱，注射用青霉素钠（160 万 U），每次 800 万 IU，共 10 支，每天 2 次 □ 临嘱，0.9% 氯化钠注射液（250ml：2.25g），每次 250ml，共 2 袋，每天 2 次 □ 临嘱，注射用头孢替唑钠（0.5g），每次 2g，共 8 支，每天 2 次 □ 临嘱，0.9% 氯化钠注射液（250ml：2.25g/袋），每次 250ml，共 4 袋，每天 2 次 □ 临嘱，注射用磺苄西林钠（1g/支），每次 2g，共 8 支，每天 2 次 □ 临嘱，0.9% 氯化钠注射液（250ml：2.25g/袋），每次 250ml，共 2 袋，每天上午 1 次 □ 临嘱，克林霉素磷酸酯注射液（10ml：0.9g），每次 1.8g，共 4 支，每天上午 1 次
	术前预防用药	□ 临嘱，0.9% 氯化钠注射液（250ml：2.25g/袋），每次 250ml，共 2 袋，每天 2 次 □ 临嘱，注射用磺苄西林钠（1g/支），每次 2g，共 4 支，每天 2 次 □ 临嘱，0.9% 氯化钠注射液（250ml：2.25g/袋），每次 250ml，共 2 袋，一次性 □ 临嘱，注射用头孢替唑钠（0.5g），每次 2g，共 8 支，一次性 □ 临嘱，0.9% 氯化钠注射液（250ml：2.25g/袋），每次 250ml，共 1 袋，一次性 □ 临嘱，克林霉素磷酸酯注射液（10ml：0.9g），每次 1.8g，共 2 支，一次性	术后消肿	□ 长嘱，参芎葡萄糖注射液（100ml/瓶），每次 100ml，每天 2 次 □ 长嘱，5% 葡萄糖注射液（250ml：12.5g），每次 250ml，每天 1 次 □ 长嘱，大株红景天注射液（5ml/支），每次 10ml，每天 1 次 □ 长嘱，0.9% 氯化钠注射液（250ml：2.25g/袋），每次 250ml，每天 1 次 □ 长嘱，大株红景天注射液（5ml/支），每次 10ml，每天 1 次

续 表

时间	住院第1~3天（住院日）	住院第2~4天（手术日）
主要护理工作	□ 护士接诊，监测生命体征、建立入院病理 □ 进行入院宣教，向患者本人及家属交代临床路径，并交代相关注意事项 □ 完成术前各项常规检查 □ 做术前准备	□ 术前生命体征监测 □ 佩戴腕带，看护患者由手术室护理人员接入手术室 □ 患者安返病房后接患者，监测生命体征 □ 术后心理和生活护理
病情变异记录	□ 无 □ 有，原因： 1. 2.	□ 无 □ 有，原因： 1. 2.
护士签名		
医师签名		

时间		住院第 3~7 天	住院第 6~15 天
主要诊疗工作		□ 上级医师查房并做手术效果及术后恢复情况评估 □ 完成术后各级医师查房记录及术后病程记录 □ 完成术后每日换药工作 □ 观察有无术后及麻醉后并发症	□ 上级医师查房，并观察手术切口愈合情况及有无并发症 □ 完成术后各级医师查房记录及病程记录 □ 完成每日换药工作
重点医嘱	术后护理等级	□ 长嘱，一级护理，持续性 □ 长嘱，二级护理，持续性 □ 长嘱，三级护理，持续性	术后等级护理	□ 长嘱，一级护理，持续性 □ 长嘱，二级护理，持续性 □ 长嘱，三级护理，持续性
	术后膳食选择	□ 长嘱，普食，持续性 □ 长嘱，禁食、禁水，持续性 □ 长嘱，母乳喂养，持续性 □ 长嘱，流食，持续性 □ 长嘱，半流食，持续性 □ 长嘱，糖尿病饮食，持续性 □ 长嘱，低盐低脂糖尿病饮食，持续性	术后膳食选择	□ 长嘱，普食，持续性 □ 长嘱，母乳喂养，持续性 □ 长嘱，糖尿病饮食，持续性 □ 长嘱，低盐低脂糖尿病饮食，持续性 □ 长嘱，流食，持续性 □ 长嘱，半流食，持续性
	术后抗生素应	□ 长嘱，0.9%氯化钠注射液（100ml：0.9g），每次 100ml，每天 2 次 □ 长嘱，注射用头孢替唑钠（0.75g），每次 0.75g，每天 2 次 □ 长嘱，0.9%氯化钠注射液（250ml：2.25g），每次 250ml，每天 2 次 □ 长嘱，注射用头孢替唑钠（0.75g），每次 1.5g，每天 2 次 □ 长嘱，5%葡萄糖注射液（100ml：5g），每次 100ml，每天上午 1 次 □ 长嘱，注射用门冬氨酸阿奇霉素（0.25g），每次 0.25g，每天上午 1 次 □ 长嘱，5%葡萄糖注射液（250ml：12.5g），每次 250ml，每天上午 1 次 □ 长嘱，注射用门冬氨酸阿奇霉素（0.25g），每次 0.5g，每天上午 1 次 □ 长嘱，0.9%氯化钠注射液（100ml：0.9g），每次 100ml，每天 2 次 □ 长嘱，注射用青霉素钠（160 万 U），每次 320 万 IU，每天 2 次 □ 长嘱，0.9%氯化钠注射液（250ml：2.25g），每次 250ml，每天 2 次 □ 长嘱，注射用青霉素钠（160 万 U），每次 800 万 IU，每天 2 次	术后抗生素应	□ 长嘱，0.9%氯化钠注射液（100ml：0.9g），每次 100ml，每天 2 次 □ 长嘱，注射用头孢替唑钠（0.75g），每次 0.75g，每天 2 次 □ 长嘱，0.9%氯化钠注射液（250ml：2.25g），每次 250ml，每天 2 次 □ 长嘱，注射用头孢替唑钠（0.75g），每次 1.5g，每天 2 次 □ 长嘱，5%葡萄糖注射液（100ml：5g），每次 100ml，每天上午 1 次 □ 长嘱，注射用门冬氨酸阿奇霉素（0.25g），每次 0.25g，每天上午 1 次 □ 长嘱，5%葡萄糖注射液（250ml：12.5g），每次 250ml，每天上午 1 次 □ 长嘱，注射用门冬氨酸阿奇霉素（0.25g），每次 0.5g，每天上午 1 次 □ 长嘱，0.9%氯化钠注射液（100ml：0.9g），每次 100ml，每天 2 次 □ 长嘱，注射用青霉素钠（160 万 U），每次 320 万 IU，每天 2 次 □ 长嘱，0.9%氯化钠注射液（250ml：2.25g），每次 250ml，每天 2 次 □ 长嘱，注射用青霉素钠（160 万 U），每次 800 万 IU，每天 2 次
	换药	□ 临嘱，特大换药，每次 1 次，共 1 次，一次性 □ 临嘱，石膏拆除术，共 1 次，一次性	换药	□ 临嘱，特大换药，每次 1 次，共 1 次，一次性 □ 临嘱，石膏拆除术，共 1 次，一次性.
			通知出院	□ 临嘱，通知出院，共 1 次，一次性

续 表

时间	住院第 3~7 天	住院第 6~15 天
主要 护理 工作	□ 护士接诊，监测生命体征、建立入院病理 □ 进行入院宣教，向患者本人及家属交代临床路径，并交代相关注意事项 □ 完成术前各项常规检查 □ 做术前准备	□ 术前生命体征测量 □ 佩戴腕带，看护患者由手术室护理人员接入手术室 □ 患者安返病房后接患者，监测生命体征 □ 术后心理和生活护理
病情 变异 记录	□ 无　□ 有，原因： 1. 2.	□ 无　□ 有，原因： 1. 2.
护士 签名		
医师 签名		

参考文献

［1］陈仲强，刘忠军，党耕町．脊柱外科学．北京：人民卫生出版社，2013.

［2］顾玉东，王澍寰，侍德．手外科学，第3版．北京：人民卫生出版社，2011.

［3］美国骨科医师协会（AAOS）．膝关节骨关节炎循证医学指南，第2版．2013.

［4］牛晓辉，郝林．骨肿瘤标准化手术．北京：北京大学医学出版社，2013.

［5］牛晓辉，王洁，孙燕，秦叔逵．经典型骨肉瘤临床诊疗专家共识 \［J\］．临床肿瘤学杂志，2012，17（10）：931-933.

［6］牛晓辉，徐海荣．2014年骨肿瘤NCCN指南更新与解读 \［J\］．肿瘤防治研究，2014，41（10）：1156-1158.

［7］邱贵兴．中国骨科大手术静脉血栓栓塞症预防指南 \［J\］．中华关节外科杂志（电子版），2009，3（03）：380-383.

［8］田伟，王满宜．骨折，第2版．北京：人民卫生出版社，2013.

［9］田伟．积水潭骨科教程．北京大学医学出版社，2006.

［10］田伟．积水潭实用骨科学．北京：人民卫生出版社，2016.

［11］王正义．足踝外科学．北京：人民卫生出版社，2006.

［12］韦加宁．韦加宁手外科手术图谱．北京：人民卫生出版社，2003.

［13］沃尔夫；等原著，田光磊，等主译．格林手外科手术学（第六版）．北京：人民军医出版社，2012.

［14］吴启秋．脊柱结核的化学治疗．中国脊柱脊髓杂志，2004，（12）：58-60. \［2017-08-16\］.

［15］胥少汀，葛宝丰，徐印坎．实用骨科学．北京：人民军医出版社，2012.

［16］徐万鹏，李佛保．骨与软组织肿瘤学．北京：人民卫生出版社，2008.

［17］赵玉沛．外科学（下册）．北京：人民卫生出版社，2017.

［18］中华医学会，编著．临床诊疗指南·骨科分册．北京：人民卫生出版社，2008.

［19］中华医学会．临床诊疗指南·风湿病分册．北京：人民卫生出版社，2005.

［20］中华医学会．临床诊疗指南·骨科分册．北京：人民卫生出版社，2008.

［21］中华医学会骨科学分会．骨科常见疼痛的处理专家建议 \［J\］．中华骨科杂志，2008，28（1）：78-1.

［22］中华医学会骨科学分会骨肿瘤学组．骨转移瘤外科治疗专家共识．中华骨科杂志，2009，29（12）：1177-1184.

［23］《抗菌药物临床应用指导原则（2015年版）》（国卫办医发〔2015〕43号）.

［24］Abumi K, Takada T, Shono Y, et al. Posterior occipitocervical reconstruction using cervical pedicle screws and plate-rod systems. Spine, 1999, 24（14）：1425-1434.

［25］Bracken MB, Steroids for acute spinal cord injury. Cochrane Database Syst Rev. 2012, 18（1）.

［26］Campbell's Operative Orthopaedics, twelfth edition, Elsevier, 2013, 2887-2890.

［27］Court-Brown CM. Heckman JD. McQueen MM. etal. Rockwood and Green's Frctures in Adult. 8th. ed Philadelphia . Wolters Kluwer Health. 2015.

［28］Fracture in Adults, seventh edition, Lippincott Williams & Wilkins, 2010, 882-905.

［29］Handbook of Fracture, fourth edition, Lippincott Williams & Wilkins, 2010, 257-268.

［30］Handbook of Fracture, fourth edition, Lippincott Williams & Wilkins, 2010, 11-24.

［31］North American Spine Society, Antibiotic Prophylaxis in Spine Surgery. 2013, 2nd.

［32］Peter O. Newton, Michael F. O' Brien, Harry L. Shufflebarger, et al. Idiopathic Scoliosis: The Harms Study Group Treatment Guide. New York. Thieme Medical Publishers, Inc. 2011.

［33］Robert F. Heary, Todd J. Albert. Spinal deformities : the essentials. Second edition. New York. Thieme Medical Publishers, Inc. 2014.

［34］Skeletal trauma, 4th edition, Saunders, 2008, 197-217.

［35］Zhang X L, Yang J, Yang L, et al. Efficacy and Safety of Zhuanggu Joint Capsules inCombination with Celecoxib in Knee Osteoarthritis: AMulti-center, Randomized, Double-blind, Double-dummy, andParallel Controlled Trial \ ［J \ ］. 中华医学杂志（英文版），2016, 129 (8): 891-897.

附录 1

肢体骨肉瘤化疗临床路径病案质量监控表单

1. 进入临床路径标准

疾病诊断：肢体骨肉瘤（ICD-10：C40）

2. 病案质量监控表

监控项目 / 住院时间 / 监控重点	评估要点	监控内容	分数	减分理由	备注
病案首页	主要诊断名称及编码	肢体骨肉瘤（ICD-10：C40）	5□ 4□ 3□ 1□ 0□		
	其他诊断名称及编码	无遗漏，编码准确			
	其他项目	内容完整、准确、无遗漏	5□ 4□ 3□ 1□ 0□		
住院第1天	入院记录	主诉	简明扼要的提炼主要症状和体征	5□ 4□ 3□ 1□ 0□		
		现病史	是否记录本病最主要的症状，腰、腿病、腰部活动受限，并重点描述： 1. 肢体疼痛：骨端近关节起初为间断性疼痛，渐转为持续性剧烈疼痛，尤以夜间为甚 2. 骨端近关节处肿瘤大，硬度不一，有压痛，局部温度高，静脉扩张，有时可摸出搏动，可有病理骨折 3. 可有避痛性跛行，关节活动受限和肌肉萎缩	5□ 4□ 3□ 1□ 0□		入院24小时内完成

续　表

监控项目　监控重点　住院时间		评估要点		监控内容	分数	减分理由	备注
住院第 1 天	入院记录	现病史	病情演变过程	是否描述主要症状的演变过程 1. 疼痛加剧 2. 肢体肿物增大	5□ 4□ 3□ 1□ 0□		入院 24 小时内完成
			其他伴随症状	是否记录伴随症状，如： 发热、体重下降、贫血、关节活动受限、肌肉萎缩等	5□ 4□ 3□ 1□ 0□		
			院外诊疗过程	是否记录诊断、治疗情况，如： 1. 做过何种检查，结果是否正常 2. 诊断过何种疾病 3. 用过何种药物，用药时间、剂量、总量及效果如何	5□ 4□ 3□ 1□ 0□		
		既往史个人史家族史		是否按照病历书写规范记录，并重点记录： 1. 饮食习惯、环境因素、精神因素 2. 慢性疾病史和用药史 3. 家族中有无类似患者	5□ 4□ 3□ 1□ 0□		
		体格检查		是否按照病历书写规范记录，并记录重要体征，无遗漏，如：局部可出现肿胀，在肢体疼痛部位触及肿块，肿块增长迅速者，可以从外观上发现肿块。肿块表面皮温增高和浅表静脉显露，伴有不同程度的压痛	5□ 4□ 3□ 1□ 0□		
		辅助检查		是否记录辅助检查结果，如： 1. 血常规、尿常规； 2. 肝功能、肾功能、电解质、血型、血糖、凝血功能、感染性疾病筛查（乙肝、丙肝、梅毒、艾滋病等）；心电图 3. 局部 X 线片、增强 CT 或 MRI、ECT 4. 穿刺活检病理	5□ 4□ 3□ 1□ 0□		
	首次病程记录	病例特点		是否简明扼要，重点突出，无遗漏： 1. 年龄、性别、职业、特殊的生活习惯等 2. 突出的症状和体征 3. 辅助检查结果 4. 其他疾病史	5□ 4□ 3□ 1□ 0□		入院 8 小时内完成

续　表

监控项目 / 监控重点 / 住院时间		评估要点	监控内容	分数	减分理由	备注
住院第1天	首次病程记录	初步诊断	第一诊断为：肢体骨肉瘤（ICD-10：C40）	5□ 4□ 3□ 1□ 0□		入院8小时内完成
		诊断依据	根据《NCCN 骨肿瘤指南（2015）》及中国临床肿瘤学会（CSCO）骨肉瘤专家委员会，中国抗癌协会肉瘤专业委员会《经典型骨肉瘤临床诊疗专家共识》（2012）等，是否充分、分析合理： 1. 症状：疼痛，局部肿胀 2. 体征：可有患处皮温升高、浅静脉怒张、压痛、包块，有些出现关节活动受限 3. X线片：骨质破坏，骨膜反应，不规则新生骨 4. CT 和 MRI：可清晰显示骨皮质破坏情况和髓腔内肿瘤浸润范围 5. ECT（全身骨扫描）：病变部位核素异常浓聚 6. 穿刺活检病理确诊 7. 实验室检查：可以有碱性磷酸酶（ALP）和乳酸脱氢酶（LDH）的升高	5□ 4□ 3□ 1□ 0□		
		鉴别诊断	是否根据病例特点与下列疾病鉴别： 1. 骨转移癌 2. 纤维肉瘤 3. 骨纤维异常增殖症 4. 骨化性肌炎	5□ 4□ 3□ 1□ 0□		
		诊疗计划	是否全面并具有个性化： 1. 完成必需的检查项目 2. 根据患者病情选择：PET-CT，是否有转移 3. 完成化疗方案的制定。 4. 对症支持治疗：化疗期间脏器功能损伤的相应防治：止吐、保肝、水化、碱化、抑酸剂、止泻剂、预防过敏、利尿、保护黏膜、维持电解质平衡、提高免疫、升白、升血小板、纠正贫血治疗、神经毒性的预防和治疗、营养支持等	5□ 4□ 3□ 1□ 0□		

续　表

监控项目　监控重点　住院时间		评估要点	监控内容	分数	减分理由	备注
住院第 1 天	病程记录	上级医师查房记录	是否有重点内容并结合本病例： 1. 补充病史和查体 2. 诊断、鉴别诊断分析 3. 提示需要观察和注意的内容 4. 治疗方案分析，提出诊疗意见 5. 提示需要观察和注意的内容 6. 查房医师的姓名、专业技术职务	5□ 4□ 3□ 1□ 0□		入院 48 小时内完成
		住院医师查房记录	是否记录、分析全面： 1. 完成病史询问和体格检查 2. 初步评估病情（病理诊断、血常规、生化、心电图等） 3. 确定化疗方案，是否有化疗禁忌证 4. 肢体功能锻炼指导（术后） 5. 上级医师查房意见的执行情况 6. 知情告知情况，签署相关知情同意书、病重或病危通知书（必要时）	5□ 4□ 3□ 1□ 0□		
住院第 2~3 天	病程记录	上级医师查房记录	是否有重点内容并结合本病例： 1. 病情严重程度分期及分级 2. 评估患者 ECOG 评分、血常规、肝肾功能、凝血功能、心电图等影响化疗的指标 3. 明确下一步诊疗计划			
		住院医师查房记录	是否记录，分析全面： 1. 评估辅助检查结果 2. 无化疗禁忌证者，开始化疗 3. 上级医师查房意见的执行情况 4. 向患者及家属交代病情，并签署 PICC 及骨肉瘤化疗同意书			
住院第 4~20 天	病程记录	住院医师查房记录	是否记录、分析： 1. 化疗后患者症状体征，有无出现化疗反应 2. 对出现化疗反应的分析及处理意见	5□ 4□ 3□ 1□ 0□		
		上级医师查房记录	是否记录、分析： 1. 治疗疗效评估，预期目标完成情况 2. 根据其他检查结果进行鉴别诊断，判断是否合并其他疾病 3. 化疗期间脏器功能是否出现损伤以及相应防治措施	5□ 4□ 3□ 1□ 0□		

续　表

监控项目\监控重点\住院时间		评估要点	监控内容	分数	减分理由	备注
5~23天	病程记录	住院医师查房记录	是否记录 1. 目前症状及体征的缓解情况 2. 目前治疗情况 3. 化验检查指标正常与否 4. 化疗出院后注意事项指导 5. 预约复诊时间及下周期化疗时间或手术时间	5□ 4□ 3□ 1□ 0□		
	出院记录		是否记录齐全，重要内容无遗漏，如： 1. 入院情况 2. 诊疗经过 3. 出院情况 4. 出院医嘱：出院带药需写明药物名称、用量、服用方法，需要调整的药物要注明调整的方法；需要复查的辅助检查；出院后患者需要注意的事项；门诊复查时间及项目等	5□ 4□ 3□ 1□ 0□		
	特殊检查、特殊治疗同意书等医学文书		内容包括自然项目（另页书写时）、特殊检查、特殊治疗项目名称、目的、可能出现的并发症及风险、或替代治疗方案、患者或家属签署是否同意检查或治疗、患者签名、医师签名等	5□ 4□ 3□ 1□ 0□		
	病危（重）通知书		自然项目（另页书写时）、目前诊断、病情危重情况，患方签名、医师签名并填写日期	5□ 4□ 3□ 1□ 0□		
医嘱	长期医嘱	住院第1天	1. 肿瘤内科/骨肿瘤科护理常规 2. 二级护理/一级护理 3. 普食/糖尿病饮食/低盐低脂	5□ 4□ 3□ 1□ 0□		
		住院第2~3天	1. 肿瘤内科/骨肿瘤科护理常规 2. 二级护理/一级护理 3. 普食/糖尿病饮食/低盐低脂			

续　表

监控项目 / 监控重点 / 住院时间		评估要点	监控内容	分数	减分理由	备注
医嘱	长期医嘱	住院第 4~20 天	1. 肿瘤内科/骨肿瘤科护理常规 2. 二级护理/一级护理 3. 普食/糖尿病饮食/低盐低脂饮食 4. 保肝、护胃、预防呕吐、保护粘膜等治疗 5. 骨肉瘤化疗药物 6. 化疗结束 24 小时后开始根据病情选择升白细胞、升血小板、纠正贫血治疗			
		住院第 5~23 天	1. 二级护理/一级护理 2. 普食/糖尿病饮食/低盐低脂饮食			
	临时医嘱	住院第 1 天	1. 血、尿、大便常规、感染性疾病筛查 2. 肝肾功能、电解质、血糖、凝血功能、ALP、LDH、心电图。 3. 必要时行：CT、MRI 以评估原发肿瘤变化。胸部 CT 平扫明确有无肺转移。 4. 其他检查（酌情）	5□ 4□ 3□ 1□ 0□		
		住院第 2~3 天	1. 根据 ECOG、血常规、肝肾功能、凝血功能及肿瘤大小、远处转移等情况，选择全身化疗方案 2. 其他检查及治疗（酌情）			
		住院第 4~20 天	1. 监测血药浓度（必要时） 2. 水化，碱化（应用需要水化及碱化药物时） 3. 根据病情需要抗化疗反应对症治疗。 4. 化疗后每 2-3 天查血常规，肝肾功能（必要时）； 5. 重症不良反应的处理 6. 肢体功能锻炼指导 7. 出院带药： （1）升白细胞药物 （2）保肝药物 （3）其他内科疾病用药			
		住院第 5~23 天	1. 今日出院 2. 医嘱定期监测血常规、肝肾功能按时返 3. 继续治疗			

续 表

监控项目 / 监控重点 / 住院时间	评估要点	监控内容	分数	减分理由	备注
一般书写规范	各项内容	完整、准确、清晰、签字	5□ 4□ 3□ 1□ 0□		
变异情况	变异条件及原因	1. 围治疗期有感染、贫血、出血、白细胞低、血小板低及其他合并症者，需进行相关的诊断和治疗，可能延长住院时间并致费用增加 2. 化疗后出现骨髓抑制，需要对症处理，导致治疗时间延长、费用增加 3. 药物不良反应需特殊处理：如过敏反应、神经毒性、肝肾毒性、心脏毒性、皮肤黏膜反应等，导致治疗时间延长、费用增加 4. 高龄患者及未成年患者根据个体化情况具体实施。 5. 医师认可的变异原因分析如药物剂量调整、用药时间调整等 6. 因病理检查，或必要时行免疫组化检查，可治疗时间延长、费用增加 7. 其他患者方面的原因等	5□ 4□ 3□ 1□ 0□		

附录 2

制定/修订《临床路径释义》的基本方法与程序

曾宪涛　蔡广研　陈香美　陈新石　葛立宏　高润霖　顾　晋　韩德民

贺大林　胡盛寿　黄晓军　霍　勇　李单青　林丽开　母义明　钱家鸣

任学群　申昆玲　石远凯　孙　琳　田　伟　王　杉　王行环　王宁利

王拥军　邢小平　徐英春　鱼　锋　张力伟　郑　捷　郎景和

中华人民共和国国家卫生和计划生育委员会采纳的临床路径（Clinical pathway）定义为针对某一疾病建立的一套标准化治疗模式与诊疗程序，以循证医学证据和指南为指导来促进治疗和疾病管理的方法，最终起到规范医疗行为，减少变异，降低成本，提高质量的作用。世界卫生组织（WHO）指出临床路径也应当是在循证医学方法指导下研发制定，其基本思路是结合诊疗实践的需求，提出关键问题，寻找每个关键问题的证据并给予评价，结合卫生经济学因素等，进行证据的整合，诊疗方案中的关键证据，通过专家委员会集体讨论，形成共识。可以看出，遵循循证医学是制定/修订临床路径的关键途径。

临床路径在我国已推行多年，但收效不甚理想。当前，在我国推广临床路径仍有一定难度，主要是因为缺少系统的方法论指导和医护人员循证医学理念薄弱[1]。此外，我国实施临床路径的医院数量少，地域分布不平衡，进入临床路径的病种数量相对较少，病种较单一；临床路径实施的持续时间较短[2]，各学科的临床路径实施情况也参差不齐。英国国家与卫生保健研究所（NICE）制定临床路径的循证方法学中明确指出要定期检索证据以确定是否有必要进行更新，要根据惯用流程和方法对临床路径进行更新。我国三级综合医院评审标准实施细则（2013 年版）中亦指出"根据卫生部《临床技术操作规范》《临床诊疗指南》《临床

路径管理指导原则（试行）》和卫生部各病种临床路径，遵循循证医学原则，结合本院实际筛选病种，制定本院临床路径实施方案"。我国医疗资源、医疗领域人才分布不均衡[3]，并且临床路径存在修订不及时和篇幅限制的问题，因此依照国家卫生和计划生育委员会颁发的临床路径为蓝本，采用循证医学的思路与方法，进行临床路径的释义能够为有效推广普及临床路径、适时优化临床路径起到至关重要的作用。

基于上述实际情况，为规范《临床路径释义》制定/修订的基本方法与程序，本团队使用循证医学[4]的思路与方法，参考循证临床实践的制定/修订的方法[5]制定本共识。

一、总则

1. 使用对象：本《制定/修订<临床路径释义>的基本方法与程序》适用于临床路径释义制定/修订的领导者、临床路径的管理参加者、评审者、所有关注临床路径制定/修订者，以及实际制定临床路径实施方案的人员。

2. 临床路径释义的定义：临床路径释义应是以国家卫生和计划生育委员会颁发的临床路径为蓝本，克服其篇幅有限和不能及时更新的不足，结合最新的循证医学证据和更新的临床实践指南，对临床路径进行解读；同时在此基础上，制定出独立的医师表单、护士表单、患者表单、临床药师表单，从而达到推广和不

断优化临床路径的目的。

3. 制定/修订必须采用的方法：制定/修订临床路径释义必须使用循证医学的原理及方法，更要结合我国的国情，注重应用我国本土的医学资料，整个过程避免偏倚，符合便于临床使用的需求。所有进入临床路径释义的内容均应基于对现有证据通过循证评价形成的证据以及对各种可选的干预方式进行利弊评价之后提出的最优指导意见。

4. 最终形成释义的要求：通过提供明晰的制定/修订程序，保证制定/修订临床路径释义的流程化、标准化，保证所有发布释义的规范性、时效性、可信性、可用性和可及性。

5. 临床路径释义的管理：所有临床路径的释义工作均由卫生和计划生育委员会相关部门统一管理，并委托相关学会、出版社进行制定/修订，涉及申报、备案、撰写、表决、发布、试用反馈、实施后评价等环节。

二、制定/修订的程序及方法

1. 启动与规划：临床路径释义制定/修订前应得到国家相关管理部门的授权。被授权单位应对已有资源进行评估，并明确制定/修订的目的、资金来源、使用者、受益者及时间安排等问题。应组建统一的指导委员会，并按照学科领域组建制定/修订指导专家委员会，确定首席专家及所属学科领域各病种的组长、编写秘书等。

2. 组建编写工作组：指导委员会应由国家相关管理部门的领导、临床路径所涉及的各个学科领域的专家、医学相关行业学会的领导、卫生经济学领域专家、循证医学领域专家、期刊编辑与传播领域专家、出版社领导、病案管理专家、信息部门专家、医院管理者等构成。按照学科组建编写工作小组，编写小组由首席专家、组长、编写秘书等人员组成，首席专家应由该学科领域具有权威性与号召力的专家担任，负责总体的设计和指导，并具体领导工作的开展。应为首席专家配备 1~2 名编写秘书，负责整个制定/修订过程的联络工作。按照领域疾病具体病种来遴选组长，再由组长遴选参与制定/修订的专家及秘书。例如，以消化系统疾病的临床路径释义为例，选定首席专家及编写秘书后，再分别确定肝硬化腹水临

床路径释义、胆总管结石临床路径释义、胃十二指肠临床路径释义等的组长及组员。建议组员尽量是由具有丰富临床经验的年富力强的且具有较高编写水平及写作经验的一线临床专家组成。

3. 召开专题培训：制定/修订工作小组成立后，在开展释义制定/修订工作前，就流程及管理原则、意见征询反馈的流程、发布的注意事项、推广和实施后结局（效果）评价等方面，对工作小组全体成员进行专题培训。

4. 确定需要进行释义的位点：针对国家正式发布的临床路径，由各个专家组根据各级医疗机构的理解情况、需要进一步解释的知识点、当前相关临床研究及临床实践指南的进展进行讨论，确定需要进行释义的位点。

5. 证据的检索与重组：对于固定的知识点，如补充解释诊断的内容可以直接按照教科书、指南进行释义。诊断依据、治疗方案等内容，则需要检索行业指南、循证医学证据进行释义。与循证临床实践指南[5]类似，其证据检索是一个"从高到低"的逐级检索的过程。即从方法学质量高的证据向方法学质量低的证据的逐级检索。首先检索临床实践指南、系统评价/Meta 分析、卫生技术评估、卫生经济学研究。如果有指南、系统评价/Meta 分析则直接作为释义的证据。如果没有，则进一步检索是否有相关的随机对照试验（RCT），再通过RCT 系统评价/Meta 分析的方法形成证据体作为证据。除临床大数据研究或因客观原因不能设计为 RCT 和诊断准确性试验外，不建议选择非随机对照试验作为释义的证据。

6. 证据的评价：若有质量较高、权威性较好的临床实践指南，则直接使用指南的内容；指南未涵盖的使用系统评价/Meta 分析、卫生技术评估及药物经济学研究证据作为补充。若无指南或指南未更新，则主要使用系统评价/Meta 分析、卫生技术评估及药物经济学研究作为证据。此处需注意系统评价/Meta 分析、卫生技术评估是否需要更新或重新制作，以及有无临床大数据研究的结果。需要采用AGREE Ⅱ工具[5]对临床实践指南的方法学质量进行评估，使用 AMSTAR 工具或 ROBIS 工具评价系统评价/Meta 分析的方法学质量[6-7]，使用 Cochrane 风险偏倚评估工具评价 RCT 的

方法学质量[7]，采用 QUADAS-2 工具评价诊断准确性试验的方法学质量[8]，采用 NICE 清单、SIGN 清单或 CASP 清单评价药物经济学研究的方法学质量[9]。

证据质量等级及推荐级别建议采用 GRADE 方法学体系或牛津大学循证医学中心（Oxford Centre for Evidence - Based Medicine, OCEBM）制定推出的证据评价和推荐强度体系[5]进行评价，亦可由临床路径释义编写工作组依据 OCEBM 标准结合实际情况进行修订并采用修订的标准。为确保整体工作的一致性和完整性，对于质量较高、权威性较好的临床实践指南，若其采用的证据质量等级及推荐级别与释义工作组相同，则直接使用；若不同，则重新进行评价。应优先选用基于我国人群的研究作为证据；若非基于我国人群的研究，在进行证据评价和推荐分级时，应由编写专家组制定适用性评价的标准，并依此进行证据的适用性评价。

7. 利益冲突说明：WHO 对利益冲突的定义为："任何可能或被认为会影响到专家提供给 WHO 建议的客观性和独立性的利益，会潜在地破坏或对 WHO 工作起负面作用的情况。"因此，其就是可能被认为会影响专家履行职责的任何利益。

因此，参考国际经验并结合国内情况，所有参与制定/修订的专家都必须声明与《临床路径释义》有关的利益关系。对利益冲突的声明，需要做到编写工作组全体成员被要求公开主要经济利益冲突（如收受资金以与相关产业协商）和主要学术利益冲突（如与推荐意见密切相关的原始资料的发表）。主要经济利益冲突的操作定义包括咨询服务、顾问委员会成员以及类似产业。主要学术利益冲突的操作定义包括与推荐意见直接相关的原始研究和同行评议基金的来源（政府、非营利组织）。工作小组的负责人应无重大的利益冲突。《临床路径释义》制定/修订过程中认为应对一些重大的冲突进行管理，相关措施包括对相关人员要求更为频繁的对公开信息进行更新，并且取消与冲突有关的各项活动。有重大利益冲突的相关人员，将不参与就推荐意见方向或强度进行制定的终审会议，亦不对存在利益冲突的推荐意见进行投票，但可参与讨论并就证据的解释提

供他们的意见。

8. 研发相关表单：因临床路径表单主要针对医师，而整个临床路径的活动是由医师、护师、患者、药师和检验医师共同完成的。因此，需要由医师、护师和方法学家共同制定/修订医师表单、护士表单和患者表单，由医师、药师和方法学家共同制定/修订临床药师表单。

9. 形成初稿：在上述基础上，按照具体疾病的情况形成初稿，再汇总全部初稿形成总稿。初稿汇总后，进行相互审阅，并按照审阅意见进行修改。

10. 发布/出版：修改完成，形成最终的文稿，通过网站进行分享，或集结成专著出版发行。

11. 更新：修订《临床路径释义》可借鉴医院管理的 PDSA 循环原理［计划（plan），实施（do），学习（study）和处置（action）］对证据进行不断的评估和修订。因此，发布/出版后，各个编写小组应关注研究进展、读者反馈信息，适时的进行《临床路径释义》的更新。更新/修订包括对知识点的增删、框架的调改等。

三、编制说明

在制/修订临床路径释义的同时，应起草《编制说明》，其内容应包括工作简况和制定/修订原则两大部分。

1. 工作简况：包括任务来源、经费来源、协作单位、主要工作过程、主要起草人及其所做工作等。

2. 制定/修订原则：包括以下内容：（1）文献检索策略、信息资源、检索内容及检索结果；（2）文献纳入、排除标准，论文质量评价表；（3）专家共识会议法的实施过程；（4）初稿征求意见的处理过程和依据：通过信函形式、发布平台、专家会议进行意见征询；（5）制/修订小组应认真研究反馈意见，完成意见汇总，并对征询意见稿进行修改、完善，形成终稿；（6）上一版临床路径释义发布后试行的结果：对改变临床实践及临床路径执行的情况，患者层次、实施者层次和组织者层次的评价，以及药物经济学评价等。